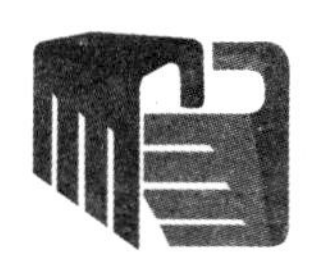

“十二五”职业教育国家规划教材
经全国职业教育教材审定委员会审定

供高职高专护理、助产专业使用

案例版™

健康评估

（第二版）

主　编　王绍锋　刘旭东
副主编　金　花　孙永超　刘文慧
编　者　（按姓氏汉语拼音排序）

黄小斐　台州市肿瘤医院
金　花　锡林郭勒职业学院
李秀丽　九江学院护理学院
刘　永　重庆医药高等专科学校
刘海燕　广西医科大学护理学院
刘文慧　河套学院医学系
刘旭东　南昌大学抚州医学分院
孙永超　济南护理职业学院
王绍锋　九江学院护理学院
吴俊丽　南昌大学抚州医学分院
杨泽刚　雅安职业技术学院
张晓辉　成都大学医护学院

科学出版社
北　京

内　容　简　介

本书内容包括问诊、体格检查、心电图检查、影像学检查、常用实验室检查、心理及社会评估、护理诊断与健康评估记录等。本书编写的目的在于使学生根据护理程序的要求，学会以人为中心的评估，并从护理的角度对护理对象现存的或潜在的健康问题或生命过程的反应做出护理诊断，为制订护理计划奠定基础。本书特别突出"案例版"教材的编写理念，将护士执业资格考试案例题及临床典型案例融于教材中，并配有与护士执业考试题型相一致的目标检测题，使学生通过学习更好地适应国家护士执业资格考试。为拓展学生分析问题、解决问题的能力，章后设有大学生护理技能竞赛模拟综合案例题。

本书适合高职高专护理、助产等相关专业使用。

图书在版编目（CIP）数据

健康评估／王绍锋，刘旭东主编．—2版．—北京：科学出版社，2014.6

"十二五"职业教育国家规划教材·全国高职高专医药院校课程改革规划教材

ISBN 978-7-03-040642-2

Ⅰ.健…　Ⅱ.①王…　②刘…　Ⅲ.健康-评估-高等职业教育-教材
Ⅳ.R471

中国版本图书馆 CIP 数据核字（2014）第 098795 号

责任编辑：邱　波／责任校对：张怡君
责任印制：赵　博／封面设计：范璧合

科学出版社　出版
北京东黄城根北街16号
邮政编码：100717
http://www.sciencep.com
安泰印刷厂　印刷
科学出版社发行　各地新华书店经销
*
2010年 6月第　一　版　　开本：787×1092　1/16
2014年 6月第　二　版　　印张：20
2018年12月第十九次印刷　　字数：479 000

定价：49.80元

（如有印装质量问题，我社负责调换）

第二版前言

案例版《健康评估》第一版自2010年6月出版以来，通过调查问卷与分析说明该教材有利于培养学生的学习兴趣；有利于对知识的理解；有利于提高学生自主学习能力、临床分析问题和解决问题的能力；有利于通过执业考试。但由于时间紧、初次编写案例版教材及近年来的学科发展，本教材还存在一些问题与不足。我们决定对案例版《健康评估》进行修订，实现高职高专护理教学质量的提高，适应和满足我国医疗卫生体制改革和发展的需要。

本版教材做了以下方面的改革与修订，以期进一步提高本教材的科学性、实用性、岗位性和专业性。

1. 院校结合　为对接岗位要求，编者队伍中增加医院临床一线的护理人员，使教材内容能够紧扣护理专业岗位群的知识与能力要求，突出岗位群的知识实用性，提高课程教学在专业培养中的适用性。

2. 体现护理　依据现代护理模式及护理专业的培养目标，从临床护理实践出发，突出护理特色，搭建护理评估系统，如问诊一章侧重对评估对象在生理、心理和社会等方面反应的资料收集；在体格检查一章渗透人文关怀内容。

3. 突出重点　将学习重点、护士执业资格考试考点等内容以考点提示的方式标记出来，以帮助学生掌握重点，较好地完成学习目标。

4. 对接执考　职业教育的本质就是就业教育，学生能否顺利就业，首先取决于他们能否通过国家护士执业资格考试。为此，我们选择护士执业资格考试案例题及临床典型案例作为示例教学，目标检测题与执业资格考试题型一致，提高学生对护士执业资格考试的应试能力。

5. 更新知识　由于功能健康形态模式逐渐被多轴系健康型态模式所取代，同时完善对心理及社会评估的内容系统介绍，因此本书将第一版第7、8章合并为一章。依据《卫生部关于加强医院临床护理工作的通知》精神，将第一版第9、10章合并为一章介绍。

6. 拓展思维　为反映医学学科的新知识、新理论、新观念和新技术，本书采用知识卡片进行链接，部分章后设有高职高专大学生护理技能竞赛模拟训练题，拓展学生思维。

本教材在编写过程中得到了科学出版社、九江学院、南昌大学抚州医学分院、锡林郭勒职业学院、济南护理职业学院、河套学院、台州市肿瘤医院、广西医科大学、重庆医药高等专科学校、雅安职业技术学院、成都大学的大力支持和帮助，在此谨表诚挚的谢意。

由于时间紧迫，编者水平有限，书中难免有增删不当和疏漏不足之处，欢迎广大师生和读者不吝赐教，惠予指正，以利再版时修订改正。

编　者

2013年12月

第一版前言

健康评估是培养现代护理理念的一门重要课程,是学生学习临床护理相关课程的基础。本书内容包括问诊、体格检查、心电图检查、影像学检查、常用实验室检查、心理及社会评估、功能性健康型态评估、护理诊断及护理病历书写等。编写的目的在于使学生根据护理程序的要求,学会以人为中心的评估,从护理的角度对护理对象现存的或潜在的健康问题或生命过程的反应做出护理诊断,为制订护理计划奠定基础。

本书特别突出"案例版"教材的编写理念,将典型案例融于教材中,促进学生的主动思维,加深学生对教学内容与知识点的理解,提高学生分析问题、解决问题的能力。在章节内容的编写上,增加了重点提示,在正文中链接相关内容知识,培养学生发散性思维,开阔学生视野,扩大知识面,提高学生学习兴趣。结合护士执业资格考试的相关考点内容增加了考点提示,使护理专业教学与国家护士执业资格考试有机结合起来。章后有目标检测题与综合案例题,检验学习效果。部分题目超出本书内容,以拓展知识面,培养学生查阅资料与综合分析问题的能力。对影像学检查与实验室检查,以"必需、够用"为原则,留较大空间给学生查阅资料补充。本书适合高职高专护理、涉外护理、助产等相关专业使用。

本教材在编写过程中得到了科学出版社、九江学院、淮阴卫生高等职业技术学校、锡林郭勒职业学院、广西医科大学、成都大学、六盘水职业技术学院、南昌大学、雅安职业技术学院、重庆医药高等专科学校、广州医学院、山东医学高等专科学校、唐山职业技术学院的大力支持和帮助,在此谨表诚挚的谢意。

由于编写时间紧迫,编者水平有限,书中难免存在不足之处,欢迎广大师生和读者不吝赐教,惠予指正,以利以后修订时改正。

编　者

2010年4月

目　录

第1章 绪 论

健康评估(health assessment)是运用医学及相关学科的知识,对护理对象现存的或潜在的生理、心理及社会适应等方面的健康问题进行分析研究,以确定其护理需求的基本理论、基本技能和临床护理思维方法的一门学科。健康评估是将医学基础知识、护理学基础知识与临床各专科护理知识结合起来的一门桥梁课程。评估的目的在于识别评估对象的护理需要、护理诊断/问题,作为护理干预方案的基础,为评价治疗和护理的效果提供依据。

一、健康评估的内容

案例 1-1(1)

患者,女性,26岁。2009年5月23日下午她乘飞机从美国抵达上海,乘坐朋友的汽车回父母家。之后一直未外出,并谢绝亲友的探望。5月25日早晨开始咳嗽,伴有少量痰液,体温37.1℃,口服感冒药后未见好转。5月26日凌晨体温达38℃,有寒战、膝酸痛的症状。5月26日8:00,患者乘坐出租车到医院就诊。

问题:该患者到医院后,应从哪些方面进行评估?

健康评估的内容是通过评估者的观察、询问、体格检查及辅助检查所收集的资料评估护理对象现存的或潜在的健康状况。

(一) 问诊

问诊是评估者通过对评估对象或有关人员的系统询问获取健康资料的过程。症状是评估对象自身的异常感受,如头痛、胸闷、瘙痒等。这种异常感受往往不能客观地检查出来,只能在问诊时从评估对象的陈述中获得。通过对症状特点的分析,评估者可以了解疾病发生、发展的演变过程,以及由此而发生的身心反应,对形成护理诊断/问题、指导临床护理监测起着主导作用。

(二) 体格检查

评估者运用自己的感官或借助听诊器、血压表、体温表等简便的检查工具对评估对象进行系统观察和检查,找出正常或异常征象,是形成护理诊断/问题的重要依据。通过体格检查所发现的异常征象称为体征,如淋巴结肿大、心脏杂音等。

(三) 心电图检查

心电图是应用心电图机将评估对象的心电活动在体表描记下来所形成的曲线图形。分析此图形,可发现心肌电生理变化、各种心律失常、心脏房室肥大、心肌缺血、心肌梗死等,是心血管系统健康问题的重要评估依据和危重患者监护的重要手段。

(四) 影像学检查

影像学检查包括放射学检查、超声检查和核医学检查三个部分。影像学检查是一种特殊的检查方法,它借助于不同的成像手段,使人体内部器官和结构显出影像,从而了解人体解剖与生理功能状况及病理变化,以了解评估对象的健康问题。

链接 心导管检查

心导管检查是将一根特制、有一定韧度、不透X线的导管，通过上肢或下肢较大的动脉或静脉，进入大血管或心腔内，从而可测定压力、观察血管内状况、了解心脏瓣膜狭窄程度及使狭窄的动脉血管再通。要了解右侧心脏时，导管通过静脉穿刺进入；而要了解左侧心脏时，导管则通过动脉穿刺进入。

(五) 实验室检查

运用各种实验技术，对评估对象的血液、体液、分泌物、排泄物、脱落物、穿刺物等标本进行检测，以获得直接或间接反映机体功能状态、病理变化及病因等的客观资料，以协助评估者观察和判断病情变化，做出恰当的护理诊断/问题。

(六) 心理及社会评估

心理及社会评估是指通过心理测量学方法对个体的心理活动、心理特征及社会状况进行评估。心理、社会功能与人的生理健康是紧密相关的，通过这种评估为制订促进和维护心理健康护理措施提供依据。由于心理、社会资料主观成分居多，评估过程中收集、分析和判断资料均较困难，其结果切不可简单地用正常和异常来划分。

案例 1-1(1) 分析

该患者到医院就诊后，应进行问诊、体格检查、影像学检查、实验室检查、心理及社会评估。

案例 1-1(2)

5 月 27 日，实验检测结果为甲型 H1N1 流感病毒核酸(+)，诊断为甲型 H1N1 流感。

问题：从这个案例中，哪些人可能有潜在的健康问题？

(七) 护理诊断/问题

将收集的健康资料、体格检查、辅助检查及心理社会评估所获得的结果经过分析、归纳、推理形成护理诊断/问题，是对评估对象实施有效护理措施的前提。随着健康观念和现代化护理模式的转变，护理服务对象不仅是患者，还包括健康人；服务的范围也从个体扩展到了群体；护理诊断不仅关注服务对象现存的问题，同时也关注尚未发生的潜在的问题，提示护理工作的预见性。

案例 1-1(2) 分析

此病为呼吸道传染病，故近日来与她密切接触者有潜在的健康问题。从病案推断可知，从发病前 1 天至诊断为甲型 H1N1 流感时这段时间接触人员为患者的父母、出租车司机和发热门诊医务人员。因医务人员已采取防护措施，故有潜在健康问题的人是患者的父母和出租车司机。

(八) 健康评估记录

健康评估记录是评估者对评估对象的全面评估记录，它既是护理活动的重要文件，也是护理对象健康状况的法律文件，其格式和内容应按要求严格记录。

二、健康评估的学习方法和要求

(一) 学习方法

健康评估是一门实践性很强的课程，其学习方法与基础课程有很大不同。不仅要在课堂教学、多媒体教学中注重基本理论、基本知识的学习，更要在实验教学、临床见习与实习等教学环节中注重基本技能的训练。在学习过程中，学生一定要理论联系实际，手脑并用，既要用脑记忆基本知识、基本理论，又要勤动手练习各项操作技能。

（二）基本要求

（1）树立以人为中心、全心全意为评估对象服务的思想，具有严谨的学习态度、科学的思维能力、良好的职业道德和爱岗敬业精神。

（2）基本概念清晰，基本知识牢固，基本技能熟练。

（3）合理运用问诊技巧，独立进行健康史的采集，准确收集评估对象的健康史资料。

（4）能独立进行全面、系统、规范的体格检查，并熟悉阳性检查结果的临床意义。

（5）能独立完成心理及社会评估，提出相关护理诊断/问题。

（6）学会心电图机的操作，能初步识别正常心电图及临床常见的异常心电图；掌握实验室检查的标本采集方法，熟悉实验室检查的正常参考值及临床意义；熟悉影像学检查基本知识，能进行各种影像学检查前后的护理。

（7）能将身体、心理及社会评估收集到的资料和各项辅助检查结果正确记录并进行综合分析，提出合理的护理诊断/问题。

目标检测

A_1/A_2 型题

1. 护理对象最重要的主观资料是（ ）
   A. 症状　B. 身体评估
   C. 实验室检查　D. 超声检查
   E. 心电图检查
2. 评估者运用自己的感官或借助简便的检查工具对评估对象进行系统的观察和检查所发现的异常征象称为（ ）
   A. 症状　B. 体征
   C. 临床表现　D. 辅助检查
   E. 健康史
3. 患者，男性，46岁。曾患冠心病，突发持续性心前区疼痛，应立即进行（ ）
   A. 问诊　B. 身体评估
   C. 超声检查　D. 心电图检查
   E. 实验室检查

（王绍锋）

第2章 问 诊

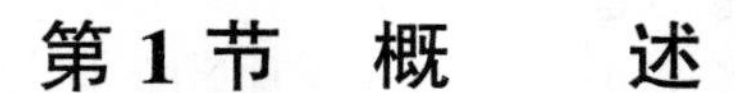

第1节 概 述

问诊是采集病史最重要的手段，是评估者与评估对象进行目标明确、正式而有序的交谈过程，不只是通过询问一些问题用以填写护理病历。其目的是侧重了解评估对象的健康观念、功能状况、社会背景及其他与健康、治疗和疾病相关的因素等，以收集、诊断评估对象对健康状态、健康问题现存的或潜在的反应的病史资料。通过问诊可建立良好的护患关系，创造有助于患者治疗、康复的环境，并可为下一步身体检查提供线索。例如，患者诉说咳嗽、咳痰，身体检查时就要重点检查患者的肺部状况。

一、问诊的内容

案例 2-1

患者，男性，50岁。3年来反复出现纳差、乏力、腹胀、腹泻，劳累时加重，经常有鼻、齿龈出血。近半个月腹部逐渐胀大，尿量减少，每日约为500ml，在家卧床休息。因腹胀难受，3天前开始间断性自服“呋塞米和氢氧噻嗪（量不详）”后，尿量增至每日3500～5000ml，腹胀明显减轻，但出现四肢无力、烦躁不安。昨日起行为失常，张口骂人，随地便溺，今日认人不清而入院。7年前患乙型肝炎。2年前肝CT提示肝硬化。

问题：1. 该患者的主诉是什么？

2. 该病例包括了问诊的哪几部分内容？

问诊内容的框架对于指导护士收集完整的护理病史很有帮助，其主要内容包括评估对象目前及既往的健康状况和影响健康状况的有关因素，以及评估对象对自己健康状况的认识与反应等。

（一）一般资料

一般资料包括姓名、性别、年龄、民族、籍贯、出生地、婚姻状况、文化程度、宗教信仰、职业、医疗费支付形式、家庭住址、联系方式、入院日期、入院诊断、资料收集日期、资料来源及可靠程度等。若资料来源不是评估对象本人，则应注明其与评估对象的关系。记录年龄时应以实足年龄为准。

（二）主诉

主诉为评估对象在本次发病中感受到的最主要、最明显的症状或体征及其性质和持续时间，也就是本次就诊最主要的原因。记录主诉用词要简明扼要，同时注明主诉自发生到就诊的时间，如“发热、头痛5小时”“乏力、纳差5天，尿黄2天”等。除非特殊情况，一般应尽可能使用患者自己的语言，避免用诊断术语或病名，如“糖尿病1年”应记述为“多食、多饮、多尿1年”。

案例 2-1 分析 1

该病例最主要、最明显的症状是：纳差、乏力、腹胀、腹泻、出血；腹胀明显、尿量减少；行为失常。故主诉可写成：纳差、腹胀，齿龈出血3年，腹胀明显、尿量减少半个月，意识错乱2天。

（三）现病史

现病史是围绕主诉详细描述评估对象自患病以来健康问题发生、发展、演变、诊治和护理的全过程，为健康史的主体部分。它可按以下内容和程序询问。

1. 起病情况　包括起病的时间、原因、诱因及缓急。每种疾病的起病或发作都有各自的特点，详细询问起病的情况，可为寻找病因提供重要线索。起病时间难以确定者，需仔细询问、分析后再做判断。

2. 主要症状的特点　重点为主要症状出现的部位、性质、发作频度和持续时间、程度，以及加重或缓解的因素。症状出现的部位、性质常为找到病变的部位、性质提供重要线索，同时也是确定护理诊断问题及相应措施的重要依据。

3. 病情的发展与演变　包括患病过程中主要症状的变化及有无新的症状出现。按症状发生的前后进行描述。

4. 伴随症状　与主要症状同时或随后出现的其他症状，对确定病因和判断有无并发症具有重要意义。

5. 诊断、治疗和护理经过　起病后曾在何时、何地、何时间就诊，做过何种检查，接受了哪些治疗及护理，效果如何等。

（四）既往健康史

既往健康史简称既往史，是关于评估对象过去健康状况的资料。既往的健康状况可能对现在疾病造成影响或提供线索，或既往的患病经历给评估对象对疾病的反应产生影响。它主要包括以下内容。

1. 一般评价　评估对象对自己既往健康状况的评价。

2. 既往病史　包括既往患病史、住院史、手术史、外伤史等。注意询问所患疾病的时间、诊断、治疗与护理经过及转归情况；有无住院经历、住院的原因及时间；有无手术史，手术的时间、原因及名称；有无外伤史，外伤的时间、原因、诊疗与转归等。此外，还应询问居住地或生活地区的主要传染病和地方病史。

3. 过敏史　对食物、药物或环境因素中何种物质发生过敏、过敏时间、机体的反应及脱敏的方法。

4. 预防接种史　包括预防接种的时间与类型等。

（五）成长发展史

不同年龄阶段有着不同的成长发展任务，个体的成长发展状况亦是反映其健康状况的重要指标之一。运用相应的成长发展理论，根据评估对象所处的不同成长发展阶段，推断其是否存在成长发展障碍。

1. 生长发育史　根据评估对象所处的生长发育阶段，判断其生长发育情况是否正常。对于儿童来说，主要了解其出生时的情况及出生后的生长发育情况。

2. 月经史　对于青春期后的女性应询问其月经初潮年龄、月经周期、经期的天数、经血的量和色、经期症状、有无痛经和白带及末次月经日期。对于已绝经妇女还应询问月经史及其绝经年龄。其记录格式如下。

$$\text{初潮年龄}\frac{\text{行经期(天)}}{\text{月经周期(天)}}\text{末次月经时间或绝经年龄}$$

例：
$$12\,\frac{3\sim6\text{天}}{26\sim28\text{天}}\text{2010年1月2日(或52岁)}$$

3. 婚姻史　婚姻状况、结婚年龄、配偶健康状况、夫妻关系及性生活情况等。

4. 生育史　妊娠与生育次数及年龄，人工或自然流产次数，有无死产、手术产、产褥热和计划生育情况。夫妻双方有无患过影响生育的疾病。

(六) 家族健康史

家族健康史主要是了解评估对象直系亲属及其配偶的健康状况和患病情况,特别是具有遗传倾向的疾病,如血友病、糖尿病、痛风、肿瘤等。

案例 2-1 分析 2

该病例包括了问诊的一般资料(如姓名、性别、年龄等)、现病史(如纳差、乏力、尿量减少、行为失常等)和既往健康史(如乙型肝炎、肝硬化等)。

(七) 系统回顾

系统回顾是通过询问评估对象有无各系统或与各健康功能型态相关的症状及特点,全面系统地评估以往已发生的健康问题及其与本次健康问题的关系。通过系统回顾可避免遗漏重要信息,系统回顾的组织与安排可根据需要采用不同的系统模式。

1. 身体系统回顾　项目及内容见表 2-1。

表 2-1　身体方面的系统回顾项目及内容

项　目	内　容
一般健康状况	有无发热、乏力、出汗、睡眠障碍及体重改变等
皮肤	有无皮肤颜色、温度改变,有无皮损或其他异常等
头部	视力、听力有无改变,鼻、牙龈有无出血,有无咽痛等
胸壁	有无桶状胸,乳房有无疼痛、肿胀,自我检查情况等
呼吸系统	有无咳嗽、咳痰、咯血、呼吸困难等
循环系统	有无心悸、活动后气促、端坐呼吸等
消化系统	有无食欲减退、恶心、呕吐、腹痛、腹泻、黑粪、黄疸等
泌尿系统	有无尿频、尿急、尿痛,有无尿量、尿色变化等
生殖系统	性生活满意度和次数,皮肤性病史
造血系统	有无乏力、头昏、皮肤黏膜出血、骨骼疼痛等
代谢及内分泌系统	有无智力、体格发育异常,有无食欲亢进、月经失调等
肌肉骨骼系统	有无肌肉疼痛、萎缩,有无关节肿胀、疼痛及运动障碍
神经系统	有无头痛、眩晕、记忆力减退、意识障碍、抽搐、瘫痪等
精神系统	有无注意力不集中,有无焦虑、抑郁、幻觉、妄想等

2. 心理系统回顾　包括:①感知能力,视觉、听觉、触觉、嗅觉等感觉功能有无异常,有无错觉、幻觉等;②认知能力,有无定向力、注意力、记忆力、语言能力等障碍;③情绪状态,有无焦虑、抑郁、沮丧、恐惧、愤怒等情绪;④自我概念,对自己是否充满信心等;⑤对疾病和健康的理解与反应;⑥压力反应及应对方式等。

考点:问诊的内容

3. 社会系统回顾　包括:①受教育情况,评估对象与家庭成员的受教育程度及是否具备健康照顾所需的知识和技能;②价值观与信仰;③生活与居住环境,包括卫生状况、居民的素质等,注意有无饮食、饮水、空气污染等各种威胁健康的因素;④家庭,包括家庭成员结构、家庭关系是否融洽、评估对象在家庭中的角色及地位、病后对家庭的影响、家属对评估对象的态度等;⑤社交状况,指家庭以外的人际关系情况,了解是否经常参加社交活动,与朋友、同事、领导等的关系,以判断是否存在人际关系紧张、社交障碍等;⑥职业及工作环境,所从事的职业有无影响正常生活,工作环境中是否存在噪声、工业毒物等;⑦经济负担,有无因检查、治疗等经济负担而给评估对象带来心理压力。

二、问诊的方法与技巧

问诊的方法与技巧和获得真实可靠的健康资料有着密切的关系，行之有效的问诊方法与技巧对护理人员有着重要的实用价值。

（一）问诊前的准备与过渡性交谈

护理人员应着装整洁，主动创造一种宽松和谐的环境以解除评估对象的不安情绪。注意保护评估对象的隐私，最好劝解陌生人与无关人员离开，如果评估对象要求亲属与好友在场，护理人员应予以同意。

问诊开始前，护理人员应先向评估对象做自我介绍，说明问诊是为了采集有关健康信息，以便提供全面的护理，解释除收集有关其身体、心理的健康资料外，还需要获得有关个人和社会背景的资料，以使护理个体化，并向评估对象承诺保密健康史内容。问诊时要注意对评估对象的正确称呼，语言亲切可信。

（二）一般由主诉开始

问诊一般从主诉开始，有目的、有序地进行。提问应先选择一般性易于回答的开放性问题，如“您感到哪儿不舒服”“您病了多长时间了”，然后耐心倾听评估对象的叙述。开放性问题的优点是易于回答，可获得有关症状的发生、发展、演变及评估对象对其的反应，同时可了解评估对象对疾病的态度等有关其他方面有价值的信息。其缺点是评估对象的回答可能与评估目的无关，占用时间长。如果患者的陈述滔滔不绝、离题太远时，可用“好，您这个问题我听懂了，现在请您谈谈当时腹痛的情况好吗”，客气地将其引导到病史线索上来。

为证实或确认评估对象叙述病史的细节，可用直接提问（又称封闭式提问），如“请您告诉我，您腹痛多久了”，或使用要求评估对象回答“是”或“不是”直接的选择性提问，如“您曾经也有过这样的腹痛吗”。若患者回答问题时不能很好地表达，护士可提供有多项备选答案的问题，如“您的腹痛是钝痛、锐痛还是烧灼痛”，让患者从中选择。当患者回答不确切时，要耐心启发，如“再想一想，能不能再确切些”等，并给予足够的考虑时间。直接提问的特点是：①能更有效地控制问题与回答；②回答不需太多的主观努力；③询问时间较少；④记录较容易。

（三）避免诱导性提问与专业术语提问

问诊应避免套问或诱问，如“您的粪便是黑色吗”“您每天下午发热，是吗”，以免评估对象在这种带有倾向性特定答案的问题诱导下随声附和，影响健康史的真实性。更合适的询问应是“您的粪便是什么颜色”“您一般在什么时候发热”。问诊时还应避免使用有特定含义的医学术语，如“您是否感到心悸”，这样的问题，即使是文化程度较高的评估对象也难免会发生错误的理解，以致病史资料不确切。

链接　不同地域人之间的交谈距离

多数讲英语国家的人在交谈时不喜欢离得太近，习惯保持一定的距离。西班牙人和阿拉伯人交谈会凑得很近，而对俄罗斯人来说意大利人交谈时则过于靠近，拉美人交谈时几乎贴身。更有趣的是英国人与意大利人交谈时，意大利人不停地“进攻”，英国人不断地“撤退”。

（四）核实有关健康史资料

为确保所获资料的准确性，在问诊过程中必须对那些含糊不清、存有疑问或矛盾的内容进行核实。常用的核实方法有：①澄清，要求评估对象对模棱两可或模糊不清的内容做进一步的解释和说明，如“您说您感到腹痛，请具体说一下在腹部哪一个位置，好吗”；②复述，以不同的表达方式重复评估对象所说的内容，如“您说3天前没有大便，是这样吗”；③反问，以询问的口气重复评估对象所说的话，但不可加入自己的观点，并鼓励评估对象提供更多的信息，如“您说您夜里睡眠不好”；④质疑，用于评估对象所说的与你所观察到或其前后所说的内容不一致时，如“您说您对自己的病没有任何顾虑，可您的眼睛却是红红的，能告诉我这是怎么回事吗”；⑤概括，将你获得的资料向评估对象做一概括小结，让其确定你所理解的是否准确。

（五）特殊情况的问诊

1. 文化背景　不同文化背景的人在人际沟通的方式及对疾病的反应方面存在着差异，护士在考虑问诊内容及选择问诊技巧时，应熟悉自己与评估对象间文化的差异，使问诊中自己的语言和行为能充分体现对他人文化的理解和尊重。

2. 年龄　不同年龄阶段的评估对象，由于其所处的生理及心理发展阶段不同、参与交谈的能力亦不同，护士应据此采取有效的沟通方法。对于幼童，信息主要由父母或监护人提供，其可靠程度取决于他们与小儿的密切程度和观察能力；对于较大儿童应让其参与问诊，并尽量使用儿童的语言；老年人听力、记忆力等功能减退，问诊时应注意语速、音量及提问方式等。

考点：问诊的注意事项

3. 健康状况　一般情况下，应尽可能详尽收集健康资料，但病情危重时，在扼要询问和重点检查后，应先立即进行救治，详细健康资料待病情稳定后获得。

目标检测

A_1/A_2 型题

1. 采集护理病史时获得重要线索主要依靠（　　）
   A. 全面的护理体检
   B. 详细询问病史
   C. 做血、尿、便常规检查
   D. 仔细阅读门诊病历
   E. 先进的医疗仪器检查
2. 采集病史过程中，下列哪项提问不妥（　　）
   A. 您病了多长时间了
   B. 您感到哪儿不舒服
   C. 您的粪便发黑吗
   D. 您一般在什么时候发热
   E. 您的腹痛是钝痛、锐痛还是烧灼痛
3. 患者，女性，20 岁，叙述其腹部疼痛 2 小时，出现发热、呕吐半小时，其主诉为（　　）
   A. 腹痛 2 小时，伴发热、呕吐半小时
   B. 腹痛、发热、呕吐
   C. 发热及腹痛、呕吐
   D. 发热、呕吐半小时，腹痛 3 小时
   E. 发热、呕吐及腹痛
4. 问诊时应避免下列哪项（　　）
   A. 一般由主诉开始
   B. 先由简易问题开始
   C. 先进行过渡性交流
   D. 对评估者的态度要诚恳友善
   E. 使用特定意义的医学术语
5. 主诉的含义是（　　）
   A. 指患者的主要症状或体征及看病时间
   B. 指患者的主要症状及其起病时间
   C. 指患者的主要症状或体征及其持续的时间
   D. 指患者的主要症状或体征及其发作频率
   E. 指患者的主要症状或体征及其严重程度

（刘旭东）

第 2 节　常见症状问诊

一、发　　热

案例 2-2

患者，男性，28 岁。高热 3 天。4 天前患者打篮球淋雨后出现咽痒、鼻塞，轻微咳嗽，在厂医护所按“感冒”给予“抗病毒冲剂”等治疗，未见好转。3 天前出现寒战、高热，体温一直在 39.2 ~40.3℃波动，

咳嗽，咳少量白色黏痰。发病以来自觉乏力、纳差，全身肌肉酸痛。无腹痛、腹泻，大小便正常。既往体健，无手术史，无药物过敏史。

问题：1. 该患者的发热病因及机制可能是什么？

2. 该患者是什么热型？

3. 主要护理诊断是什么？

当机体在致热原作用下或各种原因引起体温调节中枢的功能障碍时，体温升高超出正常范围，称为发热(fever)。

（一）正常体温与生理变异

正常人体温相对恒定，一般为36～37℃。正常体温在不同的个体间稍有差异，并受昼夜、性别、年龄、情绪、活动程度、药物、环境等内外因素的影响而略有波动，但一般波动范围不超过1℃。

考点：正常体温与生理变异

（二）病因

1. 感染性发热　占发热病因的多数，各种病原体如病毒、细菌、支原体、立克次体、螺旋体、真菌、寄生虫等引起的急性或慢性、局部性或全身性感染，均可出现发热。

2. 非感染性发热　常见于以下几类原因。

(1) 无菌性坏死物质吸收：是由于组织细胞损伤及坏死物质吸收引起发热，亦称吸收热。它常见于大面积烧伤、内出血或大手术等所致组织损伤；血管栓塞或血栓形成所致心、肺、脾等内脏梗死或肢体坏死；恶性肿瘤、溶血反应所致组织坏死与细胞破坏等。

(2) 抗原-抗体反应：如风湿热、血清病、药物热、结缔组织病等。

(3) 内分泌、代谢障碍：如甲状腺功能亢进症(简称甲亢)、重度脱水等。

(4) 皮肤散热障碍：如广泛性皮炎、鱼鳞癣及慢性心力衰竭所致的发热，一般为低热。

(5) 体温调节中枢功能障碍：因体温调节中枢直接受损所引起的发热，亦称中枢性热，其临床特点为高热无汗。它常见于中暑、安眠药中毒、脑出血或颅脑外伤等。

(6) 自主神经功能紊乱：属功能性发热，多为低热。例如，夏季热(婴幼儿)、女性月经前或妊娠初期发热、剧烈运动后发热、精神紧张发热、感染后发热等。

（三）发生机制

1. 致热源性发热　是导致发热的最主要因素。致热源可分为外源性和内源性两大类。外源性致热源包括：①微生物病原体及其产物；②炎性渗出物及无菌性坏死组织；③抗原抗体复合物；④某些类固醇物质等。此类致热源相对分子质量较大，不能直接作用于体温调节中枢引起发热，但可通过激活血液中的中性粒细胞、嗜酸粒细胞和单核-吞噬细胞系统，使之形成并释放白细胞介素(IL-1)、肿瘤坏死因子(TNF)和干扰素等内源性致热源。内源性致热源分子质量较小，可通过血脑屏障直接作用于体温调节中枢调定点，温阈上升，重新调节体温。一方面通过垂体内分泌使代谢增加或通过运动神经，使骨骼肌阵缩，产热增多；另一方面，通过交感神经使皮肤血管及竖毛肌收缩，血流量减少，排汗停止，散热减少，这一调节作用使产热大于散热，体温升高引起发热(图2-1)。

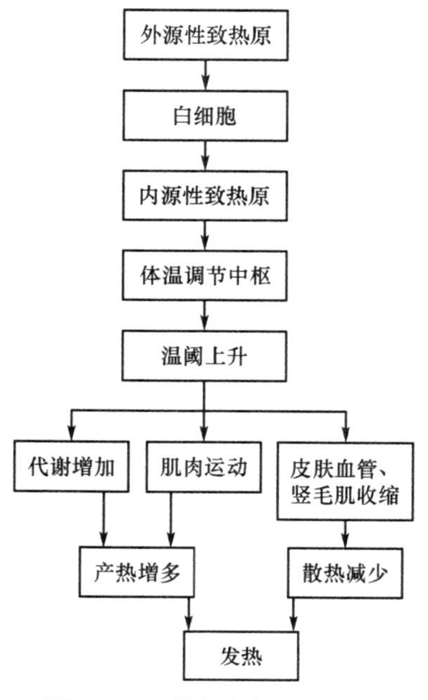

图2-1　发热发生机制示意图

考点：体温的调节

2. 非致热源发热　由于机体产热和散热不平衡所致。例如，甲状腺功能亢进等引起产热过多；广泛性皮肤病等引起散热减少;颅脑外伤、出血、炎症等使体温调节中枢直接损伤。

案例 2-2 分析 1

该患者打篮球淋雨后出现咳嗽、寒战、高热等症状,可能引起发热的原因是病原体致感染性发热。由于病原体不能直接作用于体温调节中枢,通过白细胞释放内源性致热源而引起高热。

链接 体温计的发展

第一个温度计是伽利略在 1593 年发明的,原理是根据玻璃管中的水面上下移动来判定温度高低。法国人布利奥在 1659 年把玻璃泡的体积缩小,把测温物质改为汞(水银),具备了现在温度计的雏形。荷兰人华伦海特在 1714 年制造了更精确的温度计,并用℉代表华氏温度,出现了华氏温度计。瑞典人摄尔修斯于 1742 年改进华伦海特温度计的刻度,并把水的沸点定为 0 度,把水的冰点定为 100 度,他的同事施勒默尔把两个温度点的数值又倒过来,就成了现在的百分温度,即摄氏温度,用℃表示。

现代体温计种类繁多,有水银玻璃温度计、电子数字显示体温计、贴纸体温计、奶嘴体温计、耳温枪、一次性体温计、红外线体温计等。

案例 2-3

患者,男性,25 岁。因发热、咳嗽 3 天入院。患者 3 天前淋雨受凉后突发寒战、头痛、咳黄痰、全身肌肉酸痛。平素身体健康。体格检查:T 39.5℃,稍气促,口唇可见疱疹,咽部充血,右下肺叩诊音稍浊,闻及湿啰音和支气管呼吸音,心率 110 次/分,律齐,未闻及杂音。痰直接涂片见革兰阳性成对球菌。

问题:1. 患者的主要临床特点是什么?

2. 患者的临床诊断是什么?
3. 该病例发热分度属哪一型?
4. 主要护理诊断是什么?

(四)临床表现

考点:发热的分度

1. 发热的分度 按发热的高低可分为:①低热,37.3 ~ 38℃;②中等度热,38.1 ~ 39℃;③高热,39.1 ~ 41℃;④超高热,41℃以上。

2. 发热的过程 高热患者临床经过大致可分为体温上升期、高热期和体温下降期 3 个阶段。

(1)体温上升期:此期产热大于散热使体温升高。临床主要表现为疲乏无力、肌肉酸痛、皮肤苍白、无汗、畏寒或寒战等现象。体温上升有骤升或缓升两种形式,前者体温在数小时内达 39 ~ 40℃或以上,常伴寒战,见于疟疾、大叶性肺炎、输液反应等;后者体温逐渐上升,在数日内达高峰,见于伤寒、布氏杆菌病等。

(2)高热期:此期产热和散热在较高水平上保持相对平衡,其持续时间的长短因病因而异。如疟疾可持续数小时,大叶性肺炎可持续数天,伤寒则可持续数周。临床主要表现为皮肤潮红有灼热感,呼吸深快,开始出汗并逐渐增多。

(3)体温下降期:此期散热大于产热,体温随病因消除而降至正常水平。临床主要表现为出汗多、皮肤潮湿。体温下降有骤降或渐降两种形式,前者体温于数小时内迅速下降至正常,甚至低于正常,常伴有大汗淋漓,多见于疟疾、大叶性肺炎、输液反应等;后者体温在数天内逐渐降至正常,多见于伤寒、风湿热等。

考点:发热的过程

3. 热型 把不同时间测得的体温数值分别记录在体温单上,将各数值点连接形成体温曲线,该曲线的不同形态称为热型。常见的热型有以下几种。

(1) 稽留热:体温持续在39℃以上达数日或数周,24小时波动范围不超过1℃(图2-2)。它常见于伤寒、大叶性肺炎等。

(2) 弛张热:亦称败血症热。体温常在39℃以上,24小时体温波动范围超过2℃,但都在正常水平以上(图2-3)。它常见于败血症、化脓性感染等。

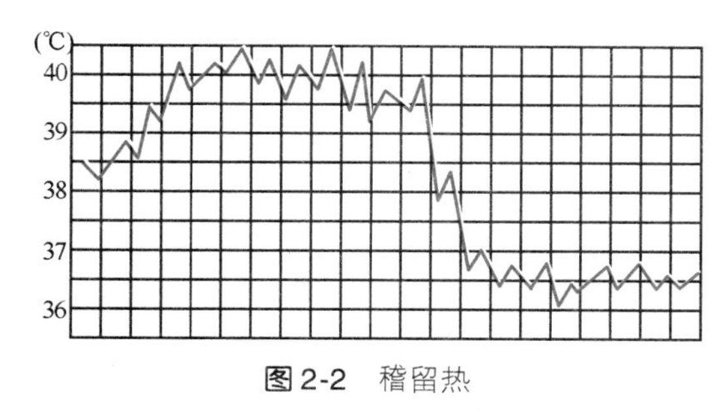

图2-2 稽留热

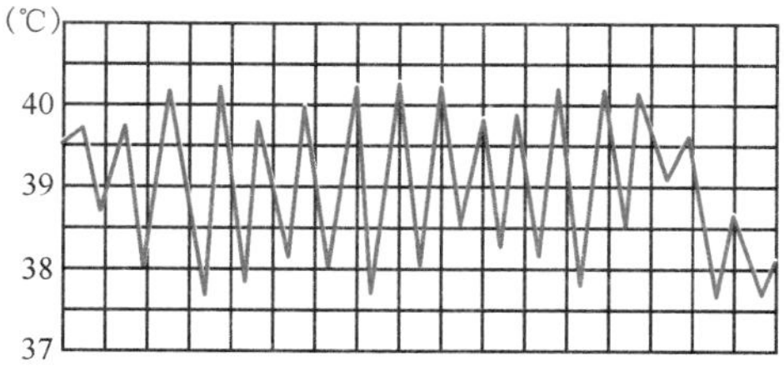

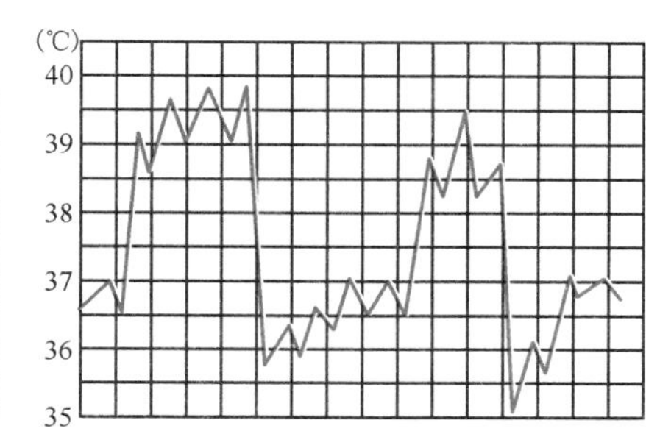

图2-3 弛张热

(3) 间歇热:体温骤升达高峰后持续数小时,又迅速降至正常水平,无热期持续1天至数天,高热期与无热期反复交替出现(图2-4)。它常见于疟疾、急性肾盂肾炎等。

(4) 回归热:体温骤升达39℃或以上,持续数天后又骤降至正常水平,数天后体温又骤升,如此规律性交替出现(图2-5)。它常见于回归热、霍奇金(Hodgkin)病等。

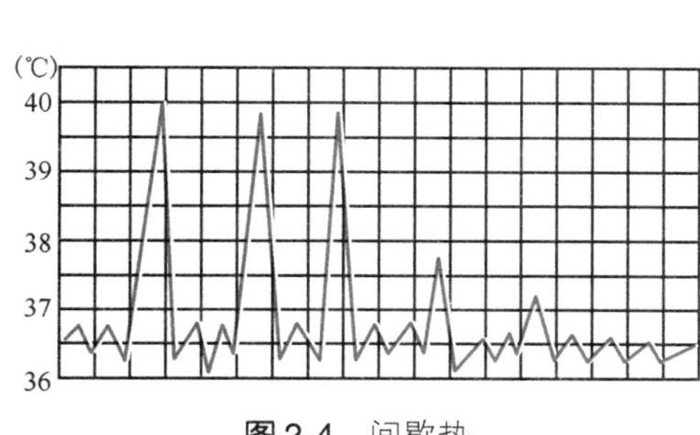

图2-4 间歇热

图2-5 回归热

(5) 波状热:体温渐升达39℃或以上,持续数天后又渐降至正常水平,数天后又渐上升,如此反复多次(图2-6)。它常见于布氏杆菌病。

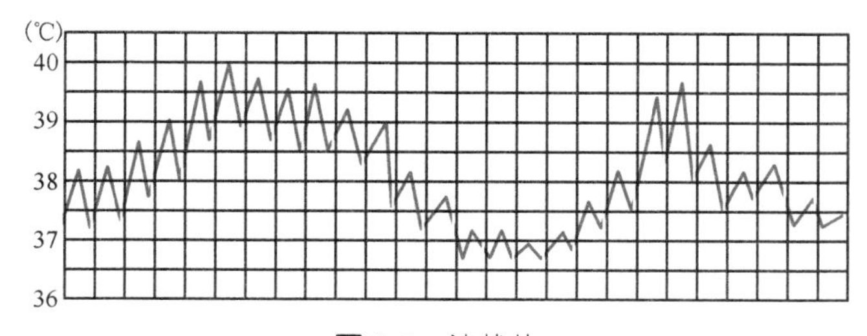

图2-6 波状热

(6) 不规则热:体温曲线无一定规律。它见于结核病、支气管肺炎等。

案例2-2分析2

患者3天来体温一直在39.2~40.3℃波动,符合稽留热型的特征。

考点: 常见的热型与特点

(五) 问诊要点

1. 病史与诱因 起病的时间、缓急、发热的程度、热型。有无受寒、过度劳累、饮食不洁,有无传染病接触史、手术史、分娩史、服药史等。

链接 热期

1. 急性发热 发热在2周以内。
2. 长期中、高热 体温在38℃以上，持续2周或以上。
3. 长期低热 低热持续1个月以上。

2. 症状特点 发热过程中的症状表现，如有无寒战、大汗等。

3. 伴随症状 有无咳嗽、咳痰、胸痛；有无恶心、呕吐、腹痛、腹泻；有无尿频、尿急、尿痛等。

4. 身体反应 有无食欲下降、口渴、皮肤干燥、体重下降等脱水症状。

5. 心理社会反应 有无精神紧张、焦虑、沮丧等心理反应。

6. 诊断、治疗及护理经过 是否用药、药物种类、剂量及疗效，有无采取物理降温措施，治疗方法及其效果。

案例2-3分析

1. 患者的主要临床特点 ①青年男性，急性起病，淋雨受凉为诱因，继而出现寒战、高热、咳嗽、咳黄痰等症状；②右下肺实变体征；③痰直接涂片见革兰阳性成对球菌。

2. 根据上述资料，可诊断为右肺下叶肺炎球菌肺炎。本病例为青年人，平素身体健康，为社区获得性肺炎，肺炎球菌为常见致病菌。正常人上呼吸道也有肺炎球菌寄生，当机体抵抗力降低或呼吸道防御功能受损时发病，受寒、饥饿、疲劳、酗酒、长期卧床、心力衰竭等均可为诱因。本病例诱因是淋雨受凉。

3. 患者体温39.5℃，属高热范畴。

4. 主要护理诊断 ①体温异常 与体温过高有关；②清理呼吸道无效 与疾病所致咳嗽有关；③自我形象紊乱 与疾病所致疱疹有关；④活动无耐力 与全身肌肉酸痛有关。

(六) 相关护理诊断/问题

1. 体温过高 与病原体感染有关；与体温调节中枢功能障碍有关。
2. 体液不足 与体温下降期出汗过多有关；与液体量摄入不足有关。
3. 营养失调：低于机体需要量 与长期发热代谢率增高有关；与营养物质摄入不足有关。
4. 潜在并发症：惊厥；意识障碍。

案例2-2分析3

该患者的主要症状为高热。

主要护理诊断：体温过高 与病原体感染有关。

二、疼 痛

案例2-4

患者，男性，55岁。因心前区闷痛5小时入院。患者于入院前5小时与女儿吵架突感心前区闷痛，呈阵发性，持续约数分钟，有时觉左肩部疼痛，伴大汗淋漓、头晕，自觉心悸气促，呼吸不畅，无意识障碍，无畏寒、发热，无咳嗽、咳痰。既往无类似发作。

问题：1. 该患者突出症状是什么？有何特点？

2. 本病例有无诱发因素？

3. 该病例问诊还需补充哪些内容？

疼痛(pain)是机体对损伤组织或潜在损伤产生的一种不愉快的感觉和情绪上的体验,是临床上最常见的症状之一。它由痛觉和痛反应两部分组成,即伤害性刺激作用于机体所引起的痛感觉及机体对伤害性刺激的痛反应。强烈、持久的疼痛可致生理功能紊乱,甚至导致休克。

(一)常见疼痛的病因

1. 头痛 指额部、顶部、颞部及枕部的疼痛。常见病因有以下几种。

(1)颅内病变:①感染,如流行性乙型脑炎、流行性脑脊髓膜炎等;②颅内占位性病变,如脑肿瘤、颅内囊虫病等;③颅内血管性疾病,如脑出血、蛛网膜下隙出血、高血压脑病及脑血管供血不足等;④颅脑外伤,如脑震荡、脑挫裂伤、硬膜下血肿等;⑤其他,如偏头痛等。

(2)颅外病变:①颅骨疾病,如颅骨肿瘤;②颈部疾病,如颈椎病;③神经痛,如三叉神经痛、枕神经痛;④眼、耳、鼻、齿等疾病引起的牵涉性头痛。

(3)全身性疾病:如急性感染、各种中毒、高血压、低血糖、肺性脑病等。

2. 胸痛 常见有:①胸壁疾病,如肋间神经炎、肋骨骨折等;②呼吸系统疾病,如胸膜炎、自发性气胸、肺癌等;③循环系统疾病,如心绞痛、急性心包炎等;④纵隔疾病,如纵隔炎、食管炎、食管癌等;⑤其他,如肝脓肿、脾梗死等。

3. 腹痛 按起病缓急、病程长短分为急性与慢性腹痛,其中属于外科范围的急性腹痛临床上常称为“急腹症”。

(1)急性腹痛:①腹腔脏器急性炎症,如急性胃炎、急性肠炎、急性阑尾炎等;②空腔脏器阻塞或扩张,如肠梗阻、胆道蛔虫症、胆道或泌尿系统结石等;③腹膜炎症,多见于胃肠道穿孔;④脏器扭转或破裂,如肠扭转、肝破裂、异位妊娠破裂等;⑤腹内血管阻塞,如门静脉血栓形成、夹层腹主动脉瘤等;⑥腹壁疾病,如腹壁挫伤、脓肿等;⑦胸部疾病所致牵涉性痛,如肺梗死、心绞痛等;⑧全身性疾病,如过敏性紫癜、尿毒症等。

(2)慢性腹痛:①腹腔脏器慢性炎症,如慢性胃炎、慢性胆囊炎等;②胃、十二指肠溃疡;③腹内脏器张力增加,如肝炎、肝脓肿等;④腹腔脏器的梗阻,如慢性肠梗阻;⑤肿瘤压迫和浸润;⑥胃肠神经功能紊乱,如胃肠神经症、肠易激综合征等;⑦中毒与代谢障碍,如铅中毒、尿毒症等。

考点:疼痛的常见病因

(二)发生机制与分类

1. 发生机制 痛觉感受器为位于皮肤和其他组织内的游离神经末梢。任何刺激,达到一定强度就能刺激机体的受损部位释放致痛物引起疼痛。致痛物包括乙酰胆碱、5-羟色胺、组胺、缓激肽、钾离子、氢离子、前列腺素及酸性代谢产物等。游离神经末梢受到致痛物质的刺激后发出神经冲动,经脊髓后根沿脊髓丘脑侧束进入内囊,上传至大脑皮质痛觉感受区,引起痛觉。

2. 分类 目前,尚无统一的疼痛分类方法。

(1)据疼痛发生部位及传导途径分类

1)皮肤痛:皮肤受到一定强度理化刺激后,引起双重痛觉。一种为快痛,即受刺激后立即出现定位明确的尖锐性刺痛,刺激去除后很快消失;另一种为慢痛,经1~2秒后出现定位不明确的烧灼样痛,去除刺激还可持续数秒。

2)躯体痛:指肌肉、肌膜、筋膜和关节等深部组织引起的疼痛。对疼痛的敏感性因其神经分布差异而不同,骨膜神经分布最密,痛觉最敏感。各种机械性与化学性刺激均可引起躯体痛,其中重要的原因是肌肉缺血。

3)内脏痛:主要因内脏器官受到机械性牵拉、缺血、扩张或痉挛、炎症、化学性刺激等引起。它多为钝痛、酸痛、烧灼痛、绞痛等,定位常不准确,发生缓慢而持久。

4)牵涉痛:内脏痛常伴有牵涉痛,即内脏疾病引起的疼痛同时在体表某一部位亦发生痛感。牵涉痛的发生与患病部位有一定解剖关系，都受同一脊髓节段感觉神经元支配，当原发病灶发生疼痛时，其冲动可使该脊髓节段感觉神经兴奋，导致其所支配的皮肤区域也出现疼痛，如心绞痛可牵涉至左肩和左前臂内侧。

5）假性痛：是指病变部位已经去除，仍感到相应部位疼痛，如截肢患者仍可感到已不存在的肢体疼痛。其发生可能与病变部位去除前的疼痛在大脑皮质形成强兴奋灶后遗影响有关。

6）神经痛：为神经受损所致，表现为剧烈灼痛或酸痛。

链接 疼痛是病吗

疼痛分急性疼痛和慢性疼痛。急性疼痛随原发病的治愈而消失。部分慢性疼痛疾病治愈后仍可持续存在，并呈进行性加重趋势，与原发疾病的病理生理变化完全不同，如部分带状疱疹患者的疱疹已消失，但疼痛仍迁延数年，甚或终身。世界卫生组织已明确指出，急性疼痛是症状，慢性疼痛是疾病。

（2）据疼痛发作的时程分类

1）急性疼痛：常突然发生，有明确的开始时间，持续时间较短，一般在数分钟、数小时、数天之内。常见有外伤痛、烧伤痛、烫伤痛、炎症痛、神经刺激或压迫痛、术后痛、晚期肿瘤痛和特殊诊疗痛等。

2）慢性疼痛：疼痛持续在3个月以上，具有持续性、顽固性和反复发作的特点。慢性疼痛常见有劳损或退变性疼痛、神经损伤或刺激性疼痛、慢性炎症性疼痛、肿瘤相关性疼痛、免疫相关性疼痛、缺血性疼痛、淤血性疼痛、精神和情绪相关性疼痛等。

（3）据疼痛的程度分类：①微痛，似痛非痛，常与其他感觉复合出现，如痒、酸麻、沉重、不适感等；②轻痛，范围局限，程度轻微；③甚痛，疼痛较著，反应强烈，如心跳加快、血压升高；④剧痛，疼痛难忍，痛反应强烈。

（4）据疼痛的性质分类：①钝痛，如酸痛、胀痛、闷痛等；②锐痛，如刺痛、切割痛、灼痛、绞痛等；③其他，如压榨样痛、跳痛、牵拉样痛等。

（5）据疼痛部位分类：头痛、胸痛、腹痛、腰背痛、关节肌肉疼痛等。

（三）临床表现

不同病因所致的疼痛，其起病缓急、部位、性质、程度、持续时间等各不相同。常见疼痛的临床表现如下所述。

1. 头痛　①颅内高压性头痛，为弥漫性钝痛，因咳嗽、打喷嚏、转头动作等加重，常伴呕吐等颅内压增高表现；颅内肿瘤多呈慢性进行性加重；②颅内感染性头痛，多为整个头部胀痛，剧烈且伴有喷射样呕吐、意识障碍等；③血管性头痛，脑血栓形成、脑栓塞头痛的特点为胀痛、跳痛或钝痛，可有偏瘫及其他神经系统表现；蛛网膜下隙出血常突然出现剧烈头痛，伴有呕吐及脑膜刺激征；高血压多呈搏动性痛；④头部局部病变，眼、耳、鼻、齿等所致头痛多浅在而局限；紧张性头痛为重压感、紧缩感或钳夹样痛，可因活动或按摩而缓解；偏头痛及丛集性头痛多在一侧，长期反复发作；⑤神经症所致头痛，部位常不固定，可呈重压感、紧箍感等，常伴有其他自主神经功能紊乱的症状；⑥其他，全身性感染可引起剧烈的头痛，位于前额部、后枕部或全头部。

2. 胸痛　①胸壁疾病，其特点是疼痛部位固定，局部常有明显压痛，炎症性病变所致疼痛常伴局部红、肿、热等表现；肋间神经痛与肋间神经分布一致，呈阵发性灼痛和刺痛；带状疱疹疼痛剧烈，沿神经分布；②胸膜疾病，胸膜炎症、肿瘤、气胸等可在患侧引起疼痛，咳嗽、深呼吸时加重；③肺部疾病，肺脏无感觉神经，其本身病变不引起疼痛，但当病变侵及壁胸膜时，可出现胸痛；④循环系统疾病，心绞痛多位于胸骨后或心前区，呈压榨性并有窒息感，可因劳累、情绪激动、饱餐诱发发作，疼痛持续数分钟，休息或服用药物后缓解；心肌梗死疼痛更为剧烈、持续时间长，可达数小时、数天，可向左肩及左臂内侧放射；心包炎累及心包膜壁层可引起心前区刺痛或钝痛，体位改变、深呼吸、咳嗽可加重；⑤纵隔疾病，可引起胸骨后疼痛。

案例 2-4 分析 1

突出症状是心前区闷痛，其特点是呈阵发性，持续时间短，向左肩部放射。

3. 腹痛　胃、十二指肠病变疼痛常位于上腹部；空肠、回肠病变疼痛常位于脐周；回盲部病变疼痛常位于右下腹；结肠及盆腔病变疼痛常位于下腹部。胃、十二指肠溃疡多表现为周期性、节律性隐痛，合并幽门梗阻者则为胀痛，于呕吐后可缓解。胃癌疼痛无规律。胆道、胰腺疾病所致疼痛多因进食诱发或加重，伴放射痛。小肠及结肠病变所致疼痛多为间歇性、痉挛性绞痛，结肠病变所致疼痛可于排便后减轻。直肠病变所致疼痛常伴有里急后重感。

考点：疼痛的临床特点

（四）问诊要点

评估对象对疼痛的反应受其年龄、意志力、疼痛经历及社会文化背景的影响。儿童对疼痛较敏感，易产生恐惧心理，较小的儿童因不能准确表达常表现为哭闹不安；老年人对疼痛刺激不敏感，反应迟缓，易掩盖病情的严重性。不同评估对象对疼痛的耐受力及表达方式亦不同。疼痛时，有人哭闹、喊叫，有人愤怒或暗自忍受，有人轻微疼痛即向人诉说，有人可能夸大或隐瞒疼痛。因此，护士必须注意对面部表情等非语言行为的观察，并与所收集的资料进行分析比较。

1. 病史与诱因　有无高血压、心绞痛等病史。疼痛前有无劳累、情绪激动等诱因。

案例 2-4 分析 2

1. 该患者心前区闷痛是与女儿吵架而突然发生的，说明诱发因素可能是情绪激动。

2. 根据疼痛部位、性质及特点，可拟诊为心绞痛。心绞痛发病与血脂异常、高血压、糖尿病、吸烟、遗传等因素有关，需及时补充相关资料。

2. 症状特点

（1）疼痛部位：常为病变所在部位，但应注意某些内脏疾病可伴有牵涉痛，甚至为突出表现，如急性阑尾炎早期主要为上腹痛。

（2）疼痛性质：与病因及病变部位密切相关，如肝炎引起的主要为肝区胀痛，胆道蛔虫表现为上腹部钻顶样绞痛。

（3）疼痛程度：可选用疼痛测量工具评估。①视觉模拟评分法。画一 10cm 长的直线，两端分别标明“0”和“10”。“0”代表无痛，“10”代表最剧烈的疼痛。让患者根据自己所感受的疼痛程度，在直线上标出相应位置，起点至记号点的距离（以 cm 表示）即为评分值，分值越高，表示疼痛程度越重。②语言描述评分法。描述自身感受的疼痛状态，一般分为无痛、轻微疼痛、中度疼痛、剧烈疼痛四级，每级 1 分，如为“剧烈疼痛”，其评分为 4 分。此法简单，患者易理解，但不够精确。

（4）疼痛发生与持续时间：某些疼痛可发生在特定的时间，如十二指肠溃疡疼痛多在进餐 3 ~ 4 小时后发生。疼痛发生的急缓及进展情况多与病情的急缓及进展情况相一致。

3. 伴随症状　不同病因所致的疼痛，其伴随的症状和体征亦不同，如胸痛伴咳嗽、咳痰或咯血者提示为肺部疾病；上腹突然剧痛，伴腹肌紧张、压痛、反跳痛、腹式呼吸受限等多见于消化性溃疡穿孔。

4. 身体反应　①痛苦面容、大汗、血压升高，呼吸和心率增快，面色苍白，重者可休克；

②呻吟、哭泣，为缓解疼痛而采取强迫体位，致骨骼肌过度疲劳；③休息、睡眠障碍；④胃肠功能紊乱等。

5. 心理社会反应　①产生恐惧、焦虑、抑郁、愤怒等情绪反应；②日常生活、工作及社会交往受影响等。

6. 诊断、治疗及护理经过　是否用药、药物种类、剂量及疗效，有无采取缓解疼痛措施，治疗方法及其效果。

（五）相关护理诊断/问题

1. 急性/慢性疼痛　与各种有害刺激作用于机体引起的不适有关。
2. 睡眠型态紊乱　与夜间疼痛有关。
3. 焦虑　与疼痛迁延不愈有关。

三、水　　肿

案例 2-5

患者，男性，68 岁。因反复双下肢水肿 9 年，腹部膨大半个月入院。患者于 9 年前开始出现双下肢凹陷性水肿，平卧休息后可减轻，伴有咳嗽、咳少量白色黏液痰，心悸。半个月来，体重增加 4kg，腹部膨大，颈静脉怒张。无高血压及风湿性心脏病史。

问题：1. 该患者主要症状及特点是什么？可能病因是什么？
2. 该患者问诊中还需要补充什么资料？
3. 该患者现存的护理问题有哪些？

人体组织间隙液体含量较正常时增多，使组织肿胀称为水肿（edema）。水肿可分布全身，也可出现在身体某一部位，前者称为全身性水肿，后者称为局部性水肿。组织间液积聚较少时，体重增加在 10% 以下，指压凹陷不明显，称隐性水肿（又称非凹陷性水肿）；体重增加在 10% 以上，指压凹陷明显，称显性水肿（又称凹陷性水肿，图 2-7）。过多液体积聚在体腔内称积液，如胸腔积液、腹腔积液、心包积液等。一般情况下，水肿不涵盖内脏器官的局部水肿，如脑水肿、肺水肿等。

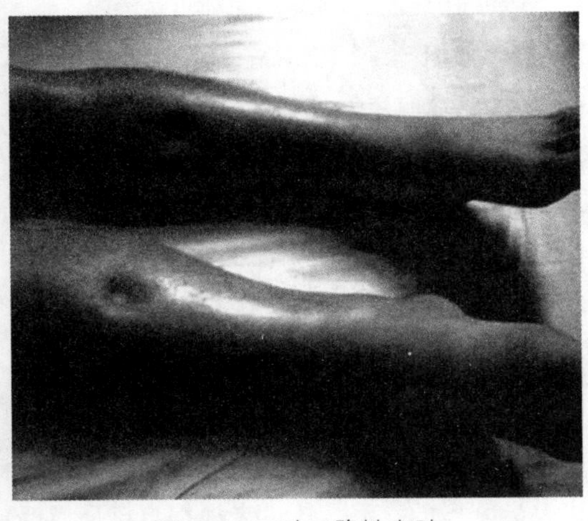

图 2-7　下肢凹陷性水肿

考点：水肿的定义

（一）发生机制

正常人体中，血管内液体不断从毛细血管小动脉端滤出到组织间隙形成组织液，另一方面组织液又不断从毛细血管小静脉端回吸收入血管中，两者保持动态平衡。保持这种平衡的主要因素有：①毛细血管内静水压；②血浆胶体渗透压；③组织间隙的机械压力（组织压）；④组织液的胶体渗透压。当这些因素发生障碍导致组织间液的生成大于回吸收时，则可产生水肿。产生水肿的主要因素包括：①毛细血管滤过压升高，如右心功能不全等；②毛细血管通透性增高，如急性肾炎等；③血浆胶体渗透压降低，如血清蛋白减少等；④淋巴回流受阻，如丝虫病等。

考点：产生水肿的主要因素

（二）病因及临床表现

1. 全身性水肿

（1）心源性水肿：主要见于右心功能不全。水肿特点为首先出现在身体下垂部位，能起床活动者，最早出现于踝内侧，行走活动后明显，休息后减轻或消失；经常卧床者以腰骶部为明显。水肿为对称性、凹陷性。重者可伴颈静脉怒张、肝大等，甚至出现胸腔积液、腹腔积液。

（2）肾源性水肿：主要见于肾炎与肾病。水肿特点为初为晨起时眼睑、面部等疏松组织水肿，以后发展为全身水肿，其分布与体位关系不大。肾病综合征水肿明显，常出现胸腔积液、腹腔积液。常伴有肾脏疾病的其他表现，如高血压、血尿、蛋白尿、肾功能不全等。

（3）肝源性水肿：主要见于肝功能失代偿期。水肿特点主要表现为腹腔积液，也可出现下肢水肿，向上逐渐蔓延，但头面部及上肢常无水肿。

（4）营养不良性水肿：主要见于慢性消耗性疾病、低蛋白血症、维生素 B_1 缺乏等。水肿特点为水肿从足部开始，逐渐向上蔓延至全身。水肿发生前常有消瘦、体重减轻等。

案例2-5分析1

该患者主要症状是水肿。其特点：双下肢凹陷性水肿，平卧休息后可减轻，伴有腹腔积液、颈静脉怒张。符合心源性水肿的特点。

（5）其他

1）黏液性水肿：见于甲状腺功能减退症。水肿特点为非凹陷性水肿，以眼睑、口唇、下肢胫前较明显。

2）经前期紧张综合征：见于部分女性。水肿特点为月经前1～2周眼睑、踝部、手部轻度水肿，行经后逐渐消退。

3）药物性水肿：见于肾上腺糖皮质激素、雄激素、雌激素、胰岛素等应用过程中。水肿特点为停药后逐渐消退。

4）特发性水肿：原因不明，女性多见。水肿特点为水肿与体位有明显关系，主要发生在身体下垂部分，于直立或劳累后出现，休息后减轻或消失。

2. 局部性水肿　常见的有静脉阻塞性水肿、炎症性水肿、淋巴性水肿、血管神经性水肿，与局部静脉、淋巴回流受阻或毛细血管通透性增高有关，见于血栓性静脉炎、丝虫病所致象皮腿、局部炎症、创伤或过敏等。

考点： 水肿的原因与特点

（三）问诊要点

1. 病史与诱因　询问有无心脏病、肾病、肝病、内分泌疾病、慢性消耗性疾病等病史；有无蛋白摄入不足、钠盐摄入过多；有无长期大量应用糖皮质激素、雌激素等药物史。

2. 症状特点　水肿出现的时间、部位、性质、程度、进展、范围等。

3. 伴随症状　有无呼吸困难、血尿，有无消瘦、体重减轻，水肿是否与月经周期有关等。

4. 身体反应　有无饮食、饮水的变化，有无胸围、腹围的改变，有无水肿所致皮肤溃疡或感染等。

5. 心理社会反应　了解患者有无烦躁、焦虑等情绪反应。

6. 诊断、治疗及护理经过　有无使用利尿剂等药物及剂量、疗效、不良反应；有无饮食、饮水的限制等。

案例2-5分析2

本病除主要症状外，还伴有咳嗽、咳痰、心悸等症状，可推断为肺源性心脏病。问诊中还需要补充咳嗽、咳痰的相关病史；是否有如劳累、受凉等诱发因素；患者是否有烦躁、焦虑等情绪反应；是否使用过利尿剂、洋地黄等药物及剂量、疗效、不良反应等。

（四）相关护理诊断/问题

1. 体液过多　与右心功能不全有关；与肝功能失代偿有关。

2. 有皮肤完整性受损的危险　与水肿所致组织、细胞营养不良有关。

案例 2-5 分析 3

该患者有咳嗽、咳痰的肺源性心脏病史;有双下肢凹陷性水肿、腹腔积液等主要症状,确定患者现存的护理问题有"体液过多 与右心功能不全有关""活动无耐力 与大量腹腔积液所致呼吸受限、行动不便有关"。

四、咳嗽与咳痰

案例 2-6

患者,男性,16 岁。因反复咳嗽、咳痰 4 年余,加重伴发热 3 个月入院。患者于 4 年前初夏开始出现反复胸闷、咳嗽,每日咳黄绿色黏痰 20 ~30ml,腥臭多泡沫,偶带血丝,无拉丝;咳嗽、咳痰症状以夜间及晨起为著,夜间常憋醒,排痰后方可好转。伴间断发热,体温最高达 38℃,下午及夜间为著。以冬季好发。无盗汗、胸痛。3 个月前上述症状加重,痰臭分层,每日最多达 50ml,伴发热(最高 38.4℃),为进一步诊治收入我院。患者 1 年来体重下降,双手呈杵状指。患者在 1 ~5 岁时经常患支气管肺炎。

问题: 1. 患者咳嗽、咳痰的临床特点是什么?

2. 患者咳嗽、咳痰的伴随症状有哪些?

咳嗽(cough)是呼吸道受到刺激后引发的一种保护性反射动作。痰是气管、支气管的分泌物或肺泡内的渗出物,借助咳嗽将其排出体外的动作称为咳痰(expectoration)。

(一) 病因

1. 胸膜疾病 各种胸膜炎或胸膜受到刺激(如气胸、胸腔穿刺等)时均可引起咳嗽。

2. 呼吸系统疾病 呼吸道各部位受到刺激性气体、粉尘、异物、炎症、出血、肿瘤等刺激,均可引起咳嗽与咳痰,其中呼吸道感染是最常见的原因。

3. 循环系统疾病 左心功能不全、心包炎、心包积液、肺栓塞、肺梗死等可引起咳嗽与咳痰。

考点: 咳嗽的病因

4. 中枢神经系统疾病 如脑炎、脑膜炎可刺激大脑皮质或延髓咳嗽中枢引起咳嗽。

(二) 发生机制

1. 咳嗽 是由于延髓咳嗽中枢受刺激引起。来自耳、鼻、咽、喉、呼吸道、肺泡、胸膜等的刺激,经迷走神经、舌咽神经和三叉神经的感觉神经纤维传入延髓咳嗽中枢,再经喉下神经、膈神经与脊神经分别将冲动传至咽肌、声门、膈肌及其他呼吸肌,引起咳嗽发生。

2. 咳痰 正常呼吸道黏膜腺体及杯状细胞分泌少量黏液,以保持呼吸道黏膜湿润。当咽、喉、气管、支气管或肺受到物理性、化学性、生物性、过敏性等因素刺激时,引起黏膜或肺泡充血、水肿,毛细血管通透性增高,腺体分泌物增加,漏出物、渗出物与黏液、组织坏死物等混合形成痰液。

链接 咳嗽的益与害

咳嗽是人体清除呼吸道内有害分泌物或异物的保护性反射动作,通过咳嗽反射能有效清除呼吸道内的分泌物或进入气道的异物。但咳嗽也有不利的一面,剧烈咳嗽可导致呼吸道出血,长期、频繁、剧烈咳嗽还影响工作、休息,甚至引起喉痛、声音嘶哑和呼吸肌痛,则属病理现象。因此只有对于干咳才能使用镇咳药物。

(三) 临床表现

1. 咳嗽的性质 ①干性咳嗽:指咳嗽无痰或痰量甚少,常见于急性咽喉炎、急性支气管炎初期、胸膜炎、轻症肺结核等;②湿性咳嗽:指咳嗽伴有痰液,常见于肺炎、慢性支气管炎、支气管扩张症、肺脓肿等。

2. 咳嗽的时间与规律 ①突发性咳嗽:见于突然吸入刺激性气体、支气管异物等;②发作性咳嗽:多见于百日咳、支气管淋巴结结核或肿瘤压迫气管等;③周期性咳嗽:可见于慢性支气管炎或支气管扩张症,且往往于清晨起床或晚上卧下时(即体位改变时)咳嗽加剧;④长期慢性咳嗽:多见于呼吸道慢性病,如慢性支气管炎、支气管扩张症和肺结核等;⑤卧位加剧的咳嗽:可见于慢性左心功能不全等。

3. 咳嗽的音色 指咳嗽声音的特点。①声音嘶哑的咳嗽:见于声带炎症或肿瘤压迫喉返神经等;②伴金属声咳嗽:见于肿瘤;③鸡鸣样咳嗽:见于百日咳。

4. 痰的性状与量 ①黏液性痰:见于支气管炎哮喘、肺结核等;②浆液性痰:见于肺水肿;③脓性痰:见于支气管扩张症、肺脓肿等;④血性痰:见于支气管扩张症、肺癌等;⑤静置后分层痰:支气管扩张症、肺脓肿等咳嗽大量痰液静置后可分三层,上层为泡沫,中层为浆液或浆液脓性,下层为脓块或坏死物质。

考点:咳嗽的性质、痰的性状和痰量

5. 痰的颜色和气味 ①铁锈色痰:见于大叶性肺炎;②粉红色泡沫痰:见于肺水肿;③黄绿色或翠绿色痰:见于铜绿假单胞菌(绿脓杆菌)感染;④恶臭痰:见于厌氧菌感染。

案例 2-6 分析 1

患者咳嗽伴咳痰为湿性咳嗽,时间较长为慢性咳嗽,咳嗽以夜间及晨起为著;痰的性质为黄绿色黏痰,腥臭多泡沫,静置后有分层现象,可能为下呼吸道铜绿假单胞菌感染所致。

案例 2-7

患者,男性,65 岁。因咳嗽、咳痰伴气促 20 年,加重 1 周入院。患者反复咳嗽、咳痰伴气促 20 年,冬季易发作,每年持续 2 ~3 个月。咳嗽以早晚重,咳白色黏痰,有时为黄痰,经常服用抗生素和止咳、化痰药物,1 周前着凉而发热,气短加剧而入院。有吸烟史 30 年,每日 15 支。体格检查:慢性病容,桶状胸,肋间隙增宽,两肺叩诊过清音,双肺呼吸音低,可闻及散在湿啰音,心率 100 次/分,律齐,肝脾肋下未触及,双下肢无水肿。

问题:1. 患者主诉是什么?
2. 患者的主要临床特点是什么?
3. 为什么该患者早晚咳嗽、咳痰严重?
4. 主要护理诊断是什么?

(四) 问诊要点

1. 病史与诱因 询问引起咳嗽、咳痰的相关病史和诱发因素,如有无刺激性气体的吸入等。

2. 咳嗽、咳痰特点 评估咳嗽发生的急缓和咳嗽的性质、音色、时间、规律,以及有无咳痰,痰液的性质、痰量、气味等。

3. 伴随症状 是否伴有发热、胸闷、呼吸困难、哮鸣音、杵状指(趾)等。

案例 2-6 分析 2

患者除咳嗽、咳痰外,还伴有胸闷、发热、咯血丝、体重下降和杵状指。

4. 身体反应 有无长期或剧烈咳嗽所致的头痛、失眠、精神委靡、食欲减退、呼吸肌疲劳、体力下降等症状;能否有效咳嗽及排痰。

5. 心理社会反应 有无抑郁、焦虑、烦躁、急躁等心理反应及其严重程度。

6. 诊断、治疗及护理经过 有无服用止咳祛痰药物及药物种类、剂量、疗效等;有无采取排痰的措施及效果。

案例 2-7 分析

1. 咳嗽、咳痰伴气促20年，加重1周。

2. 患者的主要临床特点是：①老年男性，反复咳嗽、咳痰伴气促20年，每年持续2～3个月；②咳嗽以早晚重，咳白色黏痰；③有肺气肿体征，两肺闻及散在湿啰音；④有吸烟史30年，每日15支。

3. 该患者为慢性支气管炎（简称慢支），慢支者呼吸道分泌物增加，表现为痰多，痰经过一夜的积淀，当起床活动时体位变动，会刺激气管壁而出现咳嗽排痰。晚上迷走神经正处于兴奋状态，支气管受到迷走神经支配收缩，加重咳嗽症状。

4. 主要护理诊断：①低效型呼吸形态　与气促有关；②清理呼吸道无效　与疾病所致咳嗽有关；③知识缺乏：缺乏抗生素和止咳化痰药物使用相关知识；④自我形象紊乱　与疾病所致慢性病容、桶状胸有关。

（五）相关护理诊断/问题

1. 清理呼吸道无效　与痰液黏稠有关；与咳嗽无力有关。

2. 睡眠型态紊乱　与夜间频繁咳嗽有关。

3. 潜在并发症：自发性气胸。

五、咯　血

案例 2-8

患者，男性，20岁。因咯血5小时就诊。5小时前，患者感到喉痒、胸部不适，随之咯出鲜红色血液1口，约有30ml，半小时后，又咯出鲜红色血液1口，其中有紫黑色小血块，约35ml。就诊时面色苍白，精神紧张。半年前开始偶尔咳嗽，无痰，有时感午后发热，无盗汗，一直未就诊治疗。1年前，曾与有类似病史的同学同住1周。

问题：1. 该患者咯血有何特点？为何种程度咯血？
2. 该患者推断可能是什么病因引起的咯血？

喉及喉部以下的呼吸道任何部位的出血，经口腔咯出称为咯血（hemoptysis）。咯血是呼吸系统疾病常见症状之一，可表现为痰中带血、血痰及大咯血，大咯血易引起窒息和休克，危及生命。

（一）病因与发生机制

1. 呼吸系统疾病　为咯血最常见的病因。

（1）支气管疾病：常见有支气管扩张症、支气管内膜结核、支气管肺癌、慢性支气管炎等。其发生机制是由于炎症、肿瘤等因素刺激，使支气管黏膜或病灶处毛细血管通透性增加或黏膜下血管破裂所致。

（2）肺部疾病：常见的有肺结核、肺炎、肺脓肿等，其中肺结核仍是我国咯血最常见的原因。其发生机制为：①由于炎症等病变使毛细血管通透性增高，血液渗出，出现痰中带血或小血块；②病变累及小血管使管壁破裂，出现中等量咯血；③空洞壁小动脉瘤破裂，或继发的支气管扩张形成的动静脉瘘破裂，则可引起大量咯血。

2. 循环系统疾病　常见于二尖瓣狭窄、先天性心脏病所致肺动脉高压患者。其发生机制为：①肺淤血致肺泡壁或支气管内膜毛细血管破裂，表现为小量咯血或痰中带血；②支气管黏膜下层的支气管静脉曲张破裂，常表现为大咯血；③急性肺水肿时，咳浆液性粉红色泡沫样血痰。

3. 全身性疾病　①血液病：如白血病、再生障碍性贫血等；②急性传染病：如流行性出血热;③风湿免疫性疾病:如系统性红斑狼疮、结节性多动脉炎等;④其他:如气管或支气管子宫内膜异位症。

(二)临床表现

考点:咯血的常见病因

1. 年龄特点　青壮年咯血多见于肺结核、支气管扩张症等;40岁以上有长期吸烟史者,应高度警惕支气管肺癌的可能。

链接 大咯血的危害

大咯血是呼吸系统的常见急症,病死率达50%~100%,多由炎症、肺癌、肺结核、支气管扩张症等疾病引起。大咯血可引起吸入性肺炎、肺不张、失血性休克、窒息等并发症,其中突发窒息是造成大咯血死亡的最主要原因,占咯血死亡病例的一半左右,因此及时、有效、正确的急救与护理是提高大咯血抢救成功率的重要保证,而解除呼吸道梗阻是抢救的首要措施。

考点:咯血量的判断

2. 咯血量　①少量咯血:每日咯血量少于100ml,表现为痰中带血;②中等量咯血:每日咯血量为100~500ml,咯出的血多为鲜红色,伴有泡沫或泡沫痰,咯血前多先有喉痒、胸闷、咳嗽等先兆症状;③大咯血:每日咯血量为500ml以上或一次咯血100ml以上,表现为血液从患者的口、鼻涌出,常伴脉速、呼吸急促、出冷汗、精神紧张和恐惧,可导致休克和窒息。

案例2-8分析1

该患者咯血前有喉痒、胸部不适;就诊时面色苍白,精神紧张;咯出血为鲜红色,5小时咯血约75ml。综合以上特点,考虑为中等量咯血。

3. 颜色和性状　咯血为鲜红色常见于支气管扩张症、肺结核、肺脓肿及出血性疾病等;泡沫粉红色痰见于肺水肿;铁锈色痰见于大叶性肺炎、卫氏并殖吸虫病等;砖红色胶冻样血痰主要见于克雷伯杆菌肺炎。

案例2-8分析2

该患者为青年,伴有咳嗽、午后发热,1年前,曾与有类似病史的同学同住,最有可能是肺结核引起的咯血。

4. 并发症　大咯血者因失血或血液在支气管滞留,可产生各种并发症。①窒息:表现为大咯血过程中咯血突然减少或终止,气促、胸闷、烦躁不安,或紧张恐惧、大汗淋漓、面色青紫,重者意识障碍,为咯血直接致死的原因;②肺不张:咯血后出现呼吸困难、胸闷、气急、发绀、呼吸音减弱或消失;③继发感染:咯血后发热、体温持续不退、咳嗽加剧,伴肺部干、湿啰音;④失血性休克:咯血后出现脉搏增快、血压下降、四肢湿冷、烦躁不安、少尿等。

考点:窒息的表现

5. 咯血的鉴别　咯血须与口腔、咽、鼻出血鉴别,口腔与咽部出血易观察到局部出血灶。鼻腔出血多从前鼻孔流出,常在鼻中隔前下方发现出血灶,诊断较易;鼻腔后部出血且量较多时,易被误诊为咯血,如用鼻咽镜检查见血液从后鼻孔沿咽壁下流,即可确诊。大量咯血还须与呕血相鉴别(表2-2)。

考点:咯血的鉴别

表2-2　咯血与呕血的鉴别

鉴别点	咯血	呕血
病史	多有呼吸系统或心脏疾病史	多有消化系统疾病史
先兆症状	喉部痒感、胸闷、咳嗽等	上腹部不适、恶心、呕吐等
出血方式	咯出	呕出,可呈喷射状
出血颜色	鲜红	暗红色、棕色、偶为鲜红色

续表

鉴别点	咯血	呕血
血中混有物	痰、泡沫	食物残渣、胃液
酸碱反应	碱性	酸性
黑便	无,咽下较多血液时可有	有,呕血停止后仍可持续数日
出血后痰性状	痰中带血	无痰

(三)问诊要点

1. 病史与诱因　有无结核病接触史、吸烟史、生食海鲜史等。

2. 症状特点　患者的年龄,咯血的量、持续时间、颜色及性状。

3. 伴随症状　是否伴有发热、胸痛、呛咳、脓痰、皮肤黏膜出血等。

4. 身体反应　是否有并发症,如继发感染、失血性休克等。

5. 心理社会反应　是否有紧张、焦虑、恐惧等心理反应及其程度。

6. 诊断、治疗及护理经过　是否确定为咯血,有无使用止血药物及药物种类、剂量、疗效,有无采取防止窒息的措施及效果。

(四)相关护理诊断/问题

1. 有窒息的危险　与大量咯血所致血液潴留呼吸道有关。

2. 有感染的危险　与支气管黏膜损伤有关。

3. 焦虑　与咯血不止有关。

4. 潜在并发症:休克。

六、呼吸困难

案例 2-9

患者,男性,58 岁。因反复呼吸困难 2 年,加重 3 个月入院。2 年前,患者上一层楼后出现呼吸困难,有端坐呼吸,踝部水肿,此后症状逐渐加重,间断服用氢氯噻嗪治疗效果不佳,因阵发性夜间呼吸困难于半年前住院治疗 3 周。近 3 个月来患者呼吸困难加重,夜间只能端坐入睡。有重度水肿,体重增加 5kg。既往高血压史 10 年。检查颈静脉怒张,两肺可闻及啰音。腹部膨隆,四肢凹陷性水肿。

问题:患者呼吸困难有何特点?推断是什么原因所致?

呼吸困难(dyspnea)是指患者主观上感觉空气不足、呼吸费力,客观上表现为呼吸用力,呼吸频率、深度和节律的改变。重者可表现为张口抬肩,鼻翼扇动、端坐呼吸,甚至发绀、辅助呼吸肌也参与呼吸运动。

(一)病因

1. 呼吸系统疾病　①气道阻塞:如呼吸道的炎症、水肿、异物、肿瘤及支气管平滑肌收缩等;②肺部疾病:如肺结核、肺炎、肺水肿等;③胸廓疾病:如胸廓畸形、胸腔积液、胸膜粘连等;④神经肌肉病变:如重症肌无力、急性多发性神经根炎等;⑤膈肌运动障碍:如大量腹腔积液、腹腔巨大肿瘤等。

2. 循环系统疾病　如各种原因所致心功能不全、心包积液等。

3. 中毒　如一氧化碳、有机磷农药、吗啡等的中毒;尿毒症、糖尿病酮症酸中毒等。

4. 血液系统疾病　如重度贫血、异常血红蛋白血症等。

5. 神经精神因素 如脑出血、脑外伤、脑肿瘤等。

考点：呼吸困难的病因

（二）发生机制与临床表现

1. 肺源性呼吸困难 因呼吸系统疾病引起的肺通气、换气功能不良，肺活量降低，呼吸面积减少，气体交换障碍，导致缺氧和二氧化碳潴留所致。它常见有3种类型。

（1）吸气性呼吸困难：因喉、气管、大支气管的狭窄或梗阻所致。临床特点为吸气显著困难，吸气时间明显延长，可伴有干咳及高调吸气性喉鸣音，严重者因吸气期呼吸肌极度用力，胸腔负压增大，表现为胸骨上窝、锁骨上窝、肋间隙、剑突下明显凹陷，称为三凹征（图2-8）。

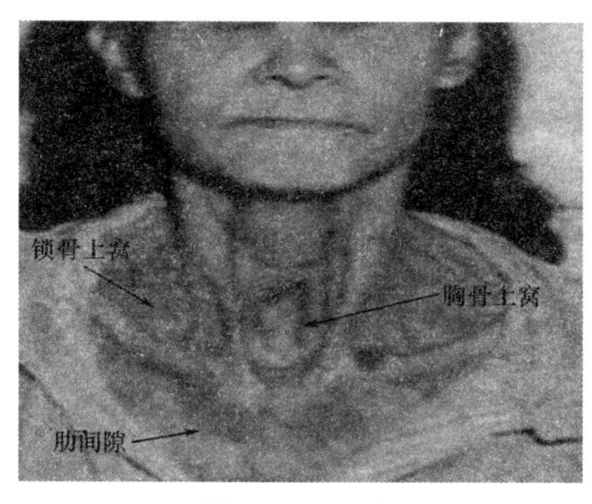

图2-8 三凹征

（2）呼气性呼吸困难：由于肺组织弹性减弱，小气管痉挛所致。临床特点为呼气费力、缓慢，呼气时间延长，伴有哮鸣音。它多见于慢性阻塞性肺气肿、支气管哮喘等。

（3）混合性呼吸困难：肺部广泛病变或受压，呼吸面积减少，影响换气功能所致。临床特点为吸气和呼气均费力，呼吸浅而快。它见于重症肺炎、严重肺结核、胸腔大量积液或气胸等。

考点：肺源性呼吸困难的类型与特点

2. 心源性呼吸困难 由左心和（或）右心衰竭引起，尤其是左心衰竭时呼吸困难更为严重。

（1）左心功能不全：左心衰竭发生的主要原因是肺淤血和肺泡弹性降低。①肺淤血，使气体弥散功能降低；②肺泡张力增高，刺激牵张感受器，通过迷走神经反射兴奋呼吸中枢；③肺泡弹性减退，使肺活量减少；④肺循环压力升高对呼吸中枢的反射性刺激。临床特点为混合性呼吸困难，活动时呼吸困难出现或加重，休息时减轻或消失；卧位明显，坐位或立位减轻，病情较重时，往往被迫采取半坐位或端坐体位呼吸。急性左心衰竭时，可出现夜间阵发性呼吸困难，表现为夜间睡眠中突感胸闷气急，被迫坐起，惊恐不安。轻者数分钟至数十分钟后症状逐渐减轻、消失；重者可见端坐呼吸、面色发绀、大汗、有哮鸣音，咳浆液性粉红色泡沫痰，两肺底有较多湿啰音，心率加快，此种呼吸困难称“心源性哮喘”。

（2）右心功能不全：主要为体循环淤血所致。①右心房和上腔静脉压升高，刺激压力感受器反射性地兴奋呼吸中枢；②血氧含量减少，乳酸、丙酮酸等代谢产物增加，刺激呼吸中枢；③淤血性肝大、腹水和胸腔积液，使呼吸运动受限。临床特点为呼吸困难较轻，主要见于慢性肺源性心脏病。

考点：心源性呼吸困难的特点

案例2-9分析

1. 患者呼吸困难特点为劳力性呼吸困难、端坐呼吸和夜间阵发性呼吸困难。符合左心功能不全所致呼吸困难的特点。

2. 伴随症状有水肿（踝水肿、重度水肿、凹陷性水肿、体重增加）、颈静脉怒张、肝大、腹部膨隆，可推断有右心功能不全所致的呼吸困难。

3. 高血压史10年。

从上可推断本例呼吸困难是高血压性心脏病引起全心衰竭所致。

3. 中毒性呼吸困难

(1) 代谢性酸中毒:由于血中酸性代谢产物增多,刺激颈动脉窦、主动脉体化学感受体器或直接刺激呼吸中枢,引起呼吸困难。临床特点为深长而规则的呼吸,可伴有鼾音,称为酸中毒大呼吸,见于尿毒症、糖尿病酮症酸中毒等。

(2) 某些药物中毒:如吗啡类、巴比妥类等可抑制呼吸中枢引起呼吸困难。临床特点为呼吸缓慢、变浅并伴有呼吸节律异常。

4. 神经、精神性呼吸困难　神经性呼吸困难主要是由于呼吸中枢供血减少或受颅内高压的刺激,使呼吸变为慢而深,常伴有呼吸节律的改变,见于脑出血、脑膜炎等。精神性呼吸困难主要是由于受精神、心理因素的影响而出现的呼吸困难,表现为呼吸频率快而表浅,因过度通气可致呼吸性碱中毒,出现口周、肢体麻木或手足搐搦,严重时可出现意识障碍,常见于癔症。

5. 血源性呼吸困难　各种原因导致血红蛋白量减少或结构异常,红细胞携氧量减少,血氧含量下降,致呼吸急促、心率增快。急性大出血或休克时,因缺血及血压下降,刺激呼吸中枢可致呼吸加快。

(三) 问诊要点

1. 病史与诱因　有无引起呼吸困难的相关病史,如心肺疾病、肾脏疾病、颅脑外伤等。

2. 症状特点　呼吸困难发生的缓急、持续时间的长短、表现及其与活动、体位、昼夜的关系等。

3. 伴随症状　有无发热、胸痛、哮鸣音、咳嗽、咳痰、意识障碍等。

4. 身体反应　呼吸困难可使患者活动耐力下降、生活自理能力受限。根据患者日常生活自理能力、体力活动与呼吸困难的关系,将呼吸困难的程度分为Ⅰ~Ⅴ度(表2-3)。

表2-3　呼吸困难程度与日常生活自理能力的关系

等级	呼吸困难程度	日常生活自理能力
Ⅰ度	日常生活无不适,中度、重度体力活动可感气促	正常,无气促
Ⅱ度	与同龄健康人平地行走无气促,登高或上楼时感气促	轻度气促,但日常生活可自理,不需帮助或中间停顿
Ⅲ度	与同龄同性别健康人以同等速度在平地行走时感呼吸困难	尚可。有中度气促,日常生活虽可自理,但须停下来喘气,费时费力
Ⅳ度	自己的步速平地行走100m或数分钟有呼吸困难	差。有明显呼吸困难,日常生活自理能力下降,需部分帮助
Ⅴ度	洗脸、穿衣甚至休息时也感呼吸困难	困难。日常生活不能自理,完全需要帮助

考点:呼吸困难程度与日常生活自理能力的关系

5. 心理社会反应　呼吸困难与心理反应可相互作用、相互影响。呼吸困难严重时不仅影响患者正常生活,甚至使其感受到死亡的威胁,产生紧张、焦虑、恐惧、悲观、失望和厌世等心理反应,这些不良情绪反应又可引起呼吸中枢兴奋,加重呼吸困难。

6. 诊断、治疗及护理经过　有无使用氧疗及方法、浓度、流量、疗效等。

(四) 相关护理诊断/问题

1. 低效性呼吸型态　与呼吸道梗阻有关;与心、肺功能不全有关。

2. 活动力耐力　与呼吸困难所致能量消耗增加和缺氧有关。

3. 恐惧　与严重呼吸困难所致濒死感有关。

七、发 绀

案例2-10

患者，女性，20岁。双手青紫1小时前来询问健康问题。2个多小时前，该患者与同学一起堆雪人，约10余分钟后，出现双手明显青紫，其他无不适，口唇稍青紫。回教室后青紫减轻，近3年来，只要受寒都有类似发作，按摩双手青紫可减轻。自幼较瘦弱，怕冷，没有去医院就诊过。家属中无类似病史。检查双手冰凉，心肺正常。

问题：1. 患者发绀的特点是什么？是如何发生的？

2. 存在什么健康问题？

当皮肤、黏膜毛细血管内血液中的脱氧血红蛋白(旧称还原血红蛋白)浓度增高使皮肤、黏膜呈现青紫色，称为发绀(cyanosis)。广义的发绀还包括少数由于异常血红蛋白衍生物所引起的皮肤黏膜青紫。

(一) 发生机制

发绀是由于血液中的脱氧血红蛋白的绝对量增加所致。任何原因引起血液中血红蛋白氧合不全，毛细血管内脱氧血红蛋白的绝对量超过50g/L，皮肤、黏膜可呈现青紫色。血液中高铁血红蛋白达30g/L，或硫化血红蛋白达5g/L时，皮肤、黏膜也可呈现青紫色，临床较为少见。临床所见发绀，有时并不一定能确切反映动脉血氧下降情况，如严重贫血患者，即使氧合血红蛋白都处于脱氧状态，也不足以引起发绀。

考点：发绀的概念及机制

(二) 病因与临床表现

1. 血液中脱氧血红蛋白增加

(1) 中心性发绀：心、肺疾病导致动脉血氧饱和度降低所致的发绀。①肺性发绀，见于各种严重呼吸系统疾病，如肺部疾病(肺炎、肺气肿、肺水肿等)、呼吸道阻塞。因肺通气、换气功能障碍而致血液在肺内氧合不全，血中脱氧血红蛋白增多。②心性发绀，见于发绀型先天性心脏病，如法洛(Fallot)四联征等。由于心与大血管之间有异常通道，部分静脉血未经肺内氧合即经异常通道分流进入体循环动脉血中，分流量超过心排出量的1/3，即可引起发绀。发绀特点为全身性，除四肢与面颊外，也见于舌及口腔黏膜与躯干皮肤；发绀部位皮肤温暖。

(2) 周围性发绀：周围循环血流障碍所致的发绀。①淤血性周围性发绀，见于由于体循环淤血、周围血流缓慢，氧在组织中被过多摄取所致的疾病，如右心衰竭、缩窄性心包炎等；②缺血性周围性发绀，见于由于心排出量减少的疾病和局部血流障碍性疾病，如重症休克、雷诺病等。发绀特点为常出现于肢体末梢与下垂部位，如肢端、耳垂与鼻尖；发绀部位皮肤冰冷，若加温或按摩使之温暖，发绀可消退。

案例2-10分析1

该发绀特点：发绀主要在双手，即在末梢部位；发绀部位皮肤冰凉；温暖或按摩后，发绀可减轻，推断为周围性发绀。其原因可能是受寒部位毛细血管收缩，血流缓慢，氧在组织中被过多摄取，使脱氧血红蛋白增加所致。

(3) 混合性发绀：中心性发绀与周围性发绀并存，多见于心力衰竭。因肺淤血致肺内氧合不足及周围循环血流缓慢，血液在周围毛细血管中耗氧过多所致。

2. 血液中含有异常血红蛋白衍化物　发绀特点为显著发绀，但不伴呼吸困难。

(1) 高铁血红蛋白血症：亚硝酸盐、非那西丁、苯胺等药物或化学物质，使血红蛋白分子的二价铁被三价铁取代，失去与氧结合的能力，血中高铁血红蛋白量增高引起发绀。发绀特点为急骤出现，病情危重，静脉血呈深棕色，暴露于空气中也不转变为鲜红色；氧疗不能改善发绀，但静脉注射亚甲蓝溶液或大剂量维生素C，可使青紫消退。

链接 未腌透的咸菜有毒

未腌透的咸菜：萝卜、雪里蕻、白菜等蔬菜中，含有一定数量的无毒硝酸盐。腌菜时由于温度渐高，放盐不足10%，腌制时间又不到8天，造成细菌大量繁殖，使无毒的硝酸盐还原成有毒的亚硝酸盐。但咸菜腌制9天后，亚硝酸盐开始下降，15天以后则安全无毒。

考点：发绀的病因与特点

（2）硫化血红蛋白血症：在高铁血红蛋白血症的基础上，患者同时有便秘或服用硫化物者，可在肠内形成大量硫化氢，作用于血红蛋白，产生硫化血红蛋白。硫化血红蛋白一经形成，不论在体内或体外均不能恢复为正常血红蛋白。发绀特点为持续时间长，可达数月或更长，血液呈蓝褐色。

（三）问诊要点

1. 病史与诱因　有无心肺疾病，了解其饮食史、服药史等，有无诱发、加重或缓解发绀的因素。
2. 发绀的特点　发绀出现的时间、急缓、程度、部位、皮肤的温度、局部经按摩或加温后能否消失或减轻等。
3. 伴随症状　有无呼吸困难、意识障碍、咳嗽、咳痰、头痛、杵状指等。
4. 身体反应　是否存在缺氧和缺氧对机体各系统的影响及其程度。
5. 心理社会反应　有无紧张、恐惧、忧郁、焦虑等心理反应及其程度。
6. 诊断、治疗及护理经过　是否经过药物及氧疗治疗。

案例2-10分析2

根据发绀特点、青年女性、类似发作史、伴随症状（瘦弱，怕冷）及心肺正常等，推断可能病因是手足发绀症。该症中年后症状趋于缓解，一般不需特殊治疗，主要是防寒保暖。

（四）相关护理诊断/问题

1. 活动无耐力　与脱氧血红蛋白增多所致缺氧有关。
2. 低效性呼吸型态　与肺通气、换气、弥散功能障碍有关。
3. 气体交换受损　与心肺功能不全致肺淤血、肺水肿有关。

八、心　悸

案例2-11

患者，女性，76岁。因心慌、胸闷7年，加重3天就诊。患者7年前出现心慌、胸闷、气短，查心电图示心肌缺血，给予速效救心丸等治疗，5年前出现双下肢水肿，3天前心慌、胸闷加重，伴有乏力、气急、心前区隐痛等症状。既往有糖尿病史23年，一直用降血糖治疗，用药不详。

问题：1. 该患者突出症状是什么？

2. 该症状是生理性因素还是病理性因素引起的？

考点：心悸的定义

心悸（palpitation）是一种自觉心脏跳动的不适感或心慌感。心悸时心脏搏动可增强，心率可快、可慢，可有心律失常，也可心率、心律完全正常。

案例2-11分析1

该患者突出症状是心悸。

（一）发生机制

目前尚不清楚，一般认为与下列因素有关：①与心脏搏动增强、期前收缩等所致心率、心排血量改变有关；②与心律失常的发生、存在时间的长短有关，突然发生的心律失常，心悸往往较明显，慢性心律失常，由于已逐渐适应常无明显心悸；③与精神因素及注意力有关，如焦虑、紧张、注意力集中时易感觉心悸。

（二）病因与临床表现

1. 心脏搏动增强

（1）生理性心悸：①精神过度紧张或剧烈活动时；②大量吸烟、饮酒、饮浓茶或咖啡后；③应用某些药物，如麻黄碱、肾上腺素、氨茶碱、阿托品等。心悸特点为持续时间较短，可伴胸闷等其他不适，一般不影响正常活动。

（2）病理性心悸：①心室肥大，各种原因所致心室肥大，使心肌收缩力增强，可引起心悸，如高血压性心脏病、二尖瓣关闭不全、先天性心脏病等所致心室增大；②其他引起心排血量增加的疾病，如发热、贫血、甲状腺功能亢进症等。心悸特点为持续时间长或反复发作，常伴有胸闷、气急、心前区疼痛、晕厥等心脏病表现。

案例 2-11 分析 2

该患者糖尿病史23年，心电图曾示心肌缺血，3天来除心悸外，伴有乏力、气急、心前区隐痛等症状，考虑为糖尿病引起冠心病所致。

2. 心律失常　常见于：①心动过速，患者感觉心慌，如窦性心动过速、阵发性心动过速等；②心动过缓，患者感觉心脏搏动强而有力，心前区不适，如高度房室传导阻滞、病态窦房结综合征等；③心律不齐，患者常有心脏停搏感，如期前收缩、心房颤动等。

3. 心脏神经官能症　自主神经功能紊乱所致，心脏本身并无器质性病变。其多见于青年女性，发病常与焦虑、精神紧张、情绪激动等精神因素有关。特点：除心悸外，常伴有心率加快、胸闷、心前区刺痛或隐痛、呼吸不畅等症状；伴有头昏、头痛、失眠、耳鸣、疲乏、注意力不集中、记忆力减退等神经衰弱的表现。

考点：心悸的病因与特点

（三）问诊要点

1. 病史与诱因　有无与心悸发作相关的疾病病史或吸烟、饮刺激性饮料及精神受刺激等诱发因素。

2. 心悸的特点　心悸发作的缓急、频率、持续时间与间隔时间、性质、程度及发作的环境等。

3. 伴随症状　有无心前区疼痛、发热、晕厥或抽搐、消瘦、出汗及呼吸困难等。

4. 身体反应　发生时脉搏、呼吸、血压有无变化及心悸对日常生活自理能力有无影响。

5. 心理社会反应　有无紧张、害怕、恐惧等情绪。社会对心脏神经症患者的看法。

6. 诊断、治疗及护理经过　是否用药，有无电复律、人工起搏治疗及所采取的护理措施。

（四）相关护理诊断/问题

1. 活动无耐力　与心悸发作所致不适有关。

2. 恐惧　与心悸发作产生的心脏停搏感有关。

九、恶心与呕吐

案例 2-12

患者，男性，40岁。反复恶心、呕吐3年，加重1周。3年前开始中上腹腹胀，反复恶心、呕吐，近1周来出现频繁呕吐，有泛酸、嗳气，进食后腹胀加重，呕吐3～4次/日，量为80～100ml，含隔宿胃内容物。无咖啡样液体，肛门未停止排便排气。无发热、畏寒、黄疸等症状。体格检查：消瘦面容，无黄疸，浅表淋巴结不肿大，心肺正常，腹平软，无肠型，肝脾不肿大，剑突下有轻压痛，无肌卫，无反跳痛。莫菲征

(-)。未及肿块,胃振水声(+),无移动性浊音。

问题:1. 该患者突出症状是什么? 首先考虑什么原因?

2. 为了确定呕吐原因还需询问的伴随症状是什么?

恶心(nausea)是一种紧迫欲吐的上腹部不适的感觉,可伴有流涎、出汗、心动过缓等迷走神经兴奋的表现,常为呕吐的先兆。呕吐(vomiting)是胃内容物或部分小肠内容物经食管、口腔排出体外的现象。

(一) 发生机制

呕吐是一系列复杂的反射动作。呕吐中枢位于延髓,由神经反射中枢和化学感受器触发带两个功能不同的结构所控制。神经反射中枢接受来自消化道、大脑皮质、内耳前庭、冠状动脉及化学感受触发带的传入冲动,直接支配呕吐动作;化学感受器触发带接受各种外来的化学物质、药物或内生代谢产物的刺激,并由此发出神经冲动,传至呕吐中枢而引发呕吐。

整个呕吐过程可分为恶心、干呕和呕吐三个阶段。恶心时胃张力和蠕动减弱,十二指肠张力增强,可伴或不伴十二指肠液反流;干呕则是胃上部放松而胃窦部短暂收缩;呕吐时胃窦部持续收缩,贲门开放,腹肌收缩,腹压升高,胃被挤压,迫使胃内容物急速地从胃反流,经食管、口排出体外。

(二) 病因与临床表现

1. 反射性呕吐

(1) 消化系统疾病

1) 口咽部刺激:如剧咳、吸烟、鼻咽部炎症等。

2) 胃肠道疾病:如急慢性胃肠炎、消化性溃疡、幽门梗阻、肠梗阻、急性阑尾炎等。临床特点为多与进食有关,常有恶心先兆后呕吐,吐后感到轻松。

3) 肝胆胰疾病:急性肝炎、肝硬化、急性胆囊炎、急性胰腺炎等。临床特点为先恶心后呕吐,吐后不感到轻松。如无胃内容物时可表现为干呕。

(2) 腹膜及肠系膜疾病:如急性腹膜炎等。

(3) 其他系统疾病:①眼部疾病,如青光眼、屈光不正等;②循环系统疾病,如急性心肌梗死、心力衰竭等;③泌尿生殖系统疾病,如尿路结石、急性肾盂肾炎、急性盆腔炎等。

案例 2-12 分析 1

1. 该患者突出症状是恶心与呕吐。

2. 该患者呕隔宿胃内容物,结合体格检查:消瘦面容,胃振水声(+),首先应考虑幽门梗阻。

2. 中枢性呕吐

(1) 颅内病变:如脑炎、脑膜炎、脑出血、脑栓塞、高血压脑病、脑挫裂伤、颅内血肿及颅内占位性病变。临床特点为呕吐呈喷射状,较剧烈且多无恶心先兆,吐后不感轻松,可伴剧烈头痛和不同程度的意识障碍。

(2) 药物:如洋地黄、抗生素、抗肿瘤药物等。临床特点为常有明显的恶心。

(3) 代谢与内分泌障碍:妊娠、尿毒症、糖尿病酮症酸中毒、低钠血症、低钾血症等。临床特点为常伴有明显的恶心。

3. 前庭功能障碍性呕吐　如迷路炎、晕动病、梅尼埃病等。临床特点:呕吐与头部位置改变有密切的关系,常伴有眩晕、眼球震颤、恶心、血压下降、出汗、心悸等自主神经功能失调症状。

4. 精神性呕吐 如胃肠神经症、神经性厌食、癔症等。临床特点:与精神因素有关,呕吐不费力,多不伴有恶心,为餐后多次少量呕吐,吐后再进食,不影响营养状况。有的患者嗅到或想到某些食物或气味即发生呕吐,为条件反射呕吐。

考点:呕吐的病因与特点

(三)问诊要点

1. 病史与诱因 询问患者有无消化、循环、泌尿生殖系统疾病;有无急性传染病;有无颅内病变等。

2. 呕吐特点 根据呕吐量及性质,可确定有无消化道梗阻,并估计液体的丢失量。低位肠梗阻患者呕吐物常有粪臭味;梗阻平面在十二指肠乳头以上者常不含胆汁,在此平面以下常含多量胆汁;幽门梗阻者常为宿食,含大量酸性液体者多有十二指肠溃疡。

3. 伴随症状 是否伴有腹痛、腹泻、头痛、意识障碍、发热、寒战、黄疸、眩晕、眼球震颤等。

案例 2-12 分析 2

还需询问呕吐物气味,吐后腹胀是否减轻,有无黑便,有无腹痛及规律性等。

4. 身体反应 长期频繁呕吐可致脱水、代谢性碱中毒、低氯血症、低钾血症等水电解质紊乱及酸碱平衡失调。儿童、老人、病情危重和意识障碍者易误吸而致肺部感染或窒息。

5. 心理社会反应 对长期或频繁、剧烈呕吐者,有无紧张、焦虑等不良心理反应,有无不敢或不愿进食等情况。

6. 诊断、治疗及护理经过 是否做过胃镜、X 线钡餐、腹部 B 型超声等检查,采取了何种治疗及效果如何,采取了哪些护理措施等。

(四)相关护理诊断/问题

1. 体液不足/有体液不足的危险 与频繁呕吐所致体液丢失及摄入量不足有关。

2. 营养失调:低于机体需要量 与长期呕吐及食物摄入量不足有关。

3. 潜在并发症:窒息。

十、呕血与黑便

呕血(hematemesis)是指上消化道(屈氏韧带以上的消化器官,包括食管、胃、十二指肠、肝、胆和胰)疾病或全身性疾病所致上消化道出血,血液经口腔呕出的现象。黑便(melena)则指上消化道出血时部分血液经肠道排出,因血红蛋白在肠道内与硫化物结合形成硫化亚铁,形成黑色的大便。由于黑便附有黏液而发亮,类似柏油,又称柏油便。

考点:呕血与黑便的定义

(一)病因与发生机制

1. 上消化道疾病

(1)食管疾病:食管炎、食管癌、食管异物、食管静脉曲张破裂等。

(2)胃及十二指肠疾病:消化性溃疡、服用非甾体抗炎药和应激所引起的急性胃黏膜损害及慢性胃炎。胃癌由于癌组织缺血坏死、糜烂或溃疡侵蚀血管等原因引起出血。

(3)肝胆胰疾病:肝硬化门静脉高压所致的食管和胃底静脉曲张破裂可引起出血;肝癌、胆结石、胆管癌、胰腺癌,急、慢性胰腺炎合并脓肿或囊肿等均可引起出血。大量血液流入十二指肠,造成呕血与黑便。

2. 全身性疾病

(1)血液疾病:血小板减少性紫癜、白血病、血友病、弥散性血管内凝血(DIC)等。

(2)感染性疾病:流行性出血热、急性重型肝炎、钩端螺旋体病等。

(3)其他:尿毒症、呼吸衰竭、肺源性心脏病、系统性红斑狼疮等。

考点：呕血的病因

在引起呕血的病因中，以消化性溃疡最常见，其次是食管、胃底静脉曲张破裂出血，再次为急性胃黏膜病变。

案例2-13

患者，男性，51岁。因腹胀、乏力1年，加重伴黑便2天，呕血5小时入院。患者1年前出现腹胀、乏力，伴厌油腻，无腹痛，超声检查诊断为"肝硬化"。2天前无诱因出现腹痛，后出现黑便，量约为500g，5小时前出现呕吐暗红色液体，共5次，共约1000ml，伴头晕、出汗、心慌。患者母亲及哥哥均为乙肝患者，幼年患"黄疸性肝炎"，嗜酒20年，每日约100g。体格检查：慢性病容，面色晦暗，贫血貌，巩膜轻度黄染，全身浅表淋巴结无肿大，胸部可见2个蜘蛛痣，可见乳房发育。腹略膨隆，肝肋下未触及，脾肋下3cm，质韧，无压痛，边缘钝。莫菲征(-)，移动性浊音阳性，双下肢轻度水肿。腹部彩超示：肝硬化，胆囊壁水肿，脾大，腹腔积液。

问题：1. 如何排除上消化道以外原因所致的呕血或黑便？

2. 如何判断是上消化道还是下消化道出血？

3. 如何判断出血还在继续？

4. 主要护理诊断是什么？

（二）临床表现

1. 呕血与黑便　呕血前常有上腹部不适及恶心，随后呕出血性胃内容物，一段时间后排出黑便。

（1）呕血的颜色：与出血量的多少及血液在胃肠道内停留时间的长短有关。出血量多、在胃肠道内停留时间短时，血色鲜红或混有血块，或为暗红色；出血量少、在胃内停留时间长时，血红蛋白与胃酸作用生成正铁血红蛋白，使呕吐物呈咖啡色。

（2）粪便的颜色：与出血的量、速度及肠蠕动的快慢有关。出血量小，粪便颜色无改变；出血量大，且在肠道内停留时间短，呈紫红色；肠道内停留时间长，呈黑色。

考点：呕血的临床特点

2. 失血表现　①出血量为血容量的10%～15%时，可出现头晕、畏寒，多无血压、脉搏的变化；②出血量为血容量的20%以上时，则有头晕、心悸、冷汗、四肢厥冷、脉搏增快等症状；③出血量为血容量的30%以上时，出现脉搏细速、血压下降、尿量减少、呼吸急促及休克等急性周围循环衰竭的表现。

3. 发热　大出血后可出现发热，但一般不超过38.5℃，持续3～5天。

4. 血液学改变　早期可不明显，但随着组织液的渗出及输液等，血液被稀释，血红蛋白和红细胞减少，可出现贫血表现。

（三）问诊要点

1. 病史或诱因　有无引起呕血的相关病史，如消化性溃疡、慢性肝炎等，有无饮食不节、大量饮酒、服用肾上腺皮质激素、水杨酸类药物等诱发因素。

2. 呕血特点

（1）呕血鉴别：注意与咯血仔细鉴别，还应与口腔、鼻腔、咽喉等部位的出血相鉴别。

链接　呕血怎么办

一旦发生呕血，患者应去枕平卧，头偏向一侧，呕出的血液要尽量吐干净，不要咽下，保持呼吸道通畅，避免血液和呕吐物呛入气管引起窒息；暂进食；及早送医院治疗。

（2）出血量：观察呕血与黑便的次数、量、颜色的性状变化，估计出血的量。一般呕血示胃内积血量为250～500ml；粪便隐血试验阳性示出血量大于5ml/d；黑便示出血量为50～70ml；由于呕血与黑便常混有呕吐物与粪便，失血量难以估计，常根据全身状况综合判断（表2-4）。

表 2-4 出血量估计

出血程度	出血量(ml)	占总血容量(%)	症状	血压	脉搏(次/分)	尿量
轻度	<500	<10～15	面色苍白、头晕、乏力	正常	正常或稍快	减少
中度	1000左右	20左右	头晕、畏寒、心悸	下降	100～110	明显减少
重度	>1500	>30	四肢厥冷、烦躁不安、冷汗、意识模糊、呼吸深快	显著下降	>120	少尿或尿闭

考点：呕血量的判断

(3) 出血部位：通常幽门以上部位出血以呕血为主，并伴有黑便；幽门以下部位出血，以黑便为主。呕血一般伴有黑便，而黑便不一定有呕血。

(4) 出血是否停止：可通过呕血和黑便的次数与量是否减少或停止、临床表现是否好转或消失、实验室检查是否逐渐恢复等来进行综合判断。

3. 伴随症状　是否伴有上腹痛、肝脾大、黄疸、皮肤黏膜出血等。

4. 身体反应　有无周围循环衰竭的表现，有无血液学方面的改变等。

5. 心理社会反应　是否有紧张不安、焦虑等情况。

6. 诊断、治疗及护理经过　采用了何种止血措施，效果如何，是否使用止血药物，剂量多少等。

(四) 相关护理诊断/问题

1. 组织灌注量改变　与上消化道出血所致血容量不足有关。

2. 活动无耐力　与上消化道出血所致贫血或周围循环衰竭有关。

3. 潜在并发症：休克。

案例 2-13 分析

1. 根据病因、出血前症状、出血方式、血中混合物等排除呼吸道出血；根据局部检查排除口、鼻、咽喉部出血；根据询问病史排除进食特殊食物的干扰。

2. 呕血提示上消化道出血，黑便大多来自上消化道出血，而血便大多来自下消化道出血。但上消化道短时间内大量出血也可表现为暗红色甚至鲜红色血便，此时如不伴呕血，常难与下消化道出血鉴别，应待病情稳定后行胃镜检查。

3. 根据以下判断出血还在继续：①反复呕血或黑便次数增多，粪质稀薄，甚至呕血转为鲜红色、黑便变为暗红色，伴有肠鸣音亢进；②周围循环衰竭的表现经补液输血而未见明显改善，或虽暂时好转而又恶化；经快速补液输血中心静脉压仍有波动，或稍稳定又再下降；③血红蛋白浓度、红细胞计数与血细胞比容继续下降，网织红细胞计数持续增高。

4. 主要护理诊断：①有窒息的危险　与呕血有关；②疼痛　与疾病所致腹痛有关；③自我形象紊乱　与疾病所致黄染、乳房发育有关；④体液不足　与双下肢水肿、腹腔积液有关。

(刘旭东)

十一、便　血

便血(hematochezia)是指消化道出血，血液由肛门排出。便血的颜色可呈鲜红色、暗红色或黑色。少量出血无粪便颜色改变，需经隐血试验才能确定者，称为隐血便。

(一) 发生机制

1. 上消化道疾病　见呕血与黑便发生机制。

2. 下消化道疾病

（1）小肠疾病：肠结核、肠伤寒、急性出血性坏死性肠炎、小肠肿瘤等。

（2）结肠疾病：急性细菌性痢疾、阿米巴痢疾、结肠癌、血吸虫病、溃疡性结肠炎、结肠息肉等。

（3）直肠肛管疾病：直肠息肉、直肠癌、痔、肛裂、肛瘘、肛管损伤等。

3. 全身性疾病　血小板减少性紫癜、白血病、血友病、严重肝病、败血症等。

考点：便血的临床表现

（二）病因及临床表现

便血的临床表现因出血量、出血速度、出血部位及血液在肠道停留的时间长短而异。如出血量大、速度快，呈鲜红色；反之则呈暗红色或黑色。如血色鲜红，仅黏附于粪便表面或于排便后有鲜血滴或喷射出，提示肛门或肛管疾病出血。急性出血坏死性肠炎可排出特殊腥臭味的洗肉水样血便。急性细菌性痢疾和溃疡性结肠炎多为黏液脓性鲜血便；阿米巴痢疾多为暗红色果酱样脓血便。

短时间内大量便血，可出现急性失血性贫血和周围循环衰竭的表现，但临床少见；长期慢性便血可出现乏力、头晕、心悸、气促、面色苍白等贫血表现；便血伴里急后重，即肛门坠胀感，感觉排便未净，排便频繁，但每次排便量很少，且排便后未感轻松，提示肛门、直肠疾病，见于细菌性痢疾、直肠癌等；伴发热常见于肠伤寒、流行性出血热、急性出血性坏死性肠炎、恶性肿瘤等。

（三）问诊要点

1. 病史与诱因　有无与便血有关的病史，有无进食刺激性食物、饮食不规律性、过度疲劳、精神刺激等诱发因素。

2. 便血特点　了解和观察便血方式、颜色、性状、排便次数和量。排除药物、食物所致的黑便。

3. 伴随症状　有无乏力、头晕、心悸、气促、面色苍白等贫血症状；有无伴有腹痛、里急后重、发热等表现。

4. 身体反应　如短时间内大量便血，注意有无急性失血性贫血和周围循环衰竭的表现。

5. 心理社会反应　有无因反复便血不愈或预后不佳导致焦虑、恐惧等心理反应。

6. 诊断、治疗及护理经过　是否做过粪便检查，有无用药治疗及治疗效果。

（四）相关护理诊断/问题

1. 活动无耐力　与便血所致贫血有关。

2. 焦虑　与长期便血病因不明有关。

十二、腹　　泻

案例 2-14

患者，男性，30 岁。因腹痛伴腹泻、呕吐 3 小时急诊入院。患者 3 小时前在外就餐后突感腹部疼痛，以脐周为明显，腹泻 4 次，为水样便，每次量约为 100ml，肠鸣音亢进，无黏液脓血便，无里急后重，便后腹痛缓解不明显，伴恶心、呕吐，呕吐物为胃内容物。

问题：1. 该患者主要症状及特点是什么？

2. 可能病因是什么？

腹泻（diarrhea）是指排便次数增多，粪质稀薄，或带有黏液、脓血，或带有未曾消化的食物。正常人粪便成形，色黄，排便次数为每日 2～3 次至每 2～3 日 1 次。如解液状便，每日 3 次以上，或每日粪便总量大于 200g，其中粪便含水量大于 80%，则可认为是腹泻。病程在 2 个月以内者为急性腹泻，超过 2 个月者为慢性腹泻。

(一) 发生机制

腹泻发生机制相当复杂,从病理生理角度可归纳为下列几个方面:①分泌性,因肠道分泌过多液体而引起,如霍乱、沙门菌属感染;胃泌素瘤所致的腹泻;②渗透性,因肠腔内渗透压增高,阻碍肠内水与电解质吸收而引起,如口服甘露醇、硫酸镁等所致的腹泻;③渗出性,因肠黏膜炎症渗出大量黏液、脓血而引起,如各种肠道炎症性疾病;④动力性,因肠蠕动过快,肠内食糜停留时间过短,未被充分吸收引起的腹泻,见于肠炎、甲状腺功能亢进症、胃肠功能紊乱等;⑤吸收不良性,由肠黏膜面积减少或吸收障碍所引起,如吸收不良综合征、小肠大部切除等。

(二) 病因及临床表现

考点:腹泻的病因及临床表现

1. 急性腹泻 ①肠道疾病:常见的是由细菌、病毒、寄生虫等感染所引起的各种肠炎、急性肠道缺血等;②急性中毒:如细菌性食物中毒;毒蕈、河豚、鱼胆中毒等生物性中毒;砷、磷、铅、汞及有机磷、抗癌药等化学性中毒;③全身性感染:如败血症、伤寒、副伤寒等;④其他:如变态反应性肠炎、过敏性紫癜、甲状腺危象、肾上腺危象,药物不良反应(如利血平、新斯的明)等。

急性腹泻特点:①起病急,病程短,每天排便可达10次以上,多呈糊状或水样便,粪便量多而稀薄,排便时常伴有肠鸣音亢进、里急后重,多为感染所致;②常伴有腹痛,以感染性腹泻为明显,小肠疾病的腹泻,疼痛常在脐周,便后缓解不明显;结肠疾病的腹泻其多为下腹痛,便后常可缓解;分泌性腹泻往往无明显腹痛。

2. 慢性腹泻 ①消化系统疾病:慢性萎缩性胃炎、胃大部切除后胃酸缺乏、肠结核、慢性细菌性痢疾、阿米巴痢疾、溃疡性结肠炎、肠道肿瘤、慢性胰腺炎、胆囊炎、肝硬化等;②全身性疾病:甲状腺功能亢进症、肾上腺皮质功能减退症、糖尿病性肠病、尿毒症、放射性肠炎、药物不良反应(利血平、甲状腺素、洋地黄类药物)等。

慢性腹泻特点:①起病缓慢,病程较长,常有原发疾病史,可呈持续性或呈间歇性,一般每日排便数次;②常为稀便,可伴有黏液、脓血,见于慢性细菌性痢疾、炎症性肠病及结肠、直肠癌等;肠易激综合征粪便中带有黏液而无脓血。

(三) 问诊要点

1. 病史与诱因 详细了解起病缓急、病程长短,饮食是持续性还是间歇性,有无群体发病情况;注意询问有无不洁饮食及食用毒蕈、河豚及化学性药物等诱因。

2. 排便特点 腹泻次数、粪便量、颜色、性状和气味,有无黏液、脓血或未消化食物等,排便是否很急,排便与饮食的关系等。

3. 伴随症状 有无发热、腹痛、恶心、呕吐、里急后重、明显消瘦和腹部包块等。

4. 身体反应 有无长期慢性腹泻导致的营养不良、活动耐力下降;有无恶心、腹胀、肌肉无力、心律失常等电解质紊乱的表现;有无脱水、消瘦、肛周皮肤糜烂、破损等。

5. 心理社会反应 有无紧张、恐惧、忧郁、焦虑等心理反应及其程度。

6. 诊断、治疗及护理经过 是否已做粪便检查及其结果,了解诊治经过、用药情况及效果。

案例2-14分析

1. 该患者主要症状及特点是:餐后3小时出现腹痛,脐周明显,伴水样便腹泻,无黏液脓血便,无里急后重,有肠鸣音亢进伴恶心、呕吐等特点。

2. 根据以上这些临床特点,推断该患者可能的病因是急性胃肠炎。

（四）相关护理诊断/问题

1. 体液不足　与腹泻导致体液丢失过多有关。

2. 营养失调：低于机体需要量　与长期慢性腹泻有关。

3. 有皮肤完整性受损的危险　与排便次数增多、排泄物刺激有关。

十三、便　秘

案例2-15

患者，男性，78岁。因未解大便10日来院就诊。1个月前因腰部扭伤腰痛难忍，整日卧床休息，食欲下降，前半个月使用开塞露、缓泻剂能勉强1周解便1次，羊粪样大便，现用开塞露、缓泻剂也便意全无，腹胀难忍，焦躁不安。

问题：1. 该患者主要症状及特点是什么？可能病因是什么？

2. 该患者现存的护理问题有哪些？

便秘（constipation）是指排便次数减少，一般每周少于3次，排便困难，粪便干结。便秘为临床上常见的症状。

（一）发生机制

食物在消化道经消化吸收后剩余的食物残渣从小肠输送到结肠；结肠吸收大部分的水分与电解质后形成粪团，输送到乙状结肠和直肠，在直肠膨胀产生机械性刺激引起便意，通过排便反射和随后的一系列肌肉活动（直肠平滑肌收缩，肛门内、外括约肌松弛，腹肌与膈肌收缩使腹压增高），最后将粪便排出体外。

正常排便需具备以下条件：①足够的食物量、食物中含有适量的纤维素和水分，以产生足够引起正常肠蠕动的肠内容物；②肠道内肌肉张力正常及蠕动功能正常；③排便反射正常；④参与排便的肌肉功能正常。以上任何一项条件不能满足，即可发生便秘。

（二）病因及临床表现

考点：便秘的病因及临床表现

1. 功能性便秘　①进食量少或食物缺乏纤维素或水分，对结肠运动的刺激减少；②因生活习惯改变、精神因素干扰了正常排便习惯；③结肠运动功能减弱，如年老体弱、活动过少；肠痉挛致排便困难，如肠易激综合征；④腹肌和盆肌张力不足致排便动力不足；⑤滥用泻药产生药物依赖性；⑥结肠冗长，粪团内水分被过多吸收。

功能性便秘的特点：多为慢性便秘，常无特殊表现。部分患者有口苦、食欲减退、腹胀、下腹不适，或有头晕、头痛、疲乏等神经症状，一般不重。慢性习惯性便秘多见于中老年人，尤其是经产妇，可能与肠肌、腹肌和盆底肌的张力减弱有关。严重者排出粪便坚硬如羊粪，排便时可有左下腹或下腹痉挛性疼痛和下坠感，常可在左下腹触及痉挛的乙状结肠。

2. 器质性便秘　①直肠或肛门病变致排便疼痛而惧怕排便，或引起肛门括约肌痉挛导致便秘，如肛裂、肛瘘、痔或肛周脓肿等；②局部病变致排便无力，如大量腹腔积液、肌营养不良等；③结肠良性或恶性肿瘤和各种原因所致的肠梗阻、肠粘连、Crohn病等致结肠梗阻或痉挛；④腹腔或盆腔的肿瘤压迫，如子宫肌瘤等；⑤全身性疾病使肠肌松弛，排便无力，如尿毒症、糖尿病、甲状腺功能减退症等。此外，铅中毒可引起肠肌痉挛，也可造成便秘。

器质性便秘的特点：常为急性便秘，可有原发疾病的表现，患者多有腹痛、腹胀、恶心、呕吐，多见于各种原因的肠梗阻。

（三）问诊要点

1. 病史与诱因　起病急缓，病程，有无与便秘相关的疾病史，有无进食量过少、食物缺乏纤维素、活动量少、精神紧张、生活环境改变、长期服用泻药等诱因。

2. 排便特点　排便频度、粪便性状、量及费力程度,并与既往排便情况相比较。

3. 伴随症状　询问有无呕吐、腹胀、肠绞痛、腹部包块、便秘与腹泻交替、便血、肛周疼痛、粪便变细、消瘦、贫血等。

4. 身体反应　有无痔、肛裂及出血等。注意评估便秘对心脑血管疾病、腹疝等病情的影响及其程度,及时采取措施以防意外发生。

5. 心理反应　有无因便秘产生精神紧张、恐惧、焦虑不安、抑郁等心理反应。评估患者对便秘有关病因及诱因的认识程度及患者的心理状况。

6. 诊断、治疗及护理经过　询问促进排便措施及其效果。

(四) 相关护理诊断/问题

1. 便秘　与饮食中纤维素量过少、运动量过少、排便环境改变等有关。

2. 组织完整性受损　与便秘所致肛周组织损伤有关。

案例 2-15 分析

1. 该患者主要症状是便秘。原因与腰部扭伤致活动量减少、饮食量减少等有关。

2. 确定患者现存的护理问题有:①便秘　与饮食中纤维素量过少、运动量过少等有关;②知识缺乏　缺乏预防便秘的知识。

十四、黄　　疸

案例 2-16

患者,40 岁。乏力、纳差 2 周,皮肤、巩膜发黄 1 周。2 周前常感到四肢无力,食欲下降,厌油,1 周前家人发现其皮肤黏膜黄染未加注意。近日来黄染较前加重,且皮肤瘙痒、尿色加深。2 天来有恶心,无呕吐、发热,无腹胀、腹痛、腹泻,体重减轻 1kg,精神状态欠佳,因皮肤瘙痒睡眠差。体格检查:皮肤、巩膜金黄,有抓痕,余未见异常。

问题:1. 该患者引起皮肤、巩膜黄染的可能病因是什么?

2. 该患者现存的护理问题有哪些?

黄疸(jaundice)是由于血清中胆红素浓度增高,致皮肤、黏膜和巩膜发黄的症状和体征。正常血清胆红素为 1.7 ~ 17.1μmol/L。当血清胆红素升高至 17.1 ~ 34.2μmol/L 时,临床不易察觉,称隐性黄疸,超过 34.2μmol/L 即出现黄疸。

考点: 黄疸的概念

(一) 发生机制

体内的胆红素主要来源于血红蛋白。血循环中衰老的红细胞经单核-巨噬细胞系统破坏和分解,生成游离胆红素或非结合胆红素,占总胆红素的 80%~85%。非结合胆红素与血清蛋白结合而被输送,不溶于水,不能从肾小球滤出。通过血循环运输至肝脏后,被肝细胞所摄取,经葡萄糖醛酸转移酶的作用与葡萄糖醛酸结合,形成胆红素葡萄糖醛酸酯称为结合胆红素,为水溶性,可通过肾小球滤过从尿中排出。结合胆红素随胆汁排入肠道经肠道细菌酶的分解与还原作用,形成尿胆原。大部分尿胆原从粪便排出称粪胆原,成为粪便中的主要色素。小部分(10%~20%)尿胆原在肠道内被吸收,经门静脉回到肝内,其中大部分再转变为结合胆红素,又随胆汁排入肠内形成“胆红素的肠肝循环”,被吸收回肝的小部分尿胆原经体循环由肾排出体外(图 2-9)。

正常情况下,血中胆红素的浓度保持相对恒定,总胆红素为 1.7 ~ 17.1μmol/L。凡胆红素生成过多,肝细胞对胆红素的摄取、结合、排泄障碍,肝内或肝外胆道阻塞等,均可致血清总胆红素浓度增高而发生黄疸。临床上根据黄疸的发生机制将其分为以下 3 种类型。

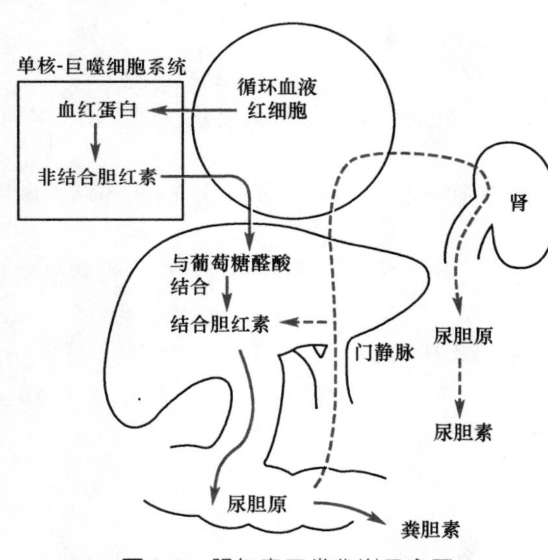

图2-9 胆红素正常代谢示意图

1. 溶血性黄疸　红细胞破坏过多后形成大量的非结合胆红素，超过肝细胞的摄取、结合与排泌能力；同时红细胞大量破坏导致的贫血、缺氧和红细胞破坏产物，使肝细胞对胆红素代谢的能力下降，使得非结合胆红素潴留，超过正常水平而出现黄疸（图2-10）。

2. 肝细胞性黄疸　由于肝细胞严重损伤使其对胆红素的摄取、结合功能降低，因而血中的非结合胆红素增加。未受损的肝细胞仍能够将部分非结合胆红素转化为结合胆红素，但因肝细胞肿胀、坏死及胆小管内胆栓的阻塞等原因，使部分结合胆红素不能顺利经胆道排出而反流入血循环中，导致血中结合胆红素也增加，从而引起黄疸（图2-11）。

考点：黄疸的特点

3. 胆汁淤积性黄疸　由于胆道阻塞，阻塞上方胆管内压力升高，胆管扩张，导致胆小管与毛细胆管破裂，胆汁中的胆红素反流入血而使血中结合胆红素增高。此外，由于胆汁分泌功能障碍、毛细胆管的通透性增加、胆汁浓缩致胆管内胆盐沉淀与胆栓形成，导致肝内胆汁淤积（图2-12）。

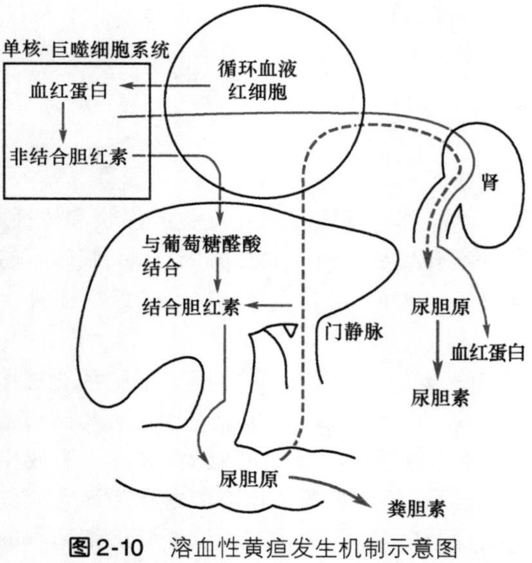

图2-10 溶血性黄疸发生机制示意图

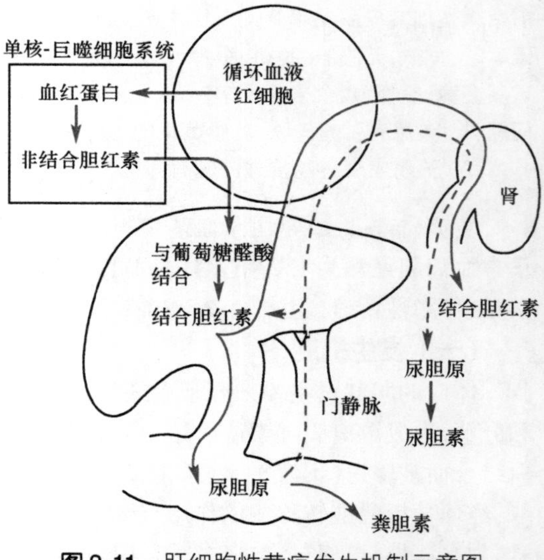

图2-11 肝细胞性黄疸发生机制示意图

（二）病因及临床表现

1. 溶血性黄疸　凡能引起溶血的疾病都可引起溶血性黄疸。常见有：①先天性溶血性贫血，如遗传性球形红细胞增多症；②后天获得性溶血性贫血，如自身免疫性溶血性贫血、不同血型输血后溶血、新生儿溶血及蚕豆病、伯氨喹及蛇毒、毒蕈中毒、阵发性睡眠性血红蛋白尿等。黄疸特点：一般黄疸较轻，皮肤黏膜呈浅柠檬色，无皮肤瘙痒。急性溶血时伴有寒战、高热、头痛、呕吐、腰痛，多有明显的贫血和血红蛋白尿（尿呈酱油或茶色），重者出现急性肾衰竭;慢性溶血多为先天性,可伴有贫血和脾大。实验室检查血中总胆红素升高,以非结合胆红素增高为主,尿胆红素试验阴性,尿胆原明显增加。

2. 肝细胞性黄疸　见于各种致肝细胞严重损害的疾病,如病毒性肝炎、中毒性肝炎、肝硬化、肝癌等。黄疸特点:皮肤黏膜浅黄至深黄色不等,可有轻度皮肤瘙痒。常伴有乏力、食欲减退、肝区不适或疼痛等肝脏原发病的表现。实验室检查血中总胆红素升高,结合胆红素和非结合胆红素均增高,尿胆红素试验阳性,尿胆原正常或轻度增加。

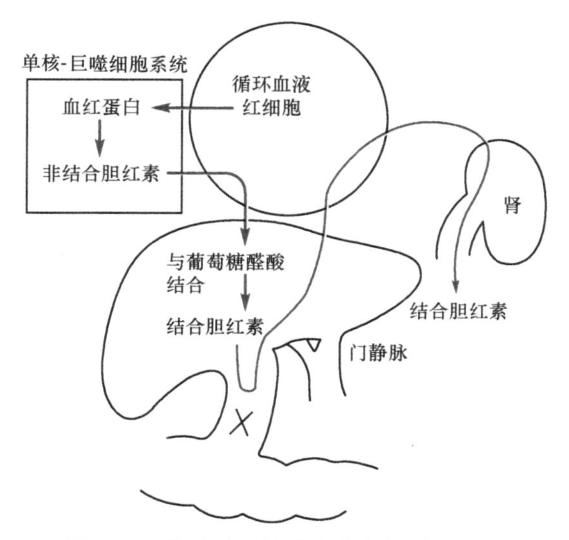

图2-12　胆汁淤积性黄疸发生机制示意图

3. 胆汁淤积性黄疸　根据阻塞的部位可分为肝内性及肝外性。肝内性见于肝内泥沙样结石、癌栓、华支睾吸虫病、原发性胆汁性肝硬化等。肝外性见于胆总管结石、狭窄、炎性水肿、蛔虫及肿瘤等阻塞引起。黄疸特点:皮肤黄疸多较严重,呈暗黄色,完全梗阻者可呈黄绿色,常有皮肤瘙痒及心动过缓,尿色深如浓茶,粪便颜色变浅或呈白陶土色。实验室检查血中总胆红素增加,以结合胆红素增高为主,尿胆红素试验阳性,尿胆原和粪胆素减少或缺如。

(三) 问诊要点

1. 病史与诱因　询问起病的急缓;有无近期内血制品输注史、家族中有无遗传病史;有无肝炎患者密切接触史、有否长期酗酒或肝病史;有无胆道疾病等;有无群集发病、外出旅游、药物使用史。询问饮食史、服药史,注意发生部位确定是否是黄疸。

2. 黄疸特点　黄疸出现的部位、持续时间,皮肤色泽、有无瘙痒,尿液、粪便颜色,有助于判断黄疸的类型。

3. 伴随症状　有无发热、腹痛及腹痛部位,有无食欲减退、肝区不适、出血倾向等,了解黄疸与发热、腹痛的关系。黄疸伴发热见于肝脓肿、钩端螺旋体病、急性胆管炎等;先有发热而后出现黄疸常见于病毒性肝炎或急性溶血;有右上腹剧痛、寒战高热和黄疸为夏科(Charcot)三联征,提示急性化脓性胆管炎;伴上腹剧痛见于胆道结石、胆道蛔虫病等。

4. 身体反应　有无皮肤瘙痒及程度等,有无鼻出血、牙龈出血等出血倾向。评估其皮肤瘙痒、出血倾向等的程度及对休息和睡眠的影响。

5. 心理社会反应　了解患者有无焦虑、恐惧、自卑等心理反应。

6. 诊断、治疗及护理经过　是否就诊,做过何种检查,用药情况及效果。

(四) 相关护理诊断/问题

1. 睡眠型态紊乱　与黄疸所致皮肤瘙痒有关。

2. 有皮肤完整性受损的危险　与皮肤瘙痒有关。

案例 2-16 分析

1. 该患者主要症状是黄疸。其特点:皮肤黏膜浅黄色,有皮肤瘙痒、尿色加深,伴有乏力、食欲减退、厌油等表现。符合肝细胞性黄疸的特点。

2. 该患者有乏力、纳差、厌油、体重减轻1kg等主要表现，确定患者现存的护理问题有：①睡眠型态紊乱　与黄疸所致皮肤瘙痒有关；②营养失调：低于机体需要量　与肝功能受损引起纳差、厌油有关。

十五、抽搐与惊厥

案例2-17

患儿，女性，4个月。今日上午家属发现其意识突然丧失，全身肌肉强直，呼吸暂停，持续时间2分钟，大小便失禁。无发热、呕吐。出生时因头盆不称难产后，辅助以产钳助产术娩出，产后评分良好，但其头顶部有1个2cm×3cm的血肿，经治疗后消失。病前无其他外伤、发热、特殊药物服用史。家族中无癫痫等疾病史。

问题：1. 该患儿肢体抽搐的原因是什么？

2. 目前该患儿护理诊断有哪些？

抽搐（tic）是指全身或局部骨骼肌非自主的抽动或强烈收缩，常可引起关节运动和强直。当肌肉收缩表现为强直性和阵挛性时，称惊厥（convulsion），常为全身性和对称性，可伴有或不伴有意识丧失。

（一）病因

1. 脑部疾病　①感染：如脑炎、脑膜炎、脑脓肿等；②外伤：产伤、颅脑外伤等；③肿瘤：原发性脑肿瘤、脑转移瘤等；④血管疾病：脑栓塞、脑出血、蛛网膜下隙出血、脑血栓形成、脑缺氧等；⑤寄生虫病：脑囊虫病、脑型疟疾等；⑥其他：胆红素脑病（核黄疸）、先天性脑发育障碍等。

2. 全身性疾病　①感染：中毒性菌痢、急性感染所致的小儿高热惊厥、急性胃肠炎、败血症、破伤风、狂犬病等；②心血管疾病：高血压脑病或Adams-Stokes综合征等；③中毒：尿毒症、肝性脑病等内源性中毒；酒精、苯、铅、有机磷杀虫药等外源性中毒；④代谢障碍：如低血糖状态、低钙血症、低镁血症、子痫等；⑤风湿病：系统性红斑狼疮、脑血管炎等；⑥其他：突然停用安眠药、抗癫痫药，以及热射病、溺水、触电等。

3. 神经症　如癔症性抽搐和惊厥。

（二）发生机制

尚未完全阐明，可能与大脑运动神经元的异常放电有关。异常放电主要是神经元膜电位的不稳定引起，可由代谢、营养、脑皮质肿物或瘢痕等激发，并与遗传、免疫、内分泌、微量元素、精神因素等有关。

（三）临床表现

1. 全身性抽搐　以全身性骨骼肌痉挛为主要表现，多伴有意识障碍。①癫痫大发作：表现为意识突然丧失，全身肌肉强直，呼吸暂停，继而四肢阵挛性抽搐，呼吸不规则，大小便失禁、发绀，发作约半分钟自行停止，也可反复发作甚至呈持续状态。发作时可有瞳孔散大、对光反射迟钝或消失，病理反射阳性等。发作停止后不久意识恢复，醒后有头痛、全身乏力、肌肉酸痛等症状。②癔症性发作：发作前常有生气、情绪激动或各种不良刺激等诱因，发作样式不固定，时间较长，无大小便失禁和舌咬伤等症状。

2. 局限性抽搐　以身体某一局部肌肉收缩为主要表现，多见于手足、口角、眼睑等部位。低钙血症所致手足抽搐发作时，腕及手掌指关节屈曲，指间关节伸直，拇指内收，呈“助产士手”；踝关节伸直，足趾下屈，足呈弓状，似“芭蕾舞足”。

惊厥可致跌伤、舌咬伤、大小便失禁和肌肉酸痛;短期频繁发作可致高热;伴意识障碍者可因呼吸道分泌物、呕吐物吸入或舌后坠堵塞呼吸道引起窒息。严重惊厥由于骨骼肌强烈收缩,机体氧耗量显著增加,加之惊厥所致呼吸改变可引起缺氧。

考点:抽搐的临床表现

(四) 问诊要点

1. 病史与诱因　询问有无与抽搐和惊厥相关的疾病病史或精神刺激、高热等诱发因素。

2. 抽搐与惊厥特点　抽搐是全身性还是局限性、持续强直性还是间歇阵挛性;发作频率、持续和间隔的时间;发作时有无意识,有无舌咬伤、跌伤等情况。

3. 伴随症状　有无剧烈头痛、呕吐、视力障碍、血压增高、脑膜刺激征等提示危重急症的表现。

4. 身体反应　有无体温过高、大小便失禁、舌咬伤、跌伤等。

5. 心理社会反应　了解患者有无焦虑、恐惧及因发作时失态而致自卑、难堪等心理反应。

6. 诊断、治疗及护理经过　是否就诊,接受过何种治疗措施及效果,是否使用过药物及药物的名称、剂量和疗效。

(五) 相关护理诊断/问题

1. 有受伤的危险　与惊厥发作时不受控制的强直性肌肉收缩和意识丧失有关。

2. 有窒息的危险　与惊厥发作致呼吸道分泌物误吸、惊厥发作致舌后坠堵塞呼吸道有关。

3. 恐惧　与不可预知的惊厥发作有关。

案例 2-17 分析

1. 根据该患者意识突然丧失,全身肌肉强直,呼吸暂停,持续时间2分钟,大小便失禁,无发热,有产伤,符合癫痫大发作的特点。

2. 该患者有产伤史;有局限性抽搐,无发热、呕吐及意识障碍,确定患者的护理问题有"有受伤的危险　与惊厥发作时不受控制的强直性肌肉收缩、意识丧失有关""有窒息的危险　与惊厥发作致呼吸道分泌物误吸、惊厥发作致舌后坠堵塞呼吸道有关"。

十六、意识障碍

案例 2-18

患者,45岁,平素好酒,逢酒必醉。前日下午外出赴宴未归,次日晨6:00路人发现其睡卧路边,满身酒味,即送到医院。体格检查:呼之不应,无自主运动,压迫眶上神经有痛苦表情,鼾声呼吸,瞳孔扩大,对光反射存在。

问题:1. 该患者的意识状态如何?其意识障碍属于哪种类型?
2. 你判断是什么原因所致?

意识障碍(disturbance of consciousness)是指人对周围环境及自身的识别和观察能力出现障碍。患者可表现为嗜睡、意识模糊、昏睡、谵妄和昏迷。

(一) 病因

1. 重症急性感染　①全身性感染:如败血症、中毒性菌痢、中毒性肺炎、伤寒等;②颅脑感染:如脑炎、脑膜炎、脑膜脑炎、颅内静脉窦感染等。

2. 颅脑非感染性疾病　①脑血管疾病:脑出血、脑栓塞、脑血栓形成、蛛网膜下隙出血、高血压脑病等;②颅内占位性病变:原发性或转移性颅内肿瘤、脑脓肿等;③颅脑损伤:脑挫裂伤、脑震荡、颅骨骨折等;④癫痫。

3. 外源性中毒　如一氧化碳、安眠药、有机磷杀虫药、酒精和吗啡等中毒。

4. 内分泌与代谢性疾病　如尿毒症、肝性脑病、肺性脑病、甲状腺危象、糖尿病酮症酸中毒、低血糖等。

5. 心血管疾病　严重心律失常引起 Adams-Stokes 综合征、重度休克等。

6. 其他　如中暑、触电、溺水、高山病等；水电解质紊乱如高氯性酸中毒、低氯性碱中毒、低钠血症等。

（二）发生机制

正常意识有两个组成部分。①意识内容：指大脑皮质功能活动，包括记忆、思维、定向力和情感等，以及通过视、听、语言和复杂运动等与外界保持密切联系的能力。意识状态的正常取决于大脑半球功能的完整性。②意识的“开关”：特异性上行投射系统（感觉传导径路）和非特异性上行投射系统（脑干网状结构）起意识开关作用，意识“开关”系统可激活大脑皮质并使之维持一定水平的兴奋性，使机体处于觉醒状态而产生意识。任何原因引起脑细胞代谢紊乱，导致网状结构功能损害和脑活动功能减退的，均可发生意识障碍。

（三）临床表现

1. 嗜睡　最轻的意识障碍，是一种病理性倦睡，患者处于持续的睡眠状态，能被唤醒并正确回答问题和做出各种反应，但当刺激去除后很快又再入睡。

2. 意识模糊　较嗜睡为深的一种意识障碍，患者意识水平轻度下降，能保持简单的精神活动，但对时间、地点、人物的定向能力发生障碍。

3. 昏睡　接近于人事不省的意识状态，患者处于熟睡状态而不易唤醒，在压迫眶上神经、摇动身体等强烈刺激下可被唤醒，但很快又入睡，醒时答话含糊或答非所问。

4. 昏迷　最严重的意识障碍，表现为意识持续的中断或完全丧失。昏迷可分为：①轻度昏迷，意识大部分丧失，随意运动丧失、对周围事物及声光刺激无反应、对强烈疼痛刺激可有痛苦和防御反应，角膜反射、瞳孔对光反射、咳嗽反射、吞咽反射等生理反射存在；②中度昏迷，对周围事物及各种刺激无反应，对剧烈刺激可有防御反应，角膜反射减弱、瞳孔对光反射迟钝，无眼球运动；③深度昏迷，意识完全丧失，对各种刺激全无反应，全身肌肉松弛，深反射、浅反射均消失。

考点：意识障碍的临床表现

5. 谵妄　是一种以兴奋性增高为主的高级神经中枢急性功能失调状态，表现为意识模糊、定向力丧失、幻觉、错觉、躁动不安、言语杂乱等。其可发生在急性感染的高热期，也可见于某些药物中毒等。

案例 2-18 分析

1. 该患者有意识障碍。其特点：意识大部分丧失，对疼痛刺激有痛苦表情，瞳孔对光反射存在，符合轻度昏迷的特点。

2. 根据好酒、赴宴史及身上酒味提示可能是酒精中毒引起。

（四）问诊要点

1. 病史与诱因　询问有无急性感染、高血压、动脉粥样硬化、糖尿病、肝肾疾病、癫痫、颅脑损伤等病史；有无服毒及毒物接触史；询问有无外伤、感染、药物使用、精神刺激等诱因。

2. 意识障碍类型和程度　通过交谈、疼痛及声光刺激等了解其思维、记忆、情感、定向能力、反射能力等功能改变，正确判断意识障碍的类型和严重程度。

也可按 Glasgow 昏迷评分法（表 2-5）从睁眼、语言和运动三个方面分别定出具体评分标准，以三者的积分表示意识障碍程度。评估中注意运动反应的刺激部位应以上肢为主，以其最佳反应计分。总分范围为3～15分,14～15分为正常;8～13分表示患者已有程度不等的意识障碍;总分低于7分表示患者已呈现轻度昏迷状态;总分等于3分表示患者呈现深度昏迷。

表2-5 Glasgow昏迷评分量表

评分项目	反应	得分
睁眼反应	正常睁眼	4
	对声音刺激有睁眼反应	3
	对疼痛刺激有睁眼反应	2
	对任何刺激无睁眼反应	1
运动反应	可按指令动作	6
	对疼痛刺激能定位	5
	对疼痛刺激有肢体退缩反应	4
	疼痛刺激时肢体过屈(去皮质强直)	3
	疼痛刺激时肢体过伸(去大脑强直)	2
	对疼痛刺激无反应	1
语言反应	能准确回答时间、地点、人物等定向问题	5
	能说话,但不能准确回答时间、地点、人物等定向问题	4
	言语不当,但字意可辨	3
	言语模糊不清,字意难辨	2
	任何刺激无语言反应	1

3. 伴随症状　有无发热、头痛、呕吐、出血点、感觉障碍及运动障碍等。

4. 身体反应　注意生命征和瞳孔变化,有无脑膜刺激征等;有无肌肉萎缩、关节僵硬、肢体畸形等;有无排便、排尿失禁等。

5. 心理社会反应　发生意识障碍,患者可出现恐惧和绝望,并给家属带来不安、惧怕等心理负担。

6. 诊断、治疗及护理经过　脑电图检查对意识障碍程度的判断有意义。脑脊液、CT、MRI、动脉血气分析、血液生化检查等,有助于明确病因;询问保持呼吸道通畅、氧疗、脱水、留置导尿管、抗感染、防止并发症等治疗和护理措施的应用及疗效等。

(五)相关护理诊断/问题

1. 意识障碍　与神经系统病变、严重感染、代谢紊乱及中毒等有关。

2. 有受伤的危险　与脑组织受损导致的意识障碍有关。

目标检测

A_1/A_2 型题

1. 引起发热最主要的原因为(　　)

A. 感染性发热

B. 免疫反应所致发热

C. 吸收热

D. 自主神经功能紊乱所致发热

E. 皮肤散热障碍

2. 某发热患者，体温在39℃以上，每日波动2～2.5℃，最低温度37.6℃，应评估为（　　）
A. 稽留热　B. 间歇热
C. 弛张热　D. 波状热
E. 不规则发热

3. 高热的体温范围为（　　）
A. 38.1～38.5℃　B. 38.5～39.0℃
C. 39.1～41.0℃　D. 41.1～41.5℃
E. 41.5℃以上

4. 患者，男性，40岁，畏寒发热1周，每日体温最高达39.9～40.2℃，最低体温37.8℃，试问该热型属于下列哪一种（　　）
A. 稽留热　B. 弛张热
C. 间歇热　D. 回归热
E. 波状热

5. 内脏痛的特点为（　　）
A. 双重痛觉
B. 定位明确
C. 疼痛的同时常在体表某部位亦发生痛感
D. 剧烈而短暂
E. 有明确的开始时间

6. 慢性进行性头痛伴呕吐、视神经乳头水肿提示（　　）
A. 颅骨骨折
B. 脑血栓形成
C. 偏头痛
D. 颅内占位性病变
E. 以上都不是

7. 下列哪种疾病可以出现慢性腹痛（　　）
A. 急性肠炎　B. 急性胰腺炎
C. 消化性溃疡　D. 胃肠穿孔
E. 肠套叠

8. 腹痛伴里急后重，提示（　　）
A. 消化性溃疡
B. 泌尿系统结石
C. 胰腺疾病
D. 直肠疾病
E. 慢性肝脏疾病

9. 长期卧床的慢性心功能不全患者，其水肿的分布特点是（　　）
A. 以踝内侧明显
B. 以胫前部明显
C. 以颜面部明显
D. 以腰背部、骶尾部明显
E. 以四肢明显

10. 水肿部位指压后不凹陷的见于（　　）
A. 肝硬化
B. 急性肾炎
C. 营养不良
D. 甲状腺功能减退
E. 心力衰竭

11. 肝源性水肿的特点为（　　）
A. 水肿与体位有明显的关系
B. 于直立或劳累后出现，休息后减轻或消失
C. 以腹腔积液为主要表现
D. 指压凹陷不明显
E. 早期面部水肿

12. 右心衰竭引起的水肿主要由于（　　）
A. 血浆蛋白降低
B. 淋巴回流受阻
C. 毛细血管内压力增高
D. 下肢静脉血栓形成
E. 下肢动脉受阻

13. 患者痰液有恶臭，判断为何种细菌感染（　　）
A. 肺炎球菌
B. 铜绿假单胞菌（绿脓杆菌）
C. 厌氧菌
D. 化脓性细菌
E. 真菌

14. 患者咳嗽带金属音应警惕（　　）
A. 喉炎　B. 肺癌
C. 哮喘　D. 肺炎
E. 肺脓肿

15. 急性肺水肿的患者咳痰常呈现（　　）
A. 白色黏液痰
B. 铁锈色痰
C. 浆液脓痰
D. 粉红色泡沫痰
E. 恶臭气味脓痰

16. 下列哪项对鉴别咯血和呕血最有意义（　　）
A. 前驱症状　B. 血内混有物
C. 血量　D. 粪便的颜色
E. 血的颜色

17. 大量咯血每日咯血量达（　　）
A. 500ml以上　B. 600ml以上
C. 700ml以上　D. 800ml以上
E. 1000ml以上

18. 少量咯血是指每日咯血量（　　）
A. <50ml　B. <100ml

C. <200ml D. <300ml
E. <500ml

19. 患者,男性,25岁,咯血伴低热,胸部X线示右上肺淡片状阴影。病因首先考虑( )
A. 肺炎 B. 支气管扩张症
C. 肺结核 D. 肺癌
E. 卫氏并殖吸虫病

20. 吸气性呼吸困难主要见于( )
A. 喉头水肿 B. 胸腔积液
C. 肺气肿 D. 肺炎
E. 支气管哮喘

21. 呼气性呼吸困难的发生机制是( )
A. 大气道狭窄梗阻
B. 广泛性肺部病变使呼吸面积减少
C. 肺组织弹性减弱
D. 上呼吸道异物刺激
E. 肺组织弹性减弱及小支气管痉挛性狭窄

22. 患者,女性,32岁。劳力性心悸、气促8年,1周前受凉后上述症状加重,不能做家务劳动,洗脸、穿衣,甚至休息也感呼吸困难。并出现咳嗽、痰中带血。检查评估见口唇发绀、两肺底湿啰音、心尖区有隆隆样舒张期杂音、下肢水肿。该患者呼吸困难的类型属于( )
A. 肺源性 B. 心源性
C. 中毒性 D. 血源性
E. 神经精神性

23. 严重吸气性呼吸困难最主要的特点是( )
A. 端坐呼吸
B. 鼻翼扇动
C. 哮鸣音
D. 呼吸加深加快
E. “三凹征”

24. 一小孩吃花生米,突然出现惊慌、气促,家属抱送急诊发现患儿吸气极度困难,出现“三凹征”。最可能诊断为( )
A. 小儿肺炎
B. 胸膜炎
C. 气管异物
D. 支气管哮喘发作
E. 受环境惊吓

25. 严重缺氧而发绀不明显见于( )
A. 肺结核 B. 自发性气胸
C. 肺炎 D. 急性肺水肿
E. 严重贫血

26. 关于中心性发绀,下述哪项不正确( )
A. 由某些心肺疾病引起
B. 全身发绀
C. 发绀部位皮肤温暖
D. 发绀处加温或按摩后可消退
E. 发绀在口唇、耳垂、四肢末端易观察到

27. 混合性发绀见于( )
A. 心功能不全
B. 阻塞性肺气肿
C. 大量胸腔积液
D. 气胸
E. 肺炎

28. 生理性因素诱发的心悸,其临床表现特点为( )
A. 持续时间长
B. 反复发作
C. 常伴有胸闷
D. 一般不影响正常活动
E. 注意力不集中

29. 下列引起心悸的病因中哪项不是病理性的( )
A. 严重贫血
B. 甲亢
C. 心脏扩大
D. 服用阿托品
E. 低血糖

30. 颅内压增高所致的中枢性呕吐的特点是( )
A. 常有恶心先兆
B. 呈喷射状
C. 较顽固
D. 吐后不感轻松
E. 常伴剧烈头痛

31. 周围性呕吐常见于( )
A. 颅内压增高 B. 肠梗阻
C. 代谢性酸中毒 D. 神经症
E. 洋地黄中毒

32. 餐后6小时以上或数餐后呕吐,常见于( )
A. 神经症 B. 颅内高压
C. 妊娠呕吐 D. 幽门梗阻
E. 胃肠炎

33. 下列哪项不会出现黑便( )
A. 消化性溃疡合并出血
B. 肝硬化合并出血
C. 食用动物血

D. 服用铁剂
E. 痔出血

34. 上消化道出血患者出现柏油样粪便提示 24 小时失血量为(　　)
A. 5ml　　B. 10ml
C. 60ml　　D. 100ml
E. 250ml

35. 呕吐大量暗红色血液最常见于(　　)
A. 急性胃炎
B. 急性胃黏膜病变
C. 胃底、食管静脉曲张破裂出血
D. 消化溃疡并出血
E. 胃癌

36. 呕血最常见的原因是(　　)
A. 胃癌
B. 急性胃黏膜病变
C. 食管或胃底静脉曲张破裂
D. 消化性溃疡
E. 肝癌

37. 黏液脓血便常见于(　　)
A. 甲状腺功能亢进症
B. 急性胃肠炎
C. 消化不良
D. 细菌性痢疾
E. 霍乱

38. 鲜血便一般来自于(　　)
A. 食管　　B. 胃
C. 十二指肠　　D. 空肠
E. 直肠、肛门

39. 果酱样脓血便常见于(　　)
A. 痔、肛裂　　B. 阿米巴痢疾
C. 直肠息肉　　D. 直肠癌
E. 急性细菌性痢疾

40. 甲状腺功能亢进引起的腹泻属于(　　)
A. 吸收不良性腹泻
B. 动力性腹泻
C. 渗出性腹泻
D. 渗透性腹泻
E. 分泌性腹泻

41. 慢性腹泻是指腹泻病情超过(　　)
A. 1 周　　B. 2 周
C. 1 个月　　D. 2 个月
E. 3 个月

42. 下列引起渗透性腹泻的是(　　)
A. 甲状腺功能亢进症
B. 口服甘露醇
C. 细菌性痢疾
D. 慢性胰腺炎
E. 霍乱

43. 习惯性便秘常见于(　　)
A. 儿童　　B. 青少年
C. 中年人　　D. 青年妇女
E. 经产妇

44. 便秘时可在哪个部位触及痉挛的乙状结肠(　　)
A. 上腹部　　B. 脐部
C. 右上腹部　　D. 右下腹部
E. 左下腹部

45. 临床上患者出现黄疸时,其血中总胆红素量为(　　)
A. <3.4μmol/L
B. 3.41～6.8μmol/L
C. 6.8～17.1μmol/L
D. 17.1～34.2μmol/L
E. >34.2μmol/L

46. 皮肤暗黄伴皮肤瘙痒见于(　　)
A. 急性黄疸性肝炎
B. 药物中毒性肝炎
C. 胆总管结石
D. 溶血
E. 肝硬化

47. 下列哪种疾病可引起肝细胞性黄疸(　　)
A. 病毒性肝炎
B. 肝内泥沙样结石
C. 溶血性贫血
D. 原发性胆汁性肝硬化
E. 胆总管狭窄

48. 嗜睡与昏睡的主要鉴别点为(　　)
A. 是否可被唤醒
B. 对外界的反映性是否存在
C. 反射是否存在
D. 醒后回答问题是否正确
E. 意识是否模糊

49. 患者意识模糊伴知觉障碍,精神运动性兴奋,定向力消失,意识障碍属(　　)
A. 谵妄状态
B. 昏睡状态
C. 意识模糊
D. 嗜睡状态
E. 浅昏迷状态

50. 患者处于沉睡状态，不易唤醒，经压眶上神经，摇动身体等刺激可被唤醒，但很快又入睡，答非所问，该患者处于哪种意识障碍( )
A. 嗜睡状态
B. 意识模糊
C. 昏睡状态
D. 浅昏迷状态
E. 深昏迷状态

51. 患者，男性，55 岁。因急性脑出血入院 2 天，连续睡眠 10 多个小时，期间呼之能醒，可进行简单对话，过后很快又入睡，此时患者处于( )
A. 浅昏迷状态
B. 昏睡状态
C. 深昏迷状态
D. 嗜睡状态
E. 清醒状态

A_3/A_4 型题

(52～53 题共用题干)

患者，小李，20 岁，学生。上午第 4 节课时突然倒地，意识丧失，全身强直性收缩，口吐白沫，尿失禁，5 分钟后逐渐清醒，对所发生的事情全无记忆。

52. 此表现是( )
A. 晕厥　B. 虚脱
C. 局限性抽搐　D. 全身性抽搐
E. 昏迷

53. 该患者发作后最可能出现的心理反应是( )
A. 焦虑　B. 兴奋
C. 恐惧　D. 紧张
E. 自卑

(刘海燕)

护理技能竞赛模拟训练题

1. 患者，男性，20 岁。急性阑尾炎行“阑尾切除术”后第 7 天，诉切口疼痛。体格检查：T 39.5℃，P 105 次/分。切口红肿、压痛，拆开一缝线，有较多脓液流出，遂敞开切口，予以换药、引流，并接受较多静脉输液，患者感上厕所有所不便。

问题：(1) 针对该病例列出 3 个主要护理问题。
(2) 提出本例的首优护理问题。
(3) 针对首优护理问题，提出 3 条主要护理措施。

2. 患者，男性，60 岁，装修工人。因咳嗽、咳痰 2 个月，痰中带血 1 周入院。患者 2 个月前无明显诱因出现刺激性咳嗽，咳少量灰白色黏痰，伴右胸背胀痛，无畏寒、发热、心悸、盗汗，曾于附近医院按呼吸道感染服用抗生素及消炎止咳中药，疗效不显著。1 周来间断痰中带血，有时血多痰少，但无大量咯血。发病以来无明显消瘦，近日稍感疲乏，食欲尚可，大小便正常。既往无肺炎、结核病史。吸烟 30 余年，每日 20 支左右。有近 10 年从业史。体格检查：T 37℃，P 82 次/分，R 20 次/分，BP 124/84mmHg。余无明显异常。辅助检查：Hb 120g/L，WBC 8.1×10^9/L。胸部 X 线示右上肺前段有一 3cm×4cm 大小椭圆形块状阴影，边缘模糊毛糙，可见细短的毛刺影。

问题：(1) 针对该病例列出 3 个主要护理问题。
(2) 提出本例的首优护理问题。
(3) 针对首优护理问题，提出 3 条主要护理措施。

3. 患者，男性，45 岁。间歇性乏力、纳差 8 年，黑便、呕血 3 天，意识不清、乱语躁动 4 小时入院。患者 8 年前常于喝酒、劳累后出现乏力、腹胀、食欲减退、厌油和牙龈出血。3 天前因搬家劳累突感上腹部不适，恶心、呕吐，呕吐鲜红色血液，量约为 800ml，解黑色大便约 300ml，急送当地乡卫生院治疗，仍有呕血、黑便，渐出现淡漠寡言。4 小时前突然意识不清，躁动不安，胡言乱语，急转入院。15 年前于健康体检中查出为乙型肝炎病毒携带者，平素嗜酒。体格检查：T 37℃，P 120 次/分，BP 86/60mmHg，重病容，神志不清，躁动不安，时间、地点、人物的定向力均障碍，呼气中有腥臭味，皮肤苍白，无出血点，颈部见蜘蛛痣 2 枚，巩膜轻度黄染，心率 120 次/分，律齐，腹软，肝肋下未及，脾肋下 5cm，质硬，移动性浊音阳性，双下肢凹陷性水肿。

问题：(1) 针对该病例列出 3 个主要护理问题。

(2) 提出本例的首优护理问题。

(3) 针对首优护理问题，提出 3 条主要护理措施。

（刘旭东　刘海燕）

第3章 体格检查

第1节 概 述

体格检查是评估者运用自己的感官或简单的辅助器具(听诊器、叩诊锤、血压计、体温计、压舌板等)对评估对象进行系统观察和检查,客观地了解和评估评估对象机体状况(机体正常或异常征象)的最基本检查方法。

体格检查方法分为视诊、触诊、叩诊、听诊和嗅诊。

一、体格检查的基本方法

案例 3-1

患者,男性,65 岁。曾患慢性支气管炎、肺气肿,大笑时突发左侧胸痛、呼吸困难,考虑并发气胸。

问题:1. 叩诊怎样确定有气胸?

2. 采用何种体位才能减轻痛苦?

(一) 视诊

视诊是用视觉来观察评估对象全身或局部表现的诊断方法。视诊能观察评估对象一般状态和许多全身性的体征,如年龄、发育、营养、体型、意识状态、面容、体位、姿势和步态等;局部视诊是对评估对象身体某一局部进行更为细致和深入的观察,以补充一般视诊的不足,如皮肤、黏膜颜色的变化,舌苔、头颈、胸廓、腹部、四肢、肌肉、骨骼和关节的异常等。但对特殊部位(如鼓膜、眼底、胃肠黏膜)则需用某些仪器(如耳镜、检眼镜、内镜)帮助检查。视诊最好在间接的日光下进行,夜间在普通灯光下不易辨别黄疸和轻度发绀,苍白和某些皮疹也不易看清楚。侧面来的光线对观察搏动或肿物的轮廓有帮助。

链接 中西医体检方法之比较

中医与西医的身体评估方法不尽相同,西医是“视、触、叩、听”,中医四诊是“望、闻、问、切”,其对舌象的望诊、对脉象的切诊十分重要,要诊测三部九候 26 种脉象,而叩诊是西医特有的,中医尚无。

(二) 触诊

触诊是评估者通过手与评估对象部位接触后的感觉,或观察评估对象的反应来判断评估对象身体某部有无异常的检查方法。触诊的应用范围很广,可遍及身体各部,尤以腹部更为重要。触诊既进一步确定视诊所见,又可补充视诊所不能察觉的变化,如体温、湿度、波动感、摩擦感、弹性,以及包块的位置、压痛、大小、轮廓、表面性质、硬度、移动度等。手的感觉以指腹和掌指关节掌面的皮肤最敏感,因此触诊时多用这两个部位。

1. 触诊方法 按触诊部位及检查目的的不同,分浅部触诊法和深部触诊法。

(1) 浅部触诊法:评估者用右手轻轻放在被检查的部位上,利用掌指关节和腕关节的协调动作,轻柔地进行滑行触摸。浅部触诊适用于体表浅在病变、关节、软组织,以及

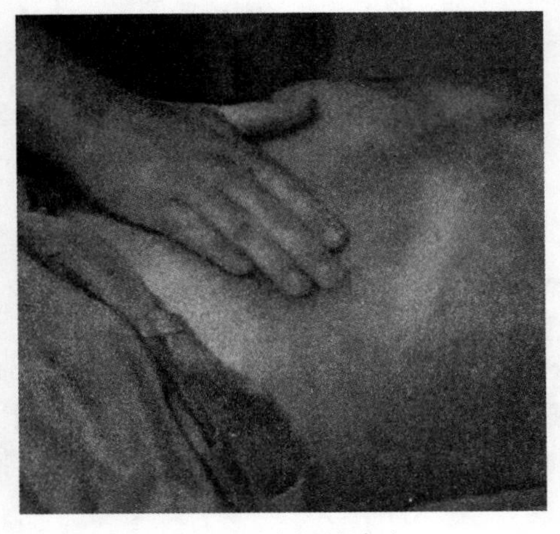
图3-1 浅部触诊法

浅部的动脉、静脉、神经、阴囊、精索等。浅部触诊一般不会引起评估对象痛苦，也不致引起肌肉紧张，因此更有利于检查腹部有无压痛、抵抗感、搏动、包块和某些肿大内脏器官（图3-1）。

考点：触诊的主要方法

（2）深部触诊法：检查时用右手或左右手重叠（右手在下，左手在上），由浅入深，逐渐加压以达深部。深部触诊主要用于腹部检查。根据检查目的和手法不同又可分为：①深部滑行触诊法，检查时嘱评估对象张口平静呼吸，或与评估对象谈话以转移其注意力，双下肢屈曲，尽量使腹肌松弛。评估者手稍弯曲并以自然并拢的示指、中指、环指末端逐渐触向腹腔器官或包块，并在其上做上下左右的滑动触摸。如为肠管或条索状包块，则应做与长轴相垂直方向的滑动触诊。深部滑行触诊法常用于腹腔深部包块和胃肠病变的检查。②双手触诊法，评估者将左手置于被检查腹腔器官或包块的后部，并将被检查部位推向右手方向，同时起固定作用以便触摸（图3-2）。此法常用于肝、脾、肾、子宫和腹腔肿块的检查。③深压触诊法，以一个或两个手指垂直地逐渐用力深压腹腔病变部位，以确定腹腔内的压痛点，如阑尾压痛点、胆囊压痛点等。当检查深部压痛点时，若将深压的手指迅速松开，评估对象感到疼痛加重或面部出现痛苦表情，即为“反跳痛”。④冲击触诊法，又称浮沉触诊法。此法一般仅用于大量腹腔积液时评估对象肝的触诊。检查时以右手并拢的3～4个手指取70°～90°角，置放于腹壁上拟检查的相应部位，做数次急速而较有力的冲击动作。因急速冲击可使腹腔积液在腹腔器官表面暂时移去，器官随之浮起并与指端接触，从而易于触及肿大的肝。冲击触诊时会使评估对象感到不适，操作时应避免用力过猛。

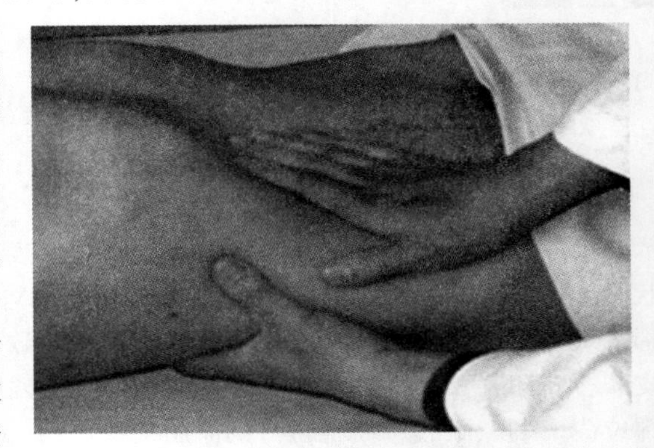
图3-2 双手触诊法

2. 注意事项

（1）检查前应向评估对象讲明检查目的和配合动作。评估者手要温暖，动作轻柔，由浅入深，由轻到重，由远及近，要尽量避免和减少评估对象的痛苦。

（2）检查时评估者和评估对象都应采取适宜的位置才能获得满意的效果。评估者一般应站在评估对象的右侧，面向评估对象以便随时观察评估对象的面部表情。评估对象一般取仰卧位，双腿稍屈，腹肌尽量放松。检查脾时也可嘱评估对象取右侧卧位。

（3）行下腹部检查时，应嘱评估对象排尿、必要时排便，以免将充盈的膀胱和粪团误认为腹腔肿块。

（4）触诊时评估者要结合解剖学和病理学知识，手脑并用、边触边想、边想边触、反复推敲，才能明确病变性质和来自于何种脏器。

(三) 叩诊

链接 叩诊法的发明

1761 年维也纳医生 Auenbrugger 从酒店工人叩打酒坛以判断酒量中受到启发，发明了直接叩诊法，用以诊断肺内的空洞及判断心脏的大小，并撰写了《诊断的新方法》一书。1828 年法国医生 Piorry 发明了叩诊板，创建了间接叩诊法。

叩诊是用手指叩击身体表面某部，使之振动而产生音响，并根据振动和音响的特点来判断被检查部位脏器有无异常。叩诊主要用于胸部、腹部检查。

1. 叩诊方法　根据叩诊不同的部位，评估对象采取相应的体位，如叩诊胸部时取坐位或卧位，叩诊腹部时常取仰卧位，必要时可取侧卧位或肘膝位。叩诊时应充分暴露被检查部位，肌肉放松，自上而下，从一侧至另一侧，并注意两侧对称部位的比较。根据叩诊的手法和目的不同，通常又将叩诊法分为直接叩诊法和间接叩诊法两种。

(1) 间接叩诊法：评估者的左手中指第二指节紧贴于叩诊部位，其他手指稍微抬起，勿与体表接触；右手指自然弯曲，以中指指端叩击左手中指第二指骨的前端，叩击方向应与被叩诊部位的体表垂直。叩诊时应以腕关节与掌指关节的运动为主，肘关节及肩关节不参与运动，前臂保持不动。叩击动作要灵活、短促、富有弹性。叩击后右手中指立即抬起，以免影响音响效果(图 3-3)。一个部位每次只需连续叩击 2～3 次，如未获得明确的印象，可再次连续叩击 2～3 次。叩击力量要均匀适中，使产生的声音一致，才能正确判断叩击音的变化。对范围较小、位置较浅的病变或脏器，宜用轻叩诊法，如确定心、肝的相对浊音界；对范围较大、位置较深的病变或脏器，需用中等强度叩诊法，如确定心、肝的绝对浊音界；当病灶部位很深，达 7cm 左右时，则应采用重叩诊法。

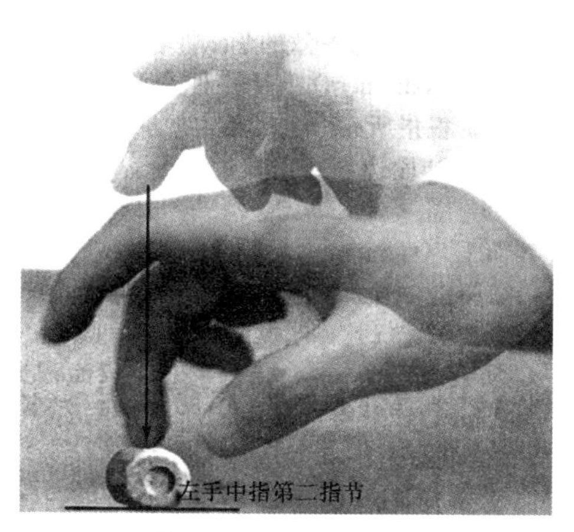

图 3-3　间接叩诊手法

(2) 直接叩诊法：评估者用右手中间 3 指并拢的手指掌面或指端直接拍击被检查的部位，借拍击所产生的反响和指下的振动感来判断病变情况的方法称为直接叩诊法。这种方法适用于胸部或腹部面积较广的病变，如气胸、胸膜广泛粘连和增厚、大量胸腔积液和腹腔积液。

2. 叩诊音　叩诊时因被叩击部位的组织或器官密度、弹性、含气量及与体表距离的不同可产生不同的音响。根据音响强弱、长短、高低的不同，临床上分为清音、浊音、实音、鼓音和过清音五种。

(1) 清音：是一种音调低、音响较强、振动时间较长的叩诊音。正常肺部的叩诊音为清音，提示肺组织弹性良好、含气量正常。

(2) 浊音：是一种音调较高，音响较弱，振动时间较短的叩诊音。正常情况下，在叩诊心脏和肝脏被肺组织所覆盖的部分时为浊音；病理状态下，可见于各种原因所致的肺组织含气量减少，如肺炎。

(3) 鼓音：是一种和谐的乐音，如同击鼓声，与清音相比音响更强，振动持续时间更长，在叩击含有大量气体的空腔器官时出现。正常见于左下胸的胃泡区及腹部。病理情况下，可见于肺内空洞、气胸、气腹。

(4) 实音：是一种音调较浊音更高、音响更弱、振动持续时间更短的非乐音，如叩击实质脏器心或肝所产生的音响。在病理状态下，实音见于大量胸腔积液或肺实变。

考点：正常、异常叩诊音的种类及临床意义

(5) 过清音：属于鼓音范畴的变音，介于鼓音与清音之间，音调较清音低，音响较清音强。正常儿童可叩出过清音，病理状态下常见于肺组织含气量增多、弹性减弱时，如肺气肿。

(四) 听诊

链接 听诊器的发明

1816年法国医生Laennec从孩童用木杆传递声音游戏中受到启发，发明了单筒听诊器。1819年，Laennec完成经典著作《论听诊法》，精细地描述了很多心肺疾病的常见听诊音。1888年Bazzi Bianchi发明了双耳件软管听诊器，明显提高了听诊效果。

听诊是用听觉听取身体各部发出的声音而判断正常与否的一种诊断方法。广义的听诊包括身体所能发出的任何声音，如呼吸声、咳嗽、嗳气、肠鸣、关节活动音、骨擦音、呻吟、啼哭等，这些声音有时对临床诊断会提供相当有用的线索。一般体检时，用听诊器或直接用耳经体表听取体内或有关部位所发出的声音。听诊可分为直接听诊法和间接听诊法两种。

1. 直接听诊法　评估者用耳郭直接贴附在评估对象的体壁上进行听诊，这种方法所听得的体内声音很微弱。

2. 间接听诊法　即用听诊器进行听诊的检查方法。此法方便，可在任何体位时使用，而且对器官运动的声音还能起到放大作用。间接听诊法的使用范围很广，除心、肺、腹外，还可听取身体其他部位的血管音、皮下气肿音、肌束颤动音、关节活动音、骨折面摩擦音等。

听诊器由耳件、体件及软管三部分组成。体件有两种类型：一种是钟型，适于听取低调声音，如二尖瓣狭窄的隆隆样舒张期杂音；另一种是膜型，这种类型的听诊器适于听高调的声音，如主动脉瓣关闭不全的杂音。用听诊器进行听诊是一项基本功，是诊断心、肺疾病的重要手段，用以听取肺部的正常与病理呼吸音及心脏的各种心音与杂音。

考点：听诊的注意事项

听诊时环境要安静、温暖、避风。寒冷可引起评估对象肌束颤动，出现附加音，影响听诊效果。检查时应根据病情嘱评估对象采取适当的体位，对衰弱不能起床者，为减少翻身痛苦，以使用膜型听诊器为佳。听诊前应注意耳件方向是否正确，管腔是否通畅。体件要紧贴于被检查的部位，避免与皮肤摩擦而产生附加音。此外，听诊时注意力要集中，听心脏时要解除呼吸音的干扰，听肺部时也要排除心音的干扰。

案例3-1分析

1. 左胸视诊胸廓膨隆、呼吸运动减弱，触诊语颤减弱，叩诊鼓音，听诊呼吸音减弱或消失。
2. 取左侧卧位(患侧卧位)，以避免左侧气胸对正常肺的压迫。

(五) 嗅诊

嗅诊是通过嗅觉来判断发自评估对象的异常气味与疾病之间关系的方法。这些异常气味来自患者的皮肤、黏膜、口腔、呼吸道、呕吐物、排泄物、脓液与血液。嗅诊时评估者将评估对象散发的气味扇向自己的鼻部，然后仔细判断气味的特点和性质。临床上常见的异常气味有以下几种。

1. 呼吸气味　浓烈酒味见于饮酒后或酒精中毒；刺激性蒜味见于有机磷农药中毒；烂苹果味见于糖尿病酮症酸中毒；氨味见于尿毒症；肝腥味见于肝昏迷；苦杏仁味见于氰化物中毒。

2. 口腔气味　口臭见于口鼻部病变、肺脓肿、支气管扩张症、消化不良、胃炎、吸烟等。

3. 汗液　正常人汗液无明显气味，酸性汗液见于活动性风湿热患者或长期服用水杨酸或阿司匹林等解热止痛药者。特殊的狐臭见于腋臭。

4. 痰液　血腥味见于大量咯血的评估对象;恶臭味提示可能患支气管扩张症或肺脓肿。

5. 脓液　脓液无特殊臭味,如有恶臭应考虑气性坏疽或厌氧菌感染的可能。

6. 呕吐物　单纯饮食性胃内容物略带酸味;幽门梗阻、胃潴留患者胃内容物因发酵产酸,呕吐物有强烈酸味;肠梗阻及胃结肠瘘者,呕吐物有粪臭味。呕吐物有酒味主要见于饮酒和醉酒。

7. 尿液　在大量吃蒜或有机磷中毒时,尿液可有大蒜味;浓烈的氨味见于膀胱炎,是尿液在膀胱内被细菌发酵所致。

考点:常见疾病的异常气味

二、体格检查的注意事项

1. 检查环境安静、舒适,具有私密性。
2. 评估者衣着整洁。
3. 检查前向评估对象介绍自己的身份。
4. 评估者一般站在评估对象右侧。
5. 检查结束后就检查结果向评估对象做必要的解释和说明。
6. 根据病情变化随时复查。

目标检测

A_1/A_2 型题

1. 下列哪些检查适用于浅部触诊法(　　)
A. 胆囊压痛点　B. 肝脾触诊
C. 腹反跳痛　D. 阑尾压痛点
E. 腹壁紧张度

2. 用于大量腹腔积液时肝触诊的方法是(　　)
A. 双手触诊法　B. 冲击触诊法
C. 浅部触诊法　D. 深压触诊法
E. 深部滑行触诊法

3. 触诊对全身哪个部位的检查更重要(　　)
A. 胸部　B. 腹部
C. 皮肤　D. 神经系统
E. 颈部

4. 正常人不会出现的叩诊音是(　　)
A. 清音　B. 浊音
C. 实音　D. 过清音
E. 鼓音

5. 正常肺部的叩诊音是(　　)
A. 过清音　B. 鼓音
C. 浊音　D. 实音
E. 清音

6. 在患肺炎时,由于肺组织含气量减少,所表现的叩诊音是(　　)
A. 清音　B. 浊音
C. 鼓音　D. 实音
E. 过清音

7. 肺气肿时出现的叩诊音是(　　)
A. 清音　B. 浊音
C. 鼓音　D. 实音
E. 过清音

8. 叩击实质性脏器心或肝所产生的叩诊音是(　　)
A. 清音　B. 浊音
C. 鼓音　D. 实音
E. 过清音

9. 呼吸有氨味见于(　　)
A. 酒精中毒　B. 有机磷农药中毒
C. 肝昏迷　D. 尿毒症
E. 糖尿病

10. 触诊腹腔积液患者腹腔内有无肿物,最好用(　　)
A. 滑动触诊法　B. 双手触诊法
C. 插入触诊法　D. 浅部触诊法
E. 冲击触诊法

11. 下列肺部叩诊可为浊音或实音,除外(　　)
A. 肺肿瘤　B. 胸膜增厚
C. 肺硬化　D. 气胸
E. 肺炎

第2节　一般状态检查

一般状态检查是对评估对象一般情况的概括性观察，以视诊为主，也配合使用触诊或借助使用体温表、血压计、听诊器。检查内容包括：性别、年龄、生命体征、发育与体型、营养状态、意识状态、面容与表情、体位、步态。

一、性别、年龄和生命体征

案例3-2

患者，女性，43岁。在高温环境下工作5小时后，突然感到全身软弱、乏力、头晕、头痛、出汗减少。入院体格检查：T 41℃（口测法），面色潮红，P 115次/分，R 26次/分，心肺无异常。

问题：1. 体温正常值是多少？该评估对象体温分度属哪级？

2. 护理问题有哪些？

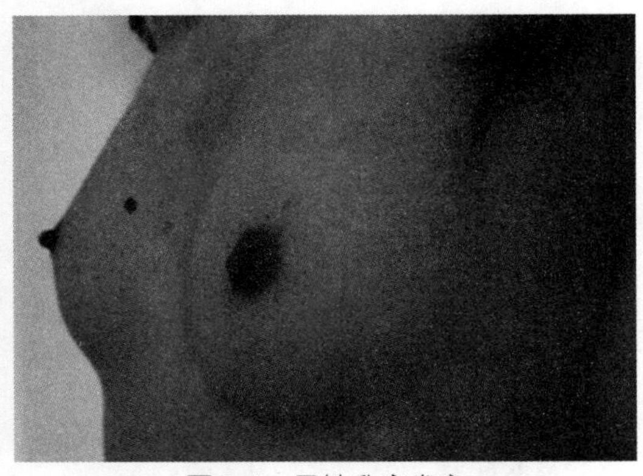

图3-4　男性乳房发育

（一）性别

某些疾病可致性征改变，如肾上腺皮质肿瘤或长期使用肾上腺皮质激素，可使女性发生男性化；肝硬化、肾上腺皮质肿瘤可使男性乳房女性化（图3-4）。

性染色体的数目或结构异常可引起两性畸形，即外生殖器和其他性征兼有两性特征。

性别与某些疾病的发病率有关，如甲状腺功能亢进症、系统性红斑狼疮女性多发，胃癌、食管癌男性多发，血友病几乎都见于男性，女性罕见。

（二）年龄

通过问诊和观察皮肤、营养、皱纹可了解评估对象的年龄。年龄与疾病发生有密切关系，佝偻病、麻疹、白喉多见于儿童，风湿热、结核病多发于青少年，动脉硬化、恶性肿瘤、高血压多见于老年人。年龄还与预后相关，儿童白血病预后就明显优于老年人。

（三）生命体征

生命体征包括体温、脉搏、呼吸和血压，是评价生命活动质量的重要征象，是体格检查必检项目之一。

1. 体温

（1）体温测量及正常范围：每次体格检查均应记录体温，测量体温方法通常有以下三种，①口测法，将消毒过的体温表置于舌下，紧闭口唇，放置5分钟后读数。正常值为36.3～37.2℃。②肛测法，评估对象侧卧位，将肛表头端涂以润滑剂，徐徐插入肛门，深达肛表的一半为止，测量5分钟。正常值为36.5～37.7℃。肛测法一般较口测法读数高0.3～0.5℃。③腋测法，将体温计水银端置于评估对象腋窝顶部，嘱其用上肢将体温计夹紧，10分钟后读数。正常值为36.0～37.0℃。

考点：体温的正常范围、测量时间

口测法温度虽较为准确，但不能用于婴幼儿及神志不清者。肛测法温度稳定，多用于小儿或昏迷患者。腋测法简便、安全，且不易发生交叉感染，临床多用此法。

链接 体温测量误差分析

1. 口测法测量前喝过热水或冷水。

2. 腋测法上臂未将体温计夹紧，未擦干汗液，未移去附近的冰袋、热水袋等影响局部温度的物品或以冷热毛巾擦拭腋部。

3. 测温前未将体温计汞柱甩到36℃以下。

生理情况下，体温有一定的波动。早晨体温略低，下午略高，在24小时内波动幅度一般不超过1℃；运动或进食后体温略高；老年人体温略低；月经期前或妊娠期妇女体温略高。

体温高于正常时称为发热。体温低于正常称为体温过低，见于严重营养不良、甲状腺功能减退症及过久暴露于低温条件下。

2. 脉搏、呼吸和血压 其测量方法和正常值见《基础护理学》和本章第6节。

案例3-2分析

1. 口测法36.3～37.2℃，肛测法36.5～37.7℃，腋测法36～37℃，评估对象属高热(39.1～41℃)。

2. 体温过高 与高温环境工作致体温调节中枢功能障碍有关；体液不足的危险 与高温环境中大量出汗有关；活动无耐力。

二、发育与体型

(一) 发育

发育正常与否通常以年龄、智力和体格成长状态(身高、体重及第二性征)之间的关系来判断。发育正常者年龄和体格成长状态之间的关系是均衡的，第二性征与年龄是相称的。正常发育与种族、遗传、内分泌、营养状况、生活条件、体育锻炼等内外因素有密切的关系。一般正常成人胸围等于身高的一半，两上肢展开的长度等于身高，坐高等于下肢的长度。正常人各年龄组的身高与体重之间有一定的关系。

考点：发育正常与否的判断方法

(二) 体型

临床上把成年人的体型分为三种。

1. 无力型 即瘦长型，体高肌瘦，颈细长，肩窄下垂，胸廓扁平，腹上角小于90°。

2. 正力型 即匀称型，身体各部分结构匀称适中。

3. 超力型 即矮胖型，体格粗壮，颈粗，面红，肩宽平，胸廓宽阔，腹上角大于90°。

链接 学生中的“豆芽菜”体型

当前大中学生体质下降，其中之一就是胸围过小，说明学生属于或趋向于“豆芽菜”体型，即无力型。究其原因，除有的是由于遗传、内分泌及发育较晚的因素外，大都是由于挑食、营养不平衡，锻炼不够导致的，而进行体育锻炼、均衡饮食、保持充足而良好的睡眠可以改善体型。

(三) 病态表现

临床上的病态发育与内分泌改变密切相关。例如，在发育成熟前出现腺垂体功能亢进，可致体格异常高大称为巨人症；发育成熟前腺垂体功能减退，则可导致体格异常矮小，称为垂体性侏儒症(又称生长激素缺乏性侏儒症)。甲状腺对体格发育具有促进作用，发育成熟前，如功能亢进，则代谢增强，食欲亢进，可导致体格发育超常；如功能减低，则体格矮小，智力低下，称为呆小症。性激素决定第二性征的发育，对体格发育也有一定的影响。

三、营养状态

链接 身高体重指数

身高体重指数（BMI）的计算方法是用体重公斤数除以身高米数平方得出的数字，是目前国际上常用的衡量人体胖瘦程度及是否健康的一个标准。1997 年世界卫生组织（WHO）公布，BMI 18.5 ~24.9 为正常，25 ~29.9 为肥胖前期，30.0 ~34.9 为Ⅰ度肥胖。亚洲成人 BMI 指标要低，2003 年《中国成人超重和肥胖症预防和控制指南》中公布：BMI≥24 为超重，BMI≥28 为肥胖。

(一) 检查方法

考点：营养状态的评价方法

营养状态的评价通常根据皮肤、毛发、皮下脂肪、肌肉的发育情况进行综合判断，同时也必须参考其性别、年龄、身高及体重等情况。最简便而迅速的方法是观察皮下脂肪的充实程度，最适宜的部位是前臂曲侧或上臂背侧下 1/3 处。此外，在一定时间内监测体重的变化也可反映机体的营养状态。

(二) 营养状态的分级

临床上分为良好、中等和不良三个等级。

1. 良好　黏膜红润，皮肤光泽、弹性良好，皮下脂肪丰满而有弹性，指甲、毛发润泽，肋间隙及锁骨上窝深浅适中，肩胛部和股部肌肉丰满。

2. 不良　皮肤黏膜干燥、弹性降低，皮下脂肪菲薄，肌肉松弛无力，毛发稀疏，肋间隙、锁骨上窝凹陷，肩胛骨和髂骨嶙峋突出。

3. 中等　介于两者之间。

(三) 常见的营养状态异常

临床上常见的营养状态异常包括营养不良和营养过度两个方面。

1. 营养不良　由于摄食不足和(或)消耗增多引起。一般轻微或短期的疾病不易导致营养状态的异常，故营养不良多见于长期或严重的疾病，如食管、胃、肠、肝、胆和胰腺疾病可致摄食、消化及吸收功能的障碍；长期活动性肺结核、恶性肿瘤、代谢障碍(如糖尿病)和某些内分泌疾病(如甲状腺功能亢进症)均可引起消耗增多而导致营养不良。当体重减低至低于正常的 10% 时称为消瘦，极度消瘦者称为恶病质(图 3-5)。

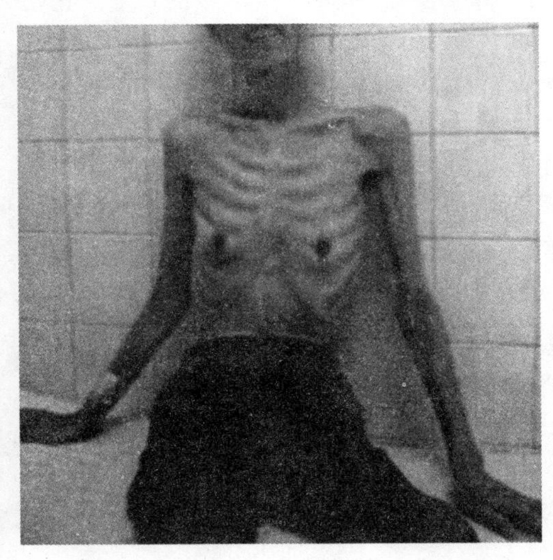

图 3-5　恶病质

考点：消瘦、肥胖的评价标准

2. 营养过度　体内中性脂肪积聚过多，主要表现为体重增加，超过标准体重的 20% 以上者称为肥胖。肥胖的原因主要是热卡摄入过多，超过消耗量，也与内分泌、遗传、生活方式和精神因素有关。肥胖一般分为单纯性肥胖和继发性肥胖两类。单纯性肥胖全身脂肪均匀分布，一般无异常表现，带有一定的遗传倾向。继发性肥胖多由某些内分泌疾病所致，如肥胖性生殖无能综合征、肾上腺皮质功能亢进症、甲状腺功能减退症等可引起一定特征的肥胖及其他异常表现。

四、意识状态

意识是大脑功能活动的综合表现,即对环境的知觉状态。正常人意识清晰,定向力正常,反应敏锐,思维和情感活动正常,语言流畅、准确,表达能力良好。凡是能影响大脑功能活动的疾病均可引起程度不等的意识改变,称为意识障碍。根据意识障碍的程度可将其分为嗜睡、意识模糊、昏睡及昏迷。意识障碍的临床表现见第2章第2节。

五、面容与表情

健康人表情自然,神态安怡。当机体患病时,可表现为淡漠、烦躁不安、痛苦、忧郁表情和不同的病容,常见的有以下几种。

1. 急性病容　面色潮红,兴奋不安,鼻翼扇动,表情痛苦,见于急性感染性疾病,如肺炎链球菌肺炎、流行性脑脊髓膜炎等。

2. 慢性病容　面容憔悴,面色晦暗或苍白,目光暗淡,见于慢性消耗性疾病,如肿瘤、肝硬化、严重结核病等。

3. 贫血面容　面色苍白,唇舌色淡,表情疲惫,见于各种原因所致的贫血。

4. 二尖瓣面容　面色晦暗,双颊紫红,口唇轻度发绀,见于风湿性心瓣膜病二尖瓣狭窄。

5. 甲状腺功能亢进面容　面容惊愕,眼裂增宽,眼球突出,目光闪烁,兴奋不安,烦躁易怒(图3-6),见于甲状腺功能亢进症。

6. 黏液性水肿面容　颜面水肿苍白,脸厚面宽,目光呆滞,举止迟钝,眉毛、头发稀疏,舌色淡、肥大,见于甲状腺功能减退症。

7. 肢端肥大症面容　头颅增大,面部变长,下颌增大并向前突出,眉弓及两颧骨隆起,耳鼻增大,唇舌肥厚,见于肢端肥大症。

8. 满月面容　面圆如满月,皮肤发红,常伴有痤疮和小须(图3-7),见于库欣综合征及长期服用糖皮质激素者。

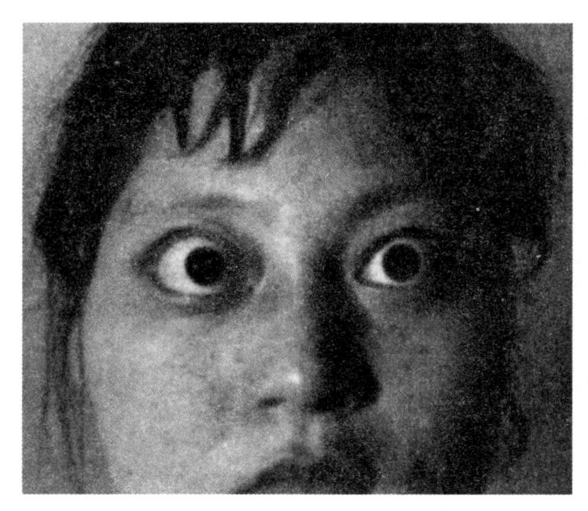

图3-6　甲状腺功能亢进面容

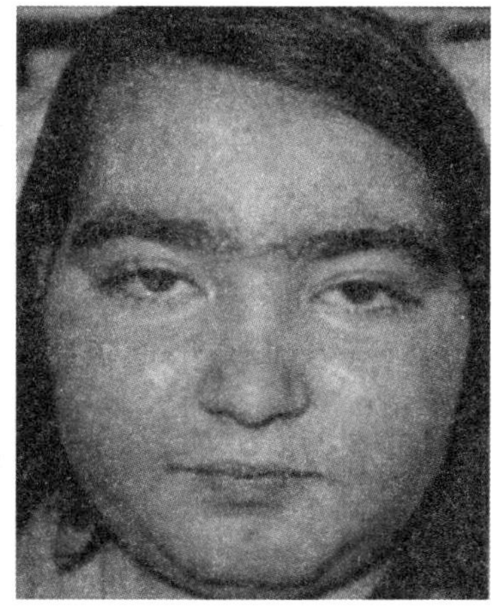

图3-7　满月面容

考点:常见二尖瓣面容、甲状腺功能亢进面容、黏液性水肿面容、满月面容、伤寒面容的特点

9. 伤寒面容　表情淡漠,反应迟钝,呈无欲状态,见于伤寒。

10. 苦笑面容　牙关紧闭,面肌抽搐,呈苦笑状,见于破伤风。

11. 病危面容　面容枯槁,面色苍白或呈铅灰色,表情淡漠,目光晦暗,眼眶凹陷,鼻骨峭耸,见于大出血、严重休克、脱水、急性腹膜炎等。

六、体　　位

案例 3-3

患者,女性,48 岁。咳喘 2 周入院。患者 5 年前体检胸透时发现心脏扩大,当时无任何症状,能参加一般体力劳动。此后当劳动强度稍大时即心慌气短。2 周前安静时自觉胸闷气短、心悸,活动后加重,夜间须高枕而卧。入院超声心动图示二尖瓣关闭不全。

问题:1. 该患者为什么高枕而卧?

2. 该患者常会采取何种体位?

体位是指患者身体所处的状态。体位的改变对某些疾病的诊断具有一定的意义。常见的体位有以下几种。

1. 自主体位　身体活动自如,不受限制,见于正常人、轻症和疾病早期患者。

2. 被动体位　评估对象不能调整或变换身体的位置,见于极度衰竭或意识丧失者。

3. 强迫体位　评估对象为减轻痛苦,被迫采取某种特殊的体位,临床上常见的强迫体位有以下几种。

(1) 强迫仰卧位:患者仰卧,双腿蜷曲,以减轻腹部肌肉的紧张,见于急性腹膜炎。

(2) 强迫俯卧位:患者俯卧以减轻脊背肌肉的紧张,见于脊柱疾病。

(3) 强迫侧卧位:胸膜疾病患者多采取患侧卧位,以限制患侧胸廓活动而减轻疼痛并有利于健侧代偿呼吸,见于一侧胸膜炎和大量胸腔积液。

(4) 强迫坐位(端坐呼吸):患者不能平卧,采取坐位,双腿下垂,以减轻呼吸困难,见于心、肺功能不全者。

(5) 辗转体位:评估对象辗转反侧,坐卧不安,见于胆石症、胆道蛔虫症、肾绞痛。

(6) 角弓反张位:患者颈及脊背肌肉强直,呈弓形,见于破伤风及小儿脑膜炎。

考点:各强迫体位的临床意义

案例 3-3 分析

1. 患者系左心衰竭,有肺淤血,为减少回心血量和增加肺活量,被迫采取高枕而卧。

2. 患者常会取端坐体位以减少回心血量,减轻肺淤血,改善呼吸困难。

七、步　　态

步态是指走路时所表现的姿态。健康成人躯干端正,肢体活动灵活适度,步态稳健。患者因疾病的影响,往往引起异常的步态,常见异常步态有以下几种。

1. 蹒跚步态　走路时身体左右摇摆,又称鸭步,见于佝偻病、进行性肌营养不良或双侧先天性髋关节脱位。

2. 醉酒步态　走路时躯干重心不稳,步态紊乱不准确,如醉酒状,见于小脑疾病、酒精中毒等。

3. 共济失调步态　起步时一脚高抬,骤然垂落,且双目向下注视,两脚间距也很宽,以防身体倾斜,闭目时不能保持平衡,见于脊髓结核。

4. 慌张步态　起步后小步急速趋行,身体前倾,有难以止步之势,见于帕金森病。

5. 跨阈步态　由于踝部肌腱、肌肉弛缓,患足下垂,行走时必须高抬下肢才能起步,见于腓总神经麻痹。

目标检测

A_1/A_2 型题

1. 慌张步态见于(　　)
   A. 大骨节病　B. 酒精中毒
   C. 帕金森病　D. 高血压性心脏病
   E. 下肢畸形
2. 判断营养状态最简便而迅速的方法是(　　)
   A. 毛发的分布及色泽
   B. 皮肤情况
   C. 体格发育
   D. 肌肉的发育状态
   E. 察看皮下脂肪充实的程度
3. 被动体位见于下列哪种疾病(　　)
   A. 极度衰竭或意识丧失者
   B. 急性腹膜炎
   C. 大量胸腔积液
   D. 心力衰竭
   E. 脊柱疾病
4. 胆石症、肾绞痛患者,多采取何种体位(　　)
   A. 强迫体位　B. 强迫仰卧位
   C. 强迫俯卧位　D. 强迫坐位
   E. 辗转体位
5. 患者,男性,体检见其眼球突出,兴奋不安,呈惊恐貌,见于(　　)
   A. 黏液性水肿面容　B. 甲状腺功能亢进面容
   C. 肢端肥大症面容　D. 满月面容
   E. 苦笑面容
6. 面容枯槁、面色苍白或铅灰、表情淡漠、眼眶凹陷称为(　　)
   A. 慢性病容　B. 病危面容
   C. 满月面容　D. 二尖瓣面容
   E. 急性病容

第3节　皮肤、浅表淋巴结检查

一、皮　　肤

(一) 颜色

皮肤颜色与毛细血管的分布、血液的充盈程度、色素量的多少、皮下脂肪的厚薄有关。

1. 苍白　可由贫血、末梢毛细血管痉挛或充盈不足所致,如寒冷、惊恐、休克、虚脱及主动脉瓣关闭不全。

2. 发红　可由毛细血管扩张充血、血流加速及红细胞量增多导致。生理情况下见于情绪激动、运动、饮酒后等,病理情况下见于发热性疾病,如肺炎球菌性肺炎、肺结核、猩红热,以及阿托品、一氧化碳中毒等。皮肤持久性发红可见于库欣综合征及真性红细胞增多症。

3. 发绀　皮肤呈青紫色,常出现于口唇、耳郭、面颊及肢端,见于脱氧血红蛋白增多或异常血红蛋白血症。

4. 黄染　皮肤呈黄色,主要见于黄疸。早期或轻微时出现于巩膜及软腭黏膜,较重时始见于皮肤,见于胆道阻塞、肝细胞损害或溶血性疾病。此外,过多食用胡萝卜等蔬菜,致血中胡萝卜素含量增加,也可使皮肤黄染,但发黄的部位多在手掌和足底,而巩膜却不发黄。长期服用带有黄色素的药物(如阿的平等)也可使皮肤发黄,严重者甚至出现巩膜黄染,但以角膜周围最明显,离角膜缘越远黄染越浅,与黄疸相反。

5. 色素沉着　由于表皮基底层的黑色素增多,使部分或全身皮肤色泽加深称色素沉着。生理情况下,身体外露部分及乳头、腋窝、关节、生殖器、肛门周围等处皮肤色素较深,如果这些部位的色素明显加深,或其他部位出现色素沉着,则提示病理征象,常见于慢性肾上腺皮质功能减退,也可见于肝硬化、肝癌晚期及长期使用某些药物(如砷剂)等。妊娠妇女面部、额部可发生棕褐色对称性色素斑，称为妊娠斑；老年人也可出现全身或面部的散在色素斑，称为老年斑。

6. 色素脱失　皮肤丧失原有色素称为色素脱失，临床上常见的色素脱失有以下三种。

(1) 白癜：为多形性大小不等的色素脱失斑片，发生后可逐渐扩大，但进展缓慢，无自觉症状也不引起生理功能改变。它可见于白癜风，偶见于甲状腺功能亢进症、肾上腺皮质功能减退症及恶性贫血。

(2) 白斑：多为圆形或椭圆形色素脱失斑片，面积一般不大，常发生于口腔黏膜及女性外阴部，部分可发生癌变。

(3) 白化症：是由于先天性酪氨酸酶合成障碍引起的全身皮肤和毛发色素脱失的遗传性疾病。

(二) 湿度、温度、弹性

1. 湿度　皮肤湿度与汗腺分泌功能有关，出汗多则皮肤湿润，出汗少则皮肤干燥。正常人皮肤比较湿润，并随周围环境温度、湿度的变化而改变，在气温高、湿度大的环境里出汗增多，这是正常的调节功能。在病理情况下出汗过多、过少或无汗则具有临床意义。多汗见于风湿病、结核病、甲状腺功能亢进症、佝偻病；手脚皮肤发凉而大汗淋漓称冷汗，见于休克、虚脱；夜间睡后出汗称盗汗，见于结核病；皮肤干燥无汗见于维生素 A 缺乏、硬皮病、尿毒症、脱水。

2. 温度　评估皮肤温度采用触诊方法，以指背触摸评估对象皮肤来评估皮肤温度。常见的异常有：①全身皮肤发热，见于发热、甲状腺功能亢进症；②局部皮肤发热，见于疖、痈等炎症；③全身皮肤发冷，见于休克、甲状腺功能减退症；④肢端发冷，见于雷诺病。

3. 弹性　皮肤弹性与年龄、营养状态、皮下脂肪及组织间隙所包含液体量有关。儿童及青年皮肤弹性好，中年以后弹性减弱，老年人皮肤弹性差。检查时用拇指和示指将评估对象手背或前臂内侧皮肤捏起，松手后如皮肤皱褶立即平复，为弹性正常，如皱褶平复缓慢，为弹性减弱，后者见于长期慢性消耗性疾病或严重脱水者。发热时血液循环加速，周围血管充盈，可使皮肤弹性增加。

(三) 皮疹

皮疹种类多样，应注意皮疹的出现与消失时间、发展顺序、部位、形态、大小、颜色，压之是否褪色，平坦或隆起，有无瘙痒及脱屑等。皮疹是诊断某些传染病、皮肤病、药物过敏的重要依据。常见的皮疹有以下四种。

1. 斑疹　表现为局部皮肤发红，一般不凸起于皮面，见于斑疹伤寒、丹毒等。玫瑰疹是一种鲜红色圆形斑疹，直径 2～3mm，压之褪色，松开时又复出现，多出现于胸腹部，为伤寒和副伤寒的特征性皮疹。

2. 丘疹　除局部颜色改变外，病灶凸起于皮面，见于药物疹、麻疹及湿疹等。

3. 斑丘疹　在丘疹周围有皮肤发红的底盘称为斑丘疹，见于风疹、猩红热和药物疹。

4. 荨麻疹　为稍隆起皮面的苍白色或红色局限性水肿，是速发性皮肤变态反应所致，见于各种过敏反应。

考点：玫瑰疹的特点及临床意义

(四) 压疮

案例 3-4

患者，女性，22 岁。因结核性脑膜炎、血行播散型肺结核入院。体格检查：体温正常，消瘦，浅昏迷状态，颈项强直，骶尾部皮肤有 6cm×9cm 的变红区，压之不变白。

问题：患者是否有压疮？如果存在，属于哪级？

压疮为局部组织长期受压，持续缺血、缺氧所致的继发性皮肤损害，又称压力性溃疡。压疮多见于枕部、耳郭、肩胛部、肘部、髋部、骶尾部、膝关节内外侧、内外踝、足跟等身体易受压部位，分为四级。Ⅰ级：红斑期，皮肤完整，局部皮肤颜色改变，压之不变白；Ⅱ级：炎性浸润期或水疱期，损伤累及表皮和（或）真皮层，没有穿透真皮层，表现为表皮破损或者水疱；Ⅲ级：浅度溃疡期，损伤累及皮下组织，出现溃疡，但未穿透筋膜层；Ⅳ级：深度溃疡期，皮肤全层广泛坏死，并累及肌肉、骨骼和其他支撑组织，形成窦道。

案例3-4分析

有压疮。患者骶尾部皮肤有6cm×9cm的变红区，压之不变白，符合压疮临床表现。根据压疮分级标准，本患者压疮为Ⅰ级（红斑期）。

（五）皮下出血

皮肤、黏膜下出血，可有不同形态。若出血直径<2mm称为瘀点，3～5mm为紫癜，>5mm为瘀斑；片状出血并伴皮肤显著隆起称为血肿。皮下出血常见于造血系统疾病、重症感染、毒物或药物中毒。

考点：不同形态皮下出血的概念及判断

（六）蜘蛛痣与肝掌

皮肤小动脉末端分支性扩张所形成的血管痣，形似蜘蛛，称为蜘蛛痣（图3-8），多出现于上腔静脉分布的区域内，如面、颈、手背、上臂、前胸和肩部等处。检查时用棉签或牙签压迫蜘蛛痣的中心，其辐射状小血管网即消退，去除压力后又复出现（图3-9）。一般认为蜘蛛痣的出现与肝对雌激素的灭活作用减弱有关，见于急慢性肝炎、肝硬化。

考点：蜘蛛痣的概念、分布及临床意义

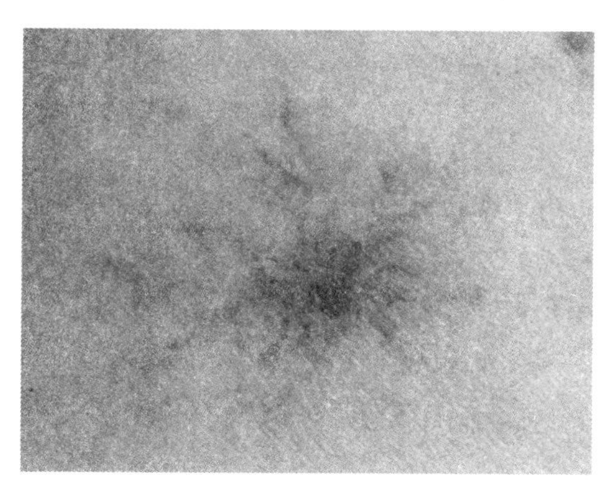

图3-8 蜘蛛痣

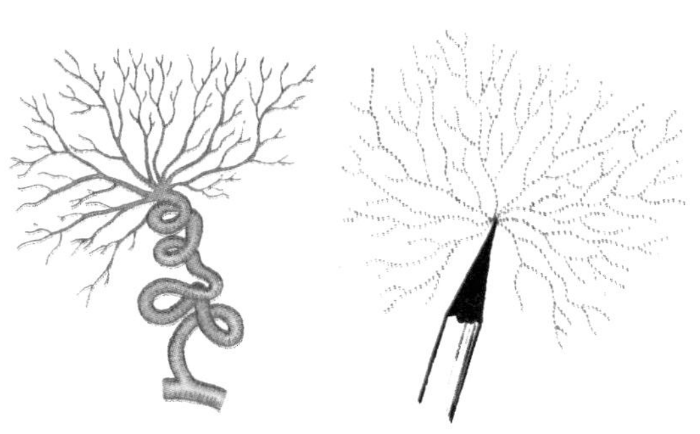

图3-9 蜘蛛痣检查方法

慢性肝病评估对象手掌大小鱼际肌常发红，加压后褪色，称为肝掌，发生机制与蜘蛛痣相同。某些人身上出现一个或几个蜘蛛痣不一定具有临床意义，健康妇女在妊娠期也可出现。

（七）水肿

皮下组织的细胞及组织间隙内液体积聚过多称为水肿。根据水肿程度可分为轻、中、重三度。

轻度：仅见于眼睑、眶下软组织、胫骨前、踝部皮下组织，指压后可见组织轻度下陷，恢复较快。

中度：全身组织均见明显水肿，指压后可出现明显的或较深的组织下陷，平复缓慢。

重度：全身组织严重水肿，身体低位皮肤紧张发亮，甚至有液体渗出，而且胸腔、腹腔等浆膜腔内可见积液，外阴部也可见严重水肿。

二、浅表淋巴结检查

案例 3-5

患者,男性,61 岁。因上腹隐痛 1 年余,加重伴头昏、乏力 4 个月,黑便 3 周入院。疼痛与进食无关,并有进行性消瘦。体格检查:消瘦,严重贫血貌,左侧锁骨上窝 2 个淋巴结肿大、粘连、橡皮感,上腹软,明显压痛,未触及包块。胃镜见胃小弯溃疡,面积为 6cm×5cm,活检示胃癌。

问题:1. 左侧锁骨上窝淋巴结肿大的临床意义是什么?

2. 触诊恶性肿瘤转移之淋巴结有何特点?

正常的浅表淋巴结很小,直径多为 0.2 ~ 0.5mm,质地柔软,无粘连,无压痛,不易触及。

(一) 浅表淋巴结的分布

浅表淋巴结呈组群分布,一个组群的淋巴结收集一定区域的淋巴液。耳后、乳突区的淋巴结收集头皮范围内的淋巴液;颈深部淋巴结上群(胸锁乳突肌上部)收集鼻咽部淋巴液,下群(胸锁乳突肌下部)收集咽喉、气管、甲状腺等处的淋巴液;锁骨上窝淋巴结群左侧收集食管、胃等器官的淋巴液,右侧收集气管、胸膜、肺等处的淋巴液;颌下淋巴结群收集口腔底部、颊黏膜、牙龈等处的淋巴液;颏下淋巴结群收集颏下三角区内组织、唇和舌部的淋巴液(图 3-10);腋窝部淋巴结群收集躯干上部、乳腺、胸壁等处的淋巴液(图 3-11);腹股沟部淋巴结群收集下肢及会阴部回流的淋巴液。局部的炎症或肿瘤转移,往往引起上述相应区域的淋巴结肿大。

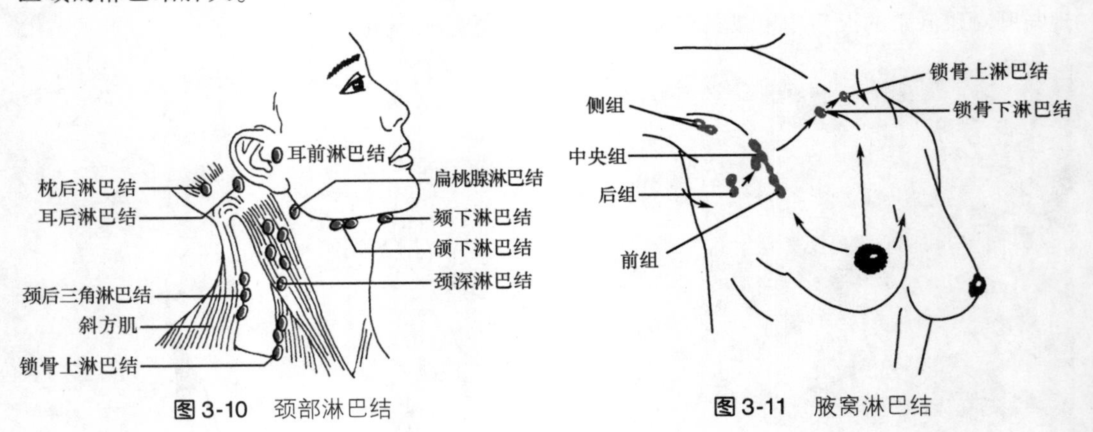

图 3-10　颈部淋巴结

图 3-11　腋窝淋巴结

(二) 检查方法

检查浅表淋巴结时,主要使用触诊,并按一定的顺序进行,以免遗漏。一般顺序为:耳前、耳后、乳突区、枕骨下区、颈后三角、颈前三角、锁骨上窝、腋窝、滑车上、腹股沟、腘窝。

检查颈部淋巴结可面对评估对象,手指并拢紧贴检查部位,由浅入深滑行触诊。触诊时,评估对象头稍低,或头偏向检查侧,以使皮肤和肌肉松弛,便于触诊。检查锁骨上窝淋巴结时,评估对象取坐位或仰卧位,头部稍向前屈,用双手进行触诊,左手触诊右侧,右手触诊左侧,由浅入深触摸(图 3-12)。检查腋窝时应以手扶评估对象前臂稍外展,以右手检查左侧,左手检查右侧,由浅入深至腋窝顶部,然后依次触诊腋窝后、内、前壁,再翻掌向外,将评估对象外展之上臂下垂,触诊腋窝外侧壁(图 3-13)。检查滑车上淋巴结时,以左手托扶评估对象前臂,以右手向滑车上由浅入深触摸,分别检查两侧滑车上淋巴结。触摸肿大淋巴结时,应寻找引起淋巴结肿大的原发病灶。

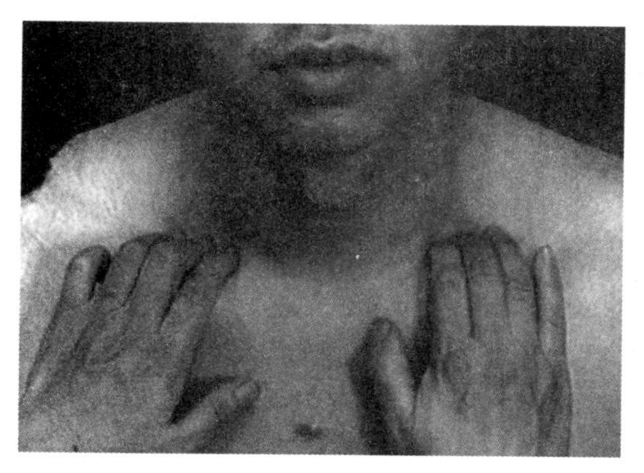

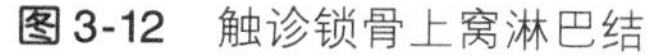
图3-12 触诊锁骨上窝淋巴结

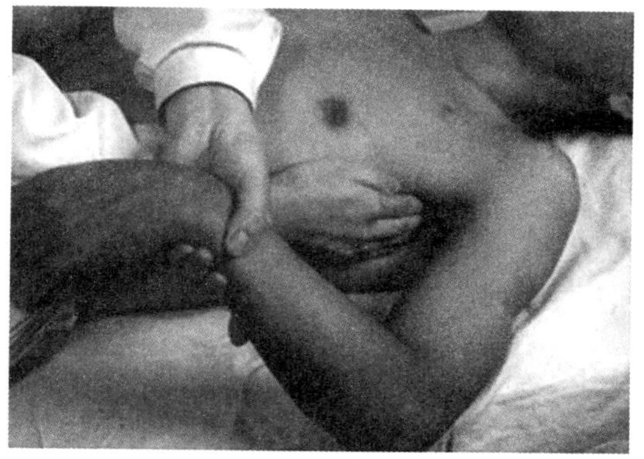

图3-13 触诊腋窝淋巴结

（三）临床意义

1. 局部淋巴结肿大的原因和特点

（1）非特异性淋巴结炎：由所属部位的某种急慢性炎症引起，如急性化脓性扁桃体炎、齿龈炎可引起颈部淋巴结肿大。急性炎症初始，肿大的淋巴结柔软，有压痛，表面光滑，无粘连，肿大至一定程度即停止。慢性炎症时，淋巴结较硬，最终淋巴结可缩小或消退。

（2）淋巴结结核：肿大的淋巴结常发生于颈部血管周围，多发性，质地稍硬，大小不等，可相互粘连或与周围组织粘连；如发生干酪性坏死，可触及波动感；晚期破溃后形成瘘管，时愈时破，愈合后可形成瘢痕。

（3）恶性肿瘤淋巴结转移：转移淋巴结质地坚硬，或有橡皮样感，表面可光滑或突起，与周围组织粘连，不易推动，一般无压痛。胸部肿瘤如肺癌可向右侧锁骨上窝淋巴结群转移；胃癌多向左侧锁骨上窝淋巴结群转移，此处系胸导管进颈静脉的入口，这种肿大的淋巴结称为Virchow淋巴结，常为胃癌、食管癌转移的标志。

2. 全身性淋巴结肿大的原因和特点　肿大的淋巴结可遍及全身，大小不等，多无压痛，无粘连，罕有化脓破溃者，常并有肝脾大，可见于传染性单核细胞增多症、淋巴瘤及各型急慢性白血病。

考点：肿大淋巴结的触诊内容及临床意义

案例3-5分析

1. 为胃癌、食管癌转移的标志（Virchow淋巴结）。
2. 淋巴结质硬或橡皮感，与周围组织粘连，不易推动，无压痛。

目标检测

A_1/A_2 型题

1. 紫癜指皮肤出血直径（　　）
   A. <2mm　B. 2～4mm
   C. 3～5mm　D. >5mm
   E. 加压后褪色
2. 关于蜘蛛痣，下列哪项不正确（　　）
   A. 见于急、慢性肝炎或肝硬化时
   B. 是小动脉末端分支性扩张所形成的血管痣
   C. 身上出现几个蜘蛛痣一定有临床意义
   D. 健康妇女妊娠期间也可出现
   E. 常见于面部、颈部、胸部、上肢
3. 引起皮肤少汗、无汗的疾病应除外（　　）
   A. 维生素A缺乏　B. 甲状腺功能减退症
   C. 结核病　D. 脱水
   E. 硬皮病
4. 引起体温降低的疾病应除外（　　）
   A. 休克　B. 甲状腺功能亢进症
   C. 年老体弱　D. 内出血

E. 急性大出血

5. 下述有关正常淋巴结的描述哪项正确(　　)

A. 容易触及

B. 质地韧,表面光滑

C. 与毗邻组织可有粘连

D. 有明显压痛

E. 呈组群分布,收集一定区域的淋巴液

6. 右锁骨上淋巴结收集何处的淋巴液(　　)

A. 鼻咽部　　B. 食管和胃

C. 下肢和会阴部　　D. 乳腺和胸壁

E. 气管、肺和胸膜

7. 黑便伴皮肤蜘蛛痣及肝掌,可见于(　　)

A. 非特异性直肠炎

B. 直肠癌

C. 胆道疾病

D. 肝硬化门静脉高压

E. 小肠肿瘤

第4节　头部、面部和颈部检查

一、头　　部

头部的检查应注意头颅的大小、外形变化及头部的运动情况。头颅的大小以头围来衡量,即自眉间向后经枕骨粗隆绕头一周的长度(用软尺量取)。头围大小与脑的发育密切相关,新生儿的头围约为34cm,出生后前半年增加8～10cm,后半年增加2～4cm,2岁时达48cm,此后增长放慢,5岁时达50cm,15岁时接近成人,为54～58cm。矢状缝及其他颅缝多在出生后6个月内骨化,骨化过早会影响颅脑的发育。头颅异常疾病如下所述。

1. 小颅　小儿囟门多在12～18个月闭合,过早闭合可形成小颅畸形。

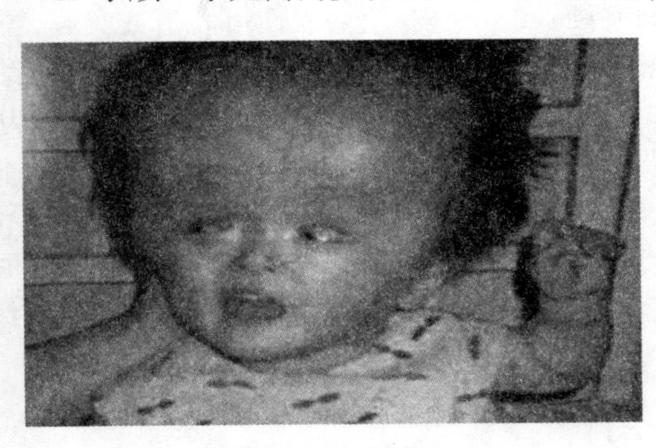

图3-14　巨颅

2. 巨颅　额顶、颞及枕部突出膨大呈圆形(常伴颈静脉充盈),颜面相对较小。颅内压增高,压迫眼球,形成双目下视、巩膜上部外露的特殊表情,称落日现象,见于脑积水(图3-14)。

3. 尖颅　由于矢状缝与冠状缝过早闭合,致头顶部尖突高起,与颜面比例异常,见于先天性尖颅合并指(趾)畸形,即Apert综合征。

4. 方颅　前额左右突出、头顶平坦呈方形,见于小儿佝偻病或先天性梅毒。

5. 变形颅　发生于中年人,以颅骨增大变形为特征,同时伴长骨的骨质增厚与弯曲,见于变形性骨炎(Paget病)。

头部的运动异常,如头部活动受限,见于颈椎疾病;头部不随意的颤动,见于帕金森病;与颈动脉搏动一致的点头运动,称Musset征,见于严重主动脉瓣关闭不全。

此外,头部检查还应包括头发和头皮检查,头发检查应注意其颜色、疏密度和脱发的类型及特点。头发的颜色、曲直、疏密度可因种族、遗传因素而不同,儿童和老年人头发较稀疏,头发逐渐变白也是老年性改变。脱发可由疾病引起,如伤寒、斑秃、甲状腺功能减退症等,也可由物理、化学因素引起,如放射治疗和抗癌药治疗等。检查脱发应注意发生部位、形状与头发改变的特点。头皮的检查需分开头发观察头皮颜色,有无头屑、头癣、外伤、炎症、血肿及瘢痕等。

二、面　　部

(一) 眼

1. 眼眉　正常人眉毛的疏密不完全相同,一般内侧与中间比较浓密,眉毛过于稀疏或脱落,见于黏液性水肿和腺垂体功能减退症。

2. 眼睑

(1) 睑内翻:由于瘢痕形成,使睑缘向内翻转,见于沙眼。

(2) 上睑下垂:双侧睑下垂见于先天性上睑下垂、重症肌无力;单侧上睑下垂多为动眼神经麻痹所致,见于脑炎、脑脓肿、脑外伤、白喉等。

(3) 眼睑闭合障碍:双侧眼睑闭合障碍见于甲状腺功能亢进症;单侧眼睑闭合障碍见于面神经麻痹。

(4) 眼睑水肿:轻度或初发水肿常在眼睑表现出来。常见原因为肾炎、慢性肝病、营养不良、贫血、血管神经性水肿等。

此外,还应注意眼睑有无包块、压痛、倒睫等。

3. 结膜　分睑结膜、穹隆结膜和球结膜三部分。结膜的检查宜在自然光线下进行,检查上睑结膜时需翻转眼睑,翻眼睑时动作要轻巧、柔和,以免引起评估对象痛苦和流泪。

结膜常见的改变:结膜充血发红可见血管充盈,见于结膜炎、角膜炎;结膜苍白见于贫血;结膜发黄见于黄疸;颗粒与滤泡见于沙眼;结膜出现散在出血点,见于亚急性感染性心内膜炎;如伴充血、分泌物,见于急性结膜炎;若有大片的结膜下出血,可见于高血压、动脉硬化、外伤、出血性疾病。球结膜水肿见于颅内压增高、肺性脑病、流行性出血热、重症水肿等。

4. 巩膜　正常不透明,血管极少,呈瓷白色,黄疸时巩膜可首先发黄,血液中其他黄色色素成分(如胡萝卜素、阿的平)增多时,一般黄染出现在角膜周围。

5. 角膜　表面有丰富的感觉神经末梢,故感觉十分灵敏。正常角膜无色透明。检查时用斜照光观察透明度,注意有无白斑、软化、溃疡、新生血管等。角膜周围血管增生可为严重沙眼所致。角膜软化见于婴幼儿营养不良、维生素A缺乏症等;角膜边缘及周围出现灰白色混浊环,多见于老年人,故称老年环,是类脂质沉积的结果。角膜边缘若出现黄色或棕褐色的色素环,环的外缘较清晰,内缘较模糊,称凯-弗二氏环,是铜代谢障碍的结果,见于肝豆状核变性。

6. 虹膜　为眼球葡萄膜的最前部分,呈圆盘形,中央有瞳孔,虹膜内有瞳孔括约肌与扩大肌,能调节瞳孔的大小,正常虹膜纹理呈放射性排列。纹理模糊或消失见于炎症、水肿或萎缩。虹膜形态异常或有裂孔,见于虹膜前粘连、外伤、先天性虹膜缺损等。

7. 瞳孔　正常为圆形,双侧等大、等圆,直径为3~4mm。瞳孔括约肌收缩使瞳孔缩小,由动眼神经的副交感神经纤维支配;瞳孔扩大肌收缩使瞳孔扩大,由交感神经支配。对瞳孔的检查应注意瞳孔的形状、大小、位置,双侧是否等圆、等大,以及对光反射、集合反射等。

(1) 形状及大小:青光眼或眼内肿瘤时,瞳孔可呈椭圆形;虹膜粘连时其形状可不规则。生理情况下,婴幼儿、老年人及在光亮处瞳孔较小,青少年、精神兴奋或在暗处瞳孔扩大。瞳孔缩小见于虹膜炎症、中毒(如有机磷杀虫剂)、药物反应(如毛果芸香碱、吗啡)等;瞳孔扩大见于外伤、颈交感神经刺激、青光眼绝对期、视神经萎缩、药物影响(阿托品、可卡因)等。瞳孔大小不等,常提示有颅内病变,如脑外伤、脑肿瘤、中枢神经梅毒、脑疝等。双侧瞳孔散大并伴有对光反射消失为濒死状态的表现。

（2）对光反射：分为直接对光反射和间接对光反射。嘱评估对象注视前方，通常用手电筒照射其一侧瞳孔，正常被照时双侧瞳孔立即收缩，移开光源后瞳孔复原，光照侧及另一侧分别称直接对光反射灵敏、间接对光反射灵敏。对光反射迟钝见于脑炎、脑膜炎、脑血管病等，完全消失见于深昏迷。

考点：瞳孔直径，瞳孔扩大及缩小、反射检查的临床意义

（3）调节与集合反射：嘱评估对象注视1m外的目标（常用竖立的示指），然后将目标移近眼球（距眼球20cm处），正常瞳孔逐渐缩小，称为调节反射。如同时双侧眼球向内聚合，称为集合反射。动眼神经功能损害时，调节反射和集合反射均消失。

8. 眼球　检查时注意眼球的外形与运动。

（1）眼球突出：双侧眼球突出见于甲状腺功能亢进症。除突眼外还有以下眼征：①Graefe征，眼球下转时上睑不能相应下垂；②Stellwag征，瞬目减少；③Mobius征，表现为集合运动减弱；④Joffroy征，上视时无额纹出现。单侧眼球突出，多由于局部炎症或眶内占位性病变所致，偶见于颅内病变。

（2）眼球下陷：双侧下陷见于严重脱水；单侧下陷见于霍纳（Horner）综合征或眼球萎缩。

（3）眼球运动：评估者将手指或棉签置于评估对象眼前方30～40cm处，嘱评估对象固定头部，眼球随目标方向移动，按水平向外、外上、外下、水平向内、内上、内下6个方向的顺序进行。眼球运动受动眼神经、滑车神经、展神经三对脑神经支配。这些神经麻痹时，就会出现眼球运动障碍，并伴有复视。由支配眼肌运动的神经麻痹产生的斜视，称为麻痹性斜视，多由脑炎、脑膜炎、脑脓肿、脑血管病所致。双侧眼球发生一系列有规律的快速往返运动，称眼球震颤。运动的速度起始时缓慢，称为慢相；复原时迅速，称快相。运动方向以水平方向为常见，垂直和旋转方向较少见。检查时嘱评估对象眼球随评估者手指所示方向（水平或垂直）运动数次，观察是否出现震颤。

（4）眼压：有指测法和眼压计测压法两种。指测法时，先让评估对象向下看（不能闭眼），评估者两示指交替地轻按上眼睑，其余手指放在额部及颧部。指测法发现眼球张力异常，则需用眼压计进一步测量。眼压增高见于颅内压增高、青光眼；眼压降低见于各种原因所致的严重脱水、眼球萎缩。

9. 眼的功能检查

链接　青少年近视现状及预防

中国青少年近视患病率已超过75%，近视发病率位居世界首位，并且近视的年龄也呈越来越小的趋势，一旦发生近视后将不断加深，预防近视尤为重要。青少年可通过减少近距离读写、看电视，减少玩电子游戏、上网时间，劳逸结合、增加户外活动、减少用眼时间来预防近视。

（1）视力：即视敏度。视力分中心视力与周边视力两种。中心视力是检查眼底黄斑中心窝的功能，周边视力是指黄斑中心窝以外的视网膜功能。中心视力的检测使用国际标准视力表进行，通常使用：①远距离视力表，在距视力表5m处，能看清“1.0”行视标者为正常视力；②近距离视力表，在距视力表33cm处，能看清“1.0”行视标者为正常视力。近视力检查能了解眼的调节能力，再与远视检查配合则可初步诊断是否有屈光不正，如散光、近视、远视、老视及眼底病变。

（2）色觉：色觉的异常可分为色弱和色盲两种。色觉检查需在适宜的光线下进行，让受检者在50cm距离处读出色盲表上的数字或图像，如5～10秒钟内不能读出表上的彩色数字或图像，则可按色盲表的说明判断为某种色盲或色弱。色弱为对颜色的识别能力减低；色盲为对颜色的识别能力丧失。色盲又分先天性与后天性两种，前者为遗传性疾病，遗传基因由

女性携带,显于男性;后者多由视神经萎缩和球后视神经炎引起。

(二)耳

耳是听觉和平衡器官,分外耳、中耳和内耳三个部分。

1. 耳郭及外耳道 注意耳郭有无畸形、耳前瘘管、耳屏压痛、耳周围淋巴结肿大。耳郭红、肿、热、痛,见于急性炎症。耳郭皮下触及小而硬的结节,见于痛风患者,为尿酸盐沉着所致,称痛风石(图3-15)。注意外耳道有无红肿、分泌物、出血、溢脓等。如外耳道局部红肿、耳屏有压痛,见于外耳道疖。有脓液流出并有全身症状,则应考虑急性中耳炎。有血液或脑脊液流出,应考虑颅底骨折、中耳肿瘤、局部外伤。

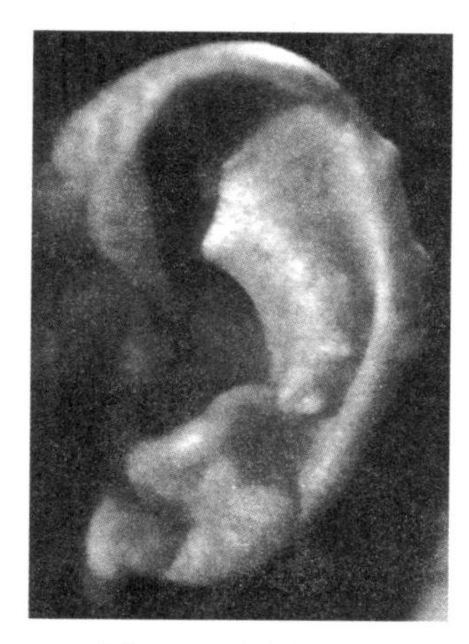

图3-15 耳痛风石

2. 鼓膜 先将耳郭拉向上后,使外耳道变直,然后插入耳镜进行观察,正常鼓膜平坦,颜色灰白,呈圆形,注意其是否有内陷、外凸、颜色改变及穿孔等。

3. 乳突 外壳由骨密质组成,内腔为大小不等的骨松质小房,乳突内腔与中耳道相连。化脓性中耳炎引流不畅时,可蔓延成乳突炎,检查可发现耳郭后方皮肤红肿,乳突明显压痛,有时可见瘘管或瘢痕。严重时,可继发耳源性脑脓肿或脑膜炎。

考点:乳突炎的临床特点

4. 听力 可用粗测法了解评估对象的听力。在静室内嘱评估对象闭目坐于椅子上,用手指堵塞一侧耳道,评估者持机械手表或以拇指、示指互相摩擦,自1m外渐至评估对象耳部,直到评估对象听到声音为止。测量距离,与正常人对照,正常时一般约在1m处即可听到机械表与捻指声。听力减退见于耳道有耵聍或异物、局部或全身血管硬化、听神经损害、耳硬化等。经粗测发现听力减退应进一步做专科检查。

(三)鼻

1. 鼻外观 检查时需注意其形态、皮肤颜色。鼻骨破坏、鼻梁塌陷者称鞍鼻,见于鼻骨发育不良、鼻骨骨折或先天性梅毒。外鼻普通性增大见于黏液性水肿、肢端肥大症等。鼻翼扩大、鼻腔堵塞、鼻梁增宽变平呈蛙状,称蛙状鼻(图3-16),见于多发性或肥大性鼻息肉。鼻梁皮肤出现红色斑块,并向两侧面颊部蔓延呈蝴蝶形,见于系统性红斑狼疮(图3-17)。鼻尖及鼻翼部皮肤出现红色斑块,并出现毛细血管扩张痤疮,称酒糟鼻。吸气时鼻孔张大,呼气时鼻孔回缩,称鼻翼扇动,可见于呼吸困难或高热患者。

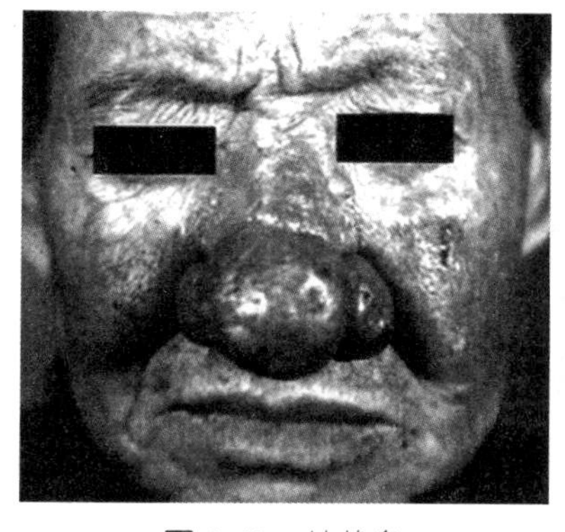

图3-16 蛙状鼻

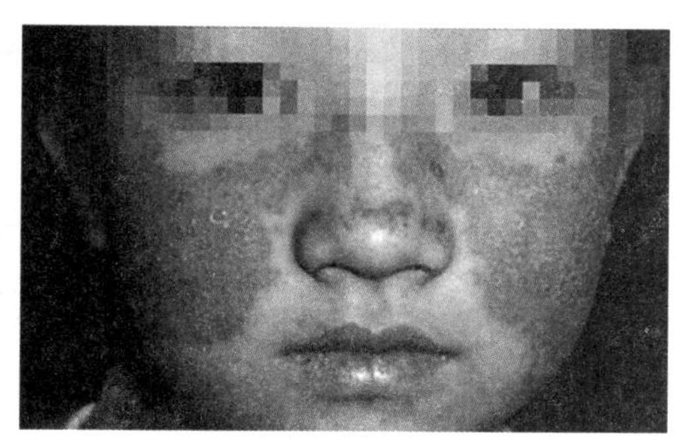

图3-17 蝶形红斑

案例 3-6

患者，男性，40 岁。因持续左侧涕中带血，伴有左侧鼻塞、耳鸣、听力下降 1 个月就诊。

问题：1. 该患者临床诊断是什么？

2. 如果有癌细胞转移，首先侵犯哪一群淋巴结可能性大？

2. 鼻腔　检查时应注意鼻腔是否通畅，鼻前庭有无分泌物、出血，黏膜有无红肿、糜烂、溃疡、结痂，鼻中隔有无偏曲。急性鼻黏膜肿胀、充血，并伴鼻塞、流涕，见于急性鼻炎。慢性鼻黏膜肿胀，多为黏膜组织肥厚，见于各种因素引起的慢性鼻炎。黏膜萎缩、鼻腔分泌物减少、鼻甲缩小、黏膜干燥、鼻腔扩大伴嗅觉减退或消失，见于慢性萎缩性鼻炎。鼻出血多为单侧，见于外伤、鼻腔感染、血管损伤、鼻中隔偏曲、鼻咽癌等。双侧鼻出血多由全身性疾病引起，如血液病（出血性疾病、血小板减少性紫癜、再生障碍性贫血、血友病）、某些传染病（流行性出血热、伤寒等）、高血压、肝脾疾病、维生素 C 或维生素 K 缺乏症等。妇女发生周期性鼻出血则应考虑到子宫内膜异位症。鼻腔深部检查需用额镜和鼻镜。

3. 鼻窦　鼻窦为鼻腔周围含气的骨质空腔，共四对，均有窦口与鼻腔相通。引流不畅时，易发生鼻窦炎，出现鼻塞、流涕、头痛和鼻窦压痛。检查各鼻窦区压痛时，评估者用双手拇指分别按压两侧鼻窦，其余四指置于两侧固定头部，双手拇指用力按压，并询问有无压痛，也可用中指指腹叩击相应区域（蝶窦除外），并询问有无叩击痛。各鼻窦区压痛检查法如下所述。

（1）额窦：评估者双手置于两侧颞部，双手拇指分别置于被检查左右眼眶上方稍内，用力向后按压。

（2）筛小房（筛窦）：评估者双手置于颞部耳郭处，双手拇指置于评估对象鼻根部与眼内角处向内后方按压。

（3）上颌窦：评估者双手置于评估对象两侧耳后，双手拇指分别置于左右眼眶下缘之左右颧部向后按压。

（4）蝶窦：因解剖位置较深，不能在体表进行检查。

案例 3-6 分析

1. 患者涕中带血、耳鸣、听力下降，可能为鼻咽癌所致。

2. 颈深淋巴结上群肿大，其收集鼻咽部淋巴液。

（四）口

1. 口唇　口唇的毛细血管十分丰富，因此健康人口唇红润有光泽，当毛细血管充盈不足或血红蛋白含量减低，口唇即呈苍白，见于虚脱、主动脉瓣关闭不全和贫血。口唇颜色深红，为血循环加速、毛细血管过度充盈所致，见于急性发热性疾病。口唇发绀为血液中脱氧血红蛋白增加所致，见于心力衰竭和呼吸衰竭等。口唇干燥并有皲裂，见于严重脱水。口唇疱疹为口腔黏膜与皮肤交界处发生的成簇小水疱，半透明，初发时有痒或刺激感，后立即出现疼痛，1 周左右即结棕色痂，愈后不留瘢痕，多为单纯疱疹病毒感染所引起，常见于肺炎球菌性肺炎、感冒、流行性脑脊髓膜炎、疟疾等。唇裂为先天性发育畸形。口唇有红色斑片，加压后即褪色为遗传性毛细血管扩张症，除口唇外在其他部位也可出现。口唇突然发生非炎症性、无痛性肿胀，见于血管神经性水肿。

口角糜烂见于维生素 B_2（核黄素）缺乏。口唇肥厚增大见于克汀病、黏液性水肿及肢端肥大症等。

2. 口腔黏膜　检查时应在充分的自然光线下进行，也可用手电筒照明，正常口腔黏膜光洁呈粉红色。如出现蓝黑色色素沉着斑片多为肾上腺皮质功能减退（Addison 病）。如见大小不等的黏膜下出血点或瘀斑，则可能为各种出血性疾病或维生素 C 缺乏所引起。若在相当于第二磨牙的颊黏膜处出现帽针头大小白色斑点，称为麻疹黏膜斑，为麻疹的早期特征。此外，黏膜充血、肿胀并伴有小出血点，称为黏膜疹，多为对称性，见于猩红热、风疹。

黏膜溃疡可见于慢性复发性口疮、雪口病（鹅口疮），为白色念珠菌感染，多见于衰弱的患儿或老年评估对象，也可见于长期使用广谱抗生素和抗癌药之后的患者。

3. 牙齿　检查时应注意有无龋齿、残根、缺齿和义齿等。如发现牙齿疾病，应标明所在部位，目前临床最常用的是部位记录法，以"+"符号将牙弓分为上、下、左、右四区，每区以阿拉伯数字1~8分别依次代表中切牙至第三磨牙；以罗马数字Ⅰ~Ⅴ分别依次代表每区的乳中切牙至第二乳磨牙。牙齿的色泽与形状也具有临床诊断意义，如牙齿呈黄褐色，称斑釉牙，为长期饮用含氟量过高的水所引起；如发现中切牙切缘呈月牙形凹陷且牙间隙分离过宽，称为Hutchinson牙，为先天性梅毒的重要体征之一；单纯牙间隙过宽见于肢端肥大症。

4. 牙龈　正常牙龈呈粉红色，质坚韧且与牙颈部紧密贴合，检查时经压迫应无出血及溢脓。牙龈水肿见于慢性牙周炎，牙龈缘出血常为口腔内局部因素引起，如牙石等，也可因全身性疾病所致，如维生素C缺乏病、血液系统疾病或出血性疾病等。牙龈经挤压后有脓液溢出，见于慢性牙周炎、牙龈瘘管等。牙龈的游离缘出现蓝灰色点线称为铅线，是铅中毒的特征。

5. 舌　检查时应注意舌质、舌苔及舌的活动状态。正常人舌质淡红、湿润、柔软、活动自如、伸舌居中，无震颤。舌体肥大见于肢端肥大症和黏液性水肿；舌乳头萎缩，舌体变小，舌面光滑呈粉红色或红色，称镜面舌，见于缺铁性贫血、恶性贫血、慢性萎缩性胃炎；舌乳头肿胀突出呈鲜红色，形如草莓，称草莓舌，见于猩红热或长期发热者；舌面绛红，呈生牛肉状，称牛肉舌，见于糙皮病（烟酸缺乏）；舌面黄色上皮细胞堆积而形成不规则隆起，状如地图，称游走性舌炎（地图舌），常见于维生素B_2缺乏；舌面敷有黑色或黄褐色毛，称毛舌（或黑舌），为丝状乳头缠绕了真菌丝及其上皮细胞角化所形成，见于久病衰弱或长期使用广谱抗生素（引起真菌生长）者；伸舌震颤，常见于甲状腺功能亢进症；伸舌偏向一侧，见于舌下神经麻痹。舌面出现裂纹，称裂纹舌，横向裂纹见于Down病、维生素B_2缺乏；纵向裂纹见于梅毒性舌炎。舌干燥可见于鼻部疾病、大量吸烟、阿托品作用、放射治疗后，严重者可见舌体缩小，并有纵沟，见于严重脱水，并常伴皮肤弹性减退。

6. 咽部与扁桃体　咽部可分为鼻咽、口咽及喉咽三部分。咽部检查一般指口咽部。鼻咽位于软腭平面之上，鼻腔的后方。如出现一侧有血性分泌物和耳鸣、耳聋，应考虑早期鼻咽癌。喉咽位于口咽之下，前方通喉腔，下通食管，此部检查需用喉镜进行。口咽位于软腭平面之上，会厌上缘的上方，前方直对口腔，软腭向下形成前后两层黏膜皱襞，前称舌腭弓，后称咽腭弓。扁桃体位于舌腭弓与咽腭弓之间的扁桃体窝中。咽腭弓的后方称咽后壁，一般咽部检查多指此处。

咽部的检查方法：被评估者坐于椅子上，头略后仰，口张大并发"啊"音，此时评估者用压舌板在舌的前2/3与后1/3交界处迅速下压，此时软腭上抬，在照明的配合下即可见软腭、腭垂、软腭弓、扁桃体、咽后壁等。

检查时若发现咽部黏膜充血、红肿、黏膜腺分泌增多，多见于急性咽炎。若咽部黏膜充血、表面粗糙，并可见淋巴滤泡呈簇状增殖，见于慢性咽炎。扁桃体发炎时，腺体红肿、增大，在扁桃体隐窝内有黄白色分泌物，或渗出物形成的苔片状假膜，很易剥离，这点与咽白喉在扁桃体上所形成的假膜不同，白喉假膜不易剥离，若强行剥离则易引起出血。

扁桃体肿大分为三度：不超过咽腭弓者为Ⅰ度；超过咽腭弓者为Ⅱ度；达到或超过咽后壁中线者为Ⅲ度（图3-18）。一般检查未见扁桃体肿大时可用压舌板刺激咽部，引起恶心反射，如看到扁桃体突出则为包埋式扁桃体。

考点：扁桃体肿大的分度

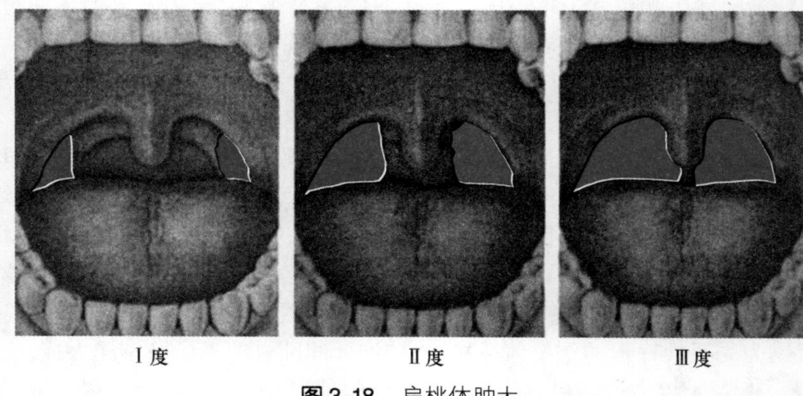

图3-18 扁桃体肿大

7. 喉 位于喉咽之下，喉下连接气管。喉为软骨、肌肉韧带、纤维组织及黏膜所组成的一个管腔结构，是发音的主要器官。但声音的协调和语言的构成还需肺、气管、咽部、口腔、鼻腔、鼻窦等多方面的配合才能完成。以上任何部分发生病损时都会使声音变异。急性嘶哑或失声常见于急性炎症，慢性失声要考虑喉癌。喉的神经支配有喉上神经与喉返神经，上述神经受到损害，如纵隔或喉肿瘤时，可引起声带麻痹以至失声。

考点：腮腺肿大检查及其临床意义

8. 腮腺 位于耳屏、下颌角、颧弓所构成的三角区内，正常腮腺体薄而软，触诊时触摸不出腺体轮廓。腮腺肿大时可见到以耳垂为中心的隆起，并可触及边缘不明显的包块。腮腺导管大致位于颧骨下1.5cm处，横过嚼肌表面，开口相当于上颌第二磨牙对面的颊黏膜上，检查时注意导管口有无分泌物。腮腺肿大常见于急性流行性腮腺炎和急性化脓性腮腺炎。

三、颈　　部

案例3-7

患者，女性，70岁。40年来反复胸闷，气促，咳嗽，咳痰，以冬春季好发，持续数周不等，天气转暖或经治疗后缓解。4天前因受凉出现胸闷，喘息，咳白色泡沫痰，双下肢水肿，以慢性肺源性心脏病、心力衰竭Ⅱ度收入院。体格检查：口唇发绀，颈静脉怒张，桶状胸，双肺闻及干湿啰音，下肢水肿。

问题：1. 判定颈静脉怒张的标准是什么？

2. 颈静脉怒张的病因有哪些？

颈部检查应注意颈部的姿势与活动、颈部血管、甲状腺和气管等情况。评估对象取舒适坐位或仰卧位，平静而自然，充分暴露颈部和肩部。检查时手法应轻柔，疑有颈椎疾病时更应注意。

（一）颈部外形、运动

正常人颈部直立时两侧对称，颈部伸屈、转动自如，瘦长者较细长，矮胖者较粗短。男性甲状软骨比较突出，形成喉头结节，女性则较平坦，转头时可见胸锁乳突肌突起。头不能抬起见于严重消耗性疾病的晚期、重症肌无力、进行性肌萎缩等。头部向一侧偏斜称斜颈，见于颈肌外伤、瘢痕收缩、先天性颈肌挛缩。先天性斜颈者胸锁乳突肌粗短，双侧可不对称，如对称则嘱其头位复正，此时患侧胸锁乳突肌的胸骨端会立即隆起，为本病特征。颈部活动受限并伴疼痛，可见于软组织炎症、颈肌扭伤、肥大性脊椎炎、颈椎结核或肿瘤等，颈部强直为脑膜受刺激的特征，见于各种脑膜炎、蛛网膜下隙出血。

（二）颈部血管

正常人立位或坐位时颈外静脉常不显露，平卧时可稍见充盈，充盈的水平仅限于锁骨上缘至下颌角距离的下2/3以内。若取30°～45°角的半卧位时静脉充盈度超过正常水平，称为颈静脉怒张（图3-19），表明静脉压增高，见于右心衰竭、缩窄性心包炎、心包积液或上腔静脉阻塞综合征。

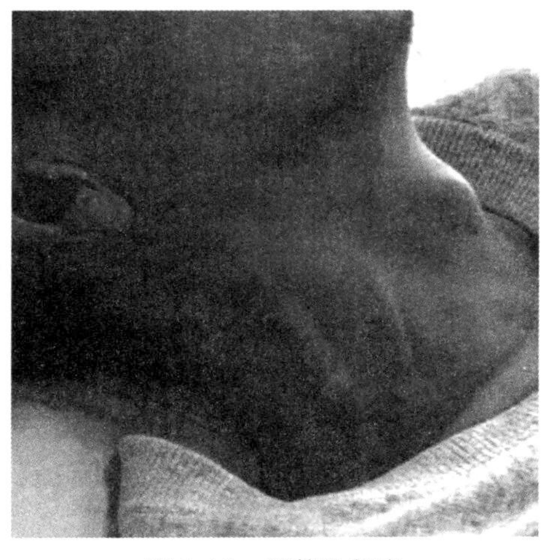

图3-19 颈静脉怒张

考点：颈静脉怒张的检查方法及临床意义

正常情况下不会出现颈静脉搏动，但在三尖瓣关闭不全伴颈静脉怒张时，可看到颈静脉搏动，其搏动柔和，范围弥散，触诊时无搏动感，可与颈动脉搏动相鉴别。正常人在安静状态下不易看到颈动脉搏动，多在剧烈活动后心每搏搏出量增加时可见。安静状态下出现颈动脉的明显搏动，多见于主动脉瓣关闭不全、甲状腺功能亢进症及严重贫血者。

案例3-7分析

1. 若取30°～45°角的半卧位时，颈静脉充盈的水平超过锁骨上缘至下颌角距离的下2/3。
2. 右心衰竭、缩窄性心包炎、心包积液或上腔静脉阻塞综合征。

在颈部大血管处听到收缩期杂音，应考虑颈动脉或椎动脉狭窄，多由大动脉炎或动脉硬化引起；若在锁骨上窝处听到杂音，可能为锁骨下动脉狭窄，见于颈肋压迫；若在锁骨上窝处听到连续性静脉“嗡鸣”，可为颈静脉流入上腔静脉口径较宽的球部所产生，为生理性杂音，用手指压迫颈静脉即可消失。

（三）甲状腺

案例3-8

患者，女性，30岁。因心悸、低热、多汗、易饿、消瘦、手抖2个月就诊。体格检查：甲状腺Ⅱ度肿大，质地柔软，触诊有震颤，听诊有血管杂音。

问题：1. 该患者的临床诊断是什么？
2. 该病有何性别差异？有何眼征？

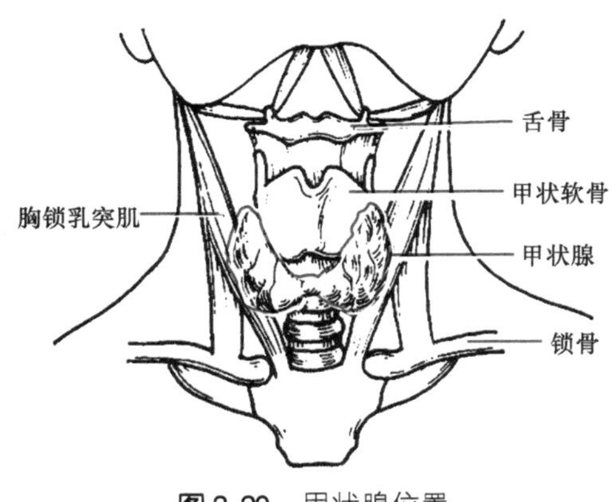

图3-20 甲状腺位置

甲状腺位于甲状软骨下方，呈蝶状紧贴在气管的两侧，正常为15～20g（图3-20）。甲状腺表面光滑、柔软，不易触及，随吞咽动作而在正常位置做上下移动，借此可与颈前其他包块鉴别。

1. 甲状腺检查法

（1）视诊：观察甲状腺的大小和对称性。正常人甲状腺外观不明显，女性在青春发育期可略增大。不易辨认时，嘱被评估者双手放于枕后，头向后仰，再行观察。

（2）触诊：可进一步了解甲状腺的大小及性质。检查时评估者在评估对象的前面或后面均可（图3-21）。

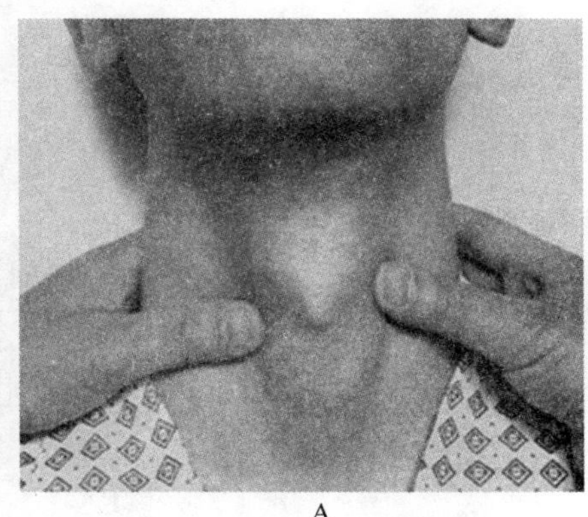
A

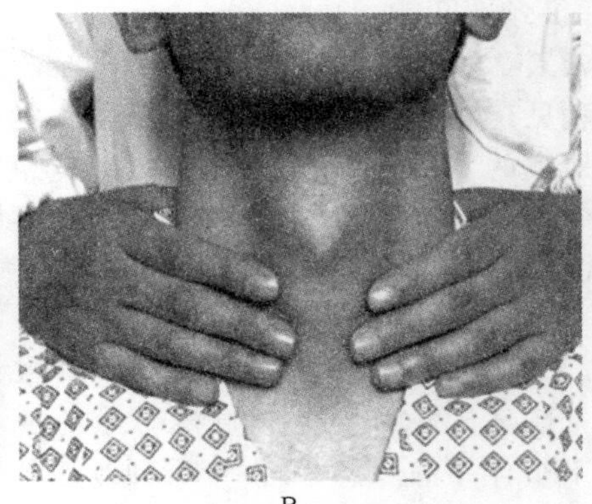
B

图 3-21 甲状腺触诊

A. 前面触诊法；B. 反面触诊法

站在评估对象后面检查时，评估对象取坐位，颈部放松，头微前屈，评估者两手拇指分别置于其颈后，两手示指、中指置于环状软骨下气管两侧，分别触诊甲状腺峡部及左、右叶。检查峡部时，评估者站在评估对象前面用拇指或站在评估对象后面用示指从颈静脉切迹向上触摸，可触及气管前软组织，判断有无增厚，再请评估对象做吞咽动作，可触及气管前软组织在手指下滑动，判断有无增大和肿块。

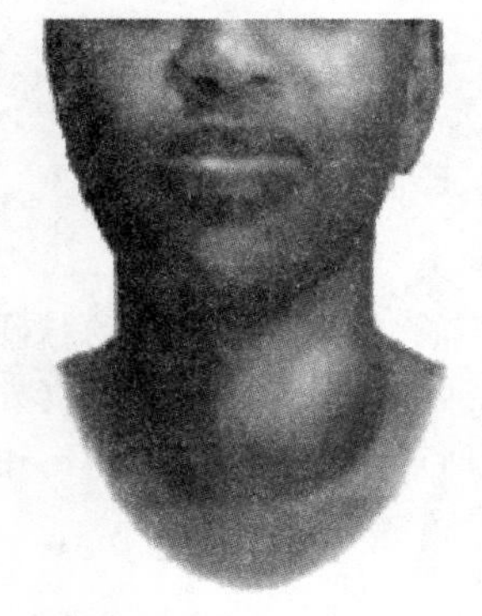
图 3-22 甲状腺肿大

检查甲状腺侧叶时，一手拇指（站在评估对象前面）或示指与中指（站其后面）施压于一侧甲状软骨，将气管推向对侧，另一手示指与中指或拇指在对侧胸锁乳突肌后缘向前推挤甲状腺侧叶，拇指或示指与中指在前缘触诊甲状腺，再配合吞咽动作，重复检查。检查动作宜轻柔，避免由于重压引起疼痛、咳嗽、憋气。

甲状腺肿大可分三度：不能看出肿大但能触及者为Ⅰ度；能看到肿大又能触及，但在胸锁乳突肌外缘以内者为Ⅱ度；超过胸锁乳突肌外缘者为Ⅲ度（图 3-22）。

（3）听诊：当触到甲状腺肿大时，用钟型听诊器直接放到肿大的甲状腺上，如能听到低调的连续性静脉“嗡鸣”音，对诊断甲状腺功能亢进症很有帮助。对弥漫性甲状腺肿伴功能亢进者，还可听到收缩期动脉杂音。

2. 甲状腺肿大原因

（1）单纯性甲状腺肿：腺体肿大显著，多为弥漫性，也可为结节性，不伴甲状腺功能亢进体征。

（2）甲状腺功能亢进症：肿大的甲状腺质地柔软，触诊时可有震颤，听诊可有血管杂音。

（3）甲状腺癌：触诊时包块可有结节感，不规则，质硬，移动受限。

（4）慢性淋巴细胞性甲状腺炎（桥本甲状腺炎）：呈弥漫性或结节性肿大，在肿大的腺体后缘可触到颈总动脉搏动。

（5）甲状旁腺腺瘤：甲状旁腺位于甲状腺之后，发生腺瘤时可使甲状腺突出，并随吞咽移动，故需结合临床表现或相关检查加以鉴别。

考点：甲状腺肿大的分度及病因

案例 3-8 分析

1. 甲状腺功能亢进症。

2. 多见于中青年女性；突眼征。

(四) 气管

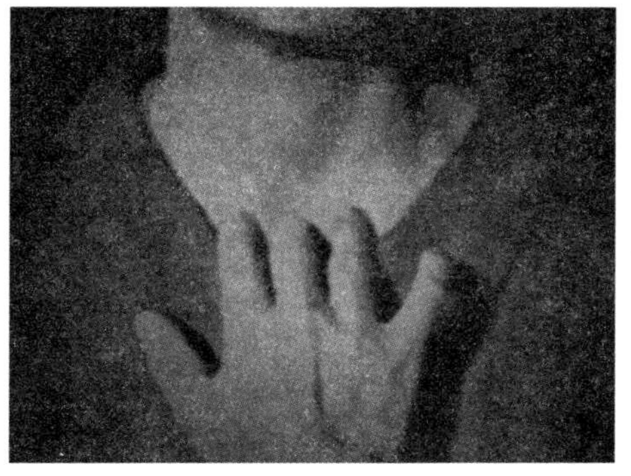

图 3-23 气管检查

考点：通过气管偏移方向判断病变位置

正常人气管位于颈前正中部，检查时评估对象取舒适坐位或仰卧位，使颈部处于自然伸直状态，评估者面对评估对象，以示指及环指分别置于左、右胸锁关节上，将中指置于胸骨上窝气管正中处，观察中指是否位于示指与环指正中央(图 3-23)。两侧距离不等，表示气管有移位，根据气管偏移方向，可判断病变的位置。大量胸腔积气、积液、纵隔肿瘤及单侧甲状腺肿大时，可将气管推向健侧；肺不张、肺纤维化、胸膜粘连肥厚可将气管拉向患侧。此外，主动脉弓动脉瘤时，由于心脏收缩时瘤体膨大将气管压向后下，故随心脏搏动可触及气管向下曳动，称气管牵曳(Oliver 征)。

目标检测

A_1/A_2 型题

1. 前额左右突出，头顶平坦呈方形见于(　　)
   A. 白痴　B. 脑积水
   C. 脑肿瘤　D. 佝偻病
   E. 变形性骨炎
2. 小儿囟门关闭过早可形成下列哪种畸形(　　)
   A. 尖颅　B. 长颅
   C. 方颅　D. 小颅
   E. 巨颅
3. 双侧上睑下垂见于(　　)
   A. 白喉　B. 脑脓肿
   C. 重症肌无力　D. 脑炎
   E. 蛛网膜下隙出血
4. 正常虹膜纹理呈放射性排列，当纹理模糊或消失，其原因为(　　)
   A. 外伤　B. 严重沙眼
   C. 先天性虹膜缺损　D. 虹膜粘连
   E. 炎症、水肿
5. 瞳孔扩大见于(　　)
   A. 有机磷杀虫剂中毒　B. 虹膜炎症
   C. 阿托品作用　D. 注射吗啡
   E. 氯丙嗪反应
6. 游走性舌炎见于(　　)
   A. 伤寒　B. 猩红热
   C. 糙皮病　D. 恶性贫血
   E. 维生素 B_2 缺乏
7. 扁桃体超过咽腭弓，未达正中线为(　　)
   A. Ⅰ度肿大　B. Ⅱ度肿大
   C. Ⅲ度肿大　D. Ⅳ度肿大
   E. 正常大小
8. 意识障碍伴瞳孔散大见于(　　)
   A. 吗啡中毒　B. 巴比妥药物中毒
   C. 有机磷农药中毒　D. 酒精中毒
   E. 青光眼
9. 某男性评估对象，外伤后出现昏迷，体检发现双侧瞳孔不等大，对光反射迟钝，多见于(　　)
   A. 颅内压升高　B. 视神经萎缩
   C. 小脑幕切迹疝　D. 脑缺氧
   E. 脑震荡
10. 甲状腺肿大分为三度，Ⅲ度指(　　)
    A. 不能看到只能触及
    B. 能看到又能触及
    C. 超过胸锁乳突肌内缘
    D. 甲状腺上有结节
    E. 超过胸锁乳突肌外缘
11. 引起颈静脉怒张常见原因中不包括(　　)
    A. 肺水肿　B. 右心衰竭
    C. 缩窄性心包炎　D. 心包积液
    E. 上腔静脉阻塞综合征
12. 在安静状态出现颈动脉的明显搏动，不见于(　　)
    A. 高血压　B. 甲状腺功能亢进
    C. 严重贫血　D. 三尖瓣关闭不全
    E. 主动脉瓣关闭不全
13. 颈部活动受限甚至强直，不见于(　　)
    A. 脑膜刺激征　B. 肥大性脊椎炎
    C. 颈部肿瘤　D. 颈部肌肉痉挛
    E. 颈淋巴结结核

14. 下列哪项可用于鉴别桥本甲状腺炎与甲状腺癌(　　)
A. 甲状腺质地
B. 甲状腺的大小
C. 甲状腺是否为结节状
D. 颈总动脉搏动是否可触到
E. 甲状腺是否有血管杂音

15. 使气管向左侧移动的是(　　)
A. 左侧气胸　B. 左侧肺不张
C. 心包积液　D. 左侧胸腔积液
E. 右侧胸膜粘连

(刘旭东)

第5节　胸部检查

胸部是指颈部以下腹部以上的区域。胸部检查的内容包括胸壁、胸廓、乳房、肺、胸膜、心脏和血管等。检查应在安静、温暖和光线充足的环境中进行。视病情和检查需要,评估对象采取坐位和卧位,尽可能暴露整个胸廓,按视、触、叩、听顺序进行。一般先检查前胸部及两侧胸部,然后再检查背部,自上而下,注意两侧对比。

一、胸部的体表标志

依据人体胸壁和胸廓结构的特点,为了能够准确地记录或描述胸廓内部脏器的轮廓和位置,以及异常体征的部位和范围,常需借助胸廓上的一些自然标志和人工设定的标志线,包括骨骼标志、自然陷窝、人工划线和分区。

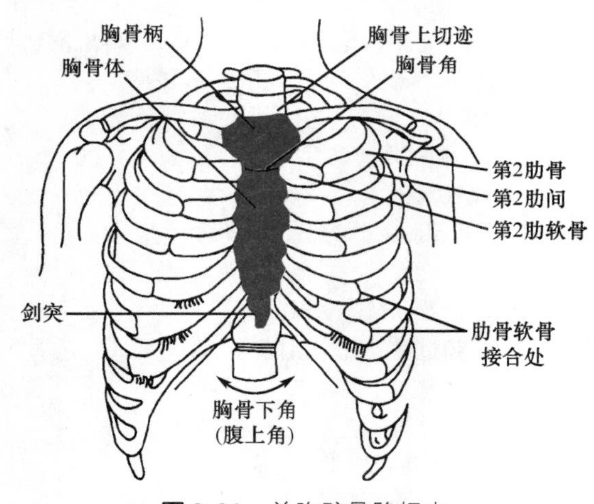

图3-24　前胸壁骨骼标志

(一) 骨骼标志

1. 颈静脉切迹(胸骨上切迹)　位于胸骨柄的上方。正常情况下气管位于切迹正中(图3-24)。

2. 胸骨角　又称Louis角。由胸骨柄与胸骨体的连接处向前突起而成(图3-24)。其两侧分别与左、右第2肋软骨相连接,为前胸壁计数肋骨和肋间隙顺序的重要标志。胸骨角还标志支气管分叉、心房上缘和上下纵隔交界以及第5胸椎的水平。

3. 腹上角　又称胸骨下角。为前胸左右肋弓在胸骨下端会合处所形成的夹角(图3-24)。正常为70°~110°,体型瘦长者角度较小,矮胖者较大,深吸气时可稍增宽。其后方为肝脏左叶、胃及胰腺的所在区域。

4. 肋间隙　为两个肋骨之间的空隙,用以标记病变部位的水平位置。第1肋骨下面的间隙为第1肋间隙,第2肋骨下面的间隙为第2肋间隙,其余依次类推。大多数肋骨可在胸壁上触及,唯第1对肋骨前部因与锁骨重叠,常不能触到。

5. 脊柱棘突　为后正中线的标志(图3-25)。位于颈根部的第7颈椎棘突最为突出,其下即为胸椎的起点,常以此处作为计数胸椎的标志。

6. 肩胛骨　位于后胸壁脊柱两侧第2~8肋。其最下端称肩胛下角。评估对象取直立位两上肢自然下垂时,肩胛下角平第7后肋水平(第7肋间隙)或相当于第8胸椎水平(图3-25),为后胸壁计数肋骨的重要标志。

7. 肋脊角　为第12肋骨与脊柱构成的夹角(图3-25),其前方为肾和上输尿管所在区域。

(二)自然陷窝和解剖区域

考点：胸骨角、第7颈椎棘突、肩胛下角的体表标志及临床意义

1. 胸骨上窝　为胸骨柄上方的凹陷(图3-26),气管位于其后正中。
2. 锁骨上窝(左、右)　为锁骨上方的凹陷(图3-26),相当于两肺上叶肺尖的上部。
3. 锁骨下窝(左、右)　为锁骨下方的凹陷处(图3-26),相当于两肺上叶肺尖的下部。

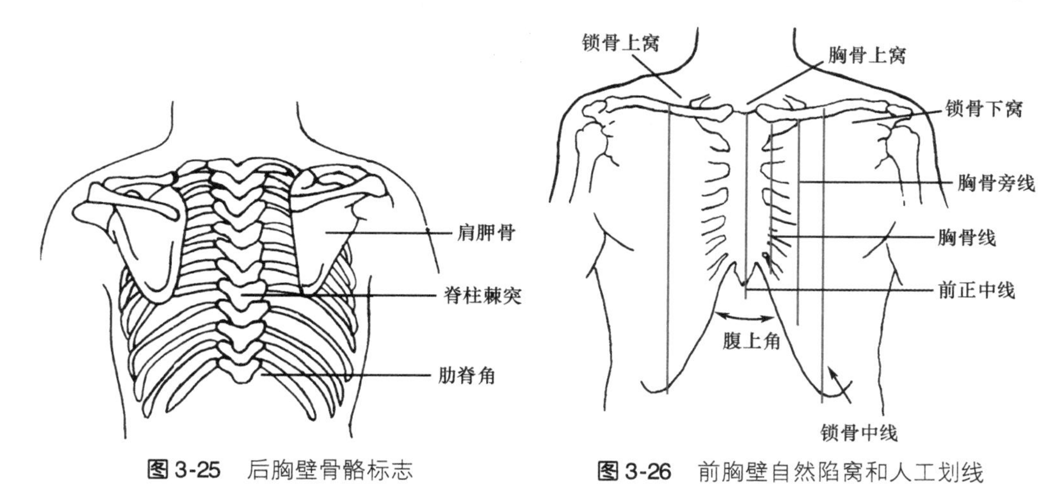

图3-25　后胸壁骨骼标志

图3-26　前胸壁自然陷窝和人工划线

4. 腋窝(左、右)　为上肢内侧与胸壁相连的凹陷部(图3-27)。
5. 肩胛上区(左、右)　为肩胛冈上方的区域(图3-28),其外上界为斜方肌的上缘。
6. 肩胛下区(左、右)　为两肩胛下角的连线与第12胸椎水平线之间的区域,后正中线将此区分为左右两部分(图3-28)。
7. 肩胛间区(左、右)　两肩胛骨内缘之间的区域,后正中线将此区分为左右两部分(图3-28)。

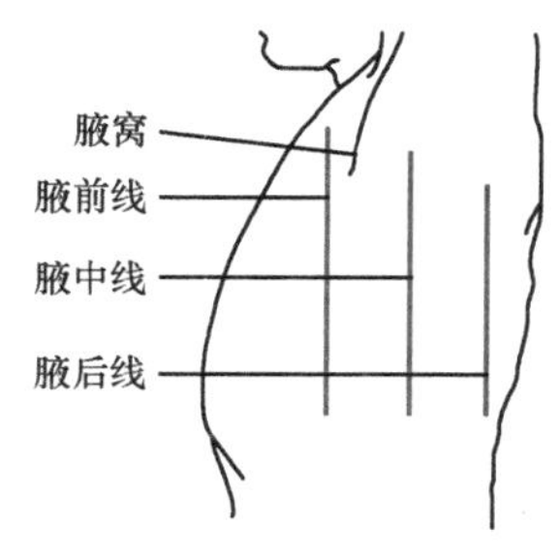

图3-27　侧胸壁自然陷窝和人工划线

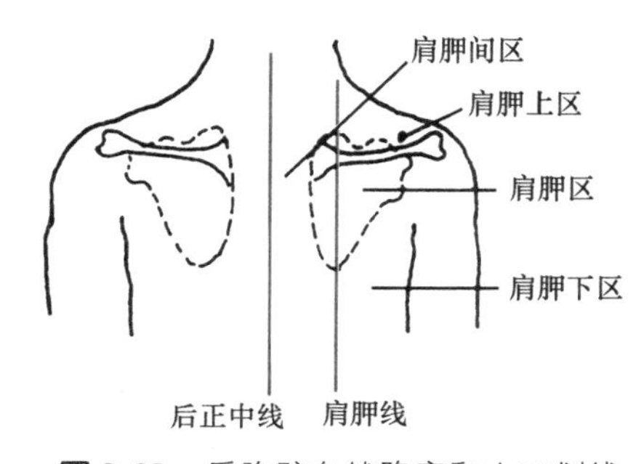

图3-28　后胸壁自然陷窝和人工划线

(三)人工划线

1. 前正中线　为通过胸骨正中的垂直线(图3-26)。
2. 锁骨中线(左、右)　为通过锁骨的肩峰端与胸骨端两者中点的垂直线。
3. 腋前线(左、右)　为通过腋窝前皱襞所做的垂直线(图3-27)。
4. 腋中线(左、右)　为通过腋窝中央所做的垂直线(图3-27)。
5. 腋后线(左、右)　为通过腋窝后皱襞所做的垂直线(图3-27)。
6. 后正中线　为通过椎骨棘突或沿脊柱正中下行的垂直线(图3-28)。
7. 肩胛线(左、右)　为两臂自然下垂时通过肩胛下角的垂直线(图3-28)。

二、胸壁、胸廓与乳房

(一) 胸壁

胸壁检查主要通过视诊和触诊来完成。评估时,除注意营养状态、皮肤、淋巴结、骨骼和肌肉外,还应注意检查以下几项内容。

1. 静脉　正常胸壁无明显静脉可见,当上腔静脉或下腔静脉血流受阻建立侧支循环时,胸壁静脉充盈或曲张。上腔静脉阻塞时,静脉血流方向自上而下;下腔静脉阻塞时,血流方向自下而上。静脉血流方向检查方法见腹部检查。

2. 皮下气肿　气管、肺或胸膜破裂后,气体逸出,积存于胸壁皮下组织时称为胸壁皮下气肿。以手按压皮下气肿的皮肤,引起气体在皮下组织内移动,可出现捻发感或握雪感。用听诊器按压皮下气肿部位时,可听到类似捻动头发的声音。

3. 胸壁压痛　正常人胸壁一般无压痛。肋间神经炎、肋软骨炎、胸壁软组织炎及肋骨骨折的患者,受累的局部胸壁可有压痛。骨髓异常增生者,常有胸骨下端明显压痛及叩击痛,见于白血病患者。

(二) 胸廓

正常成人胸廓两侧大致对称,呈椭圆形。成人胸廓前后径较左右径为短,两者之比约为1∶1.5。正常人的胸廓外形及常见的胸廓外形改变如图3-29。

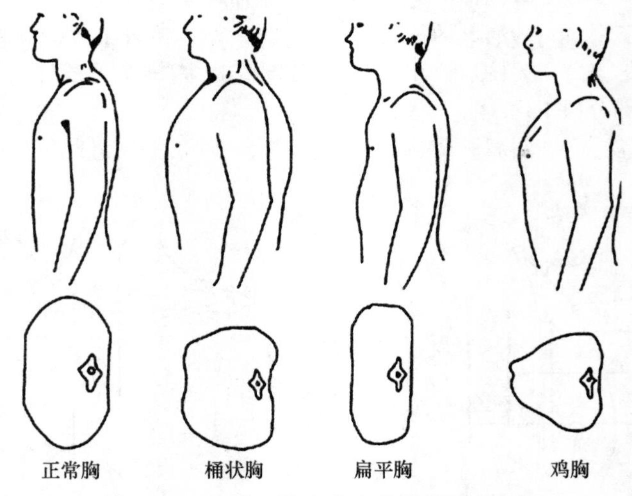

图3-29　几种不同胸廓及其横断面示意图

1. 扁平胸　胸廓呈扁平状,前后径常短于左右径的一半,见于瘦长体型,亦可见于慢性消耗性疾病,如肺结核、肿瘤晚期等。

2. 桶状胸　胸廓前后径与左右径几乎相等,呈圆筒状,肋骨的斜度较小,肋间隙增宽且饱满,腹上角增大,且呼吸时改变不大,见于肺气肿患者,亦可发生于老年人或矮胖体型者。

3. 佝偻病胸　为佝偻病所致的胸廓改变,多见于儿童。其表现如下所述。

(1) 鸡胸:胸廓前后径略长于左右径,其上下距离较短,胸骨下端前突,形似鸡胸。

(2) 佝偻病串珠:沿胸骨两侧各肋软骨与肋骨交界处隆起,形成串珠状。

(3) 漏斗胸:胸骨剑突处显著内陷,形似漏斗。

(4) 肋膈沟：下胸部前面的肋骨外翻，自剑突沿膈附着部位其胸壁向内凹陷形成的沟状带。

考点：扁平胸、桶状胸的临床意义

4. 局部隆起及凹陷　单侧胸廓膨隆，见于大量胸腔积液、气胸等；胸廓局限性隆起，见于心脏扩大、心包积液等；胸廓局限性凹陷，见于肺不张、广泛性胸膜粘连、肺纤维化等。

5. 脊柱畸形　多因脊柱前凸、后凸或侧凸，导致胸廓两侧不对称、肋间隙增宽或变窄，见于先天性畸形、脊柱外伤和结核等。

链接　维生素D缺乏性佝偻病预防措施

1. 多晒太阳。小儿、孕妇、哺乳期妇女均应多晒太阳。

2. 及时添加富含维生素D的辅食及维生素D制剂，孕期及哺乳期妇女也应补充维生素D制剂。

(三) 乳房

案例 3-9

患者，女性，50岁。右乳房外上象限可扪及2cm×3cm的肿块，质硬，无压痛，活动性差，皮肤有“橘皮样”改变。

问题：1. 该患者最可能的临床诊断是什么？

2. “橘皮样”改变是如何形成的？

正常儿童及男性乳房一般不明显，乳头位置大约于锁骨中线第4肋间隙。正常女性在青春期乳房逐渐增大，呈半圆形，乳头呈圆柱状，评估时评估对象取坐位或仰卧位，充分暴露胸部，评估方法主要是视诊和触诊。为了方便描述和记录，以乳头为中心做一水平线和垂直线，把乳房分为内上、内下、外上和外下四个象限(图3-30)。

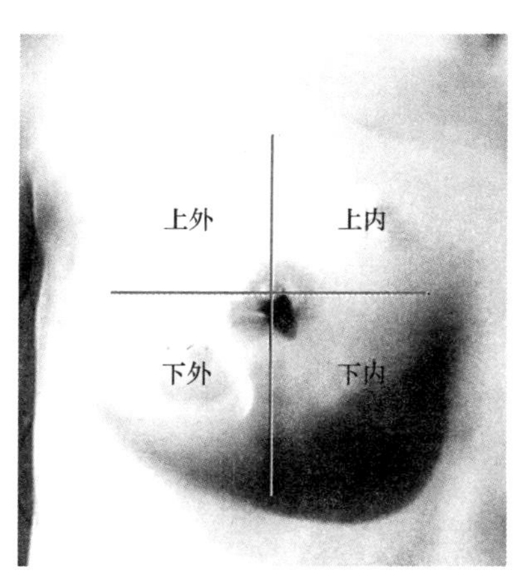

图3-30　乳房(右侧)分区示意图

1. 视诊

(1) 对称性：正常女性两侧乳房基本对称。评估时应注意两侧乳房大小、形状及乳头位置是否对称，两侧乳房不对称者，见于乳房发育不良、先天性畸形、炎症或肿瘤等。

(2) 乳房皮肤：皮肤发红提示局部炎症，常伴有局部肿、热、痛。皮肤深红色，不伴热痛，提示乳腺癌。乳腺癌因癌细胞堵塞乳房淋巴而引起淋巴水肿，毛囊及毛囊孔明显下陷，局部皮肤外观可呈“橘皮样”改变。局部皮肤回缩，又称“酒窝征”，若无乳房炎症或外伤史，可能为乳腺癌早期体征。此外还应注意乳房有无溃疡、瘢痕或色素沉着。

(3) 乳头：注意乳头位置、大小、两侧是否对称、有无回缩与分泌物。乳头回缩如系自然发生，为发育异常；如为近期发生，则可能为癌变。乳头出现分泌物提示乳腺导管有病变。乳头出现白色分泌物见于肿瘤，黄色分泌物见于慢性囊性乳腺炎等。

2. 触诊　评估对象取坐位或仰卧位。坐位时，先两臂下垂，后两臂高举超过头部或双手叉腰接受检查。仰卧位检查时，在肩下垫小枕头以抬高肩部，使乳房能较对称地位于胸壁上。触诊先由健侧乳房开始，后检查患侧。评估者的手指并拢，用指腹轻施压力，以浅部旋转或来回滑动进行触诊。检查左侧乳房时，由外上象限开始沿顺时针方向，由浅至深触诊整个乳房，最后触诊乳头(图3-31)。同法触诊右侧乳房，但沿逆时针方向进行。触诊乳房时，应着重注意以下几个方面。

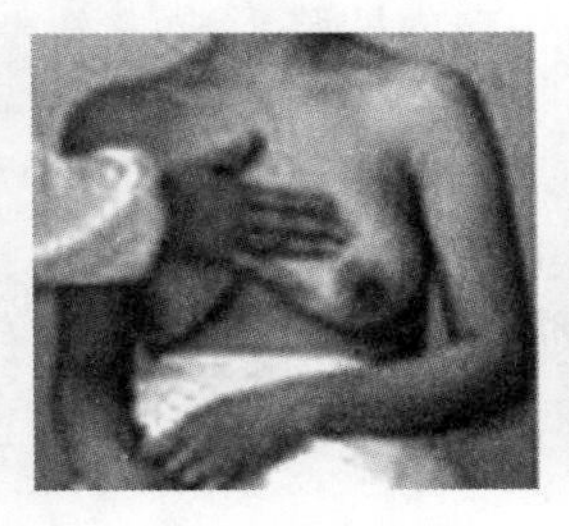
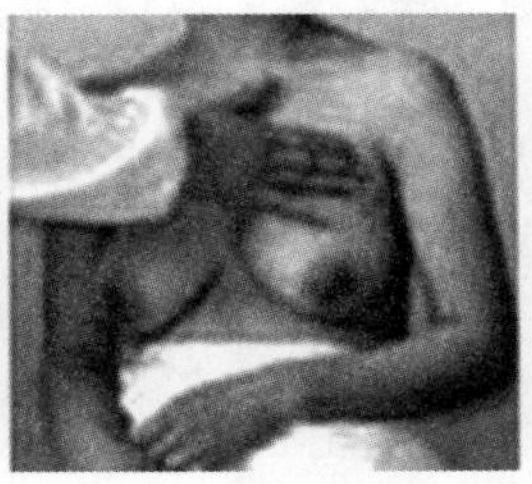
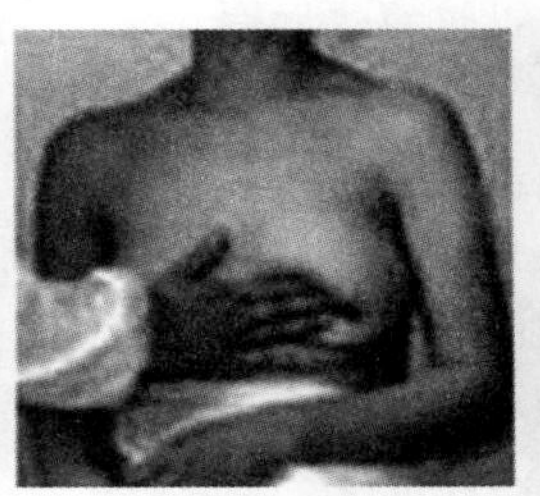
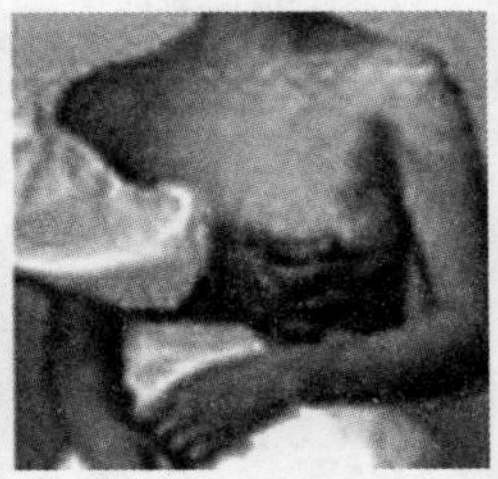

图 3-31 乳房触诊(仰卧)

链接 乳房自查方法

乳房自查有助于发现乳房病变，检查最好在月经后的 7 ~10 天。

站立镜前以各种姿势（两臂自然下垂、双手撑腰或双手高举抱枕于头后），比较两侧乳房是否对称、轮廓有无改变、乳头有无内陷及皮肤颜色有无改变。

取不同体位（仰卧或侧卧），将手指平放于乳房上，按顺序环形触摸，检查有无肿块；检查两侧腋窝有无肿大的淋巴结。

(1) 质地与弹性:正常乳房柔软有弹性。老年女性或哺乳期可有结节感,月经期乳房有紧张感,妊娠期乳房增大并有柔韧感。

(2) 压痛:乳房局部压痛提示有炎症,乳腺癌较少出现压痛。

(3) 包块:触及包块应注意其部位、大小、数目、外形、界限、质地、活动度及有无压痛等。一般良性肿瘤质软,界限清楚,活动度好;恶性肿瘤外观不规则,质硬,无压痛,移动度差。

考点:乳房的异常外形及乳房触诊

乳房触诊后,还应仔细触诊腋窝、锁骨上及颈部的淋巴结是否肿大或有无其他异常,因为此处常为乳房炎症或恶性肿瘤扩散和转移的所在。

案例 3-9 分析

1. 该患者为 50 岁女性,乳腺肿块质硬,无压痛,活动度差,皮肤呈"橘皮样"变,该患者最可能的临床诊断是乳腺癌。

2. "橘皮样"改变是由于癌细胞堵塞乳房淋巴管而引起淋巴水肿、毛囊及毛囊孔下陷所致。

三、肺和胸膜

检查时嘱评估对象取坐位、仰卧位或侧卧位,脱去上衣,充分暴露胸部。检查顺序一般为先上后下,左右对比,先前胸、后侧胸,最后背部。检查内容按照视诊、触诊、叩诊、听诊顺序进行。

(一) 视诊

1. 呼吸运动　通过膈肌和肋间肌的收缩和松弛完成。正常情况下吸气为主动运动,此时胸廓增大,胸膜腔内负压增高,肺扩张,空气经上呼吸道进入肺内。呼气为被动运动,此时肺脏弹力回缩,胸廓缩小,胸膜腔内负压降低,肺内气体随之呼出。正常成年男性和儿童的呼吸以膈肌运动为主,形成腹式呼吸;成年女性呼吸以肋间肌运动为主,形成胸式呼吸。通常两种呼吸不同程度同时存在,当病变时呼吸运动可发生以下改变。

(1) 呼吸运动类型改变:肺、胸膜、胸壁疾病如肺炎和肋骨骨折时,胸式呼吸减弱,腹式呼吸增强;大量腹腔积液、腹腔内巨大肿物或妊娠后期,腹式呼吸减弱,胸式呼吸增强。

(2) 呼吸困难

案例 3-10

患儿,男性,5 岁。在玩耍小玻璃球时突发严重呼吸困难,发绀,立即被送入医院急诊。体格检查：R 30 次/分，口唇发绀，并有“三凹征”。

问题：该患儿为何突然出现呼吸困难？

1）吸气性呼吸困难：上呼吸道部分阻塞时，气流进入肺内不畅，吸气时肺内负压增高，吸气时间延长，严重时引起胸骨上窝、锁骨上窝及肋间隙向内凹陷，称“三凹征”。因吸气时间延长，又称为吸气性呼吸困难，常见于气道阻塞、气管异物等。

2）呼气性呼吸困难：下呼吸道阻塞时，气流呼出不畅，呼气需要费力，呼气时间延长，常见于阻塞性肺疾病和支气管哮喘。

3）混合性呼吸困难：见于广泛肺部病变，呼吸面积减少，换气功能受影响，吸气和呼气均感费力，呼吸频率增快，见于肺炎球菌肺炎、大量胸腔积液等。

考点：吸气性呼吸困难和呼气性呼吸困难的特点及临床意义

案例 3-10 分析

该患儿在玩耍时很可能将异物吸入气管，导致上呼吸道阻塞，引起吸气性呼吸困难，表现为呼吸困难、发绀、三凹征等。

2. 呼吸频率　正常成人静息状态下，呼吸频率为 16～20 次/分，呼吸与脉搏之比为 1∶4；新生儿呼吸频率为 44 次/分，随年龄增加而减慢。常见呼吸频率异常有呼吸过速与呼吸过缓两种（图 3-32）。

(1) 呼吸过速：呼吸频率超过 24 次/分，见于发热、贫血、甲亢、剧烈运动等。

(2) 呼吸过缓：呼吸频率低于 12 次/分，见于麻醉剂或镇静剂过量、颅内压增高等。

3. 呼吸深度

(1) 呼吸浅快：见于呼吸肌麻痹、严重鼓肠、腹腔积液和肥胖等；肺部疾病，如肺部感染、胸膜炎、胸腔积液、气胸等（图 3-32）。

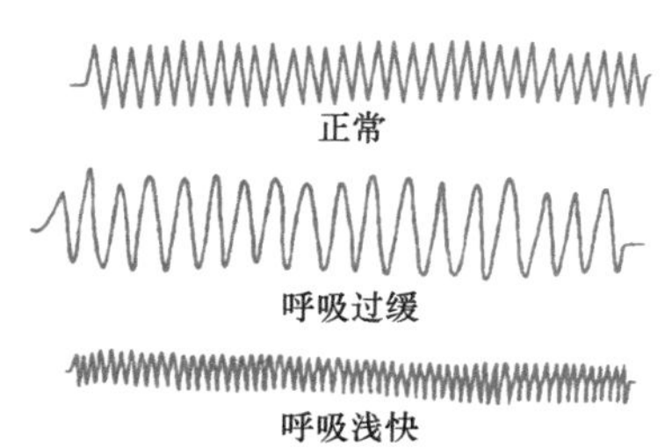

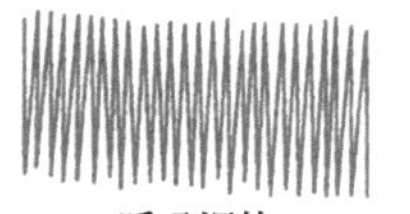

图 3-32　呼吸频率和深度变化

考点：呼吸频率

(2) 呼吸深快：见于剧烈运动、情绪激动等（图 3-32）。

(3) 呼吸深长：亦称库斯莫尔（Kussmaul）呼吸，见于严重代谢性酸中毒。

考点：库斯莫尔呼吸的临床意义

4. 呼吸节律　正常成人静息状态下，呼吸节律基本是均匀而整齐的。以下是常见的一些呼吸节律改变。

(1) 潮式呼吸：又称陈-施（Cheyne-Stokes）呼吸，是一种由浅慢变为深快，再由深快逐渐变为浅慢，随之出现呼吸暂停，周而复始的呼吸模式（图 3-33），多见于脑炎、颅内压增高及中毒等中枢神经系统疾病。其机制是由于呼吸中枢兴奋性降低，使调节呼吸的反馈系统失常所致。潮式呼吸常提示病情危重，预后不良，亦可见于老年人深睡眠时。

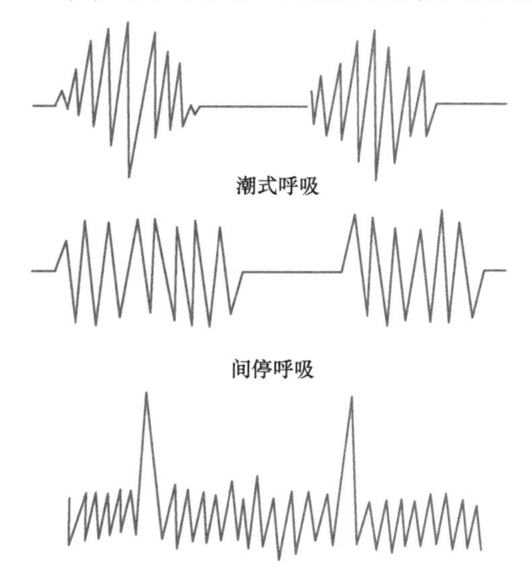

图 3-33　呼吸频率和深度变化

(2) 间停呼吸：又称比奥（Biots）呼吸，表现为有规律呼吸几次后，突然停止一段时间又开始呼吸，如此周而复始（图 3-33）。其发生机制同潮式呼吸，但更为严重，预后多不良，常在临终前发生。

（3）叹气样呼吸：在一段正常呼吸中插入一次深大呼吸，并伴有叹气声（图 3-33），常见于神经衰弱、精神紧张、抑郁症等。

（二）触诊

案例 3-11

患者，女性，35 岁。诊断为"结核性胸膜炎，左侧大量胸腔积液"。

问题：进行身体评估时，肺与胸膜触诊可发现哪些阳性体征？

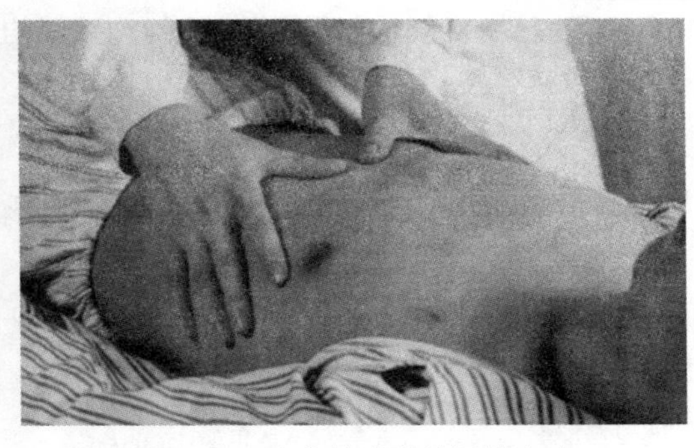

图 3-34　胸廓扩张度的评估方法

1. 胸部扩张度　即呼吸时的胸廓运动，一般在胸廓前下部呼吸运动最大的部位进行检查。评估者两手置于评估对象胸廓前下部对称部位，左、右拇指分别沿两侧肋缘指向剑突，手掌和其余四指伸展置于前侧胸壁，嘱评估对象做深呼吸运动，观察和比较两手的动度是否一致（图 3-34）。一侧胸廓扩张度降低见于大量胸腔积液、气胸、胸膜增厚和肺不张等。双侧扩张度降低见于双侧胸膜增厚、肺气肿或双侧胸膜炎等。

2. 语音震颤

（1）形成机制：发音时，声波沿气管、支气管及肺泡传至胸壁引起共鸣的振动，可用手触及，称语音震颤，又称触觉语颤。根据其强度变化，可判断胸内病变的性质。

（2）评估方法：评估者将双手掌尺侧缘轻贴在评估对象胸廓两侧对称部位，嘱其用同等强度发"一"的长音，自上而下，从内到外，先前胸后背部，比较两侧相应部位语音震颤是否对称，有无增强或减弱（图 3-35）。

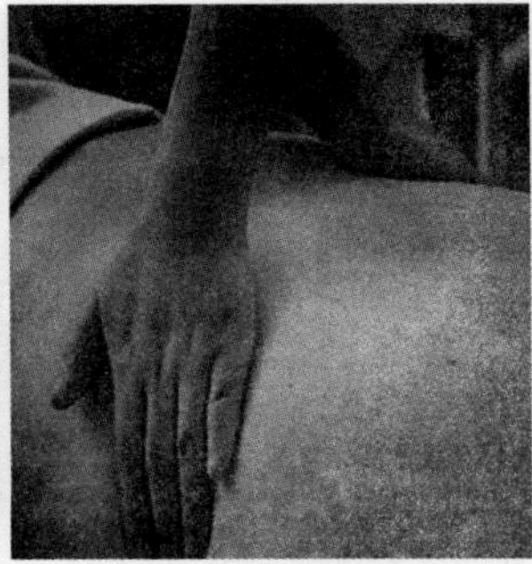

图 3-35　语音震颤的评估方法

（3）临床意义

1）语言震颤增强：①肺组织实变，如肺炎球菌肺炎、肺梗死。②靠近胸壁的肺内大空洞及周围有炎性浸润，如空洞型肺结核、肺脓肿。

考点：语言震颤改变的临床意义

2）语音震颤减弱或消失：①肺泡内含气量增多，如肺气肿。②支气管阻塞，如阻塞性肺不张。③胸腔积液、气胸。④严重的胸膜增厚、粘连及胸壁皮下气肿。

3. 胸膜摩擦感　正常时胸膜脏层和壁层之间有少量黏液起润滑作用，呼吸运动时不产生摩擦。当胸膜有炎症时，因纤维蛋白沉积于胸膜，使其表面粗糙，呼吸时脏胸膜、壁胸膜相互摩擦，触诊时有皮革相互摩擦的感觉，称为胸膜摩擦感。其常在患侧腋下第 5～7 肋处较易触及，屏住呼吸，摩擦感消失。

案例 3-11 分析

该患者患左侧大量胸腔积液，评估时肺及胸膜触诊可发现左侧胸廓扩张度降低及语音震颤减弱或消失。

(三) 叩诊

案例3-12

患者,男性,68 岁。因"慢性阻塞性肺疾病,肺部感染"入院。胸部检查:桶状胸,肋间隙增宽,呼吸运动减弱,语言震颤减弱。

问题:1. 对该患者肺部评估时,还应进行哪些内容?

2. 评估可能发现哪些阳性结果?

1. 叩诊方法 胸部叩诊有间接叩诊法和直接叩诊法,间接叩诊法较为常用。叩诊时评估对象采取坐位或仰卧位。检查前胸壁时,胸部稍向前挺;检查侧胸壁时,双臂抱头;检查背部时,上身略前倾,头稍低,双手交叉抱肘。顺序应自上而下、由外向内,依次叩诊前胸、侧胸和背部。注意上下左右对比进行。叩前胸、两侧胸时,板指应与肋间隙平行;叩肩胛间区时,板指应与脊柱平行;叩肩胛下角水平以下的部位时,板指仍保持与肋间隙平行。

2. 正常胸部叩诊音 为清音。其音调高低及音响强弱与肺含气量、胸壁厚薄及邻近器官的影响有关。胸壁厚者反响较弱,肺组织含气量少者、贴近实质性脏器的区域反响弱,因此,前胸上部较下部稍浊;右上肺较左上肺稍浊;左肺前下方因靠近胃泡叩诊区呈鼓音;右肺下部因受肝脏影响叩诊音稍浊;背部较前胸部稍浊(图 3-36)。

考点:正常肺部叩诊音

3. 肺界的叩诊

(1) 肺上界:即肺尖宽度。自斜方肌前缘中央部开始叩诊为清音,逐渐叩向外侧,音响由清变浊为止,即为肺上界的外侧终点。再由上述中央部叩向内侧,直至清音变为浊音时,即为肺上界的内侧终点。该清音带宽度即为肺尖宽度,正常为 4 ~ 6cm(图 3-37)。肺上界变狭窄或叩诊浊音,常见于肺结核所致的肺尖浸润。肺上界变宽,叩诊呈过清音,见于肺气肿。

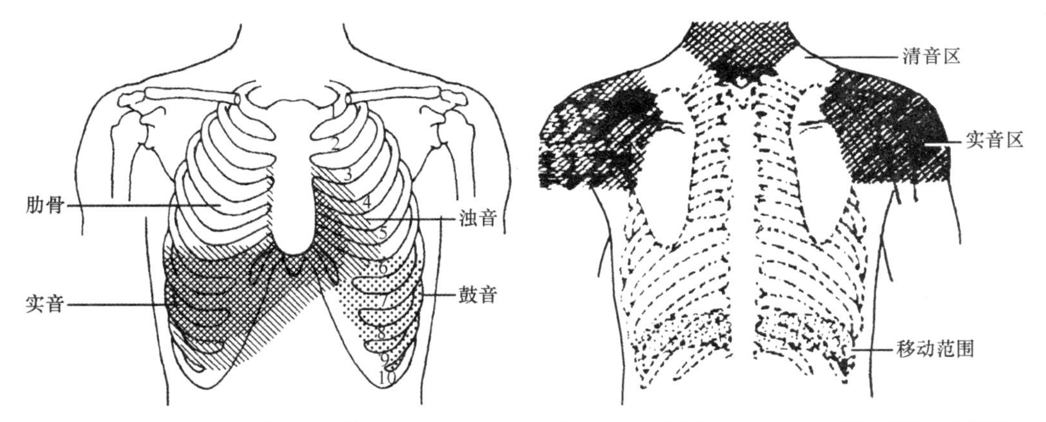

图 3-36 正常前胸叩诊音

图 3-37 正常肺尖清音区和肺下界移动范围

(2) 肺前界:正常肺前界相当于心脏的绝对浊音界。

(3) 肺下界:正常人平静呼吸时两侧肺下界大致相等,在锁骨中线、腋中线和肩胛线上分别位于第 6、第 8 和第 10 肋间隙。正常肺下界的位置可因体型、发育情况的不同而有所差异,如矮胖者的肺下界可上升 1 个肋间隙,瘦长者可下降 1 个肋间隙。病理情况下肺下界上移见于肺不张、肺纤维化、大量腹腔积液等;肺下界下移见于肺气肿。

(4) 肺下界移动度:正常人肺下界移动范围相当于膈肌的移动范围。检查时先于平静呼吸时在肩胛线上叩出肺下界的位置,做一标记,然后分别在深吸气与深呼气之后,屏住呼吸,重新叩出肺下界并做出标记。最高点与最低点之间的距离即肺下界移动范围,正常为 6 ~ 8cm(图 3-37)。肺下界移动度减小见于:①肺组织弹性消失,如肺气肿;②肺组织萎缩,如肺纤维化、肺不张;③肺组织炎症和水肿;④若大量胸腔积液、气胸及广泛胸膜增厚粘连时,肺下

考点:正常肺下界的移动范围及意义

界移动范围不能叩出。膈神经麻痹者，肺下界移动度亦消失。

4. 肺部异常叩诊音　正常肺的清音区范围内出现浊音、实音、过清音或鼓音即为异常叩诊音，提示肺或胸膜、胸壁有病理改变。异常叩诊音的类型取决于病变的性质、范围大小及部位的深浅。

（1）浊音或实音：见于肺部含气量减少或肺内不含气的占位性病变、胸膜病变，如肺炎、肺结核、肺不张、肺水肿、肺肿瘤、胸腔积液及胸膜增厚等。

（2）过清音：见于肺泡含气量增多及肺组织弹性减弱的疾病，如肺气肿。

（3）鼓音：见于气胸、肺内空腔性病变（其腔径为 3～4cm 及以上，且靠近胸壁），如空洞型肺结核、肺脓肿等。

案例 3-12 分析 1

1. 该患者还应进行肺部叩诊、听诊评估。

2. 肺部叩诊可呈过清音，肺下界下移，肺下界移动度减小。

（四）听诊

案例 3-13

患者，男性，20 岁。受凉后出现寒战、高热、胸痛、咳嗽，咳少量铁锈色痰。体格检查：T 40℃，R 28 次/分。胸部评估：右下肺呼吸运动减弱，语颤增强，叩诊呈浊音。右下肺可闻及病理性支气管呼吸音及湿啰音，肝脾肋下未触及。

问题：1. 该患者最可能的临床诊断是什么？

2. 应做何种必要的检查？

肺部听诊时，评估对象一般取坐位或卧位，微张口做均匀呼吸，必要时做深呼吸或咳嗽数次后听诊。听诊顺序为自上而下、从前胸到侧胸再到背部，注意左右对比。内容包括正常呼吸音、异常呼吸音、啰音、语音共振和胸膜摩擦音。

1. 正常呼吸音　有支气管呼吸音、支气管肺泡呼吸音和肺泡呼吸音（图 3-38）。

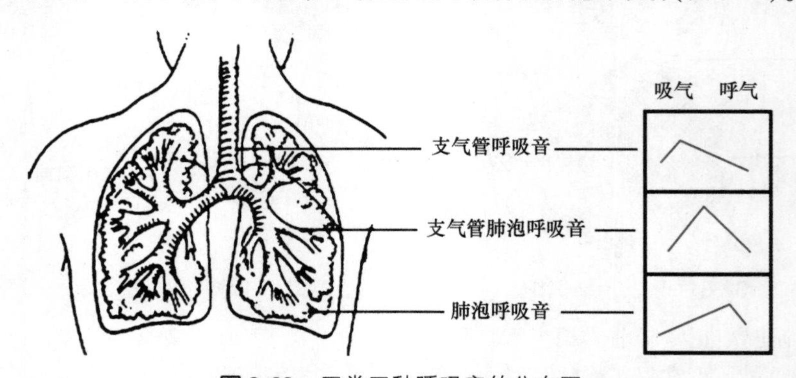

图 3-38　正常三种呼吸音的分布图

（1）支气管呼吸音：为吸入气流经声门、气管、主支气管时形成湍流所产生的声音，颇似抬高舌后呼气所致的“哈”音。其特点为音响强而高调，吸气相短于呼气相。正常人在喉部、胸骨上窝、背部第 6、7 颈椎及第 1、2 胸椎附近可闻及。

（2）支气管肺泡呼吸音：又称混合性呼吸音，兼有支气管呼吸音与肺泡呼吸音两者特点。其吸气音与肺泡呼吸音相似，但音调略高、音响略强；呼气音与支气管呼吸音相似，但强度较弱、音调较低、时间较短。正常人于胸骨两侧第 1、2 肋间和肩胛间区第 3、4 胸椎水平附近可闻及。

（3）肺泡呼吸音：吸气时气流经气管、支气管进入肺泡，冲击肺泡壁，使肺泡由松弛变为紧张，呼气时又由紧张变为松弛，这种由肺泡的弹性变化和气流振动形成的声音为肺泡呼吸音，似上齿咬下唇时发出的“夫”音。其特点为柔和吹风样，音调较低，音响较弱，吸气相长于呼气相。正常人除支气管呼吸音和支气管肺泡呼吸音以外的部位均可闻及。

考点：正常呼吸音

链接 肺泡呼吸音的正常差异

男性肺泡呼吸音较女性为强，儿童肺泡呼吸音较老年人为强，瘦长者较矮胖者为强，乳房下部和肩胛下部最强，肺尖与肺下缘区较弱。

2. 异常呼吸音　有以下几种。

（1）异常肺泡呼吸音

1）肺泡呼吸音减弱或消失：是由于进入肺泡内的空气流量减少和流速减慢或呼吸音传导障碍所致，可在双侧、单侧或局部出现。常见于：①胸廓活动受限，如胸痛；②呼吸肌疾病，如重症肌无力；③上、下呼吸道阻塞，如喉头水肿、气管肿瘤、炎症等；④压迫性肺膨胀不全，如胸腔积液、气胸等；⑤腹部疾病影响膈肌下降，如腹腔积液、腹腔内巨大肿瘤等。

2）肺泡呼吸音增强：主要由于肺泡通气功能增强、气体流速加快所致。双侧增强见于剧烈运动、发热、贫血、代谢亢进等。当一侧肺组织有病变使呼吸音减弱时，健侧肺代偿性通气增强，肺泡呼吸音增强。

3）呼气音延长：由于下呼吸道部分阻塞或肺组织弹性减弱所致，见于慢性支气管炎、支气管哮喘或阻塞性肺气肿患者。

4）呼吸音粗糙：为支气管黏膜轻度水肿或炎症使内壁不光滑或狭窄，气流通过不畅所致，见于支气管或肺部炎症的早期。

（2）异常支气管呼吸音：在正常肺泡呼吸音听诊部位听到支气管呼吸音，即为异常支气管呼吸音，又称管状呼吸音。常见于：①肺组织实变，如肺炎实变期；②肺内大空腔，如肺脓肿或肺结核空洞；③压迫性肺不张。

考点：异常支气管呼吸音的临床意义

（3）异常支气管肺泡呼吸音：在正常肺泡呼吸音听诊部位听到了支气管肺泡呼吸音，为异常支气管肺泡呼吸音，见于支气管肺炎、肺结核、大叶性肺炎早期或胸腔积液上方膨胀不全的区域。

3. 啰音　是呼吸音以外的附加音，该音正常情况下并不存在，分为干啰音和湿啰音两种。

（1）干啰音

1）形成机制：是由于气管、支气管或细支气管狭窄或部分阻塞，气流吸入或呼出时发生湍流所产生的声音（图3-39）。

2）听诊特点：吸气及呼气时均可闻及，以呼气时明显，持续时间较长，强度、性质和部位易改变，在瞬间内数量可明显增加。

3）分类：按音调高低可分为两种。①鼾音，又称低调干啰音，音调低而响亮，似熟睡时的鼾声，多发生在气管或主气管。②哮鸣音，又称高调干啰音，类似于鸟鸣、飞箭或哨笛音，多发生于较小支气管或细支气管。

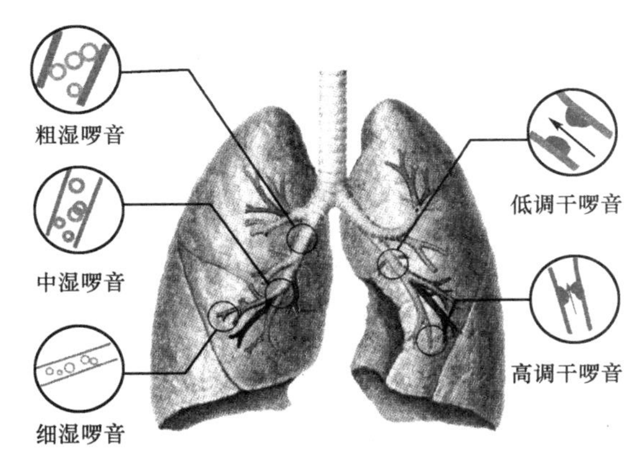

图3-39　啰音形成机制示意图

4）临床意义：发生于双侧肺部的干啰音，常见于支气管哮喘、慢性支气管炎和心源性哮喘等。局限性干啰音是由于局部支气管狭窄所致，常见于支气管内膜结核或肿瘤等。

（2）湿啰音

1）形成机制：①系由于吸气时气体通过呼吸道内的稀薄分泌物如渗出液、痰液、血液、黏液和脓液等，形成的水泡破裂所产生的声音，故又称水泡音；②细小支气管壁因分泌物黏着而陷闭，当吸气时突然张开重新充气所产生的爆裂音（图 3-39）。

2）听诊特点：①吸气、呼气均可听到，但以吸气末明显；②一次可连续多个出现，断续而短暂；③部位较恒定，性质不易变，咳嗽后可减轻或消失；④中、小水泡音或其中两种可同时存在。

3）分类：按呼吸道腔径大小和腔内渗出物的多寡分大、中、小湿啰音和捻发音。湿啰音发声部位及特点见表 3-1。

表 3-1　湿啰音的分类及特点

分类	特点
大水泡音	又称粗湿啰音，发生于气管、主支气管或空洞部位，多出现在吸气早期
中水泡音	又称中湿啰音，发生于中等支气管，多出现在吸气的中期
小水泡音	又称细湿啰音，发生于小的支气管或肺泡内，多出现在吸气末期

考点：湿啰音的临床意义

4）临床意义：湿啰音具有很重要的临床意义。湿啰音出现在局部，见于局部病变，如支气管扩张症、肺结核或肺炎等；两肺底部出现湿啰音，见于左心功能不全所致的肺淤血、支气管肺炎；布满两肺的湿啰音，见于急性肺水肿等。

案例 3-12 分析 2

该患者肺部听诊评估：呼吸音减弱，呼气延长，因有肺部感染可闻及湿啰音。

案例 3-13 分析

1. 根据典型症状及胸部实变体征（语颤增强、叩诊呈浊音、病理性支气管呼吸音）、湿啰音等分析该患者最可能的临床诊断是肺炎球菌肺炎。

2. 该患者还应做血常规及胸部 X 线检查。

4. 语音共振　又称听觉语音，同语音震颤产生的机制相似，通过听觉感受，较触诊更为敏感。评估时嘱评估对象发出“一”的长音，喉部发音产生的振动经气管、支气管、肺泡传导至胸壁，用听诊器可听到柔和而不清楚的弱音。听诊时应上下左右比较。语音共振改变的临床意义同语音震颤。

5. 胸膜摩擦音　与胸膜摩擦感产生机制相同。其声音颇似用一手掩耳，以另一手指在其手背上摩擦时听到的声音，特点为吸气和呼气时均可闻及，以吸气末或呼气初最为明显，屏气时消失，深呼吸或在听诊器体件上加压时，摩擦音可增强。摩擦音可发生于任何部位，以前下侧胸壁最易闻及。胸腔积液增多时，两层胸膜被分开，摩擦音可消失。胸膜摩擦音见于结核性胸膜炎、肺梗死、胸膜肿瘤和尿毒症等。

（五）肺与胸膜常见疾病的体征

肺与胸膜常见疾病的体征见表 3-2。

表 3-2 肺与胸膜常见疾病的体征

疾病	胸廓	呼吸运动	气管位置	语音震颤	叩诊音	呼吸音	啰音
大叶性肺炎	对称	患侧减弱	居中	患侧增强	浊音	支气管呼吸音	湿啰音
肺气肿	桶状	双侧减弱	居中	双侧减弱	过清音	减弱、呼气长	多无
支气管哮喘	对称	双侧减弱	居中	双侧减弱	过清音	减弱、呼气长	哮鸣音
肺不张	患侧平坦	患侧减弱	移向患侧	减弱或消失	浊音	减弱或消失	无
胸腔积液	患侧饱满	患侧减弱	移向健侧	减弱或消失	实音	减弱或消失	无
气胸	患侧饱满	患侧减弱或消失	移向健侧	减弱或消失	鼓音	减弱或消失	无

考点：肺实变、肺不张、肺气肿、胸腔积液和气胸的常见体征

四、心 脏

心脏检查是身体检查的重要部分，心脏检查时，评估对象多取卧位、半卧位或坐位，在一个安静、光线充足的环境里进行。心脏检查按照视诊、触诊、叩诊、听诊的顺序依次进行。

案例 3-14

患者，男性，60 岁。患高血压 15 年，因头晕、心慌、气促 1 周以"高血压性心脏病"收入院。体格检查：心前区无隆起，心尖搏动位于左侧第 6 肋间锁骨中线外 0.5cm 处。

问题：该患者心尖搏动位置是否正常？如不正常其原因是什么？

（一）视诊

1. 心前区外形　正常人心前区外形与右侧相应部位对称，无异常隆起或凹陷。儿童时期患心脏疾病伴心脏增大者，可将发育中的胸壁向外挤推而致心前区隆起，成人患有大量心包积液时，心前区可饱满。

2. 心尖搏动　主要代表左心室搏动，心脏收缩时，心尖向前冲击前胸壁相应部位，使肋间软组织向外搏动而形成。

（1）正常心尖搏动：位于左侧第 5 肋间锁骨中线内 0.5～1.0cm 处，搏动范围的直径为 2.0～2.5cm。观察心尖搏动时，需注意其位置、强度、范围、节律及频率。部分正常人可看不到心尖搏动（胸壁厚或被乳房遮盖）。

考点：正常心尖搏动的位置及范围

（2）心尖搏动位置的改变

1）生理性改变：心尖搏动的位置可因体位、体型和呼吸的影响而有所变化。

链接 心尖搏动生理性改变

采取仰卧位时心尖搏动略上移，左侧卧位可左移 2.0～3.0cm，右侧卧位可右移 1.0～2.5cm；矮胖体型、小儿及妊娠者，心脏常呈横位，心尖搏动向上外方移位；瘦长体型，心脏呈垂位，心尖博动向内下移位。

2）病理性改变：①心脏疾病，左心室增大时，心尖搏动向左下移位；右心室增大时，心尖搏动向左移位；全心增大时，心尖搏动向左下移位，并伴心界向两侧扩大。②胸部疾病，一侧胸腔积液或气胸，心尖搏动随心脏移向健侧；一侧肺不张或胸膜粘连，心尖搏动移向患侧。③腹部疾病，大量腹腔积液或腹腔巨大肿瘤等使横膈抬高，心尖搏动随之向上移位。

考点：心尖搏动位置改变的临床意义

（3）心尖搏动强度及范围的改变：胸壁厚或肋间隙窄者，心尖搏动减弱，范围缩小；胸壁薄或肋间隙宽者，心尖搏动强，范围较大；儿童、剧烈运动或情绪激动时，心尖搏动增强，搏动范围增大。

在病理情况下，心尖搏动减弱或消失见于心肌炎、心肌梗死、肺气肿、心包积液、左侧胸腔大量积液等疾病；心尖搏动增强、范围增大见于左心室肥大、甲亢、发热和严重贫血等。

(4) 负性心尖搏动：心脏收缩时，心尖搏动内陷，主要见于粘连性心包炎与周围组织有广泛粘连时，又称 Broadbent 征。

3. 心前区异常搏动　正常人心前区无异常搏动，以下是临床上常见的异常搏动。

(1) 胸骨左缘第 3～4 肋间出现异常搏动，见于右心室肥大。

(2) 剑突下搏动，见于肺气肿伴右心室肥大、腹主动脉瘤。

(3) 胸骨右缘第 2 肋间异常搏动，见于升主动脉扩张或升主动脉瘤。

案例 3-14 分析

正常心尖搏动位于左侧第 5 肋间锁骨中线内 0.5～1.0cm 处，而该患者心尖搏动位于左侧第 6 肋间锁骨中线外 0.5cm 处，向左向下移位，结合 15 年高血压病史，其可能是高血压性心脏病左心室肥大所致。

(二) 触诊

案例 3-15

患者，女性，24 岁。劳累后心悸、气促 5 年。体格检查：心前区无隆起，心尖部可触及舒张期震颤，心率 86 次/分，律齐。

问题：其发生舒张期震颤的最可能原因是什么？

心脏触诊除可进一步确定视诊检查的心尖搏动和心前区异常搏动的结果外，尚可发现心脏病特有的震颤及心包摩擦感。触诊时手要温暖，检查者先用右手全手掌置于心前区开始检查，然后逐渐缩小到手掌尺侧(小鱼际)或示指、中指和环指指腹并拢进行触诊，注意心尖搏动的位置、强度，有无震颤和心包摩擦感。

考点：抬举性心尖搏动

1. 心尖搏动及心前区搏动　检查心尖搏动的位置、强弱和范围，较视诊更准确，尤其在视诊看不清心尖搏动的情况下，触诊常能发现。由于心尖搏动的凸起标志着心室收缩期的开始，故可用其触诊来判断震颤、心音和杂音出现的时相，亦可了解心率和心律。左心室肥大时，触诊的手指可被强有力的心尖搏动抬起，称抬举性心尖搏动，为左心室肥大的重要体征。对视诊所列的心前区其他异常搏动也可运用触诊进一步确定或鉴别。

2. 震颤　用手触诊时感觉到的一种微细振动称为震颤，与猫喉部摸到的呼吸震颤类似，又称猫喘，为器质性心血管疾病的特征性体征。震颤是血液经狭窄的口径或循异常的方向流动形成湍流造成瓣膜、血管壁或心腔壁振动传至胸壁所致。发现震颤后应注意其部位、发生的时期(收缩期、舒张期或连续性)，然后分析其临床意义。由于触诊对低频振动较灵敏，而听诊时高频振动较灵敏，因此有震颤时一定可以听到杂音，但有杂音时不一定能触到震颤。临床上凡触及震颤均可认为心脏有器质性病变，常见于某些先天性心血管疾病及狭窄性瓣膜病变(表 3-3)。

考点：震颤为器质性心脏病的特征性体征

表 3-3　心前区震颤的临床意义

时相	部位	临床意义
收缩期	胸骨右缘第 2 肋间	主动脉瓣狭窄
	胸骨左缘第 2 肋间	肺动脉瓣狭窄
	胸骨左缘第 3、4 肋间	室间隔缺损
舒张期	心尖区	二尖瓣狭窄
连续性	胸骨左缘第 2 肋间及其附近	动脉导管未闭

案例 3-15 分析

该患者心前区触及震颤说明有器质性心脏病。该震颤位于心尖部，发生于舒张期，结合病史诊断该震颤最可能的原因是风湿性二尖瓣狭窄。

3. 心包摩擦感　是心前区或胸骨左缘第 3、4 肋间易触及到的一种摩擦振动感，在收缩期及舒张期均能触及，以收缩期、前倾体位或深呼气末更为明显。心包摩擦感是由于急性心包炎时心包膜纤维素渗出致表面粗糙，心脏收缩时脏层与壁层心包摩擦产生的振动传至胸壁所致。

（三）叩诊

案例 3-16

患者，女性，40 岁。有风湿性心脏病、二尖瓣狭窄 10 年。此次因受凉后出现心悸、气短，不能平卧入院。

问题：1. 请描述心界叩诊正确手法。

2. 该患者心浊音界可能有怎样的改变？

心脏叩诊用于确定心界的大小及其形状。心脏浊音界包括相对浊音界和绝对浊音界两部分。心脏左右缘被肺遮盖的部分，叩诊呈相对浊音，其边界为相对浊音界，而不被肺遮盖的部分叩诊呈绝对浊音，其边界为绝对浊音界。叩诊心界是叩诊心脏相对浊音界，反映心脏的实际大小（图 3-40）。

1. 叩诊方法　叩诊时，评估对象取仰卧位或坐位，采取间接叩诊法。当评估对象取平卧位时，板指与肋间平行；取坐位时，板指与心缘平行而与肋间垂直。叩诊力度适当，用力均匀，按先左后右、由外向内、自下而上的顺序，以听到声音由清音变为浊音来确定心界。叩诊心脏左界时，从心尖搏动最强点外 2～3cm 处开始，由外向内逐渐叩诊，至叩诊音由清音变为浊音时，示已达心脏边界，用笔做一标记，如此逐一肋间自下向上叩诊至第 2 肋间。叩诊心脏右界时，先沿锁骨中线叩出肝上界，然后于其上一肋间（通常为第 4 肋间）开始，由外向内叩出浊音界，做标记，按肋间依次向上叩至第 2 肋间。用硬尺测量前正中线至各标记点的垂直距离，再测量左锁骨中线距前正中线的距离，以记录心脏相对浊音界的位置。

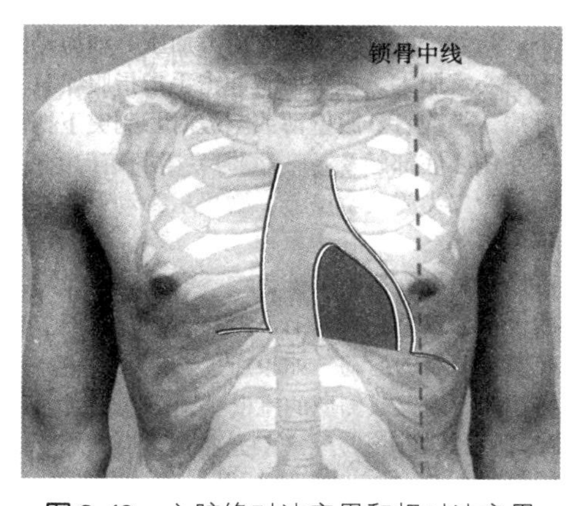

图 3-40　心脏绝对浊音界和相对浊音界

2. 正常心浊音界　正常心脏相对浊音界至前正中线的距离见表 3-4。

表 3-4　正常心脏相对浊音界

右界（cm）	肋间	左界（cm）
2～3	2	2～3
2～3	3	3.5～4.5
3～4	4	5～7
	5	7～9

注：左锁骨中线距前正中线 8～10cm

3. 心浊音界各部的组成　心脏左界第 2 肋间处相当于肺动脉段，第 3 肋间为左心耳，第 4、5 肋间为左心室，其中血管与左心室交接处向内凹陷，称心腰。右界第 2 肋间处相当于升主动脉和上腔静脉，第 3 肋间以下为右心房（图 3-41）。

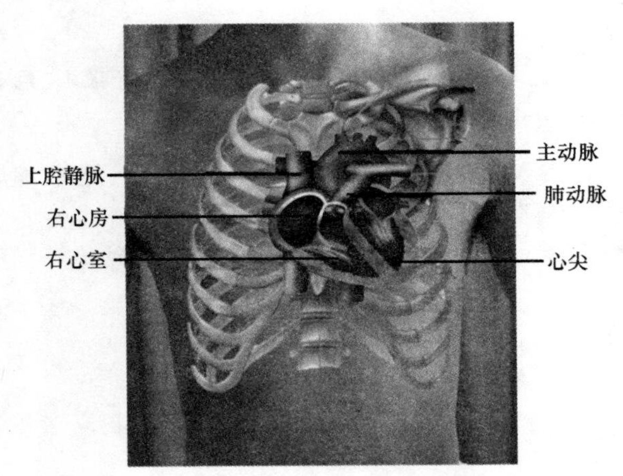

图 3-41　心脏各部位在胸壁上的投影

4. 心浊音界的改变　心浊音界大小、形状和位置可因心脏病变及心外因素的影响而发生改变。

(1) 心脏因素

1) 左心室增大:心浊音界向左向下扩大,心腰加深,心界呈靴形,常见于高血压性心脏病、主动脉瓣关闭不全,又称主动脉型心(图 3-42)。

2) 右心室增大:轻度增大时仅使绝对浊音界增大;显著增大时,相对浊音界向左右扩大,以向左扩大明显。右心室增大常见于肺心病。

3) 左、右心室增大:心浊音界向两侧增大,且左界向左下增大,称普大型心,常见于扩张型心肌病、克山病等。

考点:二尖瓣狭窄、主动脉瓣关闭不全及心包积液的心浊音界的改变

4) 左心房与肺动脉扩张:心腰部饱满或膨出,心界呈梨形,常见于二尖瓣狭窄,又称二尖瓣型心(图 3-43)。

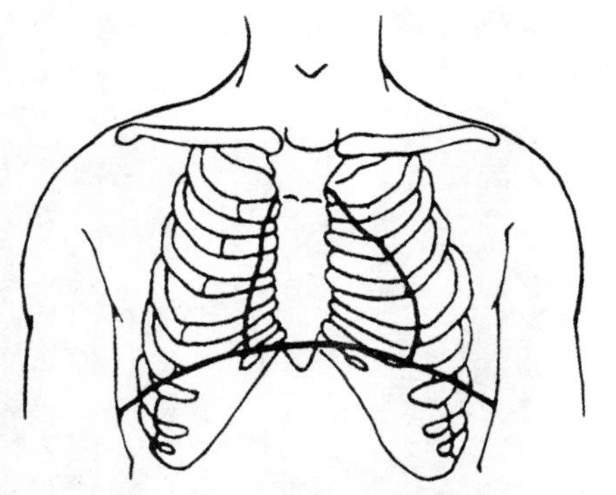
图 3-42　主动脉型心浊音界

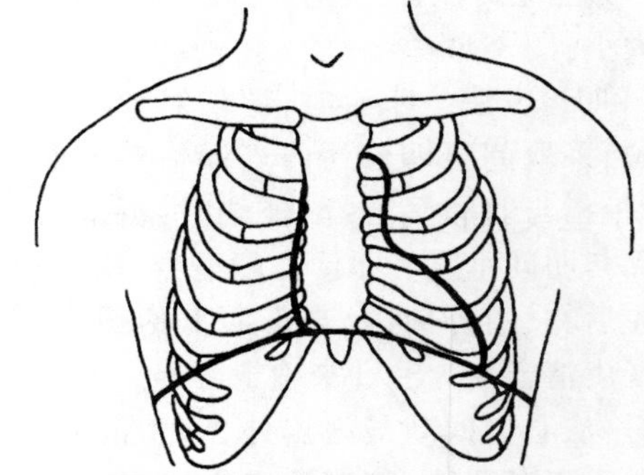
图 3-43　二尖瓣型心浊音界

5) 心包积液:当心包积液达一定量时,心界向两侧扩大,并随体位改变而发生变化。坐位时心浊音界呈三角烧瓶样(图 3-44),仰卧位时心底部浊音区明显增宽呈球形(图 3-45),此种变化为心包积液的特征性体征。

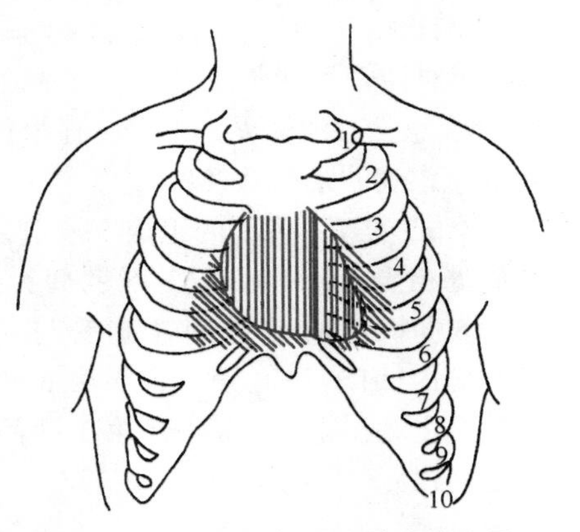

图 3-44　坐位心包积液的心浊音界

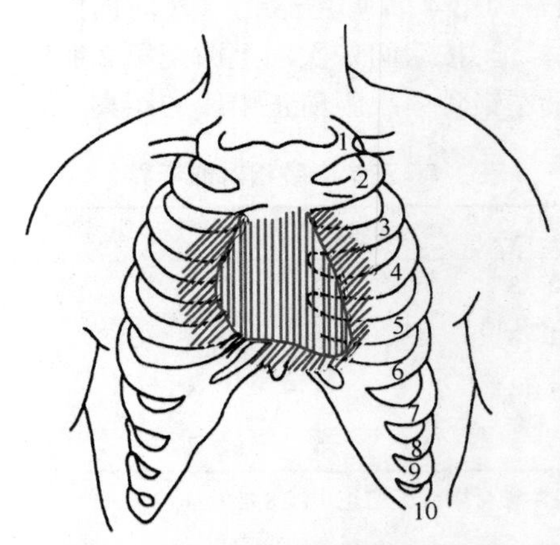

图 3-45　仰卧位心包积液的心浊音界

（2）心外因素：大量胸腔积液或气胸时，患侧的心界叩不出，健侧心界向外移位；肺气肿时，心浊音界变小或叩不出；腹腔大量积液或巨大肿瘤时，膈肌上抬，心脏呈横位，心界向左扩大。

案例3-16分析

该患者二尖瓣狭窄合并心力衰竭应取坐位叩诊心界，即板指与心缘平行而与肋间垂直。二尖瓣狭窄时左心房与肺动脉扩张，心界呈梨形改变。

（四）听诊

听诊是心脏检查最重要的又较难掌握的方法。听诊心脏时，环境应安静，评估对象一般采取仰卧位或坐位，必要时可让评估对象改变体位，以便更好地听清心音或杂音。内容包括心率、心律、心音、额外心音、杂音和心包摩擦音等。

案例3-17

患者，男性，40岁。行健康体检，心率68次/分，律齐。

问题：1. 评估对象心率是否正常？如何听诊心率？

2. 作为该评估对象的评估者，如何正确听诊心脏各瓣膜听诊区？

1. 心脏瓣膜听诊区　心脏各瓣膜开放与关闭时所产生的声音传导至体表最易听清的部位称心脏瓣膜听诊区，与其解剖位置不完全一致，通常有5个心脏瓣膜听诊区（图3-46）。

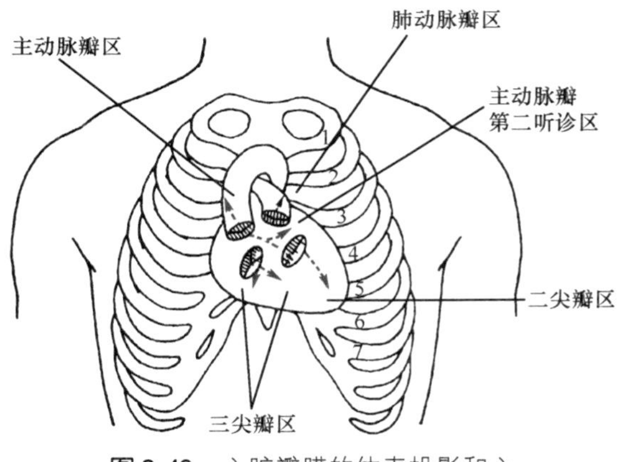

图3-46　心脏瓣膜的体表投影和心脏瓣膜听诊区

（1）二尖瓣区：位于心尖搏动最强点，又称心尖区。

（2）肺动脉瓣区：胸骨左缘第2肋间。

（3）主动脉瓣区：胸骨右缘第2肋间。

（4）主动脉瓣第二听诊区：胸骨左缘第3、4肋间。

（5）三尖瓣区：胸骨体下端左缘（或胸骨左缘第4、5肋间隙）。

考点：心脏各瓣膜听诊区及其位置

2. 听诊顺序　通常按逆时针方向自二尖瓣区开始，依次为肺动脉瓣区、主动脉瓣区、主动脉瓣第二听诊区和三尖瓣区。

3. 听诊内容

（1）心率：为每分钟心搏的次数。一般在心尖部听取第一心音，计数1分钟。正常成人心率为60～100次/分，3岁以下儿童多在100次/分以上，老年人多偏慢。成人心率超过100次/分，婴幼儿超过150次/分称为心动过速。心率低于60次/分称为心动过缓。

考点：正常心率

案例3-17分析

1. 听诊心率时一般在心尖部听取第一心音，计数1分钟，评估对象心率为68次/分，在正常范围。

2. 嘱患者取仰卧位或坐位，充分暴露前胸部，用听诊器按逆时针方向自二尖瓣区开始，依次为肺动脉瓣区、主动脉瓣区、主动脉瓣第二听诊区和三尖瓣区进行听诊。

（2）心律：为心脏跳动的节律。正常成人心律规则，部分青年人可出现随呼吸改变的心律；吸气时心率增快，呼气时减慢，称窦性心律不齐，一般无临床意义。听诊能够发现的心律失常以期前收缩(早搏)和心房纤颤(房颤)最常见。

期前收缩是在规则心律基础上突然提前出现的心音。听诊特点为:①在规则心律基础上突然提前出现一次心跳,后有一较长间歇;②提前出现心跳的第一心音增强,第二心音减弱或难以听到。生理情况下,情绪激动、酗酒、疲劳等可出现一过性期前收缩;病理情况下见于各种器质性心脏病,如洋地黄中毒、低钾血症、心脏手术等。

期前收缩可以规律的形式出现,每一次正常心脏搏动之后出现一次期前收缩,称为二联律;每两次正常心脏搏动之后出现一次期前收缩,称为三联律。

考点:心房纤颤的听诊特点

心房纤颤是由心房内异位节律点发出异位冲动产生的多个折返所致。听诊特点为:①心律绝对不规则;②第一心音强弱不等;③心率大于脉率,称脉搏短绌。心房纤颤常见于二尖瓣狭窄、冠心病、高血压性心脏病、甲状腺功能亢进症等。

(3)心音:共有4个,按其在心动周期中出现的先后依次命名为第一心音(S_1)、第二心音(S_2)、第三心音(S_3)和第四心音(S_4)。正常情况下,通常只能听到S_1和S_2,S_3可在部分健康儿童和青少年中听到,而S_4一般听不到,如能听到多属病理情况。

1)S_1:出现在心室收缩开始时,主要由二尖瓣和三尖瓣关闭引起的振动所产生。血流的突然加速或减速导致的大血管和心室壁的振动等因素,也参与S_1的形成。S_1的出现标志着心室收缩的开始。听诊特点为:①音调较低钝;②强度较响;③所占时间较长(持续约0.1秒);④与心尖搏动同时出现;⑤心尖部听诊最清楚。

2)S_2:出现在心室舒张早期,主要是由于主动脉瓣和肺动脉瓣突然关闭引起瓣膜及血管壁振动所产生。S_2的出现标志着心室舒张的开始。听诊特点为:①音调较高而脆;②强度较S_1弱;③所占时间较短(约0.08秒);④在心尖搏动之后出现;⑤心底部听诊最清楚。

3)S_3:出现在心室舒张早期,是由于心室快速充盈期末,血流冲击心室壁,心室肌纤维伸展延长,使房室瓣、腱索和乳头肌突然紧张、振动所致。听诊特点是音调低钝,持续时间短(约0.04秒),强度弱,在心尖部及其内上方仰卧位、呼气时听诊较清楚。

4)S_4:出现在心室舒张末期,约在S_1前0.1秒。一般认为S_4的产生与心房收缩使房室瓣及其相关结构突然紧张、振动有关。

S_1与S_2是听诊心音的重要环节,只有正确区分S_1和S_2之后,才能判定心室收缩期和舒张期,S_1至S_2之间为心室的收缩期,S_2至下一心动周期的S_1之间为心室的舒张期。S_1与S_2的鉴别为:①S_1音调较低,时间较长,以心尖部最响;S_2音调较高,时间较短,以心底部最响。②S_1与S_2的间隔较短,S_2与下一心动周期S_1的间隔则较长。③S_1与心尖搏动同时出现,与颈动脉搏动也几乎同时出现;而S_2则出现于心尖搏动之后。

(4)心音异常

1)心音强度改变:①S_1改变。S_1改变与心肌收缩力、心室充盈情况、瓣膜弹性及位置有关。S_1增强常见于二尖瓣狭窄,这主要是由于舒张期心室充盈减少,以致在心室开始收缩时二尖瓣位置低垂,加之心室收缩时间缩短、左心室内压上升加速,造成瓣膜关闭振动幅度大,因而S_1亢进。另外,高热、贫血、甲状腺功能亢进症等疾病时,由于心肌收缩加快、增强可使S_1增强。S_1减弱见于二尖瓣关闭不全,由于左心室过度充盈、二尖瓣位置较高、活动幅度减小所致。其他如心肌炎、心肌病等疾病由于心肌收缩力减弱致S_1低钝。②S_2改变。S_2的强弱主要取决于主动脉和肺动脉内压力、半月瓣的弹性和完整性。S_2有两个主要部分即主动脉瓣区第二心音(A_2)和肺动脉瓣区第二心音(P_2),通常A_2主动脉瓣区最清楚,P_2肺动脉瓣区最清晰。一般情况下,青少年$P_2>A_2$,成年人$P_2=A_2$,而老年人$P_2<A_2$。A_2增强,由主动脉内压增高所致,主要见于高血压、动脉粥样硬化。P_2增强,由肺动脉内压增高所致,主要见于肺心病、二尖瓣狭窄等疾病。A_2减弱是由于主动脉内压降低所致,主要见于主动脉瓣狭窄、主

动脉瓣关闭不全等。P_2 减弱，为肺动脉内压降低所致，主要见于肺动脉瓣狭窄、肺动脉瓣关闭不全等。③S_1 和 S_2 同时改变。S_1、S_2 同时增强见于劳动、情绪激动、贫血等使心脏活动增强时；S_1、S_2 同时减弱见于心肌炎、心肌病、左侧胸腔大量积液、肺气肿等。

2）心音性质改变：心肌严重病变时，S_1 失去原有的特征而与 S_2 相似，可形成"单音律"。当心率增快，收缩期与舒张期时限几乎相等，听诊有如钟摆声，称为"钟摆律"。由于此音也与胎儿心音类似，故又称"胎心律"。心音性质改变见于重症心肌炎、心肌病、急性心肌梗死等。

3）心音分裂：听诊时出现一个心音分裂为两个心音的现象称为心音分裂。①S_1 分裂，是由于二尖瓣和三尖瓣的关闭时间明显不同步（>0.04 秒）所致，在三尖瓣区听诊较清楚，常见于右束支传导阻滞。②S_2 分裂，是由于主动脉瓣和肺动脉瓣关闭明显不同步所致，在肺动脉瓣区听诊较明显。临床上较常见，生理情况下见于健康儿童和青少年，于深吸气末可闻及，病理情况下见于二尖瓣关闭不全、室间隔缺损等。

（5）额外心音：指在正常心音之外听到的附加心音，多属病理性。大多数出现在舒张期，也可出现在收缩期。①奔马律。奔马律是在 S_2 之后出现的响亮额外音，当心率快时与原有的 S_1、S_2 组成的韵律类似马奔跑时的蹄声，故称奔马律。奔马律是心肌严重受损的体征。按其出现时间的早晚可分为舒张早期奔马律、舒张晚期奔马律、重叠型奔马律。其中以舒张早期奔马律最常见。一般认为舒张早期奔马律是由于心室舒张期负荷过重，心肌张力减低与顺应性减退，以致心室舒张时血液充盈引起室壁振动。它的出现提示心脏功能失去代偿，是心肌受损的重要体征。由于发生机制与 S_3 相似，也称为病理性第三心音或第三心音奔马律，但两者应予以鉴别（表3-5）。②开瓣音。开瓣音又称二尖瓣开放拍击音，见于二尖瓣狭窄时，舒张早期血液自左心房迅速流入左心室时，弹性尚好的瓣叶迅速开放后又突然停止所致瓣叶振动引起的拍击样声音，是 S_2 后高调清脆的附加音，在心尖内上方尤为清楚。开瓣音的存在提示二尖瓣瓣叶弹性及活动尚好。③心包叩击音。心包叩击音见于缩窄性心包炎，为舒张早期心室急速充盈时，由于心包增厚，阻碍心室舒张使心室在舒张过程中被迫骤然停止导致室壁振动而产生的声音。在 S_2 后约0.1 秒出现，为一较强而短促的额外心音，心尖部和胸骨下端左缘听诊清楚。

考点：舒张期奔马律的临床意义

表3-5　病理性第三心音与 S_3 的鉴别

鉴别点	病理性第三心音	第三心音（S_3）
原发病	器质性心脏病	健康人，尤其儿童和青少年多见
心率	快、多大于100 次/分	多出现在心率较慢时
心音距离	3 个心音的间距大致相同	S_3 距 S_2 较近
心音性质	3 个心音性质相近	3 个心音不同
体位影响	不受体位影响	于坐位或立位时消失

1）收缩期额外心音：心脏在收缩期也可出现额外心音，可分为收缩早期喷射音和收缩中晚期喀喇音，但临床意义相对较小。

2）医源性额外心音：是由于人工器材置入心脏后导致的额外心音，常见的有人工瓣膜音和人工起搏音。

链接　人工瓣膜替换术

瓣膜严重损坏，不适于施行瓣膜修复术的病例需做瓣膜替换术。术中切除损坏瓣膜的瓣叶和腱索，但需沿瓣环保留0.3 ~0.5cm 的瓣叶组织，将人工瓣膜缝合固定于瓣环上。临床上使用的人工瓣膜有机械瓣膜和生物瓣膜，各有其优缺点，应根据情况选用。

链接 人工心脏起搏

人工心脏起搏是通过人工心脏起搏器发放脉冲电流，通过导线和电极的传导刺激心脏，使之兴奋和收缩，从而替代正常心脏起搏点，控制心脏按脉冲电流的频率有效地搏动。

起搏治疗的主要目的就是通过不同的起搏方式纠正心率和心律的异常，来提高患者的生存质量。

案例 3-18

患者，女性，42 岁。心慌气短 21 年，2 天前突然咳粉红色泡沫痰约 150ml。体格检查：面色轻度发绀，心率 90 次/分，心尖搏动向左移位，心尖部可触及舒张期震颤，叩诊心浊音界呈梨形，听诊心尖部可闻及较局限的舒张期隆隆样杂音。

问题：1. 应首先考虑的疾病是什么？

2. 听诊心脏杂音时应注意分析哪些内容？

（6）心脏杂音：心脏杂音是指在心音与额外心音之外出现的具有不同频率、不同强度，持续时间较长的夹杂声音。它可与心音分开或相连续，甚至完全掩盖心音。杂音对某些心血管疾病的诊断具有重要意义。

1）杂音的产生机制：杂音是由于血流速度加快、瓣膜口狭窄或瓣膜关闭不全、异常通道、心腔内漂浮物、血管腔扩大或狭窄时，血流产生湍流，使心壁、瓣膜或血管壁产生振动所致（图 3-47）。

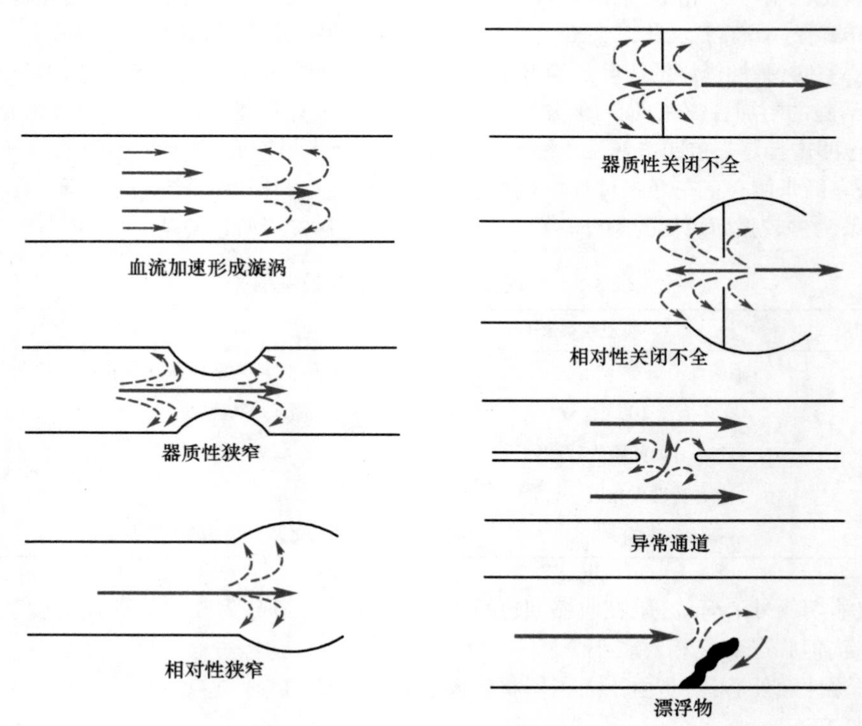

图 3-47 心脏杂音产生机制示意图

2）杂音听诊要点：当听到杂音时，应根据其最响部位、出现时期、性质、传导、强度以及与呼吸、体位和运动的关系等方面来分析判断其临床意义。

A. 部位:杂音的最响部位常与病变部位有关。一般来说,杂音在某瓣膜听诊区最响,则提示该瓣膜有病变。

B. 时期:发生在 S_1 和 S_2 之间的杂音,称为收缩期杂音;发生在 S_2 与下一心动周期的 S_1 之间者,称为舒张期杂音;杂音在收缩期和舒张期连续出现者,称为连续性杂音。一般认为,舒张期杂音和连续性杂音均为病理性器质性杂音,而收缩期杂音则有器质性和功能性两种可能。

考点:舒张期杂音属病理性杂音,提示有器质性病变

C. 性质:杂音性质常以吹风样、隆隆样、叹气样、机器样、喷射样、乐音样等形容。按音调高低可形容为柔和、粗糙。一般而言,功能性杂音较柔和,器质性杂音较粗糙。不同音色与音调的杂音,反映不同的病理变化。临床上可根据杂音的性质,推断不同的病变,如心尖区舒张期隆隆样杂音是二尖瓣狭窄的特征;心尖区粗糙的吹风样全收缩期杂音,常提示二尖瓣关闭不全;心尖区柔和而高调的吹风样杂音常为功能性杂音;主动脉瓣区舒张期叹气样杂音为主动脉关闭不全等。

D. 传导:杂音常沿血流方向传导,根据杂音最响部位及其传导方向,可判断杂音来源及其病理性质,如二尖瓣关闭不全的杂音向左腋下传导,主动脉瓣狭窄的杂音向颈部传导,而二尖瓣狭窄的心尖区隆隆样杂音则较局限,不向他处传导。

E. 强度:即杂音的响度。杂音的强弱与多种因素有关。①狭窄程度。一般狭窄越重,杂音越强,但若严重狭窄以致通过的血流极少,杂音反而减弱或消失。②血流速度。血流速度增快时杂音可增强。③压力阶差。狭窄口两侧压力阶差越大,杂音越强。④心肌收缩力。推动血流的力量越大杂音越强,心力衰竭时心肌收缩力减弱,杂音减弱。收缩期杂音强度通常采用 Levine 6 级分级法分为 6 级(表 3-6)。记录杂音强度时,以杂音的级别为分子,6 级为分母,如杂音强度为 3 级,应记录为 3/6 级杂音。一般认为 3/6 级及以上的收缩期杂音多为器质性。舒张期杂音多为器质性,一般不分级。

表 3-6 Levine 6 级分级法

级别	评价
1	很弱,安静环境下仔细听诊才能听出
2	较易听到的弱杂音
3	中等响度的杂音
4	响亮的杂音,通常伴有震颤
5	杂音很响,但听诊器离开胸壁即听不到,有明显震颤
6	杂音震耳,即使听诊器离开胸壁一定距离也能听到,有强震颤

F. 体位呼吸和运动对杂音的影响:经体位改变、运动或深吸气、呼气及屏气等动作可使某些杂音增强或减弱,有助于杂音的判别。①体位改变。左侧卧位可使二尖瓣杂音更明显;前倾坐位可使主动脉瓣关闭不全的舒张期杂音更明显;仰卧位可使二尖瓣、三尖瓣关闭不全的舒张期杂音更明显。②呼吸影响。深吸气时,胸腔负压增加,回心血量增加,从而使与右心相关的杂音增强;深呼气时起源于左心的杂音增强;深吸气后紧闭声门并用力做呼气动作(Valsalva 动作)时,胸腔压力增高,回心血减少,经瓣膜产生的杂音多数都减轻。③运动。运动时心率增快,血流加速,心肌收缩力增强,心排血量增加,可使器质性杂音增强。

3）杂音的临床意义

A. 收缩期杂音：①二尖瓣区杂音，包括功能性、相对性和器质性杂音。功能性杂音较常见，可见于部分正常人、剧烈运动等生理情况下，也可见于发热、贫血、甲状腺功能亢进等病理情况下。听诊特点为性质柔和、吹风样，一般在2/6级以下。相对性杂音如相对性二尖瓣关闭不全，因左心室扩大所致，见于高血压性心肌病、扩张型心肌病、冠心病等，杂音特点为吹风样，性质较粗糙。而器质性杂音主要见于风湿性心脏病二尖瓣关闭不全，听诊特点为吹风样，性质粗糙、响亮、高调，多占据全收缩期，强度常在3/6级以上，并向左腋下或左肩胛下传导。②三尖瓣区杂音，大多由于右心室扩大所致的相对性三尖瓣关闭不全引起，极少数为器质性病变。③主动脉瓣区杂音，为粗糙喷射性收缩期杂音，向颈部传导，常伴有震颤，见于主动脉瓣狭窄。④肺动脉瓣区杂音，肺动脉高压、肺动脉扩张所致的肺动脉瓣相对性狭窄时，可产生相对性杂音。⑤其他部位杂音，室间隔缺损时，可在胸骨左缘第3、4肋间闻及响亮而粗糙的收缩期杂音，常伴震颤。功能性与器质性收缩期杂音鉴别见表3-7。

考点：功能性杂音与器质性收缩期杂音的鉴别

表3-7 收缩期功能性杂音与器质性杂音的鉴别要点

鉴别点	功能性杂音	器质性杂音
年龄	儿童、青少年多见	任何年龄
部位	肺动脉瓣和(或)心间区	任何瓣膜区
性质	柔和，吹风样	粗糙，吹风样
持续时间	短促	较长、常为全收缩期
强度	一般为2/6级和以下	3/6级和以上
传导	局限	传导较远而广泛

B. 舒张期杂音：多数是由于瓣膜器质性损害所致。①二尖瓣区杂音，可因器质性或相对性二尖瓣狭窄引起。器质性主要见于风湿性心脏病二尖瓣狭窄，听诊特点为舒张中晚期隆隆样杂音，常伴震颤及S_1增强。相对性杂音最常见于主动脉瓣关闭不全引起的相对性二尖瓣狭窄。听诊特点为性质柔和，无震颤，不伴第一心音增强。②主动脉瓣区杂音，主要见于主动脉瓣关闭不全，听诊特点为舒张早期叹气样杂音，于主动脉瓣第二听诊区最清晰，杂音向心尖部传导。③肺动脉瓣区杂音，器质性病变引起者少见，多由肺动脉高压、肺动脉扩张致肺动脉瓣相对关闭不全引起，听诊特点为吹风样或叹气样，常见于二尖瓣狭窄、肺源性心脏病等。

C. 连续性杂音：在第2肋间胸骨左缘及其附近，S_1后不久开始，持续整个收缩期和舒张期，性质响亮、粗糙，似机器转动的噪声，故又称机器样杂音，常见于动脉导管未闭。

案例3-18分析

1. 根据症状、体格检查，尤其是心浊音界呈梨形及心尖区局限隆隆样舒张期杂音，该患者首先应考虑的疾病是风湿性二尖瓣狭窄。

2. 听取心脏杂音时应注意分析其部位、时期、性质、传导方向、强度以及体位、呼吸和运动的关系。

（7）心包摩擦音：指脏层与壁层心包由于感染或理化因素致纤维蛋白沉积而粗糙，在心脏搏动时产生摩擦而出现的声音。心包摩擦音性质粗糙、音调较高、呈搔抓样，近在耳边，与心脏活动一致，与呼吸无关，屏气时摩擦音仍存在，可据此与胸膜摩擦音相鉴别。心包摩擦音可在整个心前区闻及，但以胸骨左缘第3、4肋间最易闻及，坐位前倾时更明显。心包摩擦音见于心包炎、尿毒症、肿瘤、心肌梗死等。

（五）循环系统常见疾病的主要体征

考点：心包摩擦音的听诊特点及临床意义

循环系统常见疾病的主要体征见表3-8。

表3-8 循环系统常见疾病的主要体征

疾病		主要体征
二尖瓣狭窄	视诊	二尖瓣面容，心尖搏动可向左移
	触诊	心尖搏动可向左移位，心尖部可触及舒张期震颤
	叩诊	心浊音界早期向左以后也向右扩大，心腰部膨出，呈梨形
	听诊	心尖部 S_1 亢进，较局限的递增型隆隆样舒张期杂音，可伴开瓣音。P_2 亢进，可出现分裂
二尖瓣关闭不全	视诊	心尖搏动向左下移位，较局限
	触诊	心尖搏动向左下移位，可呈抬举性
	叩诊	心浊音界可向左扩大，后期亦可向右扩大
	听诊	心尖部有较粗糙的Ⅲ级以上收缩期吹风样杂音，常遮盖 S_1，并向左腋部或左肩胛下传导，P_2 亢进
主动脉瓣狭窄	视诊	心尖搏动正常或向左下移位，比较局限，强而有力
	触诊	心尖搏动向左下移位，呈抬举性，主动脉瓣区可触及收缩期震颤
	叩诊	心浊音界正常或向左下扩大
	听诊	心尖部 S_1 减弱，A_2 减弱或消失，亦可出现 S_2 逆分裂，可听到粗糙的收缩期喷射性杂音，常为3/6级以上，向颈部传导
主动脉瓣关闭不全	视诊	颜面苍白，点头运动，颈动脉搏动增强，心尖搏动向左下移位，较广泛有力，毛细血管搏动
	触诊	心尖搏动向左下移位，可呈抬举性，有水冲脉
	叩诊	心浊音界向左下扩大，心腰凹陷，呈靴形
	听诊	心尖部 S_1 减弱，A_2 减弱或消失，主动脉瓣区及第二听诊区可听到舒张期叹气样杂音，合并相对性二尖瓣关闭不全时心尖部可有较柔和的收缩期吹风样杂音，有相对二尖瓣狭窄时，心尖部出现Austin-Flint杂音，可有枪击音、杜氏二重音，脉压增加
心包积液	视诊	前倾坐位，心尖搏动明显减弱或消失
	触诊	心尖搏动减弱或触不到，脉搏快而弱，可有奇脉
	叩诊	心浊音界向两侧扩大，并随体位变化而改变
	听诊	积液量少时可闻及心包摩擦音，积液量多时摩擦音可消失，心率快、心音弱而遥远，偶可闻及心包叩击音

目标检测

A_1/A_2 型题

1. 与第2肋软骨相连接的是( )
   A. 颈静脉切迹　B. 胸骨柄
   C. 胸骨角　D. 剑突
   E. 以上都不是
2. 有关肩胛下角的描述,正确的是( )
   A. 被检查者两上肢平伸
   B. 被检查者两上肢上举抱枕
   C. 被检查者两上肢自然下垂
   D. 肩胛下角平第6肋骨水平
   E. 肩胛下角平第9肋骨水平
3. 计数胸椎的标志是( )
   A. 第7颈椎棘突　B. 第6颈椎棘突
   C. 第1胸椎棘突　D. 第7胸椎棘突
   E. 第5颈椎棘突
4. 正常胸廓前后径与左右径之比为( )
   A. 1∶1　B. 1.5∶1
   C. 1∶1.5　D. 2∶3
   E. 2.5∶3
5. 肺气肿时胸廓的改变是( )
   A. 扁平胸　B. 漏斗胸
   C. 桶状胸　D. 鸡胸
   E. 胸部不对称
6. 胸骨压痛或叩击痛常见于( )
   A. 胸腔积液　B. 肋软骨炎
   C. 急性白血病　D. 再生障碍性贫血
   E. 气管内异物
7. 乳房皮肤毛囊及毛囊孔明显下陷,呈"橘皮样",无红肿热痛,常见于( )
   A. 急性乳腺炎　B. 乳腺癌
   C. 乳腺囊肿　D. 先天性畸形
   E. 乳腺纤维瘤
8. 呼气性呼吸困难的发生机制是( )
   A. 大气道狭窄梗阻
   B. 广泛性肺部病变
   C. 血管床减少
   D. 上呼吸道异物刺激
   E. 肺组织弹性减弱及小支气管痉挛性狭窄
9. 呼吸缓慢指安静状态下成人的呼吸频率少于( )
   A. 14次/分　B. 12次/分
   C. 10次/分　D. 8次/分
   E. 6次/分
10. 胸廓两侧呼吸运动减弱见于( )
    A. 肺气肿　B. 肺不张
    C. 胸膜粘连　D. 气胸
    E. 肺炎
11. 观察呼吸困难患者时,见到下列哪种情况提示病情垂危( )
    A. 呼吸频率加快　B. 呼吸频率减慢
    C. 间停呼吸　D. 库氏呼吸
    E. 浅快呼吸
12. 最易触及胸膜摩擦感的部位( )
    A. 肺尖部体表　B. 前上胸壁
    C. 肩胛下区　D. 锁骨中线第5~6肋
    E. 腋中线第5~7肋
13. 语音震颤增强见于( )
    A. 肺气肿　B. 肺实变
    C. 支气管阻塞　D. 胸膜肥厚
    E. 气胸
14. 左侧胸腔壁少量积液时,其积液上方触觉语颤可出现( )
    A. 增强　B. 减弱
    C. 消失　D. 正常
    E. 不定
15. 胸膜摩擦感与心包摩擦感的鉴别要点是( )
    A. 有无心脏病史
    B. 患者体质状况
    C. 屏气时摩擦感是否消失
    D. 咳嗽后摩擦感是否消失
    E. 变动体位摩擦感是否消失
16. 支气管扩张患者肺部听诊常出现( )
    A. 局限性干啰音　B. 局限性湿啰音
    C. 两肺底湿啰音　D. 双肺满布湿啰音
    E. 双肺满布哮鸣音
17. 引起气管向患侧移位的病变是( )
    A. 大叶性肺炎　B. 气胸
    C. 胸腔积液　D. 肺不张
    E. 肺气肿
18. 重度代谢性酸中毒时可出现( )
    A. 深长呼吸　B. 潮式呼吸
    C. 间停呼吸　D. 叹息样呼吸
    E. 呼吸浅慢

19. 湿啰音布满双肺见于(　　)
A. 肺炎　B. 肺气肿
C. 胸腔积液　D. 肺结核
E. 肺水肿

20. 患者,女性,30 岁。咳嗽、胸痛 3 天,X 线诊断右下肺大片致密阴影(实变期),体格检查时可出现的体征是(　　)
A. 语颤减弱
B. 右下胸部叩诊呈清音
C. 可闻及病理性支气管呼吸音
D. 右侧呼吸运动增强
E. 无湿性啰音

21. 正常人心尖搏动的范围其直径为(　　)
A. 0.5～1.0cm　B. 1.0～1.5cm
C. 1.5～2.0cm　D. 2.0～2.5cm
E. 2.5～3.0cm

22. 抬举性心尖搏动常见于(　　)
A. 心肌炎　B. 左心室肥大
C. 右心室肥大　D. 左心房肥大
E. 心肌梗死

23. 贫血患者心尖部出现收缩期杂音的机制是(　　)
A. 血液反流　B. 瓣膜口相对狭窄
C. 血流加速　D. 异常通道
E. 心室腔内有漂浮物

24. 关于二联律的叙述正确的是(　　)
A. 每 2 个正常心脏搏动接一个期前收缩
B. 每 2 个期前收缩接一个正常心脏搏动
C. 每一个正常心脏搏动之后出现一个期前收缩
D. 2 次期前收缩相连续
E. 每 2 个正常心脏搏动接 2 个期前收缩

25. 诊断器质性心脏病最可靠的体征是(　　)
A. 心率>100 次/分　B. 心率<60 次/分
C. 舒张期杂音　D. 心音减低
E. 心音增强

26. 听诊器距胸壁一定距离也能听到的杂音是(　　)
A. 2/6 级　B. 3/6 级
C. 4/6 级　D. 5/6 级
E. 6/6 级

27. 评估心脏有器质性病变的重要依据是(　　)
A. 心前区触及震颤
B. 心尖搏动向上移位
C. 心脏杂音
D. 心尖搏动向下移位
E. S_1、S_2 同时增强

28. 心尖搏动向左下移位见于(　　)
A. 右心室增大　B. 肥胖
C. 左心室增大　D. 妊娠
E. 肺气肿

29. 二尖瓣狭窄最具特征的是(　　)
A. 心尖区 S_1 亢进
B. 肺动脉瓣区 P_2 亢进
C. 心尖部舒张期隆隆样杂音
D. 左心房肥大
E. 心尖搏动向左移位

30. 确定 S_1 最有价值的是(　　)
A. 与颈动脉搏动同时出现
B. 音调较 S_2 低
C. 心尖部听诊最清楚
D. 持续时间长
E. S_1 与 S_2 之间距离短

31. 心脏相对浊音界呈靴形改变的是(　　)
A. 主动脉瓣关闭不全　B. 主动脉瓣狭窄
C. 二尖瓣狭窄　D. 二尖瓣关闭不全
E. 三尖瓣关闭不全

32. 患儿,女性,2 岁。双下肢青紫 2 个月。体格检查:胸骨左缘第 2～3 肋间闻及粗糙的连续性机器样杂音常提示(　　)
A. 主动脉瓣关闭不全　B. 主动脉瓣狭窄
C. 室间隔缺损　D. 房间隔缺损
E. 动脉导管未闭

33. 患者,女性,18 岁。游走性关节疼痛 5 年,伴心悸气促 1 年,体格检查:双颊暗红,心尖区可触及舒张期震颤,心浊音界呈梨形,心尖区可闻及舒张期杂音,最可能的诊断是(　　)
A. 二尖瓣狭窄　B. 二尖瓣关闭不全
C. 三尖瓣狭窄　D. 三尖瓣关闭不全
E. 主动脉瓣关闭不全

A_3/A_4 型题

(34～36 题共用题干)

患者,女性,65 岁。活动后出现呼吸困难伴咳嗽入院。既往风湿性心脏病、二尖瓣狭窄 18 年。

34. 护士心脏听诊时心尖部可能闻及的杂音为(　　)
A. 响亮、粗糙的收缩期吹风样杂音
B. 收缩期隆隆样杂音
C. 舒张期隆隆样杂音
D. 舒张期叹气样杂音

E. 舒张期吹风样杂音

35. 听诊最清楚的体位是(　　)
A. 左侧卧位,呼气末最清楚
B. 右侧卧位,呼气末最清楚
C. 仰卧位最清楚
D. 前倾坐位最清楚
E. 半卧位最清楚

36. 胸部叩诊心脏呈(　　)
A. 球形　　B. 梨形
C. 靴形　　D. 烧瓶形
E. 正常形态

第6节　周围血管检查

周围血管检查主要包括脉搏、血压、周围血管征等。

一、脉　　搏

案例3-19

患者,男性,25岁。因心前区闷痛伴呼吸困难15天,以"心包积液"收入院。体格检查时发现该患者脉搏随深吸气逐渐减弱甚至消失,呼气时又有所加强。

问题:1. 该患者的脉搏为哪种异常脉搏?
2. 常见的异常脉搏有哪些?

动脉血管随心脏的收缩和舒张活动而相应出现扩张和回缩的搏动,称为动脉搏动,简称脉搏。检查脉搏主要采用触诊的方法。检查时,应选择浅表动脉,临床上常选用桡动脉。常用并拢的示指、中指和环指的指腹进行触诊。

(一) 脉率

脉率的生理和病理变化及其临床意义与心率基本一致。正常人脉率等于心率,但在某些心律失常,如心房颤动、频发室性期前收缩等情况下,由于部分心搏的搏出量过少,使周围动脉不能产生搏动,则出现脉率少于心率,称为脉搏短绌。

(二) 脉律

脉律可反映心搏的节律。正常人脉律较规则,有窦性心律不齐的脉搏可随呼吸发生改变,即吸气时脉率增快,呼气时减慢。各种心律失常时,则出现脉率不规则,如期前收缩呈二联律或三联律者可出现二联脉、三联脉;心房颤动者脉律绝对不规则,且强弱不等,常有脉搏短绌;房室传导阻滞者可出现脉搏脱漏。

(三) 紧张度与动脉壁状态

脉搏的紧张度与动脉收缩压高低有关。检查时,常将三指指腹扪脉后,用近心端手指压迫阻断血流,逐渐施压直至远端手指触不到脉搏,此时,近端手指完全阻断动脉搏动所施的压力,即为脉搏的紧张度。正常人动脉管壁光滑、柔软,并具有一定弹性,动脉硬化明显时,动脉壁变硬、弹性丧失,呈迂曲的索条状。

(四) 强弱

脉搏的强弱与心脏每搏输出量、脉压和周围血管阻力的大小有关。每搏输出量增加、脉压增大、周围血管阻力减低时,脉搏有力而振幅大,称为洪脉,见于高热、甲状腺功能亢进症、主动脉瓣关闭不全等;反之,脉搏减弱,称为细脉,见于心力衰竭、休克、主动脉狭窄等。

(五) 波形

脉搏搏动的情况可用脉波仪描记出具有一定形态的曲线,这一曲线称为脉搏的波形。临床上也可用触诊来粗略地估计脉搏的波形。

1. 水冲脉 脉搏骤起骤降，急促而有力，犹如潮水涨落，故名水冲脉。检查时，紧握评估对象手腕掌面，将其前臂抬高过头，感受桡动脉的搏动。如感知明显的水冲脉，表明脉压增大，主要见于主动脉瓣关闭不全，亦可见于严重贫血、甲状腺功能亢进症等。

2. 交替脉 指节律规则而强弱交替出现的脉搏。其机制是心肌收缩力强弱交替所致，是左心室功能衰竭的重要体征之一。

3. 奇脉 吸气时，脉搏明显减弱甚至消失的现象称为奇脉，常见于心包积液、缩窄性心包炎所致的心包填塞。其产生机制是心包填塞，吸气时由于右心舒张受限，回心血减少，因而右心排血量减少所致。

4. 脉搏消失 即无脉，见于严重休克及多发性大动脉炎。

案例 3-19 分析

1. 该患者患心包积液，吸气时脉搏减弱或消失，是奇脉，说明有心包填塞。

2. 常见的异常脉搏有脉搏短绌、脉搏脱漏、洪脉、细脉、水冲脉、交替脉、奇脉、无脉等。

二、血压

血压通常指体循环动脉血压，是重要的生命体征。

(一) 血压的测量方法

(1) 评估对象应保持安静，测前应休息 5 分钟以上。

(2) 脱去被测肢体的衣袖使血循环通畅(一般为右上肢)。

(3) 取坐位或仰卧位，肘部应与心脏在同一水平，自然伸直，并轻度外展。

(4) 将袖带的气囊部分对准肱动脉，紧贴皮肤缚于上臂，袖带下缘应在肘弯横纹上方 2～3cm 处。

(5) 将听诊器体件置于肘窝部、肱二头肌肌腱内侧的肱动脉处，轻压。

(6) 向袖带内充气，边充气边听诊，待肱动脉搏动消失，继续充气再将汞柱提高 20～30mmHg。

(7) 以恒定速度缓慢放气，使汞柱缓慢下降。听到第一次声音时的汞柱数值为收缩压，声音消失时汞柱数值为舒张压。

(8) 以同样办法重测 2 次，取最低值为血压值。

(二) 血压标准

目前我国成人采用的高血压标准是根据临床及流行病学资料界定的，根据中国高血压防治指南(2005 年修订版)公布的标准，规定如下(表 3-9)。

表 3-9 成人血压水平的定义和分类

类型	收缩压(mmHg)	舒张压(mmHg)
正常血压	<120	<80
正常高值	120～139	80～89
高血压		
1 级高血压(轻度)	140～159	90～99
2 级高血压(中度)	160～179	100～109
3 级高血压(重度)	≥180	≥110
单纯收缩期高血压	≥140	<90

注：若患者的收缩压和舒张压分属不同级别时，则以较高的分级为准；单纯收缩期高血压也可按照收缩压水平分为 1 级、2 级、3 级

(三) 血压波动的临床意义

1. 高血压　定义为收缩压≥140mmHg和(或)舒张压≥90mmHg。如果仅收缩压达到标准则称单纯收缩期高血压。临床上多数高血压为原发性高血压,部分为继发性高血压。后者多见于肾实质病变、肾动脉狭窄、嗜铬细胞瘤、妊娠高血压综合征等。

2. 低血压　凡血压低于90/60mmHg时称为低血压,常见于休克、急性心肌梗死、心包压塞等严重病症。低血压也可有体质的原因,患者自述血压偏低,一般无症状。

3. 双侧上肢血压不对称　正常双侧上肢血压差别达5～10mmHg,若超过此范围则属异常,多见于多发性大动脉炎或先天性动脉畸形等。

4. 上下肢血压差异常　正常下肢血压高于上肢血压达20～40mmHg,如下肢血压等于或低于上肢血压,则提示相应部位动脉狭窄或闭塞,见于主动脉缩窄、胸腹主动脉型大动脉炎等。

5. 脉压改变　正常成人脉压为30～40mmHg,当脉压>40mmHg为脉压增大,多见于甲状腺功能亢进症、主动脉瓣关闭不全、动脉硬化、严重贫血等。当脉压<30mmHg为脉压减少,见于主动脉瓣狭窄、心包积液、心力衰竭、休克等。

链接 动态血压监测

近年来在血压监测方面除了危重患者的床旁有创监测外，尚有动态血压监测（ABPM），是高血压诊治中的一项进展。测量应使用符合国际标准的动态血压监测仪，按设定时间24小时记录血压。一般设白天为上午6：00到晚22：00；每15分钟或20分钟测一次；夜间为晚22：00到次日6：00，每30分钟记录一次。动态血压的国内正常参考标准如下：24小时平均血压值<130mmHg/80mmHg；白天平均值<135mmHg/85mmHg；夜间平均值<125mmHg/75mmHg。正常情况下夜间血压较白天血压低10%~15%。凡是疑有单纯性诊所高血压（白大衣高血压）、隐蔽性高血压、顽固难治性高血压、发作性高血压或低血压，以及降压治疗效果差的患者，均应考虑做动态血压监测以作为常规血压的补充手段。

三、周围血管征

案例3-20

患者,男性,35岁。入院诊断为“甲状腺功能亢进症”。体格检查时血压为135/80mmHg,周围血管征阳性。

问题:1. 该患者为什么会出现周围血管征?

2. 该患者可能出现的周围血管征有哪些?

周围血管征是由于脉压增大时出现的体征,主要见于主动脉瓣关闭不全、甲状腺功能亢进症等脉压增大的疾病,除了可扪及水冲脉外,还有以下体征。

1. 枪击音　将听诊器胸件放在浅表大动脉(常选择股动脉或肱动脉)处,可闻及与心跳一致短促如射枪的声音,称为枪击音。

2. 杜柔(Duroziez)双重杂音　将听诊器胸件置于股动脉上,稍加压力,可在收缩期与舒张期皆可闻及吹风样杂音。

考点:毛细血管搏动征阳性的临床意义

3. 毛细血管搏动征　用手指轻压评估对象指甲甲床末端,或以清洁玻片轻压口唇黏膜,若出现红白交替的节律性微血管搏动现象,称毛细血管搏动征。

案例3-20分析

1. 该患者诊断为“甲状腺功能亢进症”,血压为135/80mmHg,脉压增大,为55mmHg,所以出现周围血管征。

2. 该患可能出现的周围血管征有水冲脉、毛细血管搏动征。

目标检测

A_1/A_2 型题

1. 水冲脉最常见于(　　)
   A. 二尖瓣关闭不全
   B. 主动脉瓣关闭不全
   C. 肺动脉瓣关闭不全
   D. 三尖瓣关闭不全
   E. 室间隔缺损
2. 下列哪种疾病可有奇脉表现(　　)
   A. 二尖瓣狭窄　　B. 心包积液
   C. 肥厚梗阻型心肌病　　D. 右心衰竭
   E. 主动脉瓣关闭不全
3. 脉压增大可见于(　　)
   A. 主动脉瓣狭窄　　B. 休克
   C. 心包积液　　D. 严重贫血
   E. 右心衰竭
4. 下列哪项不是周围血管征(　　)
   A. 水冲脉
   B. 枪击音
   C. 交替脉
   D. 毛细血管搏动征
   E. Duroziez 双重杂音
5. 患者,男性,60 岁。出现低热、盗汗、憋气 2 周,超声心动结果显示大量心包积液。如此时测量患者脉搏,可测到(　　)
   A. 交替脉　　B. 水冲脉
   C. 奇脉　　D. 脉搏短绌
   E. 不整脉
6. 患者,女性,45 岁。气促、心前区不适 2 年,确诊为"风湿性心脏病"入院。入院听诊心率绝对不规则、第一心音强弱不等,心率 110 次/分,脉率 85 次/分。该患者的脉搏为(　　)
   A. 交替脉　　B. 室早二联律
   C. 奇脉　　D. 短绌脉
   E. 不整脉

(金　花)

第 7 节　腹部检查

检查腹部按视、听、触、叩四诊顺序及方法进行,其中以触诊最为重要。腹腔容纳着多个系统和器官,主要为消化系统、泌尿系统和生殖系统,如肝、胆、胰、脾、肾等重要器官。在正常情况下,各脏器分别占据一定的解剖部位,它们可互相重叠也可有较大的变异;生理功能及病理反应相互联系又错综复杂。检查腹部时应先由正常部位开始逐渐移向病变部位,全面仔细地检查,避免遗漏。

一、腹部的体表标志与分区

检查腹部首先必须熟悉腹部脏器的体表标志及内脏的部位。

(一) 腹部范围

上界为横膈,下界为盆底,前面和侧面为腹壁,后面为脊柱和腰肌。其内为腹膜腔及腹腔脏器等。

(二) 体表标志

常用的体表标志(图 3-48)如下所述。

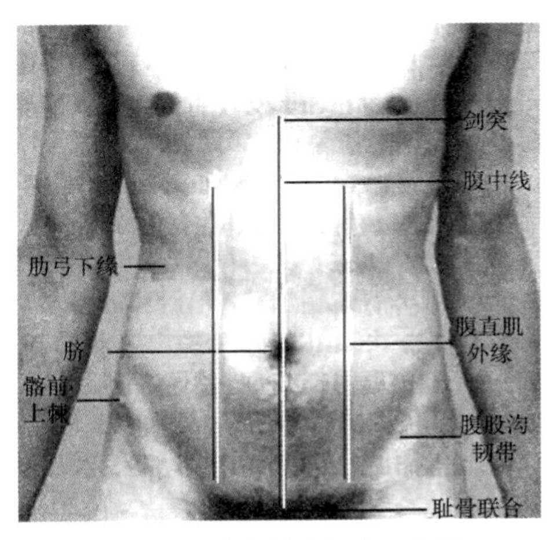

图 3-48　腹部体表标志示意图

1. 剑突　是胸骨下端的软骨,是腹部的上界,常作为肝测量的标志。

2. 肋弓下缘　肋弓由第 8～10 肋软骨构成,

其下缘为体表腹部上界，常用于腹部分区及肝、脾的测量。

3. 脐　为腹部的中心，平第3～4腰椎，为腹部分区、腰椎穿刺及阑尾压痛点的定位标志。

4. 髂前上棘　髂嵴前方突出点，为腹部分区法标志及常用骨髓穿刺部位。

5. 腹直肌外缘　相当于锁骨中线的延续，右侧腹直肌外缘与肋缘交界处为胆囊点。

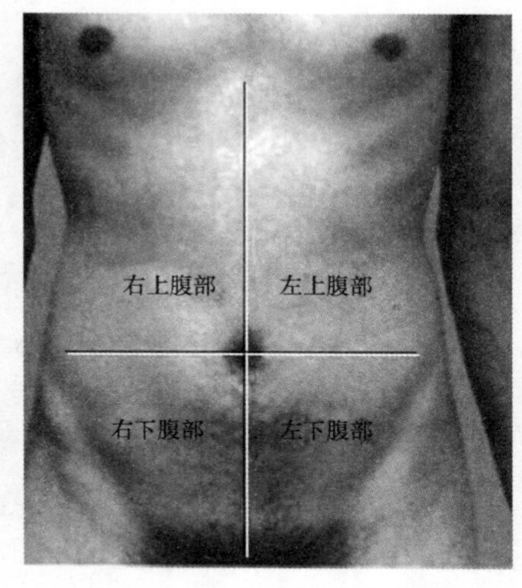

图3-49　腹部体表四区法示意图

6. 腹中线(腹白线)　是前正中线的延续，是腹部四区分法的垂直线。

7. 腹股沟韧带　位于腹部两侧下部，是寻找股动脉、股静脉的标志。

8. 耻骨联合　由两耻骨间的纤维软骨连接而成，是腹部体表的下界。

(三) 腹部分区

临床用体表标志将腹部划分为若干区，借以大致标出腹部各脏器的正常位置及病变体征的部位和范围，常用的是四区法和九区法。

1. 四区法　通过脐分别划一水平线与一垂直线，两线相交，将腹部分为四个区，即左上腹、左下腹、右上腹和右下腹(图3-49)。

2. 九区法　用两条水平线和两条垂直线，将腹部分为九个区。上面的水平线为两肋弓下缘连线，下面的水平线为髂棘线，即两侧髂前上棘的连线。左右两条垂直线是在髂前上棘至腹正中线的水平线的中点上所做的垂直线(图3-50)。这四条线相交将腹部分成九个区。自上而下，正中的三区为上腹部、脐部(中腹部)和下腹部；两侧各三区，分别称为左、右季肋部(左、右上腹部)，左、右腰部(左、右侧腹部)和左、右髂部(左、右下腹部)。

各区主要脏器分布情况如图3-51，但可因不同体型稍有差异。

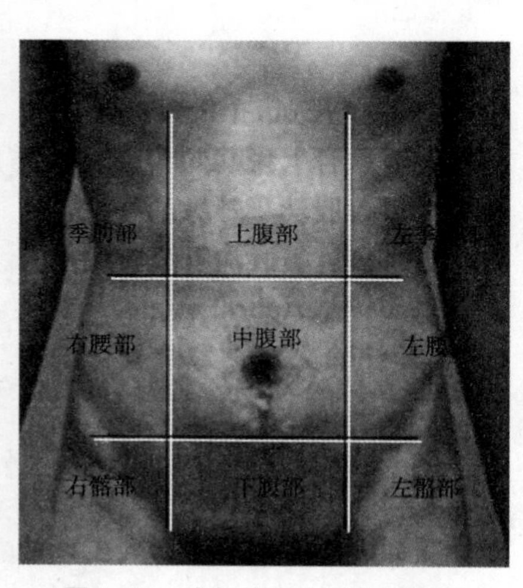

图3-50　腹部体表九区法示意图

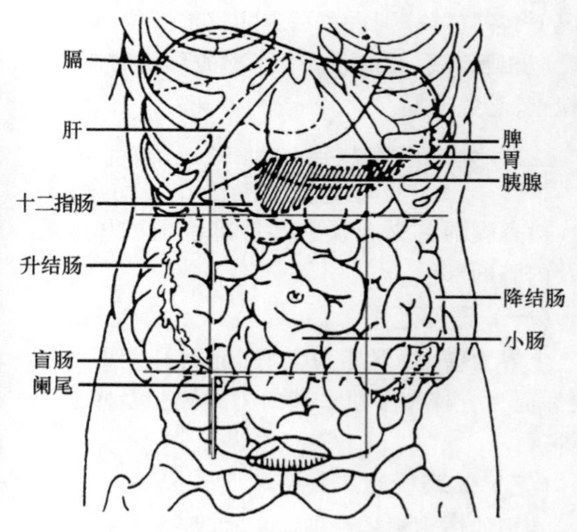

图3-51　腹部脏器位置分布示意图

(1) 右季肋部(右上腹部)：肝右叶、胆囊、结肠肝曲、右肾、右肾上腺。

(2) 右腰部(右侧腹部)：升结肠、小肠、右肾。

(3) 右髂部(右下腹部):盲肠、阑尾、回肠下端、女性的右侧卵巢及输卵管、男性的右侧精索。

(4) 上腹部:肝左叶、胃幽门端、十二指肠、大网膜、横结肠、胰头和胰体、腹主动脉。

(5) 脐部(中腹部):大网膜、肠系膜、部分横结肠、十二指肠下部、空肠、回肠、输尿管和腹主动脉。

(6) 下腹部:回肠、胀大的膀胱、增大的子宫、乙状结肠、输尿管。

(7) 左季肋部(左上腹部):脾、胃、结肠脾曲、胰尾、左肾、左肾上腺。

(8) 左腰部(左侧腹部):降结肠、空肠或回肠、左肾。

(9) 左髂部(左下腹部):乙状结肠、女性的左侧卵巢及输卵管、男性的左侧精索、淋巴结。

二、腹部检查的方法及内容

(一) 视诊

案例3-21

患者,男性,45岁。近2年来,出现食欲缺乏、消化不良、腹胀、营养状况较差、消瘦、乏力、精神不振,皮肤干枯粗糙,面色灰暗、轻度黄疸,腹膨隆呈蛙状腹,腹壁静脉曲张。体格检查:肝病面容,颈部有1枚蜘蛛痣,肝掌,腹膨隆呈蛙状腹,腹壁静脉曲张,脾大在左肋缘下2cm、质地较硬,移动性浊音阳性。临床诊断为晚期肝硬化。

问题:从腹部视诊检查和叩诊检查中发现晚期肝硬化的体征有哪些?

视诊腹部时,室内需温暖,光线应充足适宜,最好是自然光。评估对象取仰卧位,充分暴露全腹以进行全面和细致的观察。评估者站在评估对象的右边,最好保持视线与其腹部在同一平面上进行察看,从前方和侧面采取几个不同的角度仔细观察。

腹部视诊的主要内容有腹部外形、腹壁状态、脐部改变、腹部搏动、胃肠型及蠕动波等。

1. 腹部外形　健康成年人腹部外观平坦,左右对称。直立时,腹部可稍隆起,约与胸部齐平。仰卧时,前腹壁与肋弓和耻骨联合的前缘相平,腹左右径与胸左右径相齐,称腹部平坦,常见于发育营养良好的青壮年和成年人。腹部稍成圆形凸出于肋缘至耻骨的同一水平面,称腹部饱满,常见于小儿和肥胖者。如前腹壁稍内凹,低于肋缘至耻骨联合的水平面,称腹部低平,多见于老年人和消瘦者。若腹部明显膨隆或凹陷则多为病态,应予以注意。

(1) 腹部膨隆:仰卧时前腹壁明显高于肋缘至耻骨的水平面,称腹部膨隆。生理状态下可见于妊娠、肥胖等;病理状态下可见于腹腔积液、气腹等。腹部膨隆可分为下列两种。

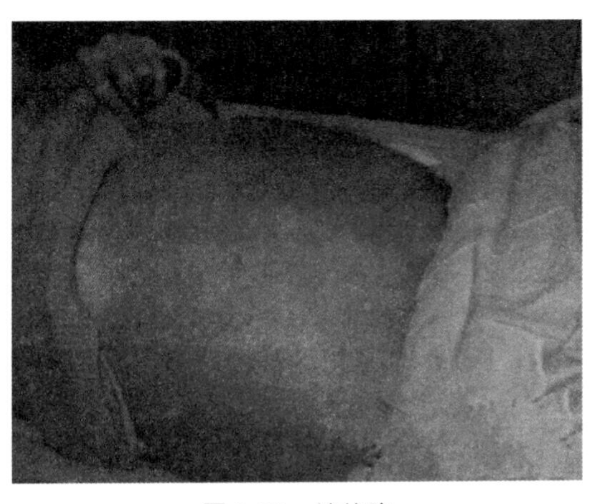

图3-52　蛙状腹

1) 全腹膨隆:外形可呈球状或蛙腹状。引起膨隆的主要原因为肥胖和腹腔内容量的增多,可见于:①腹腔积液,当腹腔内有大量积液、仰卧位时腹壁松弛,液体下沉于腹腔两侧,腹左右径超过胸横径,称蛙状腹(图3-52);侧卧位时,液体流向腹部一侧,则下腹部显著膨出;坐位时,则下腹部明显隆起。腹腔积液常见于肝硬化、心功能不全、缩窄性心包炎等;②胃肠胀气,腹部呈球形,两侧腰部膨出不明显,转动体位时其形状无改变,多见于肠梗阻、肠麻痹等;③气腹,腹部呈均匀性膨大如球状,见于胃肠穿孔、人工气腹等;④腹腔内巨大包块,全腹膨隆呈球形或呈尖凸状,如足月妊娠、巨大卵巢囊肿、畸胎瘤等。

链接 腹腔积液是什么?腹腔积液是怎么引起的

正常人体腹腔内有少量液体(一般少于200ml),对肠道蠕动起润滑作用,当肠蠕动时无任何异样感觉。任何病理状态下导致腹腔内液体量增加,超过200ml时,称为腹腔积液。

腹腔积液是多种疾病的表现,根据其性状、特点,通常分为漏出性腹腔积液、渗出性腹腔积液和血性腹腔积液三大类。漏出性腹腔积液常见原因有:肝源性、心源性、静脉阻塞性、肾源性、营养缺乏性、乳糜性等;渗出性腹腔积液常见原因有:自发性细菌性腹膜炎、继发性腹膜炎(包括癌性腹腔积液)、结核性腹膜炎、胰源性腹膜炎、胆汁性腹膜炎、乳糜性腹膜炎、真菌性腹膜炎等;血性腹腔积液常见原因有:急性门静脉血栓形成、肝细胞癌结节破裂、肝外伤性破裂、肝动脉瘤破裂、异位妊娠(宫外孕)等。

2)局部膨隆:应注意局部膨隆部位与相应器官的关系。①右上腹部膨隆见于肝肿瘤、肝脓肿、肝淤血和胆囊肿大等;②上腹部膨隆见于各种原因所致的肝大、胃癌、胃扩张和胰腺囊肿等;③左上腹部膨隆多见于脾大;④下腹部膨隆见于妊娠子宫、子宫肌瘤和尿潴留,后者经导尿后膨隆可立即消失。

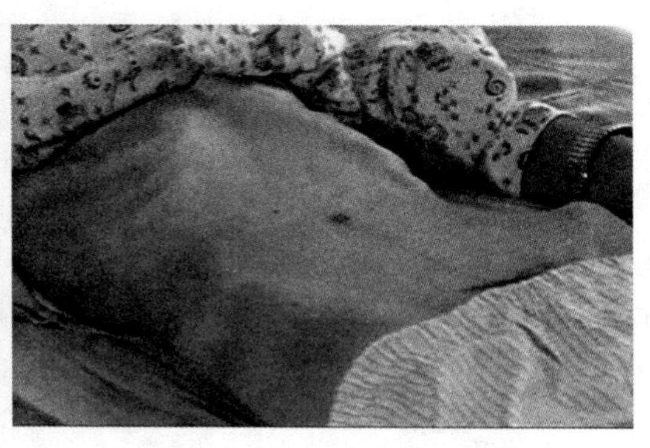

图3-53 舟状腹

考点:蛙状腹、舟状腹的概念及临床意义

(2)腹部凹陷:仰卧时前腹壁明显低于肋缘至耻骨联合的平面,称腹部凹陷。它分为全腹凹陷和局部凹陷。前者为前腹壁呈明显内凹几乎贴近脊柱,而肋弓、髂嵴和耻骨联合异常显露,全腹呈舟状,称舟状腹,多见于显著消瘦、严重脱水、恶病质等(图3-53)。局部凹陷见于手术后腹壁瘢痕收缩、切口疝等。

链接 腹围的测量

全腹膨隆时,应定期测量其腹围,以观察其演变情况。测量方法,让评估对象平卧,用一软尺经脐和第3腰椎棘突,绕腹1周,测得其周长即为腹围,通常以厘米(cm)为单位。

2. 呼吸运动 正常人腹壁随呼吸运动而上下起伏,称为腹式呼吸。男性及儿童以腹式呼吸为主;女性则以胸式呼吸为主。腹式呼吸减弱见于膈肌麻痹、大量腹腔积液、巨大腹内肿瘤、剧烈腹痛、腹肌和膈肌痉挛强直等;腹式呼吸消失见于溃疡穿孔、急性腹膜炎。腹式呼吸增强多为肺、胸膜疾病时胸式呼吸受限而使之代偿性增强。

3. 腹壁静脉 正常人的腹壁静脉不显露,在较瘦或皮肤颜色较白的人,腹壁静脉常隐约可见,但无曲张征象。正常时,脐水平线以上的腹壁静脉,血流自下向上经胸壁静脉和腋静脉流入上腔静脉,脐水平线以下的腹壁静脉,血流自上向下经大隐静脉流入下腔静脉。腹壁静脉曲张最常见于门静脉回流受阻,其次见于上腔静脉或下腔静脉回流受阻。

(1)检查方法:将右手示指和中指并拢(或用两手的示指),紧压在曲张无分支的静脉上,然后两手指沿静脉分别向上、下两个不同方向推移,至一定距离后,两指间静脉已排空,此时抬起一手指,而另一手指仍紧压在静脉上,如果被排空的这段静脉很快充盈,表示血流方向是从放松手指一端流向紧压的手指一端,可交替进行,比较观察(图3-54)。

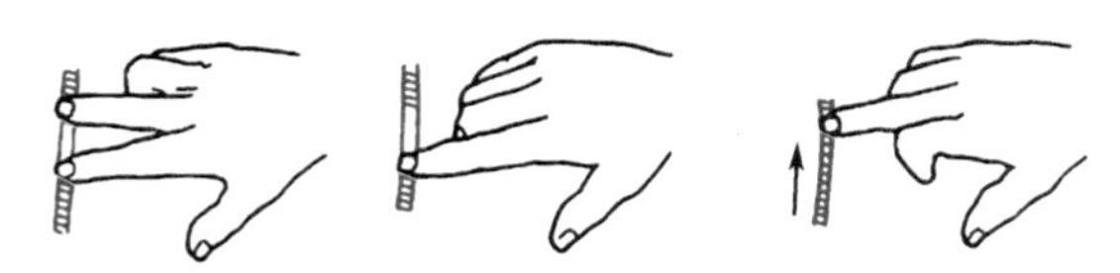

图3-54 测定曲张静脉血流流向示意图

(2) 血管阻塞部位的判断:①门静脉高压,脐水平线以上血流自下而上、脐水平线以下血流自上而下与正常血流方向相同(图3-55)。门静脉阻塞时,偶可见到自脐部向四周蜿蜒的一簇曲张静脉,称海蛇头(水母头),是门静脉高压的体征之一。②下腔静脉梗阻,脐上、下的静脉血流方向全部向上(图3-56)。③上腔静脉梗阻,脐上下的静脉血流方向全部向下(图3-57)。

考点:腹壁静脉曲张的临床意义

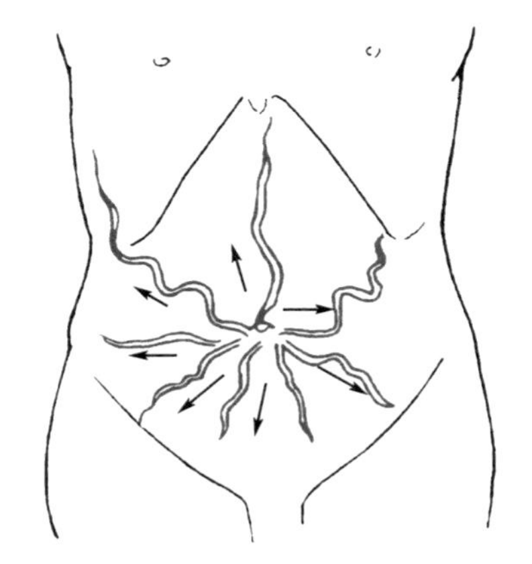

图3-55 门静脉高压时静脉血流流向

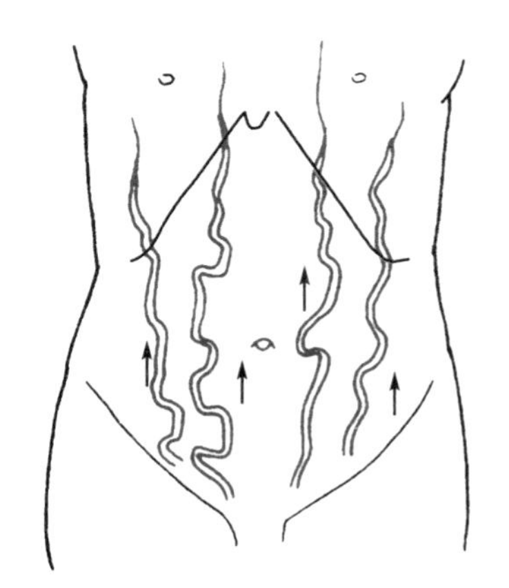

图3-56 下腔静脉梗阻时静脉血流流向

案例3-21 分析1

视诊可发现:患者因肝硬化门静脉高压,导致腹腔内大量积液,全腹膨隆呈蛙状腹;腹壁静脉曲张,其血流方向为脐水平线以上血流自下而上、脐水平线以下血流自上而下,与正常腹壁静脉血流方向相同。这是典型的门静脉高压腹壁静脉曲张的表现。同时还可发现患者腹式呼吸减弱,胸式呼吸增强;触诊发现脾大。

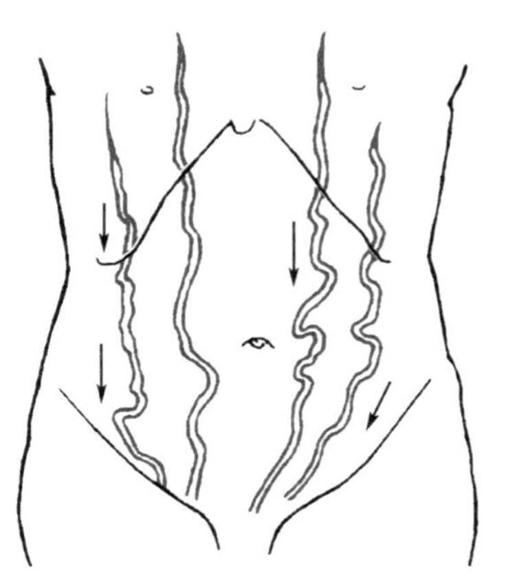

图3-57 上腔静脉梗阻时静脉血流流向

4. 胃肠型及蠕动波 正常情况下,看不见胃肠型及蠕动波。当胃肠道发生梗阻时,梗阻上端的胃肠道,由于胀气膨隆,可见胃型或肠型。为克服其下端梗阻,梗阻上端增强蠕动,故在腹壁上可见蠕动波。幽门梗阻时,可以看见自左肋缘下开始缓慢向右推进的较大蠕动波,到达右腹直肌下消失。肠梗阻时,在腹壁上可以看到肠蠕动波及肠型。小肠梗阻所致的蠕动波均见于脐部,肠蠕动波明显,全腹膨胀,伴以"咕噜样"肠鸣音。当发生肠麻痹时,蠕动波消失。

(二) 听诊

腹部听诊的主要内容有:肠鸣音、振水音、血管杂音等。

案例3-22

患者，男性，45岁。因腹部剧烈刀割样疼痛伴恶心、呕吐3小时入院。3小时前因过量饮酒突然出现上腹部隐痛，尚可忍受，半小时后出现上腹部持续性刀割样剧痛，渐遍及全腹，随后出现发热，无寒战，面色逐渐苍白，呕吐2次，为胃内容物。8年前常于饥饿时出现剑突下烧灼样痛，伴反酸、嗳气，进食后缓解，曾被诊断为"十二指肠溃疡"而多次入院。体格检查：P 112次/分，BP 90/60mmHg。痛苦面容，面色苍白。全腹紧张度增加，腹式呼吸减弱，全腹腹肌紧张呈"木板样"，有压痛、反跳痛，肝脾未触及，肝浊音界未叩出，肝区无叩痛，无振水音，听诊肠鸣音消失。辅助检查：白细胞 15.0×10^9/L，中性粒细胞占85%，淋巴细胞占20%。腹部X线检查见腹部肠管积气，膈下可见游离气体。

问题：1. 该患者"十二指肠溃疡"可能发生了什么改变？

2. 如何解释患者上述阳性体征？

1. 肠鸣音（肠蠕动音） 当肠管蠕动时，肠内气体和液体随之流动，产生一种气过水声，称为肠鸣音。正常情况下肠鸣音每分钟4～5次。病理情况下可出现其增强、减弱或消失。

（1）肠鸣音活跃：肠鸣音次数增多，响声也加大，但不特别响亮，见于急性肠炎、胃肠道大出血时、服泻药后等。

（2）肠鸣音亢进：肠鸣音每分钟在10次以上，其音响亮，音调高亢，可呈叮咛声或金属音，甚至不用听诊器也可听到，见于机械性肠梗阻。

（3）肠鸣音减弱或消失：偶尔听到或持续3～5分钟以上才听到1次或听不到者，见于急性腹膜炎、电解质紊乱（低钾血症）或重度脓毒血症引起的肠麻痹（或称麻痹性肠梗阻）。因肠壁肌肉劳损，肠蠕动减弱，肠鸣音即减弱。

2. 振水音 是指胃内气体与液体相互撞击而发出的"咣啷、咣啷"的声音。

（1）评估方法：评估对象取仰卧位，将听诊器体件放在上腹部，或用一耳凑近此处，然后将稍弯曲并拢的四指，迅速地连续冲击患者上腹部。有时也可用两手左右摇晃患者上腹部，可听到振水音。

（2）临床意义：正常人进食较多量的液体后即可出现振水音。如果空腹或饭后6～8小时以上仍可闻及振水音，则表示胃排空不良，有较多液体潴留，常见于幽门梗阻、胃扩张等。

考点：正常肠鸣音及其异常时的临床意义、振水音的临床意义

案例3-22分析1

患者8年前曾被诊断为"十二指肠溃疡"，并多次入院。3小时前过量饮酒，突然出现腹部剧烈刀割样疼痛，遍及全腹。体检发现腹肌紧张呈"板状腹"，压痛、反跳痛，肝浊音界消失，听诊肠鸣音消失。白细胞明显增高，X线检查见膈下游离气体。上述评估发现，推断十二指肠溃疡穿孔导致急性弥漫性腹膜炎、腹腔积气、肠麻痹。

（三）触诊

触诊是检查腹部的主要方法，可弥补视诊之不足，且为叩诊、听诊提示重点。腹部触诊可用单手触诊法或双手触诊法。触诊主要内容为腹壁紧张度、压痛和反跳痛以及肝、脾等腹内脏器情况。

评估对象一般采取仰卧位，头垫低枕，两手平放于躯干两侧，两膝屈起并稍分开，张口缓缓做腹式呼吸，保持腹肌松弛。评估者站在评估对象右侧，检查时，动作轻柔，由浅入深，从健康部位开始，逐渐移向病变区域，一般先从左下腹部开始，循逆时针方向，由下而上，先左后右，对腹部各区进行细致触诊，同时对病变部位与健康部位进行比较，边触诊边观察评估对象的反应与表情。

1. 腹壁紧张度 正常人腹部虽稍有张力，但触之柔软，易压陷。若按压腹壁时，阻力较大，有明显的抵抗感，多为炎性或化学性物质刺激腹膜引起的腹肌反射性痉挛所致。

（1）腹壁紧张度增加：①全腹紧张度增加，多见于胃肠穿孔或实质脏器破裂所致急性弥

漫性腹膜炎,此时腹壁常强直,甚至硬如木板,称为“板状腹”。全腹紧张度增加,触之犹如揉面团一样,称为揉面感或柔韧感,常见于结核性腹膜炎,亦可见于癌性腹膜炎。②局部腹壁紧张度增加,常为该处腹内脏器的炎症侵及邻近腹膜所致,如急性阑尾炎(右下腹肌紧张)、急性胆囊炎(右上腹肌紧张)。

(2) 腹壁紧张度减弱:按压腹壁时,感到腹肌松软无力,失去弹性,见于慢性消耗性疾病、经产妇或过度肥胖的患者、年老体弱、腹肌发育不良等。

2. 压痛及反跳痛　正常腹部在浅部触诊时一般不引起疼痛。

(1) 压痛:由浅入深按压腹部,发生疼痛者称为腹部压痛,是腹部疾病的重要体征。压痛局限于一点,称“压痛点”。压痛可因腹壁或腹腔内脏器病变所致。出现压痛的部位常为病变所在部位。临床上凡腹膜受炎性刺激、脏器迅速肿大或有炎性改变、空腔器官痉挛及腹壁组织病变等,都可触到不同程度的压痛。压痛点往往正是病变所在部位,故其有定位诊断价值。常见的压痛点(图 3-58)有:①上腹部压痛,多源于胃、十二指肠、肝、胆、胰及横结肠等器官的病变;②阑尾压痛点(McBurney 点),为右髂前上棘与脐的连线中、外 1/3 交界处;③胆囊压痛点,位于右侧腹直肌外缘与肋弓交界处;④下腹部压痛,常见于膀胱、女性生殖器官及其周围组织的病变。

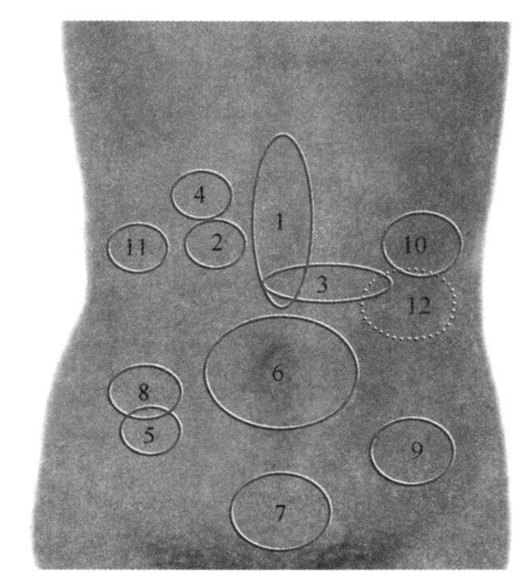

图 3-58　腹部常见疾病压痛点

1. 胃炎或胃溃疡;2. 十二指肠溃疡;3. 胰腺炎或肿瘤;4. 胆囊炎或肿瘤;5. 阑尾炎;6. 小肠疾病;7. 膀胱或子宫病变;8. 回盲部炎症、结核;9. 乙状结肠炎症或肿瘤;10. 脾或结肠脾曲病变;11. 肝或结肠肝曲病变;12. 胰腺炎的腰部压痛点

(2) 反跳痛:触诊腹部出现压痛后,手指可于原处稍停片刻,给患者短暂的适应时间,然后迅速将手抬起,如此时患者感觉疼痛加剧,并有痛苦表情,称为“反跳痛”。反跳痛是腹膜壁层已受炎症累及的征象,当突然抬手时腹膜被牵拉而引起疼痛。反跳痛多见于腹内脏器病变累及邻近腹膜时,也见于原发性腹膜炎。当腹内脏器的炎症尚未累及壁腹膜时,可仅有压痛而无反跳痛。临床上将压痛、反跳痛、腹肌紧张合称为腹膜刺激征,是腹膜炎症病变的可靠体征。

案例 3-22 分析 2

该患者出现腹膜刺激征,即腹部压痛、反跳痛、肌紧张,是因胃穿孔胃内容物流入腹腔所致。

考点:压痛、反跳痛、肌紧张和板状腹的定义及临床意义

3. 肝触诊　评估对象取仰卧位,两膝、髋关节屈曲,腹壁放松,平静呼吸或深呼吸,有时亦可采取左侧卧位。

(1) 肝触诊方法:①单手触诊法。评估者站在评估对象右侧,面向其头部,右手掌指关节伸直,将中间三指的指端并齐,平放在右锁骨中线上、肝下缘处的下方,用示指前端外侧指腹触诊肝,让患者深呼吸。当呼气时,指端压向深部;吸气时,施压的指端于原位向肋缘方向触探。如此,随吸气下移的肝缘即可碰到右手指腹。同法在前正中线上触诊肝左叶。②双手触诊法。评估者位置同单手触诊法,左手置于评估对象右后腰部并从后向前托起,拇指张开,置于季肋部。右手同单手触诊法,触诊应自两侧髂前上棘连线水平的右腹直肌外缘开始,让评估对象做慢而深的腹式呼吸动作,左右手配合。此法亦可用于左侧卧位检查,适用于腹壁较厚或有腹腔积液的肝大患者。必要时,用并拢的左手指垂直加压于右手背面,协助其压向深部。

(2) 肝触诊内容:①大小。正常人在右锁骨中线上不能触及肝下缘,少数瘦长体型可触及,

但应在1cm以内。剑突下可触及肝下缘,多在3cm以内。肝下缘超过上述标准,如肝上界正常或升高,提示肝大。弥漫性肝大见于肝炎、肝淤血、脂肪肝等。局限性肝大见于肝脓肿、肝肿瘤及肝囊肿等。②质地。肝质地分为质软、质韧和质硬3级。质软者如触口唇,见于正常肝。质韧者如触鼻尖,见于急性肝炎、脂肪肝、慢性肝炎、肝淤血。质硬者触之如前额,见于肝硬化和肝癌。③表面及边缘。正常肝表面光滑,边缘薄而整齐且厚薄一致。表面不光滑,呈不均匀的结节状,边缘锐薄不整齐见于肝硬化或肝肿瘤。肝表面光滑,边缘圆钝见于肝淤血、脂肪肝。④压痛。肝包膜有炎症反应或受到牵拉可致肝区压痛,见于肝炎、肝淤血或肝癌。

考点:肝触诊的内容

(3)常见疾病肝触诊特征:①急性肝炎,轻度肝大,表面光滑,边缘钝,质稍韧。②肝淤血,明显肝大,表面光滑,边缘圆钝,质韧,有压痛。当右心功能不全引起肝淤血肿大时,按压肿大肝可使颈静脉怒张更加明显称肝颈静脉回流征阳性。③肝硬化,早期肝大,晚期缩小,质较硬,表面不光滑,边缘锐而不整齐,无压痛。④肝癌,肝大,表面高低不平,有大小不等的结节或巨块,边缘不整,有不同程度的压痛。⑤肝脓肿,触诊有囊性感,压痛明显。

4. 胆囊触诊 正常人胆囊不能触及。胆囊肿大时,在右肋缘下腹直肌外缘可触到一梨形或卵圆形、张力较高的包块,随呼吸而上下移动,质地视病变性质而定。如胆囊肿大,有囊性感和明显压痛者,见于急性胆囊炎。如胆囊肿大,有囊性感、无压痛者,见于壶腹周围癌。如胆囊增大,有实体感者,见于胆囊结石或胆囊癌。可用单手滑行触诊法或钩指触诊法,触诊要领与肝触诊相同。

胆囊压痛(Murphy)征阳性:评估者以左手掌平放于患者的右肋缘部,左手拇指放在腹直肌外缘与肋弓交界处(胆囊点),左手其余四指与肋骨垂直交叉。首先以拇指用力按压腹壁,然后让患者缓慢深吸气,如在吸气过程中因疼痛而突然屏气,则称Murphy征阳性(图3-59)。胆囊压痛征阳性可见于急性胆囊炎。胆囊肿大有实性感觉,见于胆囊结石或胆囊癌。

5. 脾触诊 正常人的脾不能被触及。

(1)触诊方法:若脾明显肿大而位置又较表浅时,用右手单手浅部触诊法即可触得。如肿大的脾位置较深,则用双手触诊法进行检查,评估对象仰卧,两腿稍屈曲,评估者左手自评估对象前方绕过,手掌置于其左腰部第7~10肋处,试将脾从后向前托起;右手掌平放下腹部,与肋弓成垂直方向,以稍微弯曲的手指末端轻轻压向腹部深处,并随评估对象的腹式呼吸运动,有节奏地进行触诊检查,逐步由下向上接近左肋弓缘(图3-60)。如脾大,当评估对象深吸气时,触诊的手指可触到脾边缘。若脾轻度肿大而仰卧位不易触到时,可让评估对象改用右侧卧位检查,评估对象右下肢伸直,左下肢屈髋、屈膝进行触诊,则较易触到。

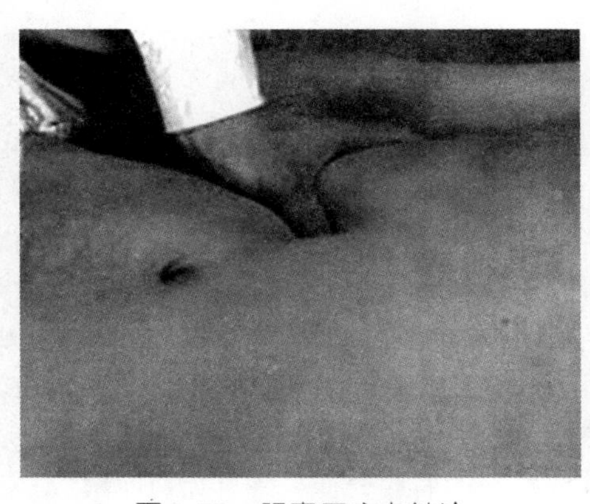

图3-59 胆囊压痛点触诊

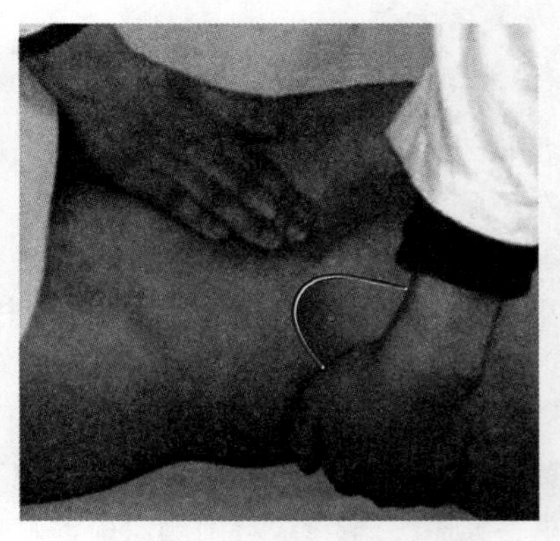

图3-60 脾双手触诊

(2)触诊内容

1)脾的测量:在左锁骨中线上测量左肋弓缘至脾下缘间的距离为"1"线,当脾轻度肿大时,仅用此线即可。中度以上肿大者应测“2”线,即左锁骨中线与左肋弓交点到最远脾尖端之间的距离。脾右缘至正中线的距离为“3”线。如脾右缘超过前正中线,于数字前标“+”,如未到前正中线,测最小距离,于数字前标“-”,各线以厘米(cm)记之(图3-61)。

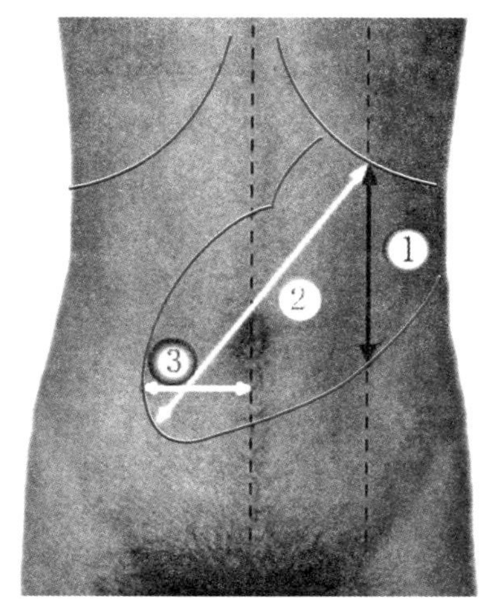

图3-61 脾大的测量

2)脾的分度(常以肋弓缘至脾下缘间的距离为准):①轻度,深吸气时,脾在肋缘下不超过2cm者;②中度,脾在肋缘下超过2cm至脐水平线以上者;③高度,脾大至脐水平线以下者或脾右缘超过前正中线者。

3)其他:还应注意脾的形态、质地、表面情况,有无压痛及摩擦感等。中等程度以上肿大者,可触到有特征性的1~2个脾切迹。

(3)脾大的临床意义:①感染性疾病可致脾大,如病毒性肝炎、伤寒、粟粒性结核、急性疟疾、亚急性细菌性心内膜炎、败血症等。在慢性感染或长期反复感染者,如疟疾、黑热病、血吸虫病等,可使脾中度或高度肿大,质地一般较硬。②门静脉高压脾淤血可致脾大,可呈中度或高度肿大,质地坚韧。③血液系统疾病,如慢性淋巴性白血病、慢性溶血性黄疸、淋巴瘤、原发性红细胞增多症及原发性血小板减少性紫癜可致脾中度肿大,质地坚硬;慢性粒细胞性白血病可致脾高度肿大。再生障碍性贫血则罕有脾大。

6. 肾触诊　正常人的肾一般不能被触及。身材瘦长的人,有时可触及右肾下极。肾病理性肿大可见于肾脓肿、肾盂积水或积脓、多囊肾、肾肿瘤、肾炎等。触诊肾时要注意其大小、形状、硬度、表面状态、敏感性和移动度等。

当肾和尿路有炎症或其他病变时,可在一些部位出现压痛点:①季肋点,在第10肋前端。②上输尿管点,在脐水平线上腹直肌外缘。③中输尿管点,在两髂前上棘连线与通过耻骨结节所作垂直线的相交点,相当于输尿管进入骨盆处。④肋脊点,在脊柱外缘和第12肋骨下缘交角处,又称肋脊角。⑤肋腰点(肋腰角),在第12肋骨下缘和腰肌外缘的交角处。肋脊点和肋腰点是肾炎性疾病如肾盂肾炎、肾脓肿或肾结核等常出现的压痛点。输尿管结石时,可于上、中输尿管点出现压痛(图3-62)。

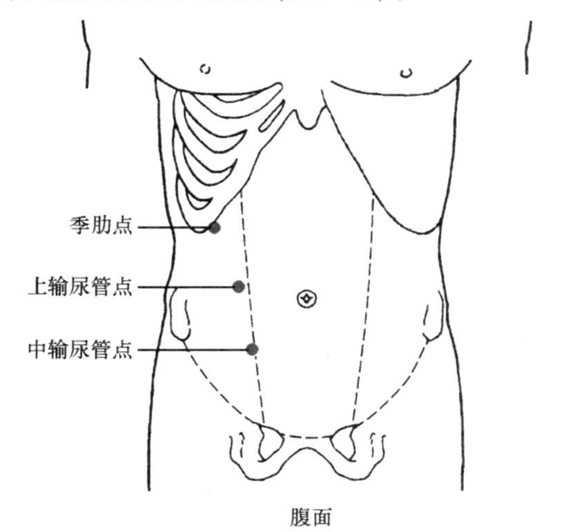

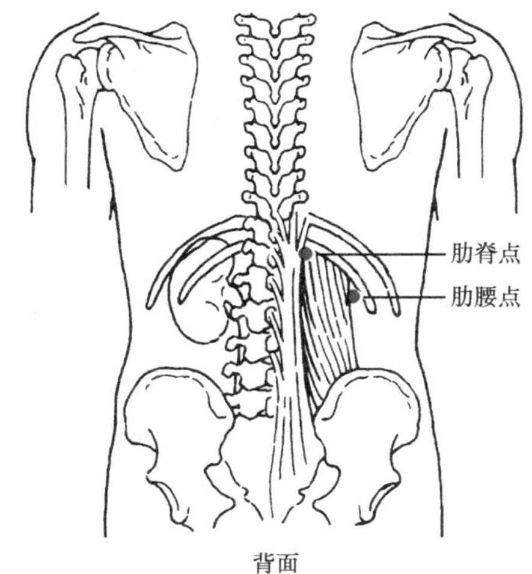

图3-62 肾、输尿管疾病压痛点

7. 膀胱触诊　正常膀胱空虚时隐于盆腔内，不易触及，只有在膀胱充盈增大时可在下腹中部触及，并有尿意。膀胱触诊多采用单手滑动触诊法。评估对象仰卧，双下肢屈曲，评估者以左手自脐开始向耻骨联合方向触摸。在耻骨上触及充盈的膀胱呈扁圆形或圆形，有囊性感，不能用手推移，多由尿潴留所致，见于前列腺增生、截瘫、昏迷等。

8. 腹部肿块　触及肿块时应注意其部位、大小、形状、边缘、硬度，有无压痛、搏动，能否移动，以及与邻近器官和腹壁的关系等。

(四) 叩诊

腹部叩诊主要目的在于叩知某些器官的大小、有无叩击痛、胃肠道充气情况，以及腹腔内有无积气、积液、包块等，可证实和弥补视诊和触诊的不足。其叩诊方法一般多采用间接叩诊法。

1. 腹部叩诊音　正常腹部叩诊除肝、脾区呈浊音外，其余部分均为鼓音。胃肠高度胀气、人工气腹和胃肠穿孔等鼓音范围可扩大。肝、脾或其他器官极度肿大、腹腔内肿瘤和大量腹腔积液时，鼓音范围缩小，病变部位可出现浊音或实音。

2. 肝叩诊　主要叩诊肝上、下界径值。

(1) 叩诊方法：先确定肝上界，沿右锁骨中线由肺部清音区向下进行叩诊，当叩诊音由清音转为浊音时则为肝上界（即肝真正上界）；当浊音转为实音时，即为肝绝对浊音界（相当于肺下界）。继续向下叩诊当实音转为鼓音时，即为肝下界。肝下界也可由腹部鼓音区沿右锁骨中线向上进行叩诊，由鼓音转为浊音处即是肝下界，但临床上多用触诊确定下界。肝脏不被肺组织遮盖的部分，叩诊呈实音，是为肝绝对浊音界；肝上界被肺组织遮盖的部分，叩诊呈浊音，称为肝相对浊音界，是肝的真正上界。

(2) 正常肝上下界：匀称体型者，正常肝上界在右锁骨中线上第5肋间，下界位于右肋弓下缘。肝上、下界之间称肝浊音区，间距为9～11cm；矮胖体型者肝上、下界均可高1个肋间，瘦长体型者则可低1个肋间。

(3) 肝浊音界变化的临床意义：①肝浊音界扩大，见于急性肝炎、慢性肝炎、脂肪肝、肝淤血、肝癌、肝脓肿等；②肝浊音界缩小，见于急性或亚急性重型肝炎、肝硬化和胃肠胀气等；③肝浊音界消失代之以鼓音，是急性胃肠穿孔的一个重要征象，多由于肝表面覆有游离气体所致；④肝浊音界上移，见于右肺纤维化、右下肺不张、严重腹腔积液和鼓肠等；⑤肝浊音界下移，见于右侧胸腔大量积液、肺气肿、右侧张力性气胸等。

3. 膀胱叩诊　当膀胱充盈时，在耻骨联合上方可叩得浊音，当尿液排出后；则叩诊为鼓音。妊娠子宫、卵巢囊肿或子宫肌瘤时，均可在膀胱区叩诊浊音，应注意鉴别。

4. 移动性浊音　随体位变化而出现浊音区变动的现象，称移动性浊音。当腹腔内游离腹腔积液在1000ml以上时，移动性浊音阳性。当腹腔内有过多的液体存留时，因重力关系，液体多潴积于腹腔的低处，则在此处叩诊呈浊音；由于肠管内有气体而在液面浮起，若患者仰卧位，腹部两侧因腹腔积液积聚叩诊呈浊音，中部叩诊呈鼓音。让患者侧卧位时，因腹腔积液积于下部，肠管上浮，故下部叩诊呈浊音，上侧腹部转为鼓音（图3-63），见于肝硬化腹腔积液、结核性腹膜炎等，应与卵巢囊肿鉴别（图3-64）。

考点：移动性浊音、肝浊音界变化的临床意义

案例3-21 分析2

患者为肝硬化，由于肝硬化门静脉高压导致腹腔内大量积液（腹腔积液），全腹膨隆呈蛙状腹，叩诊还发现：腹部两侧因腹腔积液积聚叩诊呈浊音，并且随体位变化而变化，即称移动性浊音阳性。

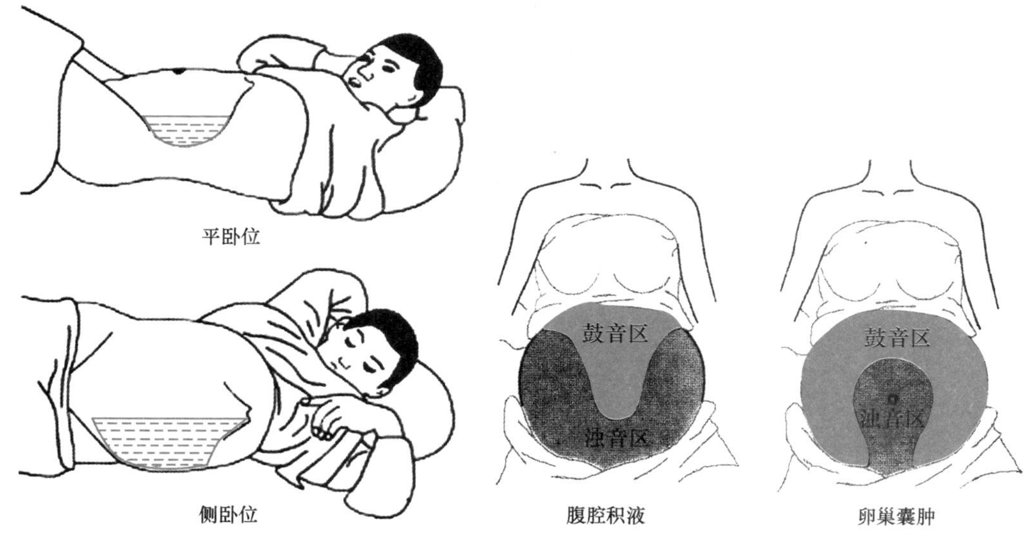

图3-63 移动性浊音叩诊原理示意图

图3-64 腹水与卵巢囊肿叩诊的鉴别

案例3-22 分析3

该患者肝浊音界消失、肠鸣音消失，其原因是胃肠穿孔，出现膈下游离气体和急性弥漫性腹膜炎，从而导致肠麻痹。

5. 叩击痛 以左手掌平放在某器官的体表相应部位上，右手握拳用由轻到中等力度向左手背进行叩击，如患者感到疼痛即为叩击痛。正常人各器官无叩击痛。肝区或胆囊区的叩击痛，见于肝炎、肝脓肿、胆囊炎等。肾区叩击痛见于肾炎、肾盂肾炎、肾结核及肾周围炎等。

三、消化系统常见疾病的主要体征

消化系统常见疾病的主要体征见表3-10。

表3-10 消化系统常见疾病的主要体征

疾病		体征
消化性溃疡	视诊	瘦长体型，腹上角呈锐角。出血时可见全身皮肤、黏膜苍白
	触诊	溃疡活动期，上腹部常有与疼痛部位一致的压痛点，背部第10～12胸椎段可有椎旁压痛，胃溃疡偏左，十二指肠溃疡偏右，后壁溃疡穿孔者，背部可有明显压痛
	叩诊	多无变化
	听诊	多无变化
急性腹膜炎	视诊	急性危重病容，强迫仰卧位，两下肢屈曲，呼吸浅快，呼吸运动减弱或消失。出现肠麻痹时，全腹可膨隆
	触诊	典型的腹膜炎三联征：腹肌紧张、压痛、反跳痛。局部已形成脓肿或炎症使附近的大网膜及肠袢粘连成团时，则可在该处触及明显压痛的包块
	叩诊	胃肠穿孔且膈下有游离气体时，肝浊音界缩小或消失。腹腔内有较多游离液体时，移动性浊音可阳性
	听诊	肠鸣音减弱或消失

续表

疾病		体征
肝硬化	视诊	面色灰暗、皮肤及巩膜黄染、蜘蛛痣及肝掌。男性乳房发育。腹腔积液者全腹膨隆、腹壁静脉曲张、腹式呼吸减弱
	触诊	早期肝增大,表面尚光滑。晚期肝缩小,质地变硬,表面不光滑,可触及结节。边缘锐利,常无压痛。脾轻至中度肿大
	叩诊	可有移动性浊音
	听诊	门静脉高压明显时,可在脐上部曲张静脉处闻及静脉嗡鸣音,脾周围炎时,左上腹部可闻及摩擦音
肠梗阻	视诊	脱水貌,表情痛苦,呼吸急促;腹部膨隆,机械性肠梗阻可见肠型及肠蠕动波
	触诊	腹壁紧张、压痛,脉搏增快,有时可有反跳痛
	叩诊	高度肠胀气时,腹部鼓音区扩大
	听诊	机械性肠梗阻时肠鸣音明显亢进,呈金属音调;机械性肠梗阻转变为麻痹性肠梗阻时,肠鸣音减弱或消失

目标检测

A_1/A_2 型题

1. 下列哪一条线与腹部体表九区的划分无关( )
   A. 两肋弓下缘连线
   B. 两侧髂前上棘连线
   C. 腹正中线
   D. 过左髂前上棘至正中线中点的垂线
   E. 过右髂前上棘至正中线中点垂线
2. 腹部视诊的主要内容不包括( )
   A. 腹外形　B. 呼吸运动
   C. 腹壁静脉　D. 腹壁紧张度
   E. 胃肠型及蠕动波
3. 腹壁静脉曲张多见于( )
   A. 门静脉高压　B. 右心功能不全
   C. 上腔静脉回流受阻　D. 下腔静脉回流受阻
   E. 缩窄性心包炎
4. 触诊肝结果如下,判断错误的是( )
   A. 正常:剑突下<3cm,质软
   B. 正常:右肋下 0.5 cm,质如唇
   C. 急性肝炎:右肋下 1.5 cm,质硬如额
   D. 慢性肝炎:质韧,如鼻尖
   E. 肝硬化:质硬,边缘锐利
5. 肝触诊注意事项指( )
   A. 大小　B. 质地
   C. 表面及边缘　D. 压痛
   E. 以上都是
6. 肝硬化大量腹腔积液患者,肝触诊下列哪种方法较好( )
   A. 浅部触诊法　B. 深部滑行触诊
   C. 冲击触诊法　D. 双手触诊法
   E. 深压触诊法
7. 腹膜刺激征是指( )
   A. 腹部膨隆、肠鸣音消失
   B. 全腹部有压痛、呼呼运动减弱
   C. 腹肌紧张、压痛、反跳痛
   D. 腹部压痛、肠鸣音消失
   E. 腹肌紧张
8. 何时发现振水音提示有幽门梗阻( )
   A. 空腹或进食后 2~3 小时或以上
   B. 空腹或进食后 4~5 小时或以上
   C. 空腹或进食后 5~7 小时或以上
   D. 空腹或进食后 6~8 小时或以上
   E. 空腹或进食后 10~12 小时或以上
9. 成人深吸气时肝在右肋缘下不超过( )
   A. 0.5cm　B. 1cm
   C. 1.5cm　D. 2.0cm
   E. 2.5cm
10. 触及腹部反跳痛提示( )
    A. 溃疡　B. 腹内肿瘤
    C. 胃肠收缩　D. 炎症侵及腹膜
    E. 胃肠道炎症
11. 脾中度肿大指( )
    A. 脾缘不超过肋下 2cm

B. 脾缘超过肋下2cm至脐水平线以上
C. 脾缘超过肋下3cm至脐水平线以上
D. 脾缘超过脐水平线
E. 脾缘超过前正中线

12. 在右肋缘下触及肝,但不属于肝大的是(　　)
A. 肺心病右心衰竭　B. 肺气肿
C. 慢性肝炎　D. 肝癌
E. 肝脓肿

13. 仰卧位时腹部呈蛙状腹多见于(　　)
A. 巨大腹部肿块　B. 肠梗阻
C. 妊娠晚期　D. 胃肠胀气
E. 大量腹腔积液

14. 肝浊音界消失见于(　　)
A. 肺气肿　B. 右气胸
C. 肝脓肿　D. 重症肝炎
E. 胃肠穿孔

15. 腹部叩及移动性浊音,提示腹腔积液量达到(　　)
A. 100ml　B. 300ml
C. 500ml　D. 700ml
E. 1000ml及以上

A_3/A_4 型题

(16～18题共用题干)

患者,女性,45岁。患乙型病毒性肝炎18年,近来感腹胀就诊。体格检查:面部见蜘蛛痣,腹肌柔软,移动性浊音阳性,余未见异常。

16. 该患者病史及临床表现支持下列哪项诊断(　　)
A. 肝硬化腹腔积液　B. 卵巢囊肿
C. 肥胖　D. 肠穿孔
E. 肠梗阻

17. 1个月后复查,患者不会出现的体征为(　　)
A. 黄疸　B. 腹壁静脉曲张
C. 肝掌　D. 消瘦
E. 肝颈静脉回流征阳性

18. 病重期间,腹部检查反跳痛阳性,但无呕吐亦无肛门停止排气提示(　　)
A. 急性弥漫性腹膜炎　B. 肠穿孔
C. 肠粘连　D. 肠梗阻
E. 原发性腹膜炎

(19～20题共用题干)

患者,男性,30岁。近10年来常有空腹痛和夜间痛,服用制酸剂可使腹痛减轻,1小时前,餐后突感上腹持续性剧痛入院。

19. 该患者目前的诊断是(　　)
A. 胃穿孔　B. 十二指肠溃疡穿孔
C. 肠梗阻　D. 胃炎
E. 肠痉挛

20. 该患者体格检查最有诊断意义的是(　　)
A. 右上腹有压痛　B. 肝浊音界消失
C. 腹式呼吸消失　D. 肠鸣音消失
E. 腹部有移动性浊音

(张晓辉)

第8节　肛门、直肠和生殖器检查

肛门、直肠和生殖器检查是全面体格检查不可缺少的一部分。正确的评估结果对护理诊断/问题和实施护理措施具有重要意义。但在临床实际工作中,常由于客观环境、条件的限制或对该评估的重要性认识不足,有时评估对象不愿接受而被省略,以致发生误诊、漏诊,造成不良后果。因此,应重视肛门、直肠和生殖器的评估,为取得评估对象的合作,应向其说明检查目的、方法和重要性,使评估对象能接受并配合评估。

一、肛门、直肠

案例3-23

患者,男性,40岁。因大便习惯改变,腹痛、便血1个月就诊。便血颜色为鲜红色,附于大便表面,拟诊为直肠癌。

问题:1. 最简便有效的检查方法是什么?
2. 若为直肠癌,直肠指诊可能有何发现?

直肠为消化道的末段,全长为12～15cm,下连肛管。肛管下端在体表的开口为肛门,位于会阴中心与尾骨尖之间。肛门与直肠的检查方法虽然简便,但常能发现许多有重要临床价值的体征。

(一) 体位

考点:肛门与直肠疾病的检查体位选择

检查肛门与直肠时可根据具体病情和需要,让评估对象采取不同的体位,以便达到检查的目的。常用的体位有:①肘膝位(图3-65),评估对象两肘关节屈曲,置于检查床上,胸部尽量接近床面,两膝关节屈曲成直角跪在检查床上,臀部抬高,此体位最常用,并适用于检查前列腺、精囊及乙状结肠;②左侧卧位(图3-66),评估对象向左侧卧在检查床上,右腿向腹部屈曲,左腿伸直,臀部靠近检查床右边,评估者面对评估对象背部进行检查,适用于病重、年老体弱或女患者;③仰卧位或截石位(图3-67),评估对象仰卧在检查床上,臀部垫高,两腿屈曲、抬高并外展,适用于重症体弱患者或膀胱直肠窝的检查,也适合于直肠双合诊;④蹲位,评估对象蹲成排大便时的姿势,屏气向下用力,适用于直肠脱出、内痔及直肠息肉等检查。

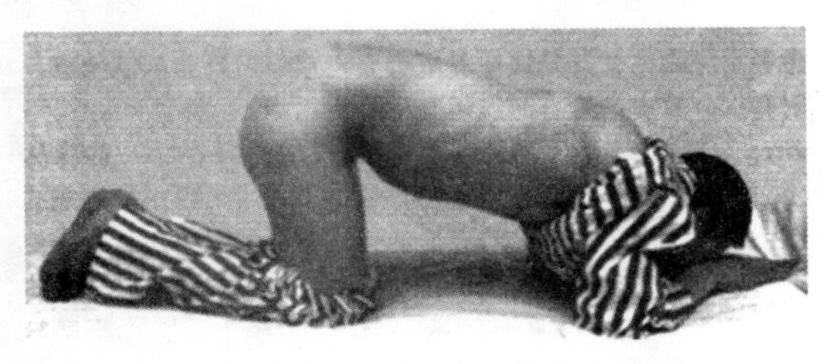

图3-65 肘膝位

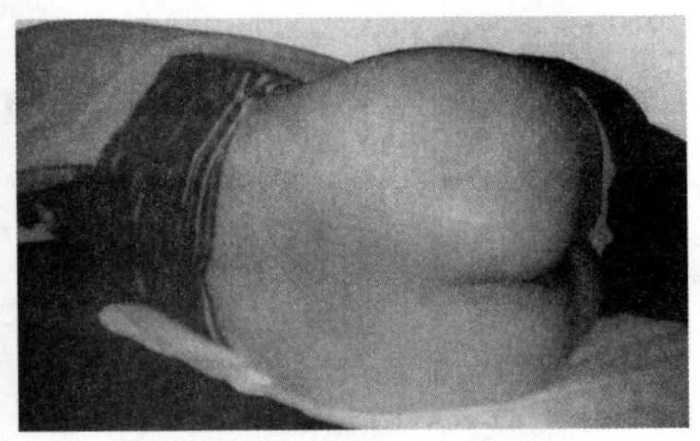

图3-66 左侧卧位

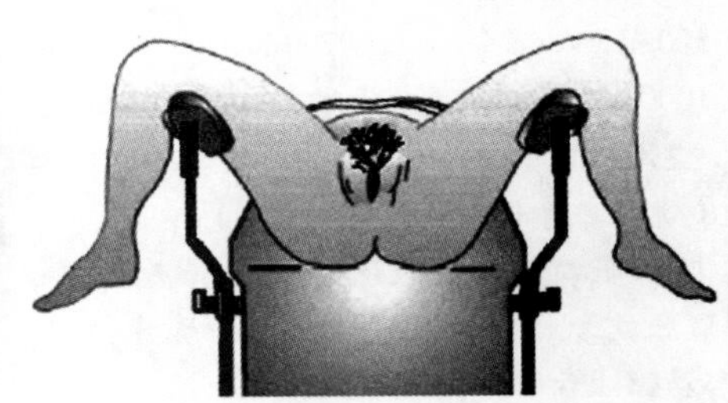

图3-67 膀胱截石位

(二) 检查方法

肛门与直肠的检查方法以视诊、触诊为主,并辅以内镜检查。

1. 视诊 用手分开评估对象臀部,观察肛门及其周围皮肤颜色、皱褶,正常颜色较深,皱褶呈放射状。让评估对象收缩肛门括约肌时皱褶更明显,做排便动作时皱褶变浅。另外还应观察肛门周围有无脓血、黏液、肛裂、外痔、瘘管口或脓肿等。

(1) 肛门闭锁与狭窄:多见于新生儿先天性畸形,狭窄也可因感染、外伤、手术瘢痕收缩所致。

(2) 肛门外伤及感染:多见于外伤或手术后。肛门周围有红肿及压痛,常为肛门周围脓肿。

(3) 肛裂:是肛管下段(齿状线以下)深达皮肤全层的纵行及梭形裂口或感染性溃疡。评估对象自觉疼痛尤其是排便时更加明显,常因惧痛而抑制便意,致使大便干燥,排出的粪便周围常附有少许鲜血,检查时肛门有明显触压痛。

考点:痔的临床特点

(4) 痔:是直肠下端黏膜下或肛管边缘皮下的内痔静脉丛或外痔静脉丛扩大和曲张所致的静脉团,多见于成年人。痔块脱出、嵌顿、水肿、感染时,可有剧烈疼痛。①内痔,是位于肛管齿状线以上的直肠上静脉曲张所致,表面被直肠下段黏膜所覆盖,在肛门内口可查到柔软的紫红色包块,排便时突出肛门外,患者常有大便带血、痔块脱出;②外痔,是位于肛管齿状线以下的直肠下静脉曲张所致,表面被肛管皮肤所覆盖,在肛门外口可见紫红色柔软包块,常感觉疼痛;③混合痔,是位于肛管齿状线上、下的静脉丛扩大、曲张所致,其上部被直肠黏膜所覆盖,下段被肛管皮肤所覆盖,具有内痔、外痔的特点。

(5) 肛门直肠瘘:简称肛瘘,是直肠、肛管与肛门皮肤相通的瘘管,多为肛管或直肠周围脓肿与结核所致,不易愈合。检查时可见肛门周围皮肤有瘘管开口,在直肠或肛管内可见瘘管的内口并伴有硬结。

(6) 直肠脱垂:又称脱肛,是指肛管、直肠甚至乙状结肠下端的肠壁部分或全层向外翻出而脱出于肛门外。检查时让患者取蹲位,观察肛门外有无突出物,让患者屏气做排便动作时,肛门外更易看到紫红色球状突出物,此即直肠部分脱垂(黏膜脱垂);若突出物呈椭圆形块状物,表面有环形皱襞,即为直肠完全脱垂(直肠壁全层脱垂)。

2. 触诊 对肛门和直肠的触诊检查通常称为肛门指诊或直肠指诊,方法简便易行,具有重要的诊断价值,不仅能诊断肛门、直肠疾病,对盆腔的其他疾病如阑尾炎、髂窝脓肿、前列腺与精囊病变、子宫及输卵管病变,也是一项不可缺少的诊断方法。评估对象体位可根据具体病情及要求采取肘膝位、左侧卧位或仰卧位。触诊时评估者右手戴手套或示指戴指套,并涂以适量润滑剂,如肥皂液、凡士林或液状石蜡等,先将检查的示指置于肛门外口轻轻按摩,等评估对象肛门括约肌放松后,评估者以示指指腹徐徐压入肛门、直肠内。先检查肛门及括约肌的紧张度,再检查肛管及直肠的内壁,注意有无压痛、黏膜是否光滑、有无肿块及搏动感。男性还可触诊前列腺及精囊,女性则可检查子宫颈、子宫、输卵管,必要时配用双合诊。直肠指诊常有以下异常发现:①触痛显著,见于肛裂和感染;②触痛伴有波动感,见于肛门、直肠周围脓肿;③触及柔软、光滑而有弹性的包块,多为直肠息肉;④触及坚硬的包块,应考虑直肠癌;⑤指诊后指套表面带有黏液、脓液或血液,说明有炎症或伴有组织破坏,必要时应取其涂片做镜检或细菌学检查,以助诊断。

肛门与直肠检查结果及其病变部位应按时钟方向进行记录,并注明检查时的体位。如肘膝位时肛门后正中点为12点钟位,前正中位为6点钟位,而仰卧位的时钟位则与此相反。

考点:直肠指诊的临床意义

案例3-23分析

1. 直肠指诊。直肠指诊可发现距肛门7~8cm及以内的直肠肿物,直肠癌评估对象中75%以上肿瘤位于下段直肠即肿瘤下缘距肛门7~8cm及以内,仅靠指检即可发现。

2. 可能在直肠壁触及坚硬、凹凸不平的包块,包块固定,肠腔狭窄,指套见含粪的血液。

二、男性生殖器

男性生殖器包括阴茎、阴囊、前列腺、精囊等。阴囊内有睾丸、附睾、精索等(图3-68)。检查时充分暴露下身,双下肢应取外展位,先检查外生殖器(阴茎及阴囊),随后检查内生殖器(前列腺及精囊)。

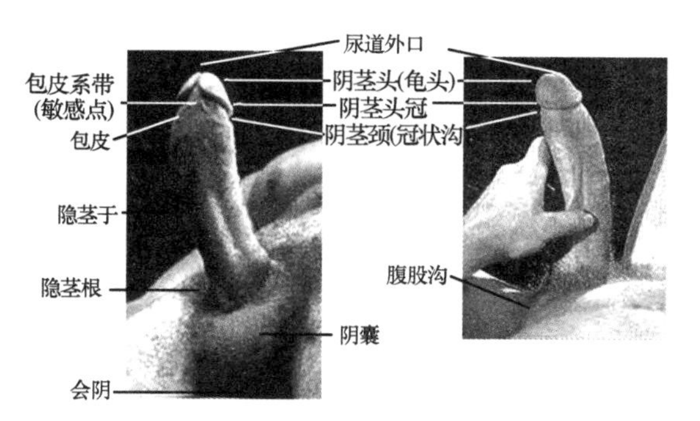

图3-68 男性生殖器

案例3-24

患者,男性,80岁。因排尿困难、尿频、夜尿增多、排尿无力3年而就诊。B超检查示前列腺Ⅰ度肥大,诊断为良性前列腺增生。

问题:1. 应采用什么体位进行前列腺触诊?

2. 触诊的可能结果是什么?

(一) 外生殖器

1. 阴茎　为前端胀大的圆柱体,分为头、体、根三部分,正常成年人阴茎长 7~10cm,由两个阴茎海绵体和一个尿道海绵体构成。阴茎皮肤薄而软,并有显著的伸缩性,阴茎海绵体充血后使阴茎变粗、变硬,称为勃起。

(1) 包皮:阴茎的皮肤在阴茎颈前向内翻转覆盖于阴茎表面称为包皮。成年人包皮不应掩盖尿道,翻起后应露出阴茎头,若不能翻起露出尿道外口或阴茎头者称为包茎,多为先天性包皮口狭窄或炎症、外伤后粘连所致。若包皮过长超过阴茎头,但翻起后能露出阴茎头,称为包皮过长。包皮过长,特别是包茎易引起尿道外口或阴茎头感染、包皮嵌顿,甚至可诱发阴茎癌。

(2) 阴茎头与阴茎颈:阴茎前端膨大部分为阴茎头或称龟头。阴茎头的底边凸隆游离称为阴茎头冠,冠后较细部称为阴茎颈。检查时应尽量将包皮上翻暴露全部阴茎头及阴茎颈,观察其表面色泽,有无充血、水肿、分泌物及结节等。正常人阴茎头应红润、光滑,无红肿及结节。如有硬结并伴有暗红色溃疡、易出血,或融合为菜花状,应考虑阴茎癌的可能性。阴茎颈处发现单个椭圆形硬质溃疡称为下疳,愈后可留有瘢痕。阴茎颈也是尖锐湿疣的好发部位。

(3) 尿道口:检查时用拇指和示指将尿道口分开。正常尿道口黏膜红润、清洁、无分泌物。如尿道口红肿、附着分泌物或有溃疡,且有触痛,多见于淋球菌或其他病原体感染所致的尿道炎;尿道口狭窄多由先天性畸形或炎症粘连所致;尿道口位于阴茎腹面多由尿道下裂所致。

(4) 阴茎大小与形态:成年人阴茎过小(婴儿型)见于垂体功能或性腺功能不全,在儿童期阴茎过大为“性早熟”现象(成人型),真性性早熟见于促性腺激素过早分泌,假性性早熟见于睾丸间质细胞瘤,后者不产生精子。

2. 阴囊　阴囊壁由多层组织构成,为腹壁的延续部分。皮色深暗多皱褶,外有少量阴毛,富有汗腺及皮脂腺。阴囊内中间有一隔膜将其分为左右两个囊腔,每个囊内含有精索、睾丸和附睾。检查时患者取立位或仰卧位,两腿稍分开。评估者将双手的拇指置于阴囊前面,其余四指放在阴囊后面,双手同时触诊,检查以下内容。

(1) 精索:呈柔软的圆形条索状结构,由腹股沟管外口延续至附睾上端,它由输精管、提睾肌、动脉、静脉、精索神经及淋巴管等组成。精索在左、右阴囊腔内各有一条,位于附睾上方,正常呈柔软的索条状,无压痛。若输精管呈串珠样改变,见于输精管结核;若有挤压痛且局部皮肤红肿,多为急性精索炎;靠近附睾的精索触及硬结,常由丝虫病所致;精索有蚯蚓团样感,则为精索静脉曲张的特征。

(2) 睾丸:是产生精子的器官,左右各一,椭圆形,表面光滑柔韧。检查时应注意大小、形状、硬度及有无触压痛,并做两侧对比。睾丸急性肿痛且压痛明显者,多为外伤或急性睾丸炎、流行性腮腺炎、淋病等炎症所致,很少有化脓。一侧睾丸肿大、质硬并有结节,应考虑睾丸肿瘤。睾丸萎缩可由流行性腮腺炎、外伤后遗症及精索静脉曲张所致,睾丸过小常由先天性或内分泌异常所致,如肥胖性生殖无能症。

考点: 隐睾症的原因

如果睾丸未降入阴囊内而在腹腔、腹股沟管内或阴茎根部、会阴部等处,称为隐睾症。如果在阴囊内未触及睾丸,则应仔细寻找,可能在上述部位触及,且多较正常柔软而小。隐睾以一侧为多,也有双侧者。若为双侧,则可影响生殖器官及第二性征的发育。正常小儿可因受冷,提睾肌强烈收缩,使睾丸暂时隐匿于阴囊内或腹股沟管内,检查时可从腹股沟向下将睾丸推入阴囊。嘱小儿咳嗽,有时也可使睾丸降入阴囊。无睾丸常见于性染色体数目异常所致的先天性无睾症,为单侧或双侧。双侧无睾症评估对象生殖器官及第二性征均不发育。

(3) 附睾:位于睾丸后外侧,上端膨大为附睾头,下端细小如囊锥状为附睾尾。附睾是储存精子和促进精子成熟的器官。慢性附睾炎时可触及附睾肿大,有结节,稍有压痛;急性炎症时肿痛明显,因常并发急性睾丸炎,因此睾丸也肿大,触诊时不易分清附睾和睾丸。若触及附睾呈结节状之硬块,并伴有输精管增粗且呈串珠状,多为附睾结核。结核灶可与阴囊皮肤粘连,破溃后形成瘘管不易愈合。

考点: 急性附睾炎的临床特点

(二) 内生殖器

1. 前列腺 位于膀胱下方,耻骨联合后约2cm处,是包绕尿道根部的实质性附属性腺,形状像前后稍扁的栗子,其上端宽大,下端细小,后面较平坦,正中有纵行浅沟,将其主体部分分为左、右两叶。尿道从前列腺中纵行穿过,前列腺排泄口开口于尿道前列腺部。检查时评估对象取肘膝卧位或左侧卧位,评估者戴手套或指套,并涂以润滑剂,用示指徐徐插入肛门,向腹侧触诊。正常成年人前列腺距肛门4cm,质韧而有弹性,左、右两叶之间可触及正中沟。前列腺增生时正中沟消失。若前列腺肿大而表面光滑、质韧、无压痛及粘连,见于老年人良性前列腺增生,常有排尿困难或不畅。前列腺肿大且有明显压痛,多见于急性前列腺炎。前列腺肿大、质硬,并可触及坚硬结节者,多为前列腺癌。

前列腺触诊时可同时做前列腺按摩,以留取前列腺液。方法为触诊时示指做向前、内方向横向按摩数次后,再沿正中沟向尿道外口方向滑行挤压,可见前列腺液从尿道口流出,收集标本立即送检。

考点: 前列腺疾病触诊的改变

2. 精囊 位于前列腺上方,其排泄管与输精管末端汇成射精管。正常精囊柔软、光滑,肛门指诊一般不易触及。精囊病变常继发于前列腺病变。前列腺炎累及精囊时,精囊可触及条索状肿胀并有压痛;前列腺结核累及精囊时,则可触及精囊表面呈结节状。精囊也是前列腺癌最易侵犯的器官,因此疑为前列腺癌的评估对象应仔细检查精囊。

案例3-24分析

1. 左侧卧位。
2. 前列腺表面光滑、质韧、无压痛、无粘连、正中沟消失。

目标检测

A_1/A_2 型题

1. 直肠指诊时,左侧卧位适用于哪些患者( )
   A. 女性患者及衰弱患者
   B. 需行膀胱直肠窝检查的患者
   C. 需行盆腔检查的患者
   D. 合并精囊疾病的患者
   E. 前列腺增生患者
2. 直肠指诊发现肛门内口紫红色包块为( )
   A. 混合痔 B. 外痔
   C. 内痔 D. 直肠脱垂
   E. 直肠癌
3. 蹲位用力排便时,在肛门外发现紫红色球状突出物是( )
   A. 直肠部分脱垂
   B. 直肠完全脱垂
   C. 直肠癌
   D. 外痔
   E. 直肠息肉
4. 睾丸停留在下列哪个部位不属于隐睾症( )
   A. 腹腔 B. 阴囊
   C. 腹股沟管 D. 阴茎根部
   E. 会阴部

(刘旭东)

第9节　脊柱与四肢检查

一、脊　柱

脊柱是支撑人体、维持躯体各种姿势的重要支柱，也是躯体活动的枢纽。脊柱由7个颈椎、12个胸椎、5个腰椎、5个骶椎和4个尾椎组成。脊柱有病变时表现为局部疼痛、姿势或形态异常及活动度受限等。脊柱评估时评估对象可处站立位和坐位，按视、触、叩的顺序进行。

案例3-25

患者，男性，19岁。患强直性脊柱炎8年，诉胸椎关节、腰椎关节强直僵硬，晚上睡觉翻身困难，手指、膝、手腕、肩关节肿痛。早上晨僵1小时。

问题：1. 对该患者进行脊柱评估，应重点注意哪些方面？

2. 脊椎关节强直僵硬主要反映脊柱哪个方面的异常？

（一）脊柱弯曲度

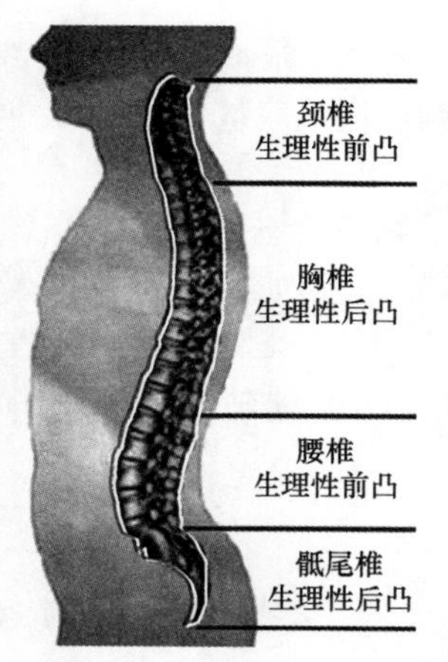

图3-69　脊柱生理性弯曲

1. 生理性弯曲　正常人直立时，从侧面查看脊柱有四个生理弯曲，即颈段稍向前凸、胸段稍向后凸、腰椎明显向前凸、骶椎则明显向后凸（图3-69）。让患者取站立位或坐位，从后面查看脊柱有无侧弯。轻度侧弯时需借助触诊确定，用示指、中指或拇指沿脊椎的棘突以适当的压力往下划压，划压后皮肤出现一条红色充血痕，以此痕为标准，查看脊柱有无侧弯。正常人脊柱无侧弯。除以上方法检查外还应侧面查看脊柱各部形态，了解有无前后突出畸形。

2. 病理性变形

（1）颈椎变形：颈部检查需观察自然姿势有无异常，如立位时有无侧偏、前屈、过度后伸和僵硬感。颈侧偏见于先天性斜颈，患者头向一侧倾斜，患侧胸锁乳突肌隆起。

（2）脊柱后凸：脊柱过度后弯称为脊柱后凸，也称为驼背，多发生于胸段脊柱。脊柱后凸时前胸凹陷，头颈部前倾。脊柱胸段后凸的原因甚多，表现也不完全相同，常见病因有佝偻病、结核病、强直性脊柱炎、脊椎退行性变、脊柱外伤等。

（3）脊柱前凸：脊柱过度向前凸出性弯曲，称为脊柱前凸，多发生在腰椎部位，评估对象腹部明显向前突出，臀部明显向后突出，多由于晚期妊娠、大量腹腔积液、腹腔巨大肿瘤、第5腰椎向前滑脱、患者髋关节结核及先天性髋关节后脱位等所致。

（4）脊柱侧凸：脊柱离开后正中线向左或右偏曲称为脊柱侧凸。侧凸严重时可出现肩部及骨盆畸形。根据侧凸发生部位不同，分为胸段侧凸、腰段侧凸及胸腰段联合侧凸（图3-70）；并根据侧凸的性质分为姿势性侧凸和器质性侧凸两种，其特点和原因见表3-11。

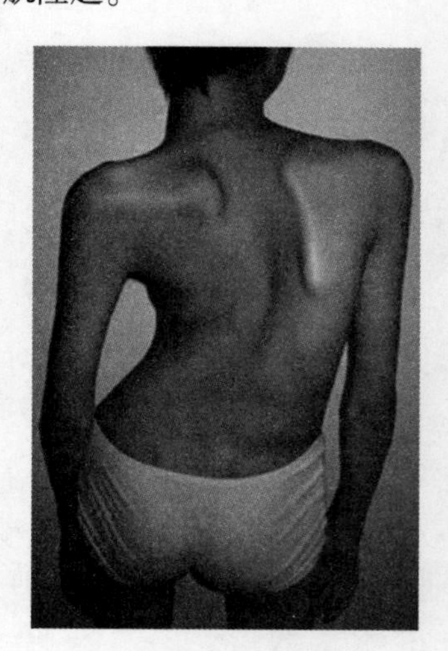

图3-70　脊柱侧凸畸形

表 3-11 脊柱侧凸的特点和原因

类型	特点	原因
姿势性侧凸	脊柱结构无异常,改变体位可使侧凸纠正	①儿童发育期坐、立姿势不良;②代偿性侧凸可因一侧下肢明显短于另一侧所致;③坐骨神经性侧凸,多因椎间盘突出,患者改变体位,放松对神经根压迫的一种保护性措施,突出的椎间盘位于神经根外侧,腰椎突向患侧;位于神经根内侧,腰椎突向健侧;④脊髓灰质炎后遗症等
器质性侧凸	改变体位不能使侧凸纠正	先天性脊柱发育不全、肌肉麻痹、营养不良、慢性胸膜肥厚、胸膜粘连及肩部或胸廓的畸形等

（二）脊柱活动度

1. 正常活动度　正常人脊柱有一定活动度,但各部位活动范围明显不同。颈椎段和腰椎段的活动范围最大;胸椎段活动范围最小;骶椎和尾椎已融合成骨块状,几乎无活动性。

正常人在直立、骨盆固定的条件下,颈段、胸段、腰段的活动度参考值如表 3-12。

表 3-12 脊柱活动度

脊柱	前屈	后伸	左右侧弯	旋转(一侧)
颈椎	35°~45°	35°~45°	45°	60°~80°
胸椎	30°	20°	20°	35°
腰椎	75°~90°	30°	35°	8°
全脊柱	128°	125°	73. 5°	115°

注:由于年龄、运动训练及脊柱结构等因素,脊柱活动度存在着较大的个体差异

2. 活动受限　检查脊柱颈段活动度时,评估者固定评估对象肩部,嘱其做前屈后仰、侧弯及左右旋转,颈及软组织有病变时,活动常不能达以上范围,否则有疼痛感,严重时出现僵直。脊柱颈椎段活动受限常见于:①颈部肌纤维组织炎及韧带受损;②颈椎病;③结核或肿瘤浸润;④颈椎外伤、骨折或关节脱位。脊柱腰椎段活动受限常见于:①腰部肌纤维组织炎及韧带受损;②腰椎椎管狭窄;③椎间盘突出;④腰椎结核或肿瘤;⑤腰椎骨折或脱位。

（三）脊柱压痛与叩击痛

1. 压痛　嘱评估对象取端坐位,身体稍向前倾。评估者以右手拇指从枕骨粗隆开始自上而下逐个按压脊椎棘突及椎旁肌肉,正常时每个棘突及椎旁肌肉均无压痛。如有压痛,提醒压痛部位可能有病变,并以第 7 颈椎棘突为标志计数病变椎体的位置。除脊椎外,椎旁组织的压痛也提醒相应病变。

链接　常见疾病与脊柱压痛

落枕时斜方肌中点处有压痛；颈肋综合征及前斜角肌综合征时，压痛点在锁骨上窝和颈外侧三角区内，颈部肌纤维组织炎时压痛点在颈肩部，范围比较广泛。胸腰椎病变如结核、椎间盘突出及外伤或骨折，均在相应脊椎棘突有压痛，若椎旁肌肉有压痛，常为腰背肌纤维炎或劳损。

2. 叩击痛

(1) 直接叩击法:即用中指或叩诊锤垂直叩击各椎体的棘突,多用于胸椎与腰椎检查。颈椎疾病,特别是颈椎骨关节损伤时,因颈椎位置深,一般不用此法检查。

(2) 间接叩击法:嘱评估对象取坐位,评估者将左手掌置于其头部,右手半握拳以小鱼际肌部位叩击左手背,了解其脊柱各部位有无疼痛,如疼痛阳性见于脊柱结核、脊椎骨折及椎间盘突出等。叩击痛的部位多为病变部位。如有颈椎病或颈椎间盘脱出症,间接叩诊时可出现上肢的放射性疼痛。

案例 3-25 分析

1. 患者主要存在胸椎关节、腰椎关节强直僵硬的症状,应从脊柱的弯曲度、活动和压痛等三个方面给予评估,特别是其活动度及压痛,应作为重点评估的内容。

2. 胸椎关节、腰椎关节强直僵硬主要反映其活动度的异常。

二、四肢与关节

四肢与关节的评估通常运用视诊与触诊,两者相互配合,特别情况下采用叩诊和听诊。四肢检查除大体形态、长度、活动度和运动情况外,应以关节检查为主。正常人四肢与关节左右对称,形态正常,无肿胀及压痛,活动不受限。

(一) 形态异常

案例 3-26

患者,男性,79 岁。反复胸闷、气喘 1 年。自 30 年前起因经济原因,常年食用腌菜、咸菜。体格检查:神清,疲惫,颜面及口唇苍白,匙状指。心率 120 次/分,可闻及收缩期Ⅲ级杂音。实验室检查:血红蛋白 39g/L,并伴有心、肾功能重度受损。

问题:1. 导致该患者出现匙状指的可能原因是什么?

2. 该患者心脏杂音产生的原因是什么? 与匙状指有关吗?

1. 匙状指　又称反甲,其特点为指甲中央凹陷,边缘翘起,指甲变薄,表面粗糙有条纹,见于缺铁性贫血、高原疾病、风湿热及甲癣等(图 3-71)。

案例 3-26 分析

1. 该患者由于长年食用腌菜、咸菜,缺乏造血所需的蛋白质、铁等元素,导致长期贫血的状况,从而引发相关的内脏功能受损。

2. 匙状指是长期贫血的表现之一,该患者出现匙状指正是由于贫血引起的。其心脏杂音产生,是由长期贫血导致的心脏肥大所致,其和匙状指一样,是贫血引发的,而非匙状指导致的。

2. 杵状指(趾)　手指或足趾末端增生、肥厚、增宽呈杵状膨大,指(趾)甲从根部到末端呈拱形隆起(图 3-72),常见于支气管肺癌、支气管扩张症、肺脓肿、感染性心内膜炎、发绀型先天性心脏病、溃疡性结肠炎等。

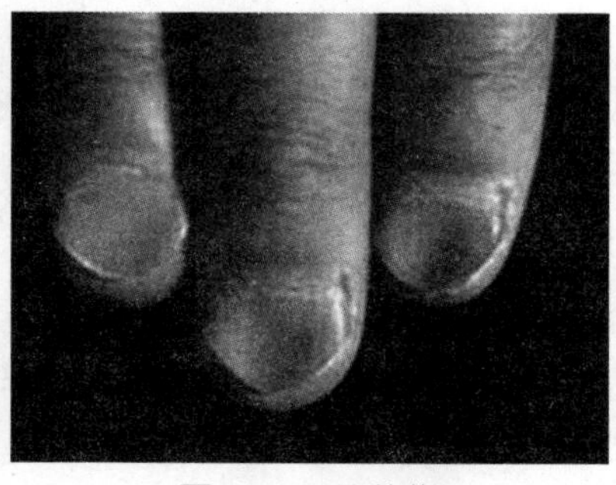

图 3-71　匙状指

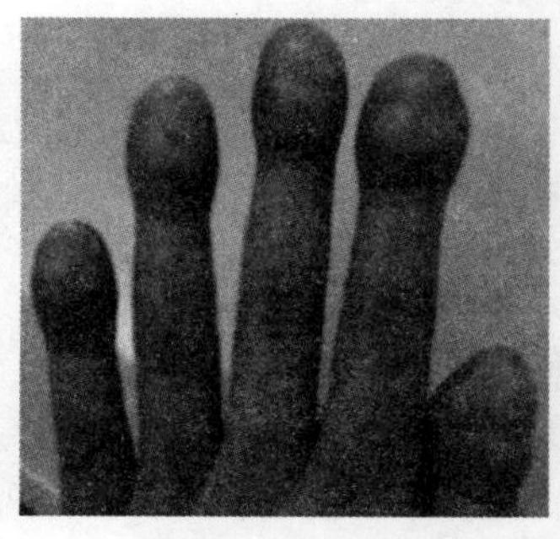

图 3-72　杵状指

3. 指关节变形

(1) 梭形关节:指间关节增生、肿胀呈梭状畸形,活动受限,严重者手指及腕部向尺侧偏斜(图 3-73),见于类风湿关节炎。

(2) 爪形手:掌指关节过伸,指关节屈曲不能伸直,骨间肌和大小鱼际肌萎缩,手呈鸟爪样,见于尺神经损伤、进行性肌萎缩、脊髓空洞症及麻风等。

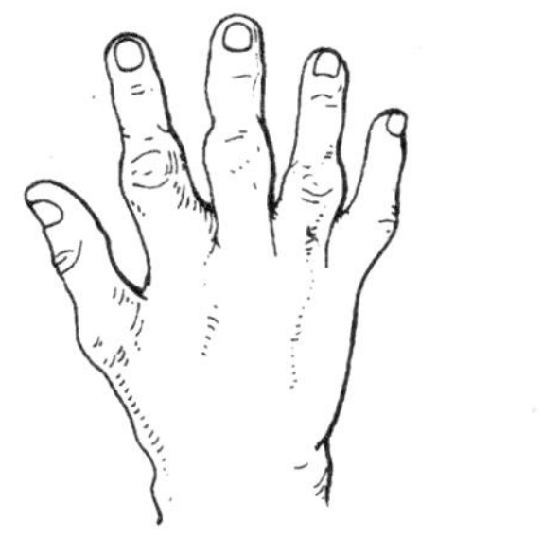
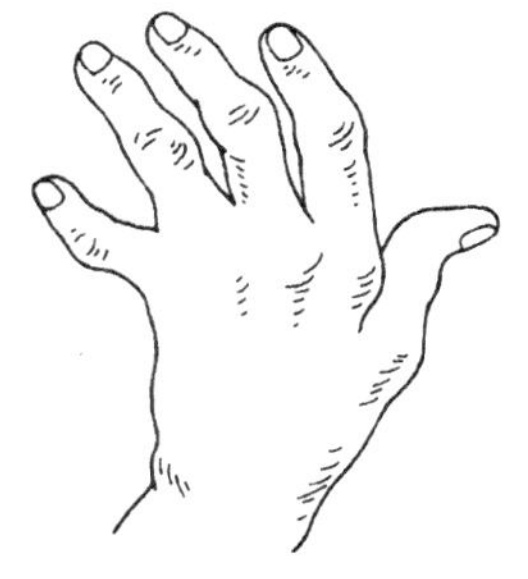

图 3-73 梭形关节

4. 膝关节变形 评估膝关节时应充分暴露膝关节,两侧对比观察。膝关节红、肿、热、痛及运动障碍见于急性膝关节炎;关节腔积液时,其特点为关节周围明显肿胀,触诊可出现浮髌现象。评估者用一手压迫髌上囊,将液体挤入关节腔内,另一手示指反复垂直按压髌骨,在髌上囊处感到波动,可以感到下压时髌骨碰触关节面,松开时髌骨浮起,即为浮髌试验阳性,提示膝关节内有中等量以上的积液(图 3-74)。

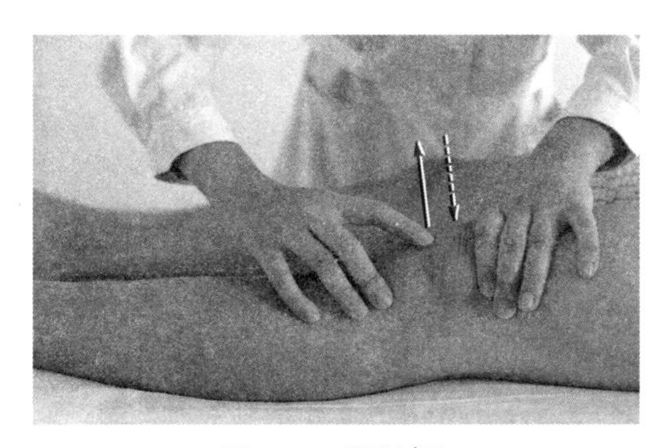

图 3-74 浮髌试验

案例 3-27

患儿,男性,19 个月。家长述其多汗、烦躁。生后以牛奶喂养,现已进普通饮食,没有规则服用鱼肝油。平素户外活动少。体格检查:前囟未闭,方颅,鸡胸,下肢呈“O”形腿,出牙 8 颗。实验室检查:血清钙、磷低。

问题:1. 何谓“O”形腿?

2. “O”形腿常见于哪些疾病? 本例患儿可能是哪种情况?

5. 膝内翻和膝外翻 正常人双脚并拢直立时,两膝及双踝均能靠拢。如双脚的内踝部靠拢时两膝部因双侧腿骨向外侧弯曲而呈“O”形,称膝内翻;当两膝关节靠近时,两小腿斜向外方呈“X”形弯曲,使两脚的内踝分离,称为膝外翻(图 3-75)。膝内翻和膝外翻畸形见于佝偻病和大骨节病。

6. 足内翻和足外翻 正常人当膝关节固定时,足掌可向内翻、外翻均达 35°。若足掌部活动受限呈固定性内翻、内收畸形,称为足内翻(图 3-76)。足掌部呈固定性外翻、外展畸形,称为足外翻。足内翻和足外翻畸形见于先天性畸形及脊髓灰质炎后遗症。

考点:四肢形态异常的临床意义

案例 3-27 分析

该患儿生后以牛奶喂养,没有规则服用鱼肝油,平素户外活动少,这些都是导致体内维生素 D 不足的重要原因。婴儿期维生素 D 缺乏会引起佝偻病是本例患儿出现“O”形腿的原因,是佝偻病所致的骨骼发育改变。

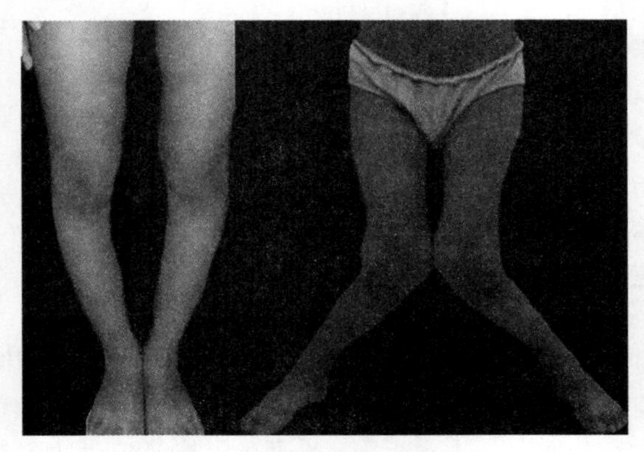
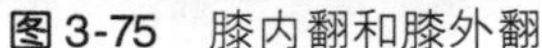
图3-75 膝内翻和膝外翻

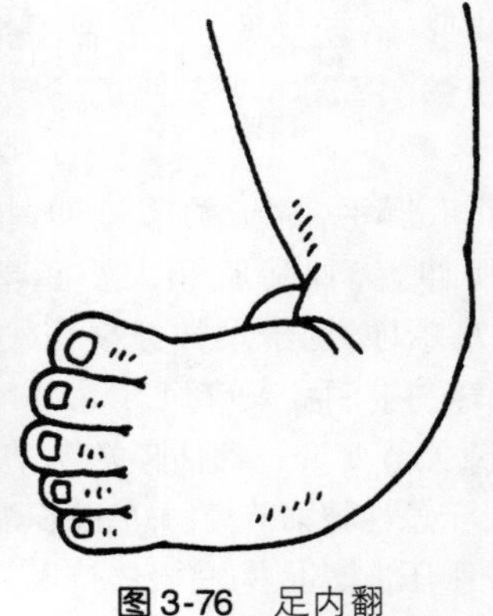
图3-76 足内翻

(二)运动功能异常

让评估对象做主动运动或被动运动,观察各关节的活动幅度。各关节的正常活动范围如下所述。

1. 肩关节　屈曲可达90°,屈伸可达45°,肩胛不动外展可达90°,内收肘部可达正中线,外旋约30°,内旋约80°。

2. 肘关节　只能屈伸。握拳屈腕、屈肘时拇指可触及肩部,伸直可达180°,如超过180°即为肘关节过伸。

3. 腕关节　屈伸约40°,屈曲为50°~60°,外展约15°,内收约30°。

4. 指关节　各指关节可伸直,屈指可握拳。

5. 髋关节　屈曲时股前部与腹壁相贴,后伸可达30°,外展约60°,内收约25°,外旋与内旋各约45°。

6. 膝关节　屈曲时小腿后部可与股后部相贴,伸直可达180°,膝关节在半屈位时,小腿可做小幅度旋转动作。

7. 踝关节　立位时足与小腿成直角,背屈约35°,跖屈约45°,内、外翻各约35°。

目标检测

A_1/A_2 型题

1. 佝偻病不会出现以下的(　　)
   A. 脊柱侧凸　　B. 爪形手
   C. “O”形腿　　D. “X”形腿
   E. 脊柱后凸

2. 关于脊柱检查,以下说法错误的是(　　)
   A. 脊柱的四个生理弯曲中,胸段是向后凸的
   B. 检查脊柱,主要采用视诊与触诊的方法
   C. 检查脊柱压痛时,应自上而下逐个按压脊椎棘突及椎旁肌肉
   D. 检查脊柱是否侧弯时,应让患者取站立位或坐位
   E. 颈椎段和腰椎段的活动范围最大

3. 关于反甲的描述,以下不正确的是(　　)
   A. 指甲中央凹陷　　B. 边缘翘起
   C. 指甲变薄　　D. 表面粗糙有条纹
   E. 指甲不透明

4. 梭形关节主要见于以下疾病中的(　　)
   A. 佝偻病　　B. 痛风
   C. 强直性脊柱炎　　D. 类风湿关节炎
   E. 大骨节病

5. 浮髌试验阳性说明(　　)
   A. 膝关节韧带受损　　B. 膝关节肿瘤
   C. 膝关节中等积液　　D. 膝关节错位
   E. 膝关节结核

第10节 神经系统检查

一、脑 神 经

案例3-28

患者,女性,48岁。嘴歪、右眼闭不拢10个月。10个月前突感嘴向左歪,右眼闭不拢,在当地行口服激素类药物及理疗后症状未见好转。现自感神疲、乏力,失眠,嘴歪向身体左侧,右眼闭不拢,吃东西食物滞留在颊齿间。

问题:1. 患者可能病变的部位是哪里?如何进行检查评估?

2. 如检查发现:神萎、懒言,口歪向左侧,右眼闭不拢,右侧额纹、鼻唇沟消失,吹口哨漏气,不能鼓腮。能否给其病变神经进行定位?

脑神经中有三类神经:①感觉神经,即嗅神经、视神经和位听神经;②运动神经,即动眼神经、滑车神经、展神经、副神经和舌下神经;③混合神经,即兼有运动和感觉纤维的神经,如三叉神经、面神经、舌咽神经和迷走神经。

1. 嗅神经 第Ⅰ对脑神经,司嗅觉。评估时嘱评估对象闭目,评估者用手指压塞其一侧鼻孔,用各种盛有气味而无刺激性溶液(如醋、酒)的小瓶,或病床边评估对象熟悉的香皂、牙膏等,轮流置于评估对象的另一侧鼻孔下面,嘱其说出嗅到的气味。一侧评定后,同法评估另一侧。嗅觉减退或丧失提示同侧嗅神经损害,见于创伤、前颅凹占位性病变、脑膜炎等;鼻黏膜炎症或萎缩亦可出现嗅觉减退。

2. 视神经 第Ⅱ对脑神经,司视觉。从视力、视野、眼底三方面进行检查。

(1)视力:可应用远距离或近距离视力表评估。能看清"1.0"行视标者为正常视力,小于1.0者即为视力减退。

(2)视野:是评估视网膜的边缘视力,指评估对象正视前方,眼球不动时所能看到的最大范围。一般可用手试法,分别检查两眼视野。评估对象与评估者面对而坐,相距约0.5m,双方各自用手遮住相对的眼睛,对视片刻,保持眼球不动,评估者用手指置于两人中间分别从上内、下内、上外、下外的周围向中央移动,嘱评估对象一见手指时即说出。评估者根据自己的正常视野与评估对象比较,可粗测评估对象视野有无缺损,精确的测定用视野计。

(3)眼底:在光线较暗处用检眼镜对评估对象进行眼底观察。观察视神经乳头、视网膜、动静脉血管等变化。正常人的视神经乳头为淡红色,呈圆形或椭圆形,边界清晰,动脉较细,静脉较粗,动静脉之比为2∶3。

链接 眼底检查

正常人的眼底明亮而具有光泽,在视网膜的后极部偏鼻侧,可以看到一个直径大约1.5mm的圆形浅红色区称为视盘(即视乳头),它是视网膜血管、神经纤维进出眼球的必经之路,在患某些眼病或脑病时,视盘可以发生水肿,这就是大家平时说的视乳头水肿。

眼底检查十分重要,许多疾病都可以从眼底上反映出来。如高血压患者眼底可见到视网膜动脉硬化,糖尿病患者眼底可见毛细血管瘤、小的出血点和渗出物,可在一定程度上反映出全身的血管改变情况。

3. 动眼神经、滑车神经和展神经 分别为第Ⅲ、Ⅳ、Ⅵ对脑神经,同司眼球运动,因此可同时检查,主要观察睑裂、瞳孔、眼球位置运动。评估眼球运动时,嘱评估对象头部不动,先令其自行向各方位转动眼球,然后注视评估者的手指,并随手指向左、右、上、下等方向移动。如有运动受限,注意其受限方向和程度。动眼神经麻痹时,上眼睑下垂,眼球向内、上、下方活动均受限,瞳孔扩大,对光、调节、聚合反应均消失。滑车神经麻痹时,眼球向下及外展运动减弱,眼向下看时出现复视。展神经麻痹时,眼球不能外展,出现内斜视和复视。

4. 三叉神经　第Ⅴ对脑神经,具有感觉与运动功能,共分三支。评估内容包括面部感觉、运动功能、角膜反射及下颌反射评估。

(1) 面部感觉:嘱评估对象闭眼,用针、棉花束及盛冷、热水的试管分别检查面部三叉神经分布区域(前额、鼻部两侧及下颌)内皮肤的痛觉、触觉及温度觉,两侧对比,观察有无减退、消失或过敏。

(2) 运动功能:先观察双侧颞肌及咬肌有无萎缩,然后评估者以双手触按评估对象颞肌及咬肌,嘱其做咀嚼动作,注意有无肌力减弱。

(3) 角膜反射:见本节经反射评估的浅反射。

(4) 下颌反射:评估对象轻启下颌,评估者以左手拇指轻置于下颌齿列上,右手执叩诊锤轻叩拇指,观察有无下颌上提反射及其强弱程度。在脑干的上运动神经元病变时,该反射增强。

5. 面神经　第Ⅶ对脑神经,支配面部表情肌和舌前2/3的味觉。

(1) 运动:观察评估对象额纹及鼻唇沟是否变浅、眼距是否增宽和口角是否低垂或向一侧歪斜。嘱其做皱额、闭眼、露齿、鼓腮及吹口哨动作,比较两侧面肌收缩是否相等。一侧面神经周围性损害时,患侧额纹减少,闭眼不拢、眼裂较大、鼻唇沟变浅,露齿时口角歪向对侧,鼓腮及吹口哨时患侧漏气。中枢性损害时,只出现病灶对侧下半部面肌瘫痪。

(2) 味觉:嘱评估对象伸舌,评估者以棉签分别蘸取少许糖、醋、盐或奎宁等溶液,轻涂于舌前一侧,让其辨味。每试一侧后即需漱口,两侧分别试之。面神经损害则舌前2/3味觉丧失。

6. 听神经　第Ⅷ对脑神经,由司听觉的耳蜗神经和司平衡的前庭神经组成。

(1) 听力:粗略的评估可用耳语、表音或音叉,准确的评估需借助电测听仪。若有听力障碍,系区别传导性耳聋或神经性耳聋。

(2) 前庭功能:询问评估对象有无眩晕、呕吐、夜行困难,观察评估对象是否存在眼球震颤和平衡失调。有症状时需考虑耳蜗及前庭神经病变。

7. 舌咽神经和迷走神经　分别为第Ⅸ和第Ⅹ对脑神经。因舌咽、迷走神经在解剖生理上有密切联系,且常同时受累,故一般同时检查。

(1) 运动:注意评估对象说话时发音是否低哑或带鼻音,询问其有无饮水呛咳、吞咽困难。嘱评估对象张口,观察其软腭及悬雍垂位置。一侧麻痹时,该侧软腭变低、悬雍垂位置偏向健侧。嘱其发"啊"音,正常人两侧软腭均上提,麻痹侧软腭上提差,悬雍垂偏向健侧。

(2) 感觉:用棉签轻触评估对象两侧软腭及咽后壁,了解有无感觉。舌后1/3味觉为舌咽神经所支配,检查方法同面神经。

(3) 咽反射:嘱评估对象张口,用压舌板分别轻触两侧咽后壁,观察有无做呕反射。

链接 延髓性麻痹

舌咽神经司舌后1/3和咽部的一般感觉及味觉,并支配软腭和咽肌的运动;迷走神经司咽喉的感觉和运动。舌咽神经和迷走神经受损可致发音嘶哑、吞咽困难、咽部感觉丧失,常伴舌肌萎缩、咽反射消失,称延髓性麻痹。由双侧皮质延髓束受损引起者,称假性延髓麻痹。

8. 副神经　为第Ⅺ对脑神经,支配斜方肌和胸锁乳突肌,分别司耸肩和向对侧转头动作。评估时观察肌肉有无萎缩,有无斜颈及垂肩等。检测肌力的方法是将一手置于评估对象腮部，嘱其向该侧转头以测试胸锁乳突肌的收缩力，然后将两手放在评估对象双肩上下压，嘱其做对抗性抬肩动作。一侧副神经麻痹表现为同侧肩下垂、胸锁乳突肌及斜方肌萎缩、耸肩无力、向对侧转头无力或不能，见于副神经损伤、肌萎缩、脊髓侧索硬化、颅后窝肿瘤等。

9. 舌下神经　为第Ⅻ对脑神经，支配同侧舌肌，其作用是伸舌向前，并推向对侧。评估时嘱评估对象伸舌，观察有无舌偏斜、舌缘两侧厚薄不相等及颤动等。若出现以上现象则提示舌下神经核病变，舌向一侧偏斜常见于脑血管病变。

案例 3-28 分析

1. 嘴歪、眼闭不拢为面神经受损时的常见症状。面神经为第Ⅶ对脑神经，支配面部表情肌。可通过观察评估对象额纹及鼻唇沟是否变浅、眼距是否增宽和口角是否低垂或是否向一侧歪斜等方法进行评估，同时还可嘱评估对象做皱额、闭眼、露齿、鼓腮及吹口哨动作，进行面肌收缩比较。

2. 结合评估所发现的“口歪左侧”等表现，该患者为右侧面神经损害。同时因其“皱眉、闭眼”等动作均不能完成，考虑应为“右侧周围性面瘫”。

二、运动功能

运动功能可分为随意运动和不随意运动。随意运动由锥体束司理，不随意运动（不自主运动）由锥体外系和小脑司理。

（一）肌力与随意运动

1. 肌力　是指人体做随意运动时肌肉收缩的力量。一般将肌力分为0～5级。评估时让评估对象做肢体伸屈动作，评估者从相反方向给予阻力，测试评估对象对阻力的克服力量，并注意两侧比较。肌力分级如下所述。

0级：完全瘫痪，测不到肌肉收缩。

1级：有肌肉轻微收缩，但不能产生动作。

2级：肢体在床面上能水平移动，但不能抬离床面。

3级：肢体能抬离床面，但不能对抗阻力。

4级：能抗较大的阻力，但较正常差。

5级：正常肌力。

2. 随意运动　是指意识支配下的动作，随意运动功能的丧失或减弱称瘫痪。由于表现不同，其在程度上可分为完全性瘫痪和不完全性瘫痪。完全不能做随意运动者称完全性瘫痪；肌力减弱者称不完全性瘫痪或轻瘫。瘫痪按病变部位又分为中枢性瘫痪和周围性瘫痪两种。根据瘫痪的部位又分为单瘫、偏瘫、截瘫与交叉性瘫痪。

（1）偏瘫：为一侧肢体瘫痪，伴有同侧中枢性面瘫及舌瘫，多见于颅内病变或脑卒中。

（2）单瘫：多为单一肢体瘫痪，多见于脊髓灰质炎。

（3）截瘫：多为双侧下肢瘫痪，是脊髓横贯性损伤的结果，见于脊髓外伤、脊髓炎、脊椎结核等。

（4）交叉瘫：为一侧脑神经损害所致的同侧周围性脑神经麻痹及对侧肢体的中枢性偏瘫。

3. 肌张力　是指静息状态下的肌肉紧张度。

（1）评估方法：在评估对象肌肉松弛时，评估者的双手握住评估对象肢体，用不同的速度和幅度，反复做被动的伸屈和旋转运动，感到的轻度阻力就是这一肢体有关肌肉的张力，以同样的方法进行各个肢体及关节的被动运动，并做两侧比较。评估者用手触摸肌肉，从其硬度中亦可测知其肌张力。

（2）肌张力异常

1）肌张力增高：肌肉坚硬，被动运动阻力增加，关节运动范围缩小。表现为：①痉挛性肌张力增高，在被动运动开始时阻力较大，终末时突感减弱，称为折刀样强直，见于锥体束损害；②强直性肌张力增高，指一组拮抗肌群的张力均增加，做被动运动时，伸肌与屈肌的肌张力同等增强，如同弯曲铅管，故称铅管样强直，见于锥体外系损害。

2）肌张力减弱：肌肉弛缓松软，被动运动时阻力减退或消失，关节运动范围扩大，可呈关节过伸现象，见于周围神经炎、脊髓前角灰质炎及小脑病变等。

（二）不随意运动

不随意运动又称不自主运动，指评估对象在意识清楚的情况下，随意肌不自主收缩产生的无目的的异常动作，多为锥体外系损害的表现。

1. 震颤　指两组拮抗肌交替收缩所产生的快速有节律的肢体摆动动作，常见的类型有以下两种。

（1）静止性震颤：静止时表现明显，运动时可减轻，睡眠时消失。它常伴肌张力增高，见于帕金森病、肝豆状核变性等。

（2）动作性震颤：又称意向性震颤。震颤在休息时消失，动作时发生，在动作终末，越近目标时越明显，见于小脑疾病、扑翼样震颤及酒精、汞等中毒，也可见于慢性肝病、早期肝昏迷。

2. 舞蹈样运动　是一种快速、粗大、无目的、无规律、突发的不对称运动，持续时间不长，在静止时可发生，也可因外界刺激、精神紧张而发作。舞蹈样运动以肢体远端或面部多见，头面部表现为挤眉弄眼、伸舌、噘嘴等动作；肢体的不规则动作表现为耸肩、转颈、伸臂、抬臂、摆手、伸屈手指等动作，多见于儿童的风湿性舞蹈症等。

3. 手足搐搦　发作时手足肌肉呈紧张性痉挛，在上肢表现为腕部屈曲、手指伸展、掌指关节屈曲、拇指向掌心内收，并与内收的小指相对，呈“助产士手”。下肢表现为踝关节与趾关节皆呈屈曲状。手足搐搦见于低血钙和碱中毒等。

（三）共济运动

正常随意动作必须有主动肌、拮抗肌、协同肌及固定肌等肌群在速度、幅度、力量等方面协调一致地参与运动，其主要靠小脑协调功能，前庭神经、深感觉、锥体外系参与调节。当上述结构产生病变、动作协调发生障碍时，称为共济失调。常用的评估方法有以下四种。

1. 指鼻试验　评估对象前臂外展伸直，嘱其以示指尖触点自己的鼻尖，动作先慢后快、先睁眼后闭眼，重复同样动作，观察其动作是否准确，以及有无动作摇摆、动作过度或不准确。正常人动作准确，共济失调时指鼻动作常失误。小脑半球病变时同侧指鼻不准；如睁眼时指鼻准确，闭眼时出现障碍则为感觉性共济失调。

2. 跟膝胫试验　评估对象仰卧、双下肢伸直，让其举起一侧下肢，将足跟放在对侧下肢的膝部，并沿胫骨前缘向下推移，先睁眼、后闭眼进行。小脑损害时表现为该项动作不准确或摇晃不定，感觉性共济失调者则闭眼出现该动作障碍。

3. 轮替动作　嘱评估对象伸直手掌，双手快速地做旋前、旋后动作，或以一侧手背快速连续拍打对侧手背。共济失调表现为动作快慢不均、不协调、笨拙。

4. 闭目难立征　嘱评估对象双足并拢站立，两臂向前平伸，然后嘱其闭合双眼，观察其有无站立不稳的现象。如出现躯体摇摆或倾倒则为阳性，提示小脑病变；如睁眼时能站稳而闭目站立不稳，则为感觉性共济失调。

三、感觉功能

评估对象必须意识清醒，评估前让评估对象了解感觉功能评估的方法和意义，争取其充分配合，评估者要耐心细致。评估时要求评估对象闭目，忌用暗示性提问。注意左右及远近端对比，一般从感觉缺失部位查至正常区。

（一）浅感觉

浅感觉指皮肤及黏膜的触觉、痛觉和温度觉。

1. 痛觉　用大头针的针尖以均匀的力量轻刺评估对象皮肤，让评估对象回答具体的感受，并注意两侧对比，评估后记录感觉障碍的类型（正常、过敏、减退或消失）和范围。痛觉障碍见于脊髓丘脑侧束损害。

2. 温度觉　用盛有冷水（5～10℃）及热水（40～45℃）的玻璃试管分别交替接触皮肤，由患者说出“冷”或“热”的感觉。正常人能明确辨别冷热的感觉。温度觉障碍见于脊髓丘脑侧束损害。

3. 触觉　用棉签轻触评估对象的皮肤或黏膜，让其回答有无一种轻痒的感觉。正常人对轻触感觉灵敏。触觉障碍见于脊髓后索病变。

（二）深感觉

深感觉是测试肌肉、肌腱和关节等深部组织的感觉，包括运动觉、关节位置觉和音叉震动觉。

1. 运动觉　评估对象闭目，评估者轻轻夹住其手指和足趾两侧，上下移动5°左右，令其说出肢体被动运动（“向上”或“向下”）的方向，如发现有障碍可加大活动幅度，或测试较大关节。运动觉障碍见于脊髓后索病变。

2. 位置觉　评估对象闭目，评估者将其肢体放置一定位置，嘱其说出所放位置，或用另一肢体模仿。位置觉障碍见于脊髓后索病变。

3. 振动觉　将振动的音叉置于评估对象肢体的骨隆起处，如内外踝、腕关节、髋骨、锁骨、胫骨、膝盖、桡尺骨茎突等处，询问有无振动的感觉，注意要上、下对比，左、右对比。正常人有共鸣性振动感。振动觉障碍见于脊髓后索损害。

（三）复合感觉

复合感觉包括皮肤定位觉、两点辨别觉、体表图形觉及实体辨别觉。这些感觉是经大脑皮质综合分析来完成的，又称皮质感觉。

1. 皮肤定位觉　是测定触觉定位能力的评估。评估者用手指轻触皮肤某处，让评估对象用手指出被触位置。皮肤定位觉障碍见于皮质病变。

2. 两点辨别觉　评估对象闭目，用分开的双脚规刺激两点皮肤，如评估对象有两点感觉，再将双脚规距离缩短，直到评估对象感觉为一点为止。身体各部对两点辨别觉灵敏度不同，以舌尖、鼻端、手指最明显，四肢近端和躯干最差。触觉正常而两点辨别觉障碍见于额叶病变。

3. 体表图形觉　嘱评估对象闭目，评估者用竹签或笔杆在评估对象皮肤上画一几何图形（圆形、方形、三角形等）或数字，观察评估对象能否辨别，如有障碍提示丘脑水平以上病变。

4. 实体辨别觉　是测试手对实物的大小、形状、性质的识别能力。评估时嘱评估对象闭目，将物体如铅笔、钥匙、橡皮等置于评估对象手中，让其触摸后说出物体的名称。实体辨别觉障碍见于皮质病变。

四、神经反射

机体受到刺激所产生的不自主反应称反射。神经反射是通过反射弧来完成的,反射弧包括感受器、传入神经元、中枢、传出神经元和效应器五部分。当反射弧中任一环节发生病变时,都可使反射活动受到影响。根据正常人反射刺激部位的深浅,可将反射分为深反射和浅反射,称生理反射。某些神经系统疾病的异常反射,称为病理反射。神经反射检查有助于神经系统疾病的定位诊断。

案例3-29

患者,女性,37岁。1小时前突发尖叫,昏倒于地,四肢抽搐、下肢伸直,上肢屈曲,头后仰,上睑抬起,眼球上吊,牙关紧闭,舌咬伤,口吐涎沫,急送县中医院抢救。体格检查:血压测不到,脉搏消失,双侧瞳孔散大,为7~8mm,对光反射、角膜反射消失,颜面、口唇、四肢发绀、发凉。

问题:1. 角膜反射属于哪一类神经反射?

2. 该病例中,角膜反射及对光反射消失对急症患者的病情评估有何意义?

(一) 浅反射

刺激皮肤或黏膜引起的反射称为浅反射。

1. 角膜反射　嘱评估对象向内上方注视,评估者用细棉签絮由角膜外缘向内轻触评估对象的角膜。正常时可见其眼睑迅速闭合,称为直接角膜反射。如刺激一侧角膜,对侧也出现眼睑闭合,称为间接角膜反射。一侧三叉神经病变时,刺激病变侧角膜,直接反射与间接反射均消失;一侧面神经病变时,刺激病变侧角膜,直接反射消失而间接反射存在。角膜反射完全消失见于深昏迷患者。

案例3-29分析

角膜反射属于生理反射中的浅反射,正常人角膜反射灵敏。角膜反射完全消失见于深昏迷患者。该患者除角膜反射消失外,尚有瞳孔散大、对光反射消失等体征,此为濒死状态的表现;同时血压测不到、脉搏消失,说明病情危重,预后差。

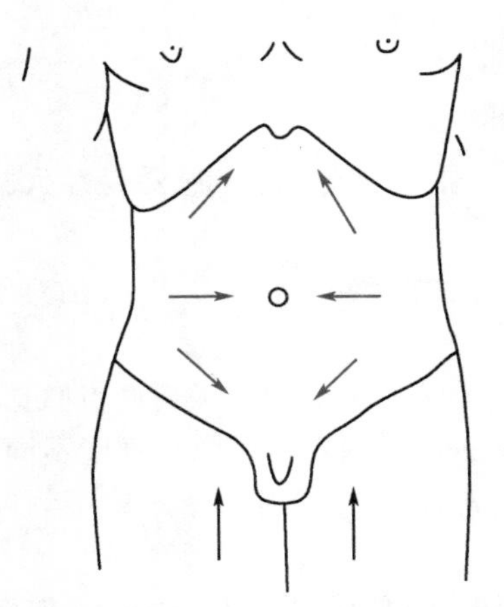

图3-77　腹壁反射与提睾反射

2. 腹壁反射　取仰卧位,双下肢稍屈曲使腹肌放松,用钝竹签在腹壁上按上、中、下三个部位迅速由外向内轻划腹壁皮肤(图3-77),正常现象为受刺激部位腹壁肌收缩。上部反射消失见于胸髓7~8节病损,中部反射消失见于胸髓9~10节病损,下部反射消失见于胸髓11~12节病损。双侧上、中、下三部反射均消失见于昏迷或急腹症患者。

3. 提睾反射　用钝竹签由下而上轻划男性股内侧上方皮肤(图3-77),在正常人可使同侧提睾肌收缩而致同侧睾丸向上运动。双侧提睾反射减弱或消失见于腰脊髓1~2节以上病变;一侧反射减弱或消失见于锥体束病变、老年人、腹股沟疝、水肿、精索静脉曲张、睾丸炎、附睾炎等。

考点:浅反射的内容

4. 跖反射　取仰卧位,髋及膝关节伸直,评估者手持评估对象踝部,用钝头竹签由后向前划足底外侧至小趾掌关节处再转向趾侧,正常表现为足跖向跖面屈曲,反射中枢在骶髓1~2节。

（二）深反射

深反射又称腱反射或牵张反射，指刺激骨膜和肌腱引起的反射，因骨膜、肌腱处于人体较深部位，故称深反射。深反射减弱或消失多为器质性病变，可见于反射弧任何部位的病变，如末梢神经炎、神经根炎、脊髓前角灰质炎、重症肌无力、深昏迷、肌营养不良症等，也是下运动神经元瘫痪的重要体征。深反射亢进多因锥体束受损（上运动神经元瘫痪）不能对深反射弧起抑制作用，刺激有关骨膜、肌腱时出现的异常现象。

案例3-30

患者，男性，43岁。1天前因车祸颈部外伤，后出现颈部不适，双手麻木，颈部活动明显受限。体格检查可见双侧肱二头肌反射、肱三头肌反射、桡骨膜反射均亢进。双侧霍夫曼征明显阳性。双膝腱反射明显亢进。颈椎磁共振检查提示：颈椎椎间盘突出。

问题：1. 该患者出现深反射亢进的原因是什么？

2. 试推断病变可能发生的部位。

1. 肱二头肌反射　检查时评估对象前臂屈曲呈90°，评估者以左手拇指置于肘部肱二头肌肌腱上，右手持叩诊锤叩击自己的左手拇指。正常反应为肱二头肌收缩致屈肘。其反射中枢在颈髓5～6节（图3-78）。

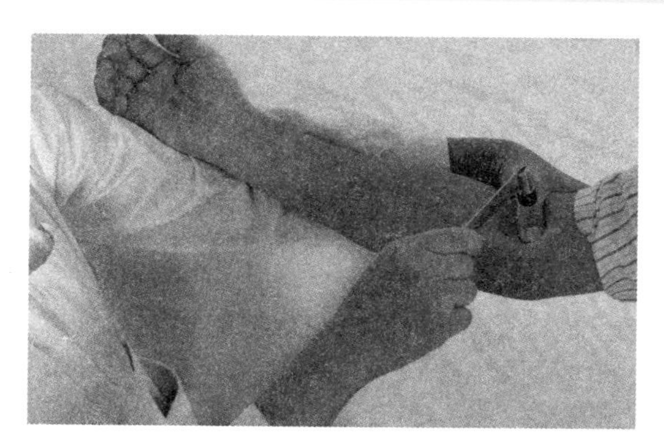

图3-78　肱二头肌反射

2. 肱三头肌反射　评估对象上臂外展，前臂半屈，评估者左手托住评估对象肘关节，然后以叩诊锤直接叩击鹰嘴上方的肱三头肌肌腱。正常反应为肱三头肌收缩，前臂伸展。其反射中枢在颈髓6～7节（图3-79）。

3. 桡骨骨膜反射　评估对象前臂置于半屈半旋前位，评估者用叩诊锤轻轻叩其桡骨茎突。正常反应为肱桡肌收缩而致前臂旋前、屈肘。其反射中枢在颈髓5～6节（图3-80）。

4. 膝反射　坐位检查时评估对象双小腿自然松弛下垂，与大腿成直角，或卧位时评估者用左手置于腘窝处托起双下肢，让髋关节、膝关节均成约120°角屈曲，右手持叩诊锤叩击膝盖髌骨下方的股四头肌肌腱，正常反应为小腿伸展。其反射中枢在腰髓2～4节（图3-81）。

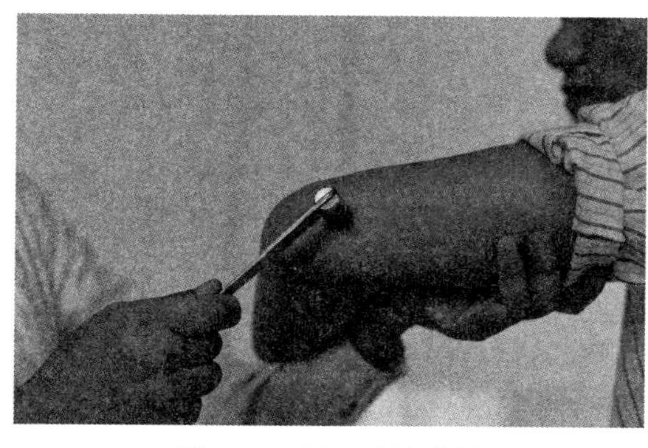

图3-79　肱三头肌反射

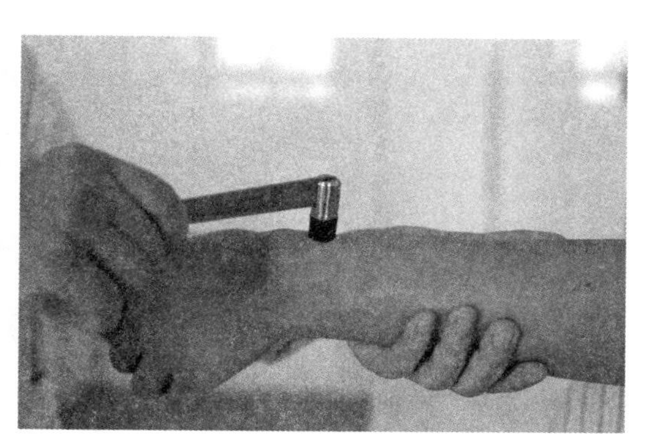

图3-80　桡骨膜反射

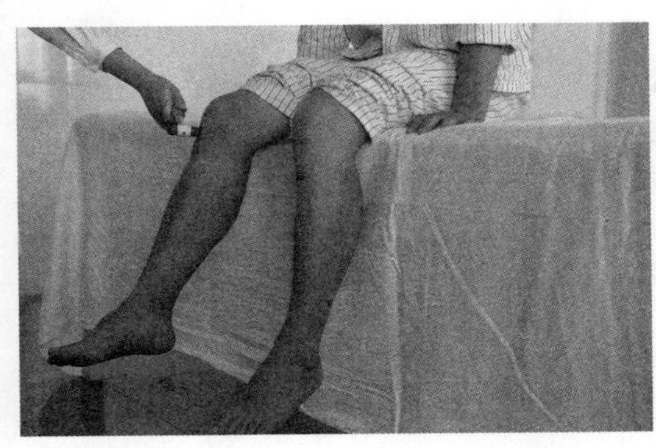
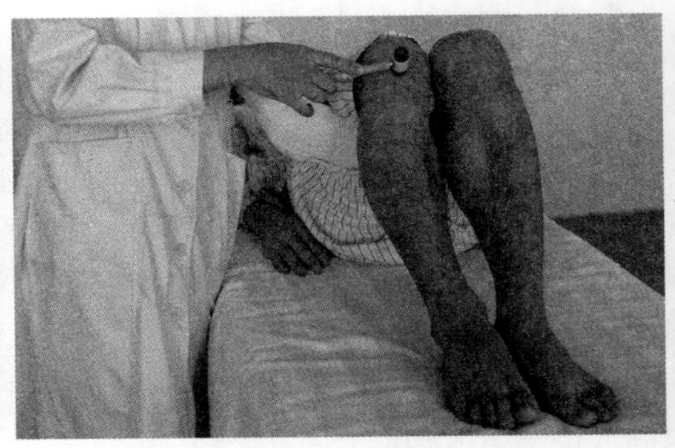

图3-81　膝反射检查

案例3-30分析

1. 该患者深反射亢进的原因是其锥体束受损导致对周围神经的抑制作用消失。本病锥体束受损应与其颈部外伤有关。

2. 病变部位应为颈髓，根据其肱二头肌、肱三头肌反射均有异常和霍夫曼征阳性等表现可知，受损部位在颈椎第5～7节。

5. 跟腱反射　又称踝反射。评估对象仰卧，髋关节、膝关节均微屈曲，下肢呈外旋外展位，评估者左手托住评估对象足掌，轻向外上方用力，使足呈过伸位，右手持叩诊锤叩击跟腱（图3-82）；或让评估对象双膝跪于椅上，双足悬于椅座外，用叩诊锤直接叩击跟腱。其正常反应为腓肠肌收缩，足向跖面屈曲。其反射中枢在骶髓1～2节。

案例3-31

患者，男性，26岁。截瘫，双下肢肌力Ⅱ级，剑突以下痛觉、触觉消失，膝踝反射亢进，巴宾斯基征阳性。

问题：1. 膝腱反射与跟腱反射的反射中枢分别在什么位置？

2. 该患者为何会出现膝踝反射亢进？

6. 阵挛　在锥体束以上病变、深反射亢进时可出现阵挛，即用力使相关肌肉处于持续紧张状态，该组肌肉发生节律性收缩。常见的阵挛有以下两种。

（1）踝阵挛：评估对象仰卧位，下肢的髋膝关节稍屈曲，评估者左手将其膝部托起，右手持其足掌前端，突然用力使足背屈并持续施压于足底，如出现腓肠肌节律性收缩即为踝阵挛（图3-83）。

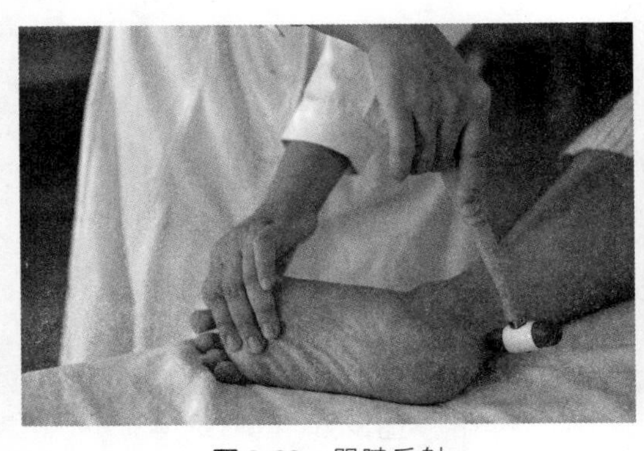

图3-82　跟腱反射

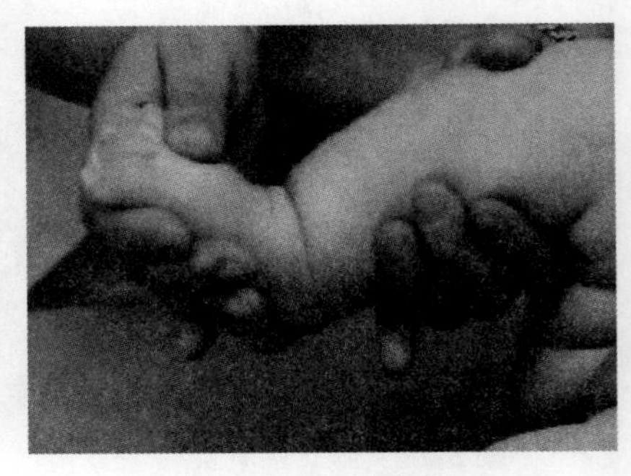

图3-83　踝阵挛

（2）髌阵挛：评估对象仰卧位，下肢伸直，评估者用拇指和示指按住其髌骨上缘，并用力向下快速推动数次，并保持向下的推力。如髌骨发生一连串节律性的上下颤动即为髌阵挛。

考点：深反射的内容

案例 3-31 分析

1. 膝反射的反射中枢在腰髓2～4节，跟腱反射的反射中枢在骶髓1～2节。

2. 截瘫为横贯性损伤，使周围神经失去了中枢对它的控制，出现上运动神经元性瘫痪，不能对深反射弧起抑制作用，因而患者表现出膝踝反射亢进。根据患者表现为剑突以下感觉消失可知受损部位应在胸腰段，故不会对上肢的深反射造成影响。

链接 如何更好地做出生理反射

当评估对象精神紧张或注意力集中于评估部位时，可使反射受到抑制，影响评估结果。可向评估对象提出一些与评估无关的问题或嘱其做深呼吸、咳嗽等动作，以转移其注意力。

（三）病理反射

病理反射是指锥体束损害时，大脑失去了对脑干和脊髓的抑制功能而出现的异常反射。2岁以内的婴幼儿因锥体束发育不完善，可以出现上述反射现象，不属于病理反射。临床常用的病理反射检查如下所述（图3-84）。

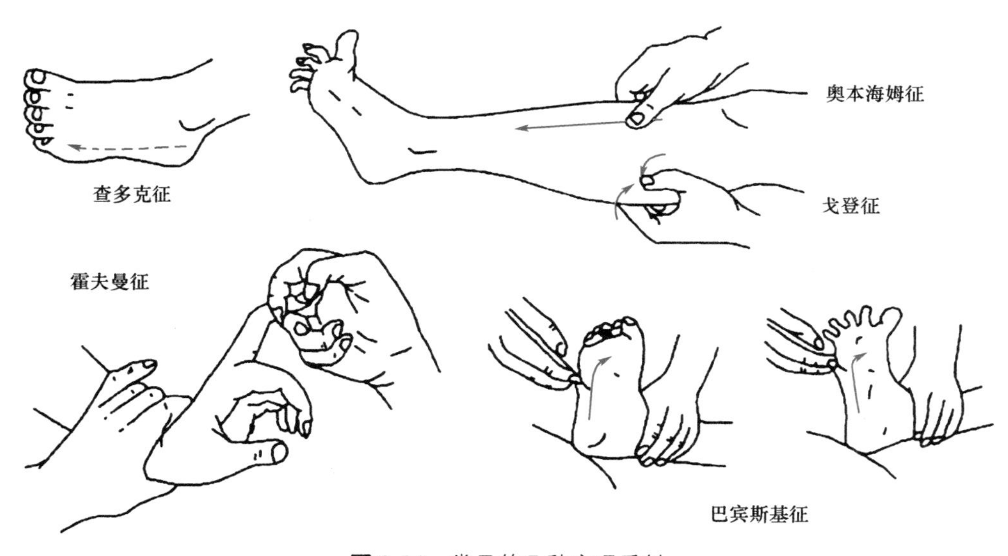

图3-84 常见的几种病理反射

案例 3-32

患者，老年女性，于来诊前2小时突然晕倒，晕倒后马上清醒，在来诊路上呕吐1次，为胃内容物，伴有轻度头痛，大小便正常。体格检查：双侧巴宾斯基征阳性，左下肢肌力4级。既往有高血压、冠心病。CT示左侧基底核腔隙性脑梗死。

问题：1. 巴宾斯基征阳性有什么意义？

2. 该患者肌力是否正常？应如何评价？

1. Babinski 征（巴宾斯基征） 检查时用钝尖物由后向前划评估对象足底外侧缘，至小趾跖关节处转向趾侧。阳性表现为踇趾背屈，其余四趾扇形分开。

2. Chadock 征（查多克征） 以钝尖物划过评估对象之足背外侧缘时，阳性表现同巴宾斯基征。

3. Oppenheim 征（奥本海姆征） 以手指在评估对象的胫骨前缘向下推时，阳性表现同巴宾斯基征。

4. Gordon 征(戈登征) 用手捏挤评估对象之腓肠肌,阳性表现同巴宾斯基征。

考点:病理反射的内容及临床意义

5. Hoffmann 征(霍夫曼征) 评估者左手握持患者腕关节上方,右手示指、中指挟住评估对象中指的中指节,并向上方提拉使腕略背屈,再用拇指指甲迅速弹刮患者中指的指甲,阳性表现为拇指屈曲内收,可伴其余各指微掌屈。此征为上肢的锥体束征,多见于颈髓病变。

案例 3-32 分析

1. 巴宾斯基征阳性提示锥体束损害,与其 CT 所见的脑梗死发生有关。

2. 患者肌力 4 级,不正常,如前所述:"4 级:能抗较大的阻力,但较正常差。"正常应为 5 级。

(四) 脑膜刺激征

案例 3-33

患儿,4 岁。发热。呕吐半个月,间断抽搐 5 天。颈强直(+),Kernig 征(-)。血常规:白细胞 21.6×10^9/L,中性粒细胞 92%。脑脊液白细胞 480×10^6/L,淋巴细胞 80%,中性粒细胞 20%。糖 1.2mmol/L,氯化物 95mmol/L。

问题:该患儿的脑膜刺激征阳性,首先应考虑为何种原因所致?为什么?

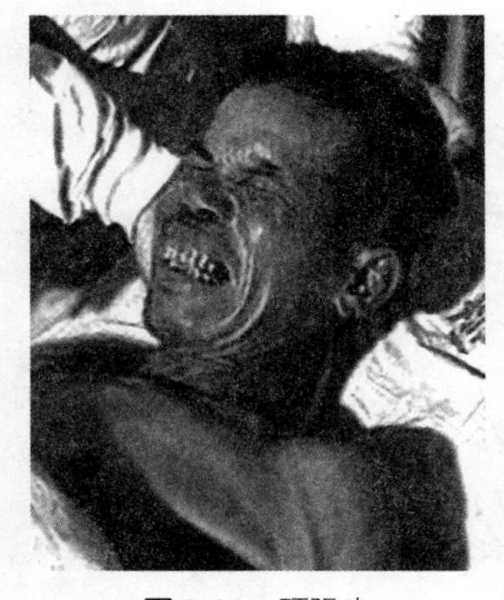

图 3-85 颈强直

脑膜或脑膜邻近器官的病变波及脑膜时,刺激脊神经根,使相应的肌群发生痉挛,当牵拉这些肌群时,患者出现防御性反应,这种现象称为脑膜刺激征,见于脑膜炎及蛛网膜下隙出血。

1. 颈强直和 Brudzinski(布鲁津斯基)征 检查时评估对象仰卧,双下肢伸直,评估者左手托住评估对象枕部,并被动屈颈测试其颈肌抵抗力。如评估对象下颏不能贴近前胸且评估者左手在屈颈时有抵抗感,或评估对象感颈后疼痛,即为颈强直(图 3-85);如屈颈时双下肢膝关节、髋关节反射性屈曲,称布鲁津斯基征阳性(图 3-86)。

考点:脑膜刺激征的内容及临床意义

2. Kernig(凯尔尼格)征 评估对象仰卧,一腿伸直,将另一腿的髋关节、膝关节均屈成直角,评估者左手置于膝关节上,另一手握住踝部渐将膝关节伸直,如小腿与大腿夹角不能伸到 135°,且感到小腿屈肌疼痛,则为凯尔尼格征阳性(图 3-87)。

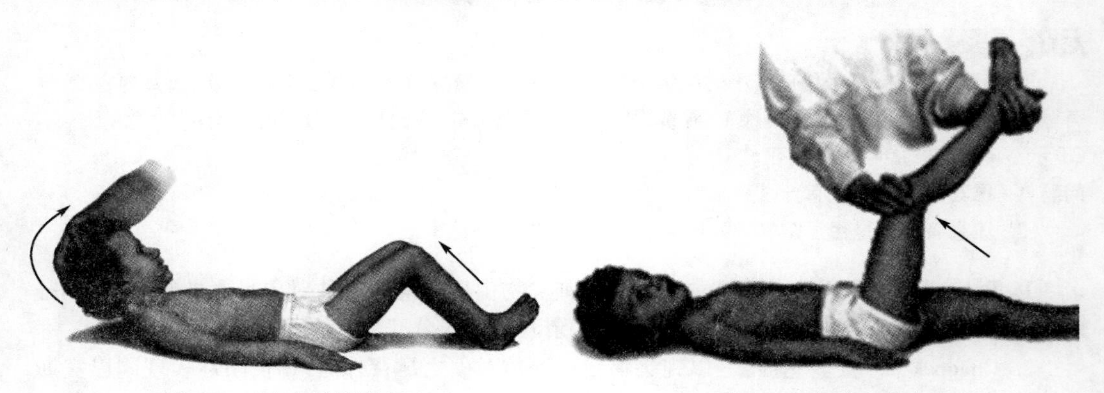

图 3-86 布鲁津斯基征

图 3-87 凯尔尼格征

案例3-33分析

脑膜刺激征阳性最常见的原因是脑膜炎及蛛网膜下隙出血。该患儿起病前有感染(发热)及中枢神经系统功能受损(抽搐)表现,且实验室检查发现血及脑脊液中白细胞明显升高,有颅内感染的依据。因此考虑该患儿存在脑膜炎的可能。故其脑膜刺激征应为脑膜炎所致。

五、自主神经功能

自主神经包括交感神经与副交感神经两大系统,主要功能是支配内脏器官和内分泌腺、汗腺,调节内脏功能和腺体分泌,两者在大脑皮质的调节下通过丘脑、脑干、脊髓各段,相互拮抗、互相协调地调整机体内外环境的平衡。自主神经功能评估包括一般观察、自主神经反射及发汗试验等。

(一)一般观察

观察内容包括皮肤、黏膜、毛发、指甲及出汗情况等。

(二)自主神经反射

1. 眼心反射 嘱评估对象闭目静卧片刻,数1分钟的脉搏,评估者用右手指于双眼球两侧逐渐加压,压迫20~30秒后,再数1分钟脉搏,正常每分钟可减慢10~12次。如减少超过12次/分提示迷走神经功能增强,如压迫后脉率不减少甚至增加,提示交感神经功能亢进。迷走神经麻痹者无反应。

2. 卧立位试验 分别于评估对象卧位和直立位时计数脉率。由卧位到直立位时,脉率增加超过10~12次/分为交感神经兴奋性增强;由直立位到卧位,脉率减慢超过10~12次/分则为迷走神经兴奋性增强。

3. 颈动脉窦反射 评估对象取仰卧位或坐位,平静后计数其脉率。让其头稍转向欲压迫的对侧。评估者位于评估对象身后,用手指压迫颈总动脉分支部(相当于胸锁乳突肌上1/3处),由前方逐渐向颈椎横突方向压迫,压迫时应于5~30秒内逐渐增加手指的压力,然后计数脉率。正常时脉率可减慢6~10次/分,反射增强说明迷走神经功能亢进。

4. 竖毛反射 将冰块放在评估对象颈后或腋窝皮肤上数秒钟后,可见到局部竖毛肌收缩,毛囊处隆起。根据竖毛反射障碍的部位来判断交感神经功能障碍的范围。

5. 皮肤划痕试验 用钝竹签在皮肤上适当加压划一条线,数秒钟后出现白条纹(血管收缩),稍后为红条纹,为正常反应。如划线后的白条纹持续时间超过5分钟,则提示交感神经兴奋性增高。如红色划痕迅速出现、持续时间较长、明显增宽,甚至隆起,则为副交感神经兴奋性增高或交感神经麻痹。

目标检测

A_1/A_2 型题

1. 下列哪项不参与共济运动( )
   A. 前庭神经 B. 视神经
   C. 锥体外系 D. 小脑
   E. 大脑
2. 锥体束损害的肌张力改变最正确的是( )
   A. 肌张力正常
   B. 肌张力呈铅管样增高
   C. 肌张力呈折刀样增高
   D. 肌张力呈齿轮样增高
   E. 肌张力减弱
3. 出现病理反射是由于( )
   A. 脊髓反射弧的损害
   B. 神经系统兴奋性普遍增高
   C. 脑干网状结构损害
   D. 锥体束损害

E. 基底核损害

4. 下列哪项不是浅反射的检查( )

A. 角膜反射 B. 腹壁反射

C. 提睾反射 D. 跖反射

E. 桡骨膜反射

5. 下列哪项检查不属于共济运动的检查( )

A. 指鼻试验 B. 跟膝胫试验

C. 轮替动作 D. Romberg 试验

E. 卧立位试验

6. 检查 Babinski 征的方法,正确的是( )

A. 沿足底外侧向前

B. 沿足底内侧向前

C. 沿足底中央向前再向内侧

D. 划足底前 1/3

E. 沿足底外侧缘向前至小趾根部再转向内侧

7. 巴宾斯基征阳性的典型表现为( )

A. 足趾均背屈 B. 足趾均跖屈

C. 足趾均不动 D. 下肢迅速回收

E. 踇趾背屈,其他各趾散开

8. 瘫痪在运动形式上可分为几种类型,但不包括( )

A. 单瘫 B. 截瘫

C. 偏瘫 D. 交叉瘫

E. 轻瘫

9. 震颤在动作时出现,越近目标物时越明显,称为( )

A. 静止性震颤 B. 老年性震颤

C. 动作性震颤 D. 手足徐动

E. 手足搐搦

10. 下列哪项不属于锥体束征( )

A. Oppenheim 征 B. Hoffmann 征

C. Gordon 征 D. Chaddock 征

E. Romberg 征

11. 患者,男性,45 岁。体力劳动时突然出现剧烈头痛、呕吐。检查:颈强直(+++),Kernig 征(+)。其最可能的诊断是( )

A. 脑膜炎 B. 小脑出血

C. 内囊出血 C. 脑干出血

E. 蛛网膜下隙出血

12. 脑膜刺激征的临床表现为( )

A. 共济失调

B. 双侧 Babinski 征(+)

C. 颈强直,Kernig 征(+)

D. 抽搐

E. 眩晕和呕吐

13. 下列哪项不是上运动神经元瘫痪的特点( )

A. 肌张力增高 B. 腱反射增强

C. 肌萎缩明显 D. 有病理反射

E. 瘫痪以整个肢体为主

14. 肢体可脱离床面,但不能抵抗阻力,此时的肌力是( )

A. 0 级 B. 1 级

C. 2 级 D. 3 级

E. 4 级

15. 一位患者有步态不稳(夜晚黑暗时加重),行走时双目注视地面,跨步阔大,举足过高,踏步做响,应考虑为( )

A. 小脑性共济失调

B. 前庭功能障碍

C. 感觉性共济失调

D. 下肢痉挛性轻瘫

E. 鸭步

(吴俊丽)

护理技能竞赛模拟训练题

1. 患者,男性,60 岁。1 小时前因车祸被铁器刺伤左腋下,出现烦躁不安,呼吸困难,口唇发绀,呼吸时能听到空气出入左腋下破口的"嘶嘶"响声,检查可见左腋下胸壁有伤口,气管向健侧移位,患侧胸部叩诊鼓音。

问题:(1) 针对该病例列出 3 个主要护理问题。

(2) 提出本例的首优护理问题。

(3) 针对首优护理问题,提出 3 条主要护理措施。

2. 患者,男性,52 岁。反复腹胀不适 1 年,呕出暗红色液体半小时。患者 1 年来常有腹胀不适感,在进食较油腻的食物后容易出现腹泻。晚间外出进餐约 3 小时后,出现腹痛及腹泻,伴有频繁呕吐,呕吐物为胃内容物。半小时前在呕吐时突然呕出暗红色液体约 300ml,并有头晕、心慌感，以“上消化道出血”收入院。既往有慢性乙型病毒性肝炎病史10余年，一直在治疗。体格检查：T 36.8℃，P 102次/分，R 20次/分，BP 96/64mmHg。神志清醒，皮肤、黏膜轻度黄染，前胸可见蜘蛛痣2个，心肺(－)。腹部膨隆，腹壁明显静脉曲张，触诊腹壁柔软，上腹部压痛，在右锁骨中线肋缘下约1.5cm、剑突下约2.5cm处触及肝下缘，质硬、轻度触痛，在左锁骨中线肋缘下约2cm处触及脾下缘，中等硬度、轻度触痛，移动性浊音(＋)，肠鸣音活跃，双下肢无水肿。神经系统未见异常。

问题：(1) 导致患者呕出暗红色液体的可能原因有哪些？

(2) 在所述的腹部检查中，进行了哪几个相关项目的检查？

(3) 依据病情提出3个护理诊断并列出相应的护理措施。

3. 患者，男性，31岁。右膝关节肿胀、疼痛，伴低热、盗汗，纳差2个半月。体格检查：患者消瘦、贫血面容，T 36.9℃，右膝关节梭形肿大，浮髌试验阳性。X线示关节间隙增宽，骨质疏松，未见骨质破坏。实验室检查：红细胞沉降率49mm/L。

问题：(1) 该患者存在的主要护理问题(至少3个)有哪些？

(2) 针对首优护理问题，对该患者的护理措施(至少3条)主要有哪些？

(刘旭东　张晓辉　金　花　吴俊丽)

第4章　心电图检查

第1节　心电图基本知识

心脏在机械收缩之前产生电激动，心脏电激动所产生的微小动作电流经人体组织能传导至体表各部位。如果在体表不同部位放置两个电极，分别用导线连接至心电图机，心电图机将心脏每一心动周期所产生电活动变化记录下来，形成一条连续的曲线，即心电图（electrocardiogram，ECG）。

一、心电图产生原理

（一）心肌细胞的电生理学基础

心肌细胞的生物电变化是由细胞膜对其两侧的 K^+、Na^+、Cl^-、Ca^{2+} 等带电离子的选择性通透及各种离子的定向流动引起的，表现为细胞膜内外的电位变化。根据它们变化的规律可将其电静止与电变化的过程归纳为三个主要阶段。下面是单个心肌细胞的电产生原理（图 4-1）。

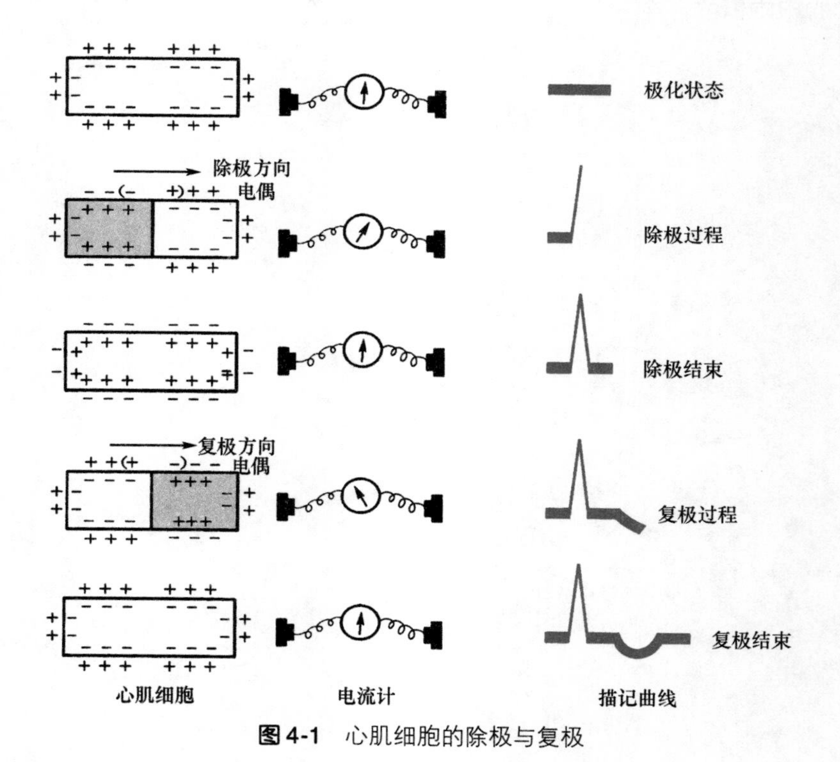

图 4-1　心肌细胞的除极与复极

1. 极化阶段　心肌细胞在静息状态下，细胞膜外排列着一层带正电荷的阳离子，膜内排列着等量的带负电荷的阴离子。细胞膜两侧离子的这种外正内负相对平衡的排列状态称为极化状态。尽管此时膜内外存在电位差(极化状态的跨膜电位),但由于细胞膜外正电荷排列均匀,各点之间无电位差,因此细胞表面没有电流形成,如用检测电极在细胞表面描记,则描记出一水平线,称为电平线或等电位线。

2. 除极阶段　当心肌细胞膜的某个部位受到一定强度的刺激(阈刺激),该部位细胞膜对离子的选择通透性发生改变,膜电位由极化状态下的内负外正状态迅速转为内正外负状态。这一过程称为心肌细胞的除极过程。由于已除极部位膜外带负电荷,邻近未除极部位的细胞膜外仍带正电荷,两者之间形成一对电偶。沿着除极方向总是电源(正电荷)在前,电穴(负电荷)在后。电流从自电源流入点穴并向周围迅速扩展,直至整个心肌细胞完全除极。

此时,放在细胞外的检测电极,如面对除极方向(即面对电源),可描记出向上的波形;背离除极的方向(即面对电穴),则描记出向下的波形;在细胞中部,描记出的波形先正后负的双向波形。除极结束,膜外均匀分布负电荷,电位差消失,电流消失,曲线回到等电位线。

3. 复极阶段　心肌细胞除极完毕后,通过细胞代谢和离子泵的耗能调整,使膜内外的离子分布又逐渐恢复到极化状态,这一过程称为复极过程。心肌细胞复极的先后顺序与除极一致,方向相同,即先除极的部位先复极,但因沿复极方向总是电穴(负电荷)在前,电源(正电荷)在后,故描记的复极波方向与除极波相反。

复极过程较除极过程缓慢,描记出的曲线为圆体。复极完毕后,细胞膜外恢复到正电位,电位差消失,电流曲线回至等电位线。

(二)心电向量的概念

1. 心电向量　既有一定大小又有一定方向的物理量,称为向量或矢量。心肌细胞在除极与复极时,在细胞膜外形成电偶。电偶的方向由电穴指向电源。电偶既有数量大小,又有方向,因此称为心电向量。心电向量常用箭头来表示,箭头的方向代表电偶的方向,箭杆的长度代表电偶电动势的大小。除(复)极时产生的心电向量分别称为除(复)极向量。除极向量的方向与除极方向一致,而复极向量的方向与复极方向相反。

2. 瞬间综合心电向量　心脏在除极或复极的过程中,每个瞬间都有许多心肌细胞同时发生除极或复极,产生许多大小和方向各不相同的心电向量。许多向量又可用向量综合法归并为瞬间的综合向量。心脏的除极或复极过程可以看成是由无数个依次发生的瞬间综合向量组合。

若2个向量方向相同,综合向量为两者之和,其方向与原来的方向相同;若方向相反,综合向量为两者之差,其方向与较大的向量一致;若2个向量互成角度,综合向量以平行四边形法则求得(图4-2)。

二、心电图各波段的组成和命名

正常心脏的激动起源于窦房结,其产生的冲动兴奋心房的同时经结间束传导至房室结(对兴奋的传导起延搁作用,延迟0.05~0.07秒),然后沿希氏束传至左、右束支再传至浦肯野纤维,最后兴奋心室(图4-3)。

考点:心脏正常传导系统起搏点及传导顺序

这种先后有序的电激动传播,引起一系列电位变化,就形成了心电图上的相应波段(图4-4)。

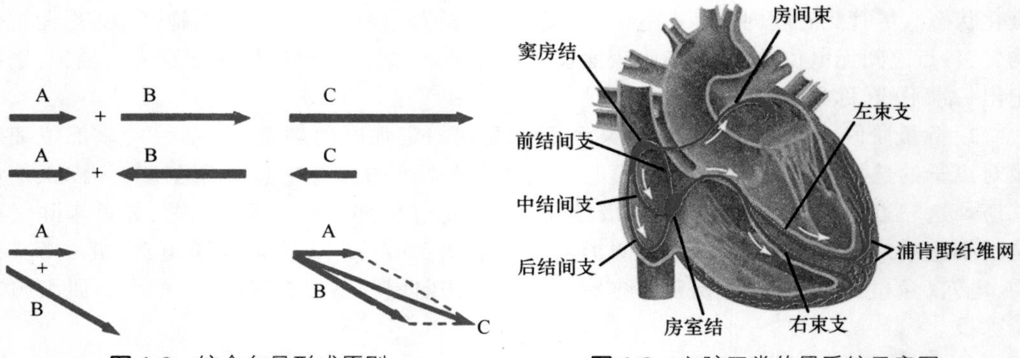

A
+
B
C
A
+
B
C
A
+
B
A
B
C

图4-2 综合向量形成原则

房间束
窦房结
左束支
前结间支
中结间支
浦肯野纤维网
后结间支
房室结
右束支

图4-3 心脏正常传导系统示意图

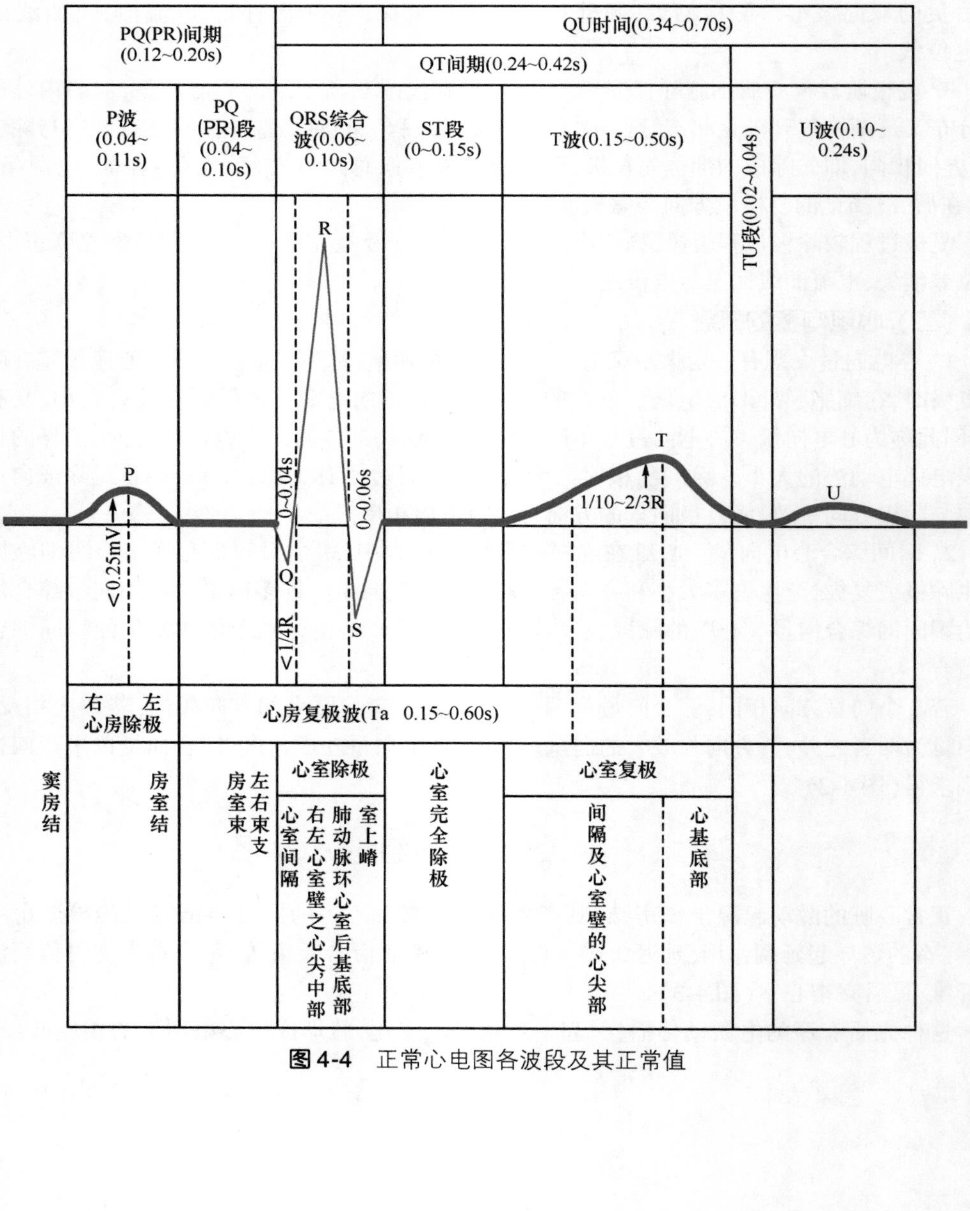

PQ(PR)间期
(0.12~0.20s)
QU时间(0.34~0.70s)
QT间期(0.24~0.42s)
P波
(0.04~
0.11s)
PQ
(PR)段
(0.04~
0.10s)
QRS综合
波(0.06~
0.10s)
ST段
(0~0.15s)
T波(0.15~0.50s)
TU段(0.02~0.04s)
U波(0.10~
0.24s)
R
P
<0.25mV
0~0.04s
Q
<1/4R
0~0.06s
S
T
1/10~2/3R
U
右 左
心房除极
心房复极波(Ta 0.15~0.60s)
窦房结
房室结
房室束
左右束支
心室除极
心室间隔
右左心室壁之心尖,中部
肺动脉环心室后基底部
室上嵴
心室完全除极
心室复极
间隔及心室壁的心尖部
心基底部

图4-4 正常心电图各波段及其正常值

正常心电图每一心动周期包括一系列波段，临床心电图学对这些波段进行了统一的命名：①P波，是最早出现的幅度较小的波，反映心房除极过程的电位与时间变化，也称心房除极波，其起始部分代表右心房除极，中间部分代表右心房、左心房都在除极，终末部分代表左心房除极；②PR间期，又称PQ间期，即自P波开始部至R波(或Q波)开始部的时间，代表激动自窦房结开始，通过心房、房室结及房室束的全部时间，即房室传导的时间；③QRS波群，反映心室除极过程的电位与时间变化，也称心室除极波；④ST段，为心室除极完成后，心室早期缓慢复极过程的电位变化；⑤T波，为心室晚期快速复极时的电位变化；⑥QT间期，为心室开始除极至心室复极完毕全过程的总时间；⑦U波，T波之后0.01~0.04秒出现的一个正向的小圆波，称为U波，反映心室后继电位，其产生机制目前尚不清楚。

考点：心电图各波段的形成及意义

QRS波群可因检测电极的位置不同而呈多种形态，命名原则如下：P波后第一个向下的波为Q波，P波后第一个向上的波为R波，R波后向下的波称为S波，S波后又出现一个向上的波称为R′波，R′波后又一个向下的波称为S′波，只有一个向下的波称为QS波(图4-5)。

考点：QRS波群命名原则

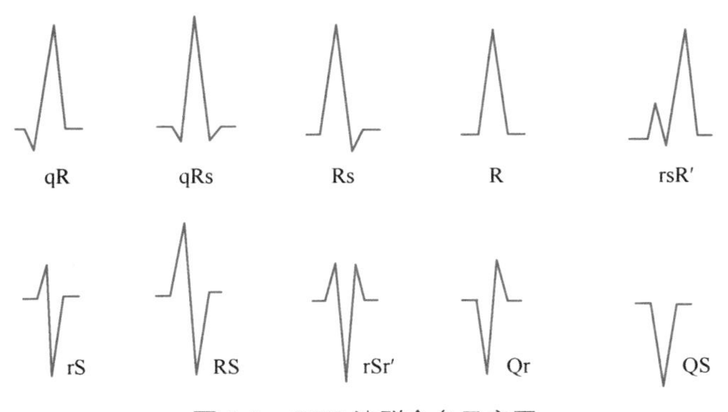

图4-5 QRS波群命名示意图

各波的大小，以英文字母的大小写形式来表示：波形大(波幅≥0.5mV)，书写时用大写字母Q、R、S表示；波形小(波幅<0.5mV)，则用小写字母q、r、s表示；同一导联中，若波幅小于最高波幅的1/2，记为小写字母。

三、心电图的导联体系

将电极置于人体表面具有一定距离的不同位置，用导线与心电图机正负极连接，这种记录心电图的电路连接方法称为导联。不同的检测部位和不同的连接方式可组成不同的导联。目前临床上应用最为普遍的是Einthoven创设的国际通用导联体系，称为常规12心电图导联体系。

(一)肢体导联

肢体导联的电极放置部位只有3个，即右上肢(R)、左上肢(L)和左下肢(F)，通过不同的连接方法组成常规6个肢体导联(表4-1)。

表4-1 肢体导联连接法

导联符号	正极(探查电极)	负极
Ⅰ	左上肢	右上肢
Ⅱ	左下肢	右上肢
Ⅲ	左下肢	左上肢
aVR	右上肢	左上肢+左下肢
aVL	左上肢	右上肢+左下肢
aVF	左下肢	右上肢+左上肢

1. 标准导联　属双极肢体导联，反映2个肢体之间的电位差变化，分别用Ⅰ、Ⅱ、Ⅲ作为标记(图4-6)。

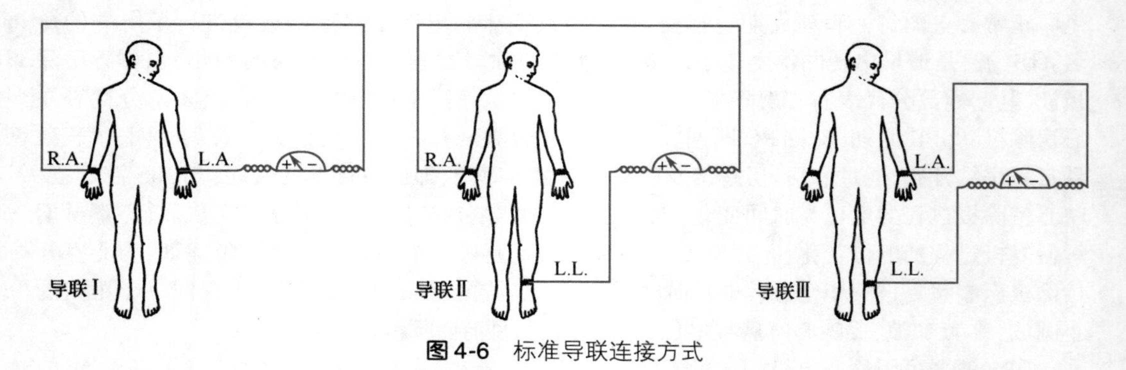

图 4-6 标准导联连接方式

2. 单极肢体导联与加压单极肢体导联

（1）单极肢体导联：将左上肢、右上肢和左下肢的 3 个电极各通过 5000Ω 的电阻，然后并联起来组成无干电极或中心电端，该处电位接近零电位且较稳定。将心电图机的负极连接中心电端，正极即探查电极分别连接左上肢、右上肢和左下肢，即构成单极肢体导联，分别称为左上肢单极肢体导联（VL）、右上肢单极肢体导联（VR）和左下肢单极肢体导联（VF）（图 4-7）。

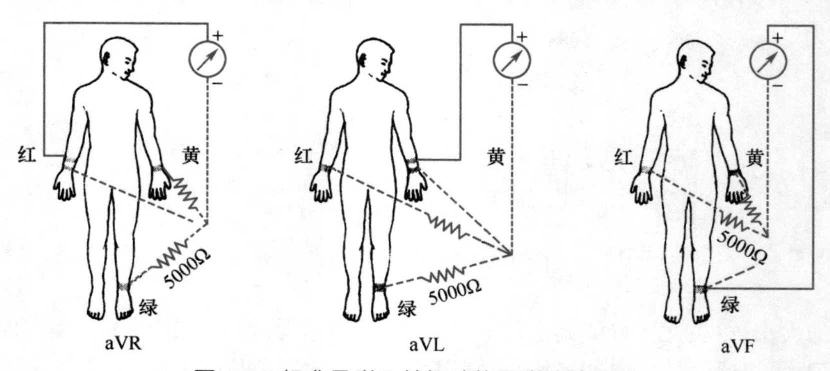

图 4-7 标准导联及单极肢体导联连接方式

（2）加压单极肢体导联：由于单极肢体导联的心电图形振幅较小，不便于观测。为此，Goldberger 创用了加压单极肢体导联的方法，在描记某一肢体的单极导联心电图时，将那个肢体与中心电端相连接的高电阻断开，这样就可使心电图波形的振幅增加 50%，这种导联方式称为加压单极肢体导联，分别以 aVL、aVR 和 aVF 表示（图 4-8）。

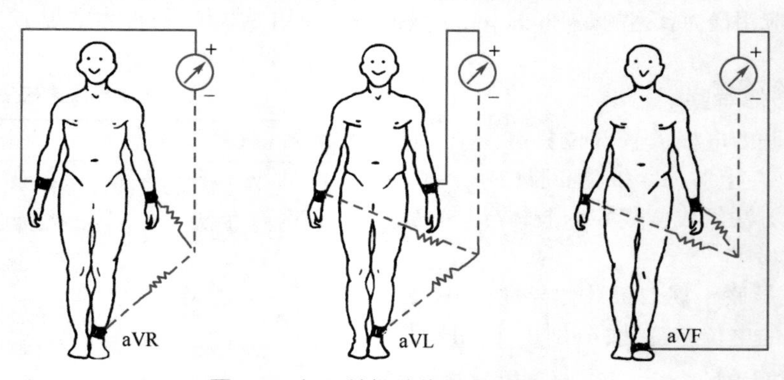

图 4-8 加压单极肢体导联连接方式

(二)胸导联

胸导联属单极导联,正极连接胸壁固定部位,负极与无干电极相连。常用的胸导联通常有6个,即V_1、V_2、V_3、V_4、V_5和V_6导联,又称心前区导联。其连接方法见表4-2、图4-9。

表4-2 常用胸导联连接法及意义

导联符号	正极(探查电极)	负极	意义
V_1	胸骨右缘第4肋间	无干电极	反映右心室壁的电位变化
V_2	胸骨左缘第4肋间	无干电极	反映右心室壁的电位变化
V_3	V_2与V_4连线的中点	无干电极	反映左心室、右心室移行壁的电位变化
V_4	左锁骨中线与第5肋间相交处	无干电极	反映左心室、右心室移行壁的电位变化
V_5	左腋前线与V_4水平线相交处	无干电极	反映左心室壁的电位变化
V_6	左腋中线与V_4水平线相交处	无干电极	反映左心室壁的电位变化

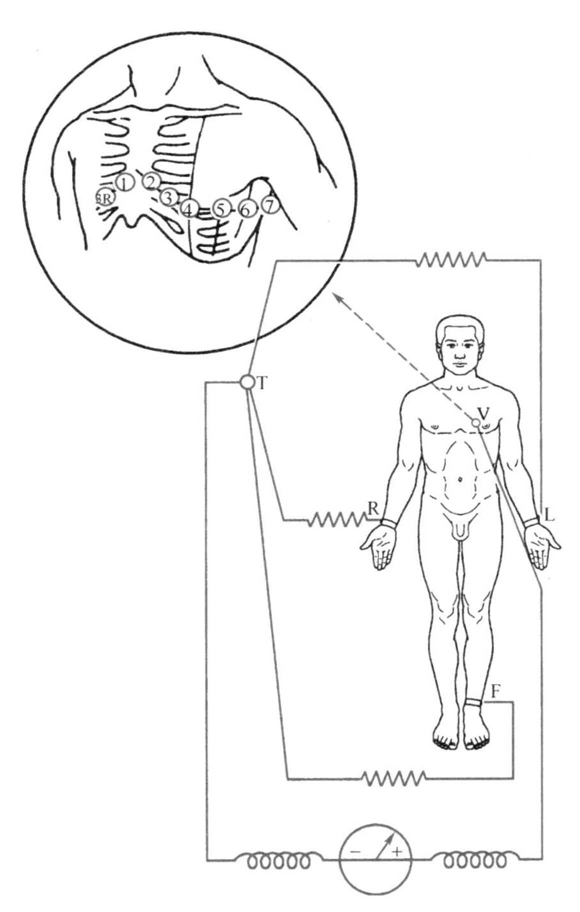

图4-9 电极位置与心室壁部位的关系

在常规心电图检查时,通常应用以上导联即可满足临床需要,但在个别情况下,如疑有右心室肥大,右位心或特殊部位的心肌梗死等情况,还可以添加若干导联,如右胸导联V_{3R}~V_{6R},相当于V_3~V_6相对应的部位;V_7导联在左腋后线与V_4水平处;V_8位于左肩胛线V_4水平处;V_9位于左脊旁线V_4水平处。

考点:常规心电图导联及连接方式

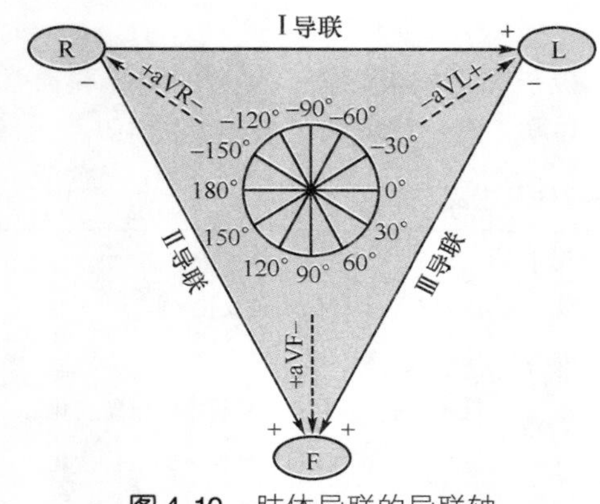

图 4-10 肢体导联的导联轴

(三)导联轴

某一导联正负两极之间的连线称为该导联的导联轴,方向由负极指向正极。这样,6 个肢体导联就可以获得 6 个方向各异的导联轴。若将右上肢、左上肢和左下肢设想为一个以心脏为核心的等边三角形的 3 个顶点,中心电端位于三角形的中心,即构成 Einthoven 三角。再将 6 个肢体导联的导联轴分别平行移动,使各导联轴均通过等边三角形的中心点,即组成额面六轴系统。它对测定额面心电轴及判断肢体导联心电图波形有很大帮助(图 4-10、图 4-11)。

胸导联均以中心电端为中心,探查电极侧为正,其对侧为负,就此构成心前区导联的导联轴系统,6 个胸导联的导联轴分别从人体水平面不同部位探查心电活动,对于判断胸导联各心电图波形有一定的帮助(图 4-12)。

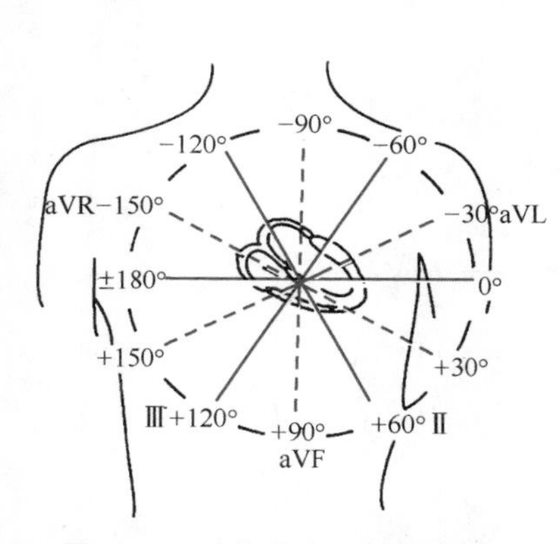

图 4-11 肢体导联六轴额面系统

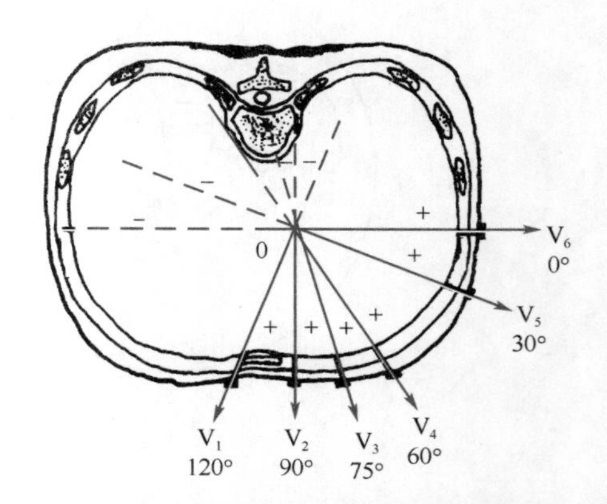

图 4-12 心前区导联的导联轴系统示意图

四、心电图描记

评估对象的心电活动是病情观察、做出正确护理诊断的重要依据,因此每一位护生必须熟练掌握心电图的描记方法。

(一)环境与设备

心电图描记时注意室内温暖,以免寒冷而引起肌电干扰。使用交流电源的心电图机必须接地线。心电图机旁不要摆放其他电器。诊察床的宽度不宜过窄,以免机体紧张而引起机电干扰。

(二)评估对象准备

检查前按申请单核对受检者姓名。指导受检者休息片刻,取平卧位进行检查,除急症外一般应避免于饱餐后或吸烟后检查。对受检者简要说明心电图检查对人体无害也无痛苦,嘱其四肢平放,肌肉松弛,记录过程中不能移动四肢及躯体,必要时需屏气记录胸导联心电图。

(三)皮肤处理

将受检者两手腕屈侧腕关节上方 3cm 处及两内踝上部约 7cm 处,涂抹导电胶或盐水,也可用乙醇仔细擦净皮肤上的油脂,以消除皮肤阻力,减少发生伪差。

(四)电极安置

分别将导联电极按规定连接肢体与胸部。其中肢体导联线较长,末端接电极板处有颜色标记:红色端电极接右上肢;黄色端电极接左上肢;绿色端电极接左上肢;黑色端电极接右下肢。胸导联线较短,导线末端接电极处的颜色依次为红、黄、绿、褐、黑、紫,通常分别代表 V_1 ~ V_6 导联。但它们亦可任意记录各胸前导联心电图,关键取决于其电极安放的相应部位。要特别注意防止左上肢、右上肢接错。

(五)描记心电图

接通电源及地线(当使用蓄电池或充电电源时,可不用地线),如有外部交流电干扰,可按下抗交流电干扰键(HUM)。但尽量不要使用该键,更不要同时使用去肌颤滤波(EMG),因为这样会使心电图波幅下降15%以上,导联心电图失真。

常规记录走纸速度一般选择25mm/s,标准灵敏度1mV=10mm(即增益,指输入1mV电压时,描笔偏移幅度10mm)。记录笔应调节在记录纸的中心线上。在记录过程中,如发现某些导联心电图电压太高超出图纸范围,可减低电压,如选择灵敏度1mV=5mm。

导联切换。依次记录Ⅰ、Ⅱ、Ⅲ、aVR、AVL、aVF及 V_1 ~ V_6 导联心电图,婴幼儿可做9个导联(肢体导联6个,胸导联 V_1、V_3、V_5)。除心律不齐适当加长 V_1 或Ⅱ导联外,一般各导联记录3~5个心室波即可。如见有急性下壁心肌梗死图形,应及时加做右胸导联(V_{3R} ~ V_{5R})及 V_7 ~ V_9 导联。

如记录中遇基线不稳及干扰时,应检查导联线与心电图机的连接或电极是否松脱。还要注意胸部电极不能吸附太紧,吸附时间不宜太久,以免损伤皮肤。

记录心电图结束后,要立即在心电图纸的前部注明受检者的姓名、性别、年龄、记录时间(年、月、日、小时,甚至分钟)、病区及床号等,同时标记各导联(如电压减半时需注明)。

链接 导联线连接右下肢的作用

在导联连接过程中,只用到右上肢、左上肢和左下肢3个肢体,而在心电图描记时,黑色电极连于右下肢,起什么作用? 这样能增加抗干扰能力,使描记出的心电图更加清晰,便于分析。

目标检测

A_1/A_2 型题

1. 心肌细胞处于极化状态时,心肌细胞膜内外的电荷排列情况是( )
   A. 内负外正 B. 内正外负
   C. 内外均正 D. 内外均负
   E. 内为零电位
2. 心电图的哪一波或段代表心室的除极过程( )
   A. P波 B. QRS波群 C. T波
   D. ST段 E. U波
3. 心肌细胞在除极或复极时,细胞膜外形成电偶,有关电偶的说法错误的是( )
   A. 由点穴指向电源
   B. 由负电荷指向正电荷
   C. 既有方向又有大小
   D. 一般用箭头表示
   E. 电偶不是心电向量
4. 正常心脏的电活动起源于( )
   A. 窦房结 B. 房室结 C. 希氏束
   D. 左心房 E. 右心房
5. QRS波群只表现为一个向下的波群时,应命名为( )
   A. S波 B. Q波 C. QS波
   D. qS波 E. qR波
6. 临床上不属于常规导联的是( )
   A. Ⅱ B. aVR C. V_5
   D. V_7 E. aVF
7. 标准Ⅱ导联的连接方式是( )
   A. 左上肢为正极,右上肢为负极
   B. 左上肢为负极,左下肢为正极
   C. 右上肢为负极,右下肢为正极
   D. 右上肢为正极,左下肢为负极
   E. 左下肢为正极,右上肢为负极
8. 与心电图机正极相连的 V_5 导联探查电极位于( )
   A. 胸骨左缘第4肋间
   B. 左锁骨中线与第5肋间交叉处

C. 左腋前线与第5肋间交叉处
D. 左腋中线与第5肋间交叉处
E. 左腋后线与第5肋间交叉处

9. 关于心电图操作的环境要求,错误的是( )
A. 室内温暖
B. 床的宽度不宜过窄
C. 使用直流电源的心电图机必须接地线
D. 心电图机旁不要摆放其他电器用具
E. 嘱受检者取下手表并将手机拿开

10. 关于心电图操作的患者准备,错误的是( )
A. 受检者休息片刻,取平卧位
B. 不必介意检查前患者是否饱餐或吸烟
C. 四肢平放,肌肉松弛
D. 记录过程中不能移动四肢及躯体
E. 对受检者简要说明心电图检查对人体无害也无痛苦

11. 导联电极安放的正确方法是自右上肢开始顺时针方向依次为( )
A. 红、黄、绿、黑 B. 黄、绿、黑、红
C. 绿、黑、红、黄 D. 黑、红、黄、绿
E. 黄、红、绿、黑

第2节 正常心电图

一、心电图的测量

案例 4-1

患者,男性,38岁。2013年9月8日参加单位集体体检,心电图检查记录如图所示。

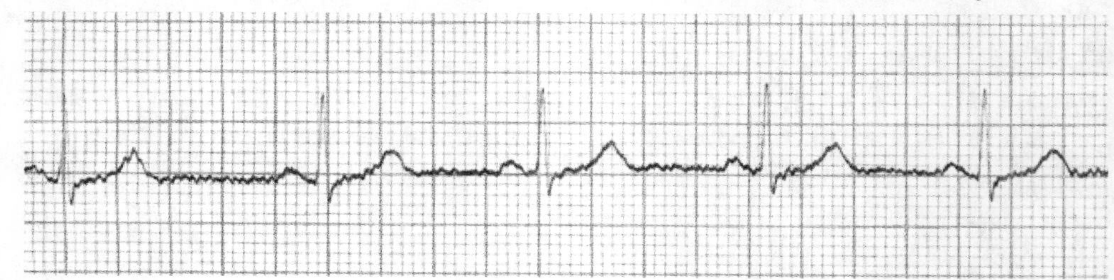

问题:1. 该评估对象心率是多少?
2. 如何测量该评估对象Ⅱ导联P波、R波、T波及PR段的时间和电压?

考点:心电图记录纸上的小方格意义

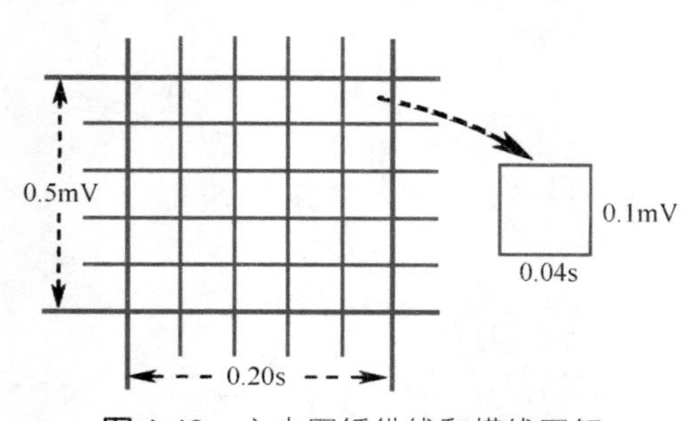

图4-13 心电图纸纵线和横线图解

心电图是直接描记在由纵线和横线交织成的小方格纸上的,小方格各边长均为1mm,纵横每5个小方格被粗线隔为一个大方格,每个大方格中有25个小方格。纵向距离代表电压,用以计算各波振幅的高度与深度。当输入1mV定准电压使曲线移位10mm(10个小方格)的高度,每个小方格的高度代表0.1mV,每一大格高度代表0.5mV电压;横线代表时间,用以计算各波和各间期所占时间。通常心电图记录纸走纸速度为25mm/s,故每一小方格(1mm)的宽度代表0.04秒,每一大方格宽度代表0.20秒(图4-13)。

(一)心率的测量

1. 心律规则 只需测量1个心动周期的PP或RR间距(秒),去除60秒,即得到每分钟心脏激动次数。每分钟心率=60/RR或PP间期(秒)。例如,RR间期为0.75秒,则心率=60/0.75=80次/分。

2. 心律不规则

(1) 测量连续5个PP间距或RR间距,取其平均值代入上述公式,即可得每分钟心率,适用于窦性心律不齐等。

(2) 数出6秒内(30个大格)的P波或R波数,乘以10,得出每分钟心房率或心室率,适用于心房颤动(此时数f波和R波数)等心律失常。

考点:心率的计算方法

(二)心电图各波段的测量

测量心电图各波段电压及时间,首先要核对标准电压数值及走纸速度,选择基线稳、波形大而清楚的导联进行测量(图4-14)。测量的方法应遵循以下原则。

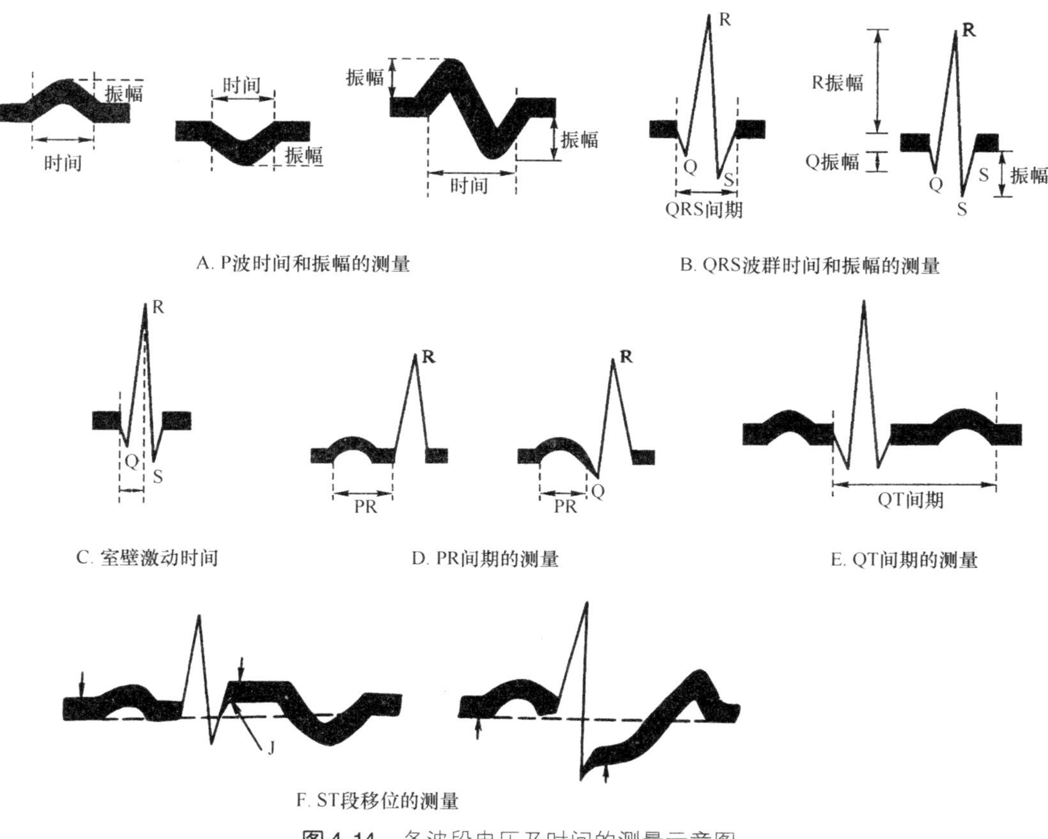

图4-14 各波段电压及时间的测量示意图

1. 各波段时间的测量　测量各波的时间应从波形起点的内缘(凸面起点)测至波形终点的内缘(凸面终点)。正向波的时间从基线下缘测量,负向波的时间应从基线上缘测量(图4-14A、图4-14B)。

2. 各波段振幅的测量　测量正向波的高度,应自参考水平线的上缘垂直地测量到该波的顶点;测量负向波的深度应自参考水平线的下缘垂直地测量到波的底端;若为双向波,则以正负相加的代数和计算。P波起始前的水平线是测量P波振幅的参考水平线;QRS起始部是测量QRS波群、J点、ST段、T波和U波统一采用的参考水平线(图4-14A、图4-14B)。

3. 室壁激动时间(VAT)　从QRS波群起点到R波峰垂直线之间的水平距离(图4-14C)。

4. 各间期的测量

(1) PR间期:应选择有明显P波的导联(常用Ⅱ导联),从P波的起点测至QRS波群的起点(图 14-4D)。

(2) QT 间期:应选择 T 波较为清晰的导联,从 QRS 波群的起点测至 T 波的终点。心率不规则时,应取 3 ~4 个心动周期中 QT 间期的平均值(图 14-4E)。

(3) ST 段:测量 ST 段移位时,以 QRS 起始部作为参考水平线,通常取 J 点(QRS 波群的终末与 ST 段起始的交接点)后 0.06 秒或 0.08 秒处为测量点。ST 段抬高时,测量该点 ST 上缘至对照基线上缘的垂直距离;ST 段下移时,测量该点 ST 段下缘至对照基线下缘的垂直距离(图 14-4F)。

案例 4-1 分析

1. 该评估对象测得 RR 间期为 0.80 秒,故心率为 60/0.8=75 次/分。

2. 首先找到一个心动周期 P 波、R 波、T 波及 PR 间期。电压测量:从各波前等电位线的上缘量到各波峰尖的垂直距离;时间测量:应从波形起点的内缘(凸面起点)测至波形终点的内缘(凸面终点);PR 间期:从 P 波的起点测至 R 波群的起点。

(三) 心电轴的测量及心脏转位

考点: 平均心电轴的概念

1. 平均心电轴　一般指平均 QRS 电轴,是指心室除极过程中的全部瞬间心电向量的综合(即平均 QRS 向量),代表心室除极过程内的平均电动势方向和强度。正常心电轴在额面上的投影指向左下。平均心电轴的偏移方向一般采用心电轴与导联 I 正侧段所构成的角度来表示。

2. 平均心电轴的测定方法

(1) 目测法:简单迅速,基本上可以满足临床需要。一般通过观察 I 导联和Ⅲ导联 QRS 波群的主波方向,可以大致估计心电轴的偏移情况。①心电轴正常:I 导联和Ⅲ导联的主波都向上,心电轴在 0° ~ +90°,表示电轴不偏;②心电轴左偏:I 导联的主波向上,Ⅲ导联的主波向下;③心电轴右偏:I 导联的主波向下,Ⅲ导联的主波向上(图 4-15)。

考点: 平均心电轴的测量方法

(2) 振幅法:先测出 I 导联 QRS 波群的振幅,R 为正,Q 与 S 为负,算出 QRS 振幅的代数和,再以同样的方法算出Ⅲ导联 QRS 振幅的代数和。然后将 I 导联 QRS 振幅数值画在 I 导联轴上,做一垂线;将Ⅲ导联 QRS 振幅数值画在Ⅲ导联轴上,也做一垂线;两垂线相交于 A 点,将电偶中心 O 点与 A 点相连,OA 即为所求的心电轴。用量角器测量 OA 与 I 导联轴正侧段夹角的角度,此角度表示心电轴的度数(图 4-16)。

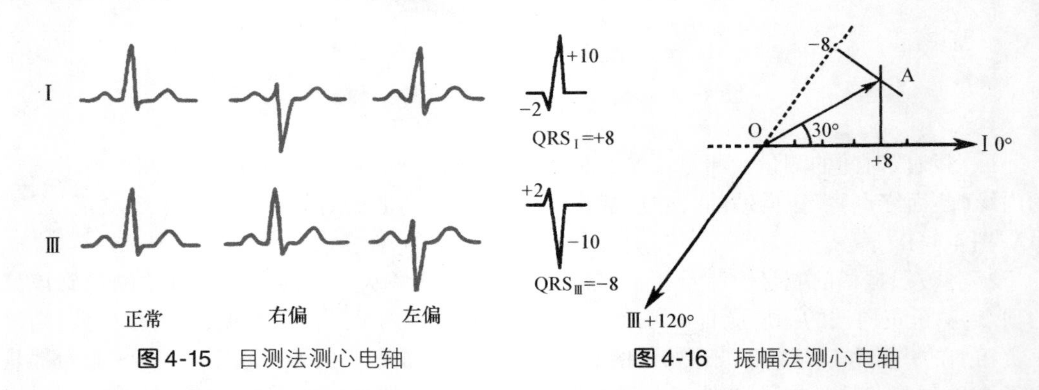

图 4-15　目测法测心电轴　　图 4-16　振幅法测心电轴

考点: 心电轴正常范围、偏移及其临床意义

3. 心电轴偏移及其临床意义　正常心电轴的变动范围较大,−30° ~ +110°,一般在 0° ~ +90°,正常心电轴平均约为+58°。自 0° ~ −90°为电轴左偏,0° ~ −30°属电轴轻度左偏,常见于正常的横位心脏(肥胖、腹腔积液、妊娠等)、左心室肥大和左前分支阻滞等。+90° ~ +110°属轻度电轴右偏,常见于正常的垂直位心脏和右心室肥大等;越过+110°的电轴右偏,多见于严重右心室肥大和左后分

支阻滞等(图 4-17)。

4. 心脏转位方向

(1) 顺时针转位:心脏沿其长轴(自心底部至心尖)做顺时针向(自心尖观察)放置时,使右心室向左移,左心室则相应地被转向后,故自 V_1 至 V_4,甚至 V_5、V_6 均示右心室外膜 rS 波形,明显的顺钟向转位多见于右心室肥厚。

(2) 逆时针转位:心脏绕其长轴做逆时针向旋转时,使左心室向前向右移,右心室被转向后,故 V_3、V_4 呈现左心室外膜 qR 波形。显著逆钟向转位时,V_2 也呈现 qR 型,需加做 V_{2R} 或 V_{4R} 才能显示出右心室外膜的波形,显著逆钟向转位多见左心室肥厚。

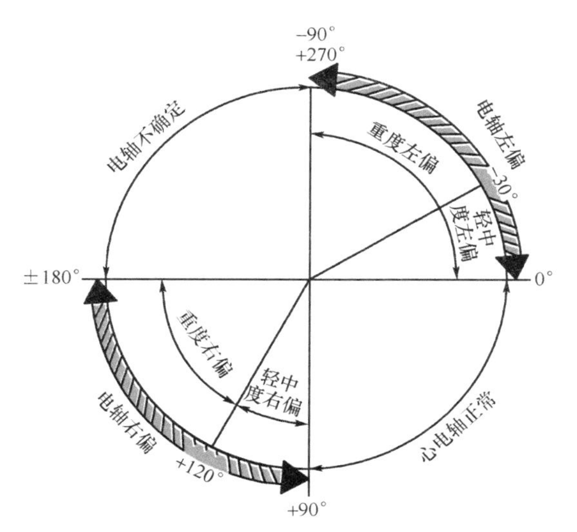

图 4-17　正常心电轴及其偏移

二、正常心电图波形特点和正常值

正常心电图波形见图 4-18。

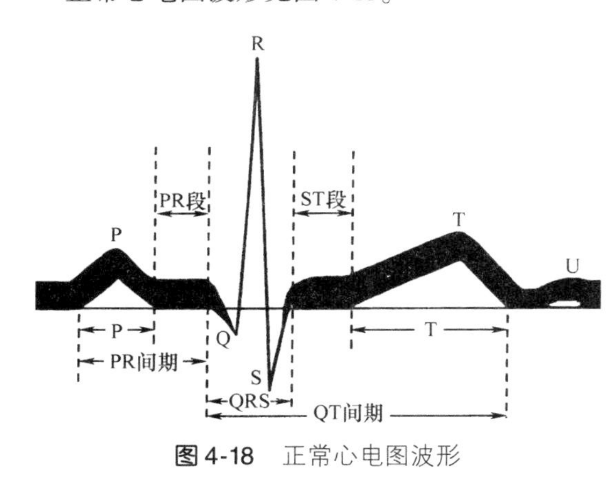

图 4-18　正常心电图波形

(一) P 波

P 波是左心房、右心房除极的重合波,出现在 QRS 波群之前。右心房的激动一般早于左心房 0.01 ~0.03 秒。

1. 形态　窦性 P 波在大部分导联上呈圆钝形,可有轻度的切迹,P 波方向在Ⅰ、Ⅱ、aVF、V_4 ~ V_6 导联向上,aVR 导联中向下,其他导联中可呈双向、倒置或低平。

2. 时间　一般小于 0.12 秒。

3. 振幅　在肢体导联中,P 波振幅小于 0.25mV;在胸导联中,P 波振幅小于 0.20mV。V_1 导联 P 波为双向时,其负向波称为 V_1 导联 P 波终末电势,即 $PtfV_1$,正常人 $PtfV_1$ 大于-0.04mm · s(负向波的波幅与时间的乘积)。

(二) PR 间期

成年人心率在正常范围时,PR 间期的正常值为0.12 ~0.20 秒。PR 间期与年龄、心率有直接关系,儿童及心率增快者相应缩短,在老年人及心率缓慢者相应延长,但不应超过 0.22 秒。

(三) QRS 波群

1. 时间　正常成人 QRS 时间小于 0.12 秒,一般为 0.06 ~0.10 秒。R 峰时间又称本位曲折时间或室壁激动时间(VAT),指的是从 QRS 波群开始至 R 顶峰垂线之间的距离(图 4-14D)。如有 R′波,则应测量至 R′峰;如 R 峰有切迹,应测量至切迹的第 2 峰。正常成人 R 峰时间在 V_1、V_2 导联不应超过 0.03 秒,在 V_5、V_6 导联不应超过 0.05 秒。

2. 形态　正常 QRS 波群形态多呈峻峭陡急形,少数在波顶或基线底部可有轻度钝挫,偶有轻微的切迹。QRS 波群可呈多种形态。①肢体导联:一般Ⅰ、Ⅱ、aVF 导联的 QRS 波群主波向上,aVR 导联的 QRS 波群主波向下,呈 QS、rS、rSr′或 Qr 型,Ⅲ、aVL 导联变化较多,可呈 qR、

Rs、R或rS型;②胸导联:胸导联的形态变化较有规律,从V_1~V_6导联R波逐渐增高,S波逐渐变小。V_1、V_2导联R/S小于1,多呈rS型,不应有q波,可呈QS型;V_5、V_6导联R/S大于1,可呈qR、qRs、Rs或R型;V_3、V_4导联R/S大致等于1。

3. 电压　在不同的导联中,QRS波群的电压各不相同。一般情况下,正常Q波的幅度不应超过同导联R波的1/4,其电压不应超过0.3mV。R波的振幅在Ⅰ、Ⅱ、Ⅲ导联中分别为1.5mV、2.5mV、2.0mV以内,在aVR导联中不应超过0.5mV,在aVL导联中不应超过1.2mV,在aVF导联中不应超过2.0mV,在胸导联中V_1的R波振幅最小,一般不应大于1.0mV,在V_5导联中R波振幅最高,但不应大于2.5mV。正常S波在标准导联和左胸导联中,其深度不应超过0.6mV,在右胸前导联中,S波的深度平均为1.2mV,最大不应超过2.4mV。$R_{V1}+S_{V5}<1.2mV$,$R_{V5}+S_{V1}$男性小于4.0 mV、女性小于3.5mV。

6个肢体导联的QRS波群振幅(正向波和负向波的绝对值相加)一般应大于0.5mV,6个胸导联的QRS波群振幅(正向波和负向波的绝对值相加)一般应大于0.8mV,否则称为低电压。

(四) ST段

正常情况下,ST段多位于基线上,有时出现轻微的偏移,但在任一导联(aVR导联除外),ST段下移不应超过0.05mV。ST段上移,在V_1、V_2导联不超过0.3mV,V_3导联不超过0.5mV,V_4~V_6导联和肢体导联不超过0.1mV。ST段正常的时限为0.05~0.12秒,过去认为,ST段的时限变化在通常情况下无重要的临床意义,但近年来有人注意到ST段呈水平延长(>0.12秒)与冠状动脉的早期缺血有关。

(五) T波

1. 方向　T波的方向在正常情况下一般与QRS波群的主波方向一致。T波方向在Ⅰ、Ⅱ、V_4~V_6导联直立,在aVR导联倒置,在Ⅲ、aVL、aVF、V_1~V_3导联上可以直立、低直、低平、倒置或双向。如果T波在V_1直立,在V_2~V_6导联则不应倒置。

2. 振幅　在以R波为主的导联中,其振幅不应小于同导联R波的1/10。在胸导联上有时可高达1.2~1.5mV。

(六) QT间期

QT间期的长短因心率、年龄及性别的不同而有所差异。一般情况下,心率越快,QT间期越短,反之则越长;女性常较男性和儿童略长些。心率在60~100次/分者,QT间期的正常范围在0.32~0.44秒。由于QT间期受心率的影响较大,因此,常用校正的QT间期,一般采用Bazett公式计算:QT校正值(QTc)= QT $\sqrt{RR}$。QTc就是RR间期为1秒(心率60次/分)时的QT间期。QTc不应超过0.44秒,超过该时限就属QT间期延长。

考点:P波、QRS波群、ST段、T波波形特点和正常值

(七) U波

U波出现T波后0.02~0.04秒,方向多数和T波一致。U波正常的振幅不应高于同导联T波。在胸导联V_2~V_4最明显,振幅可高达0.2~0.3mV。U波明显增高常见于低钾血症。

目标检测

A_1/A_2型题

1. 心电图上RR间距平均25小格,其心率为每分钟(　　)

   A. 60次　B. 65次　C. 70次　D. 75次　E. 80次

2. Ⅰ导联是正向波,Ⅲ导联是较深的负向波,电轴(　　)

   A. 正常　B. 左偏　C. 极度左偏　D. 右偏　E. 极度右偏

3. 正常心电轴的范围为(　　)
A. 0°～90°　B. 0°～30°　C. 30°～-90°
D. -30°～120°　E. 0°～-90°

4. 正常心电图在下列哪一个导联P波是倒置的(　　)
A. Ⅰ导联　B. Ⅱ导联　C. aVR导联
D. aVF导联　E. V_3～V_6导联

5. 心电图上代表左心房、右心房除极的波形是(　　)
A. P波　B. QRS波群　C. T波
D. U波　E. ABCD都是

6. 心电图上代表心室除极和复极全过程所需的时间的是(　　)
A. PR间期　B. QRS间期　C. ST段
D. QT间期　E. RR间距

7. 下列哪项提示P波异常(　　)
A. Ⅱ导联P波直立
B. Ⅲ导联P波双向
C. aVR导联P波倒置
D. aVL导联P波不明显
E. V_6导联P波倒置

8. 心电图ST段代表(　　)
A. 心房除极　B. 心室除极
C. 心室复极快速期　D. 心室复极缓慢期
E. 心房复极

第3节　常见异常心电图

一、心房与心室肥大

案例4-2

患者,男性,76岁。吸烟30余年,慢性支气管炎病史20余年,气短5年。5年来,渐感胸闷,气短,以活动后明显,休息后缓解。体检:T 38.5℃、P 90次/分、R 25次/分、BP 110/70mmHg。视诊桶状胸,心尖搏动位于左侧第5肋间锁骨中线外1.0cm,触诊语颤减弱,叩诊过清音,听诊肺泡呼吸音减弱,肺底湿啰音,P_2亢进,三尖瓣区可闻及Ⅲ级收缩期杂音。心电图描记如下图。初步诊断为慢性肺源性心脏病(代偿期)。

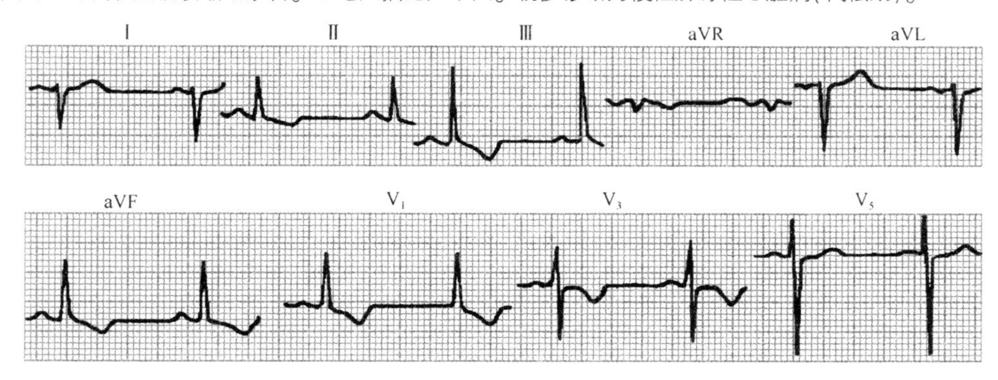

问题:1. 试着对初步诊断进行分析?
2. 分析该患者心电图有何特点?

心房、心室肥大是由心房、心室容量负荷、压力负荷过重引起的,是器质性心脏病的常见表现。当心房、心室肥大发展到一定程度时会引起心电图的相应改变。心电图对诊断心房、心室肥大有一定的临床应用价值。

(一)心房肥大

心房肥大多表现为心房的扩大而很少表现为心房肌的肥厚。心房扩大导致整个心房肌除极综合向量的振幅和方向发生变化,心电图主要表现为P波振幅、除极时间及形态的改变。

1. 左心房肥大　正常情况下右心房先除极,左心房后除极。当左心房肥大时,心电图主要表现为心房除极时间延长(图4-19)。

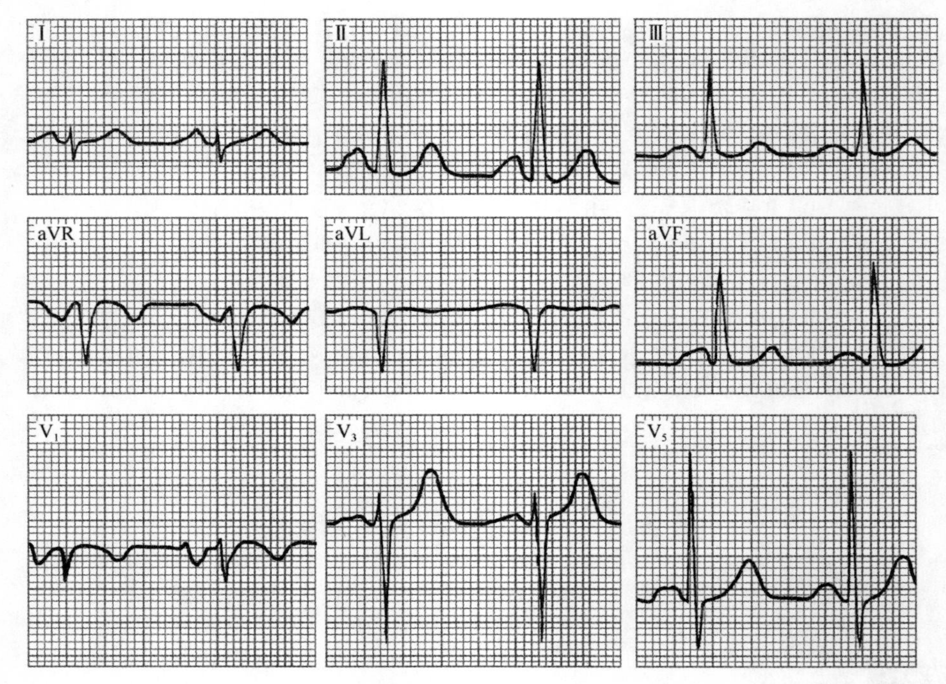

图 4-19 左心房肥大

(1) P 波增宽,其时限≥0.12 秒,P 波常呈双峰型,两峰间距≥0.04 秒,以Ⅰ、Ⅱ、aVL 导联明显,称“二尖瓣型 P 波”。

(2) V_1 导联上 P 波呈先正向而后出现深宽的负向波。V_1 导联的负向 P 波的时间乘以负向 P 波的振幅,称为 P 波终末电势。左心房肥大时 P 波终末电势≥0.04mm·s。

2. 右心房肥大 心电图主要表现为心房除极波振幅增高(图 4-20)。

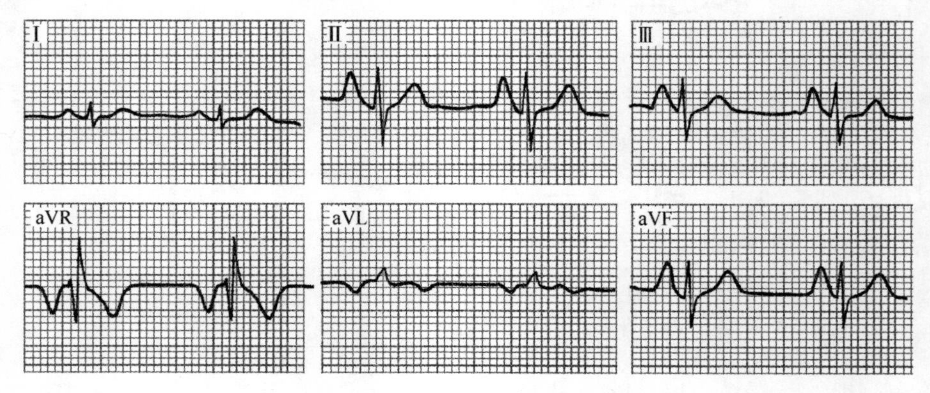

图 4-20 右心房肥大

(1) P 波尖而高耸,胸导联电压≥0.2mV,肢体导联电压≥0.25mV,以Ⅱ、Ⅲ、aVF 导联最为明显,多见于肺源性心脏病,称“肺型 P 波”。

考点:左心房、右心房肥大心电图特点

(2) V_1 导联上 P 波直立时,振幅≥0.15mV。

3. 双心房肥大 双心房肥大的心电图特征:①P 波增宽,其时限≥0.12 秒,振幅≥0.25mV;②V_1 导联上 P 波高大双向,上下振幅均超过正常范围。

（二）心室肥大

心室扩大和(或)肥厚是器质性心脏病的常见后果，是由心室舒张期和(或)收缩期负荷过重所引起。当心室肥大达到一定程度时，即可引起心电图变化。

1. 左心室肥大　由于左心室壁明显厚于右心室，心室除极综合向量表现为左心室占优势的特征。左心室肥大时，左心室的优势更显突出。面向左室的导联(Ⅰ、aVL、V_5、V_6)R波振幅增加，而面向右室导联(V_1、V_2)出现较深的S波(图4-21)。

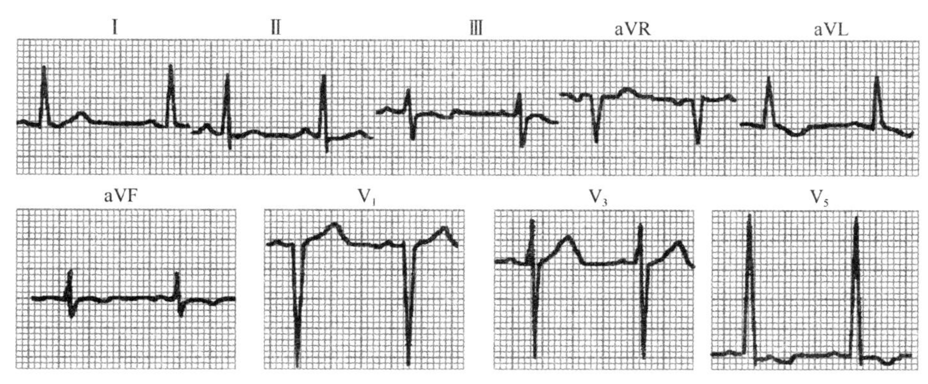

图4-21　左心室肥大

(1) QRS波群电压增高或左心室高电压：肢体导联 $R_{aVL}>1.2mV$，$R_{aVF}>2.0mV$，$R_{Ⅰ}>1.5mV$，$R_{Ⅰ}+S_{Ⅲ}>2.5mV$；胸导联 $R_{V5}>2.5mV$，$R_{V5}+S_{V1}>3.5mV$(女性)或 $>4.0mV$(男性)。

(2) 电轴左偏。

(3) QRS波群时间延长到0.10～0.11秒，但小于0.12秒。

(4) V_5 或 V_6 导联VAT(室壁激动时间)>0.05秒。

(5) ST-T改变：表现为主波向上的导联(如 V_5、V_6、aVL、aVF)ST段下降>0.05mV，T波低平、双向或倒置；主波向下的导联ST段抬高，T波直立。

在心电图诊断中，QRS波群电压增高，是左心室肥大的一个重要特征。在一项左心室高电压的基础上，结合其他阳性指标之一，一般可以成立左心室肥大的诊断。仅具备一条电压增高可诊断为“左心室高电压”，QRS波群电压增高同时伴有ST-T改变者，称左心室肥厚伴劳损。

2. 右心室肥大　右心室壁厚度仅有左心室壁的1/3，轻度的右心室肥大，可表现为正常心电图，当右心室壁的厚度达到相当程度时，右室壁的导联(aVR、V_1)的R波增高，左心室面的导联(Ⅰ、aVL、V_5)的S波变深(图4-22)。

(1) QRS波群电压改变或右心室高电压：$R_{aVR}>0.5mV$；$R_{V1}>1.0mV$；$R_{V1}+S_{V5}>1.2mV$；V_1 导联R/S≥1；呈R型或Rs型；V_5 导联R/S≤1或S波比正常加深；重度右心室肥大 V_1 呈qR型。

(2) 心电轴右偏≥+90°，重症>+110°。

(3) QRS波群时限多正常，V_1 导联VAT>0.03秒。

(4) ST-T改变：V_1～V_3导联ST段压低，伴T波双向、倒置。

当右心室高电压同时伴有ST-T改变者，称为右心室增大伴劳损。

上述指标中，QRS波群形态及电压的改变和心电轴的右偏是诊断右心室肥大的可靠指标，其他各项指标仅具有参考意义。

考点：左心房、右心房肥大心电图特点

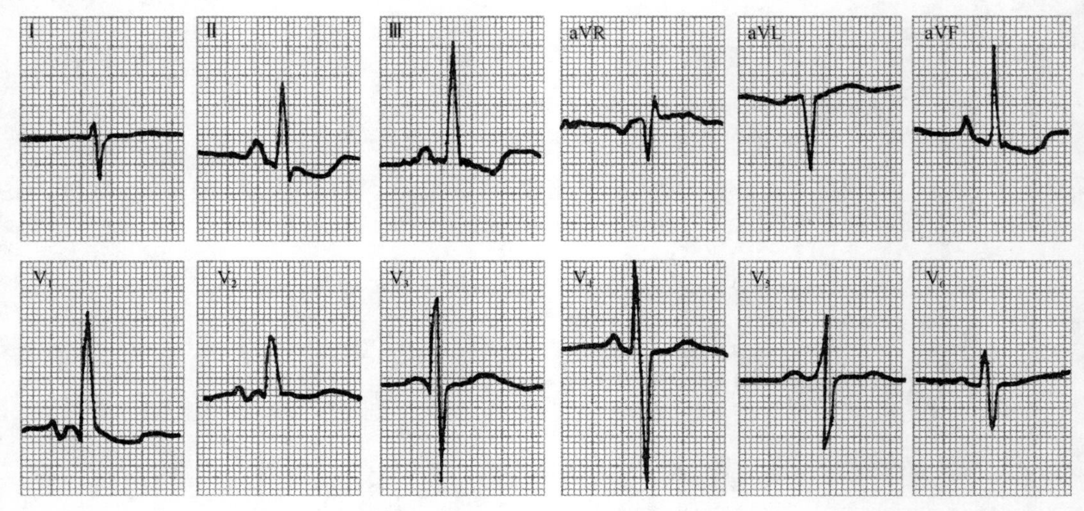

图4-22 右心室肥大

案例4-2分析

1. 该患者有COPD表现，心尖搏动向左移位，P_2 亢进（肺动脉高压），结合心电图右心室肥大，故初步诊断为慢性肺源性心脏病（代偿期）。

2. 右心室肥大心电图特点：①V_1 导联高电压表现；②心电轴右偏；③V_1 导联 VAT>0.03秒；④ST-T改变：V_1 ~ V_3 导联ST段压低，T波双向、倒置。

3. 双侧心室肥大

（1）“正常”心电图：由于双侧心室电压同时增高，增加的除极向量方向相反互相抵消。

（2）一侧心室肥大的心电图改变：只表现一侧心室肥大，另一侧心室肥大图形被掩盖。

（3）双侧心室肥大心电图：既有右心室肥大的心电图特征，同时存在左心室肥大的某些心电图特征。

链接 心电图口诀1

1. 左心房肥大　左房肥大P增宽，V_1 改变最明显，
P波切迹双峰显，双峰过0.04秒。

2. 右心房肥大　右房肥大P高尖，Ⅱ、Ⅲ、aVF最明显，
肺A高压是根源，肺心先心均可见。

3. 左心室肥大　左室肥大高振幅，R_{V5} 高达2.5mV，
若加 S_{V1} 值，男高4.0mV，女高3.5mV。
V_5 室壁激动>0.05，电轴右偏-30°，
横位 R_{aVL} 高1.2mv，$R_{Ⅰ}+S_{Ⅲ}>2.5$，
$R_{Ⅰ}+R_{Ⅲ}$ 高达4.0，左肥高尖更清楚。

4. 右心室肥大　右室肥大看 V_1，试看人R/S两者比。
如若相比大于1，右肥诊断立考虑，
如若单看 V_1 值，R波≥1.0mV，
若加 S_{V5} 值，综合1.2mV就问诊。
顺钟转位常出现，平均电轴>+110°。

二、心肌缺血

心肌缺血主要发生在冠状动脉粥样硬化的基础上。当心肌血供下降时，细胞代谢减慢，能量产生不足，直接影响心肌的正常除极和复极（以复极影响最早），心电图上主要表现为ST段和（或）T波改变。根据心室壁受累的层次可大致出现以下两种类型的心电图改变。

（一）缺血型心电图改变

正常情况下心室肌的复极过程可看作是从心外膜开始向心内膜方向推进，发生心肌缺血时，复极过程发生改变，心电图出现T波变化。

1. T波高大直立　心内膜下心肌层缺血时，心内膜侧心肌复极时间较正常延迟，原来存在的与心外膜侧心肌复极向量方向相反的心内膜侧心肌复极向量减小或消失，致使T波向量幅度增大，此时面向缺血区的导联出现与QRS波群主波一致的高大直立T波。例如，前侧壁心内膜部分心肌缺血时，在心电图上V_4、V_5、V_6导联可出现高大直立的T波（图4-23）。

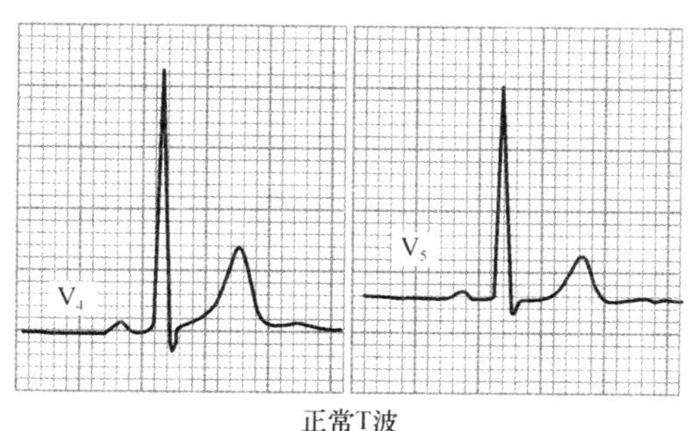

正常T波

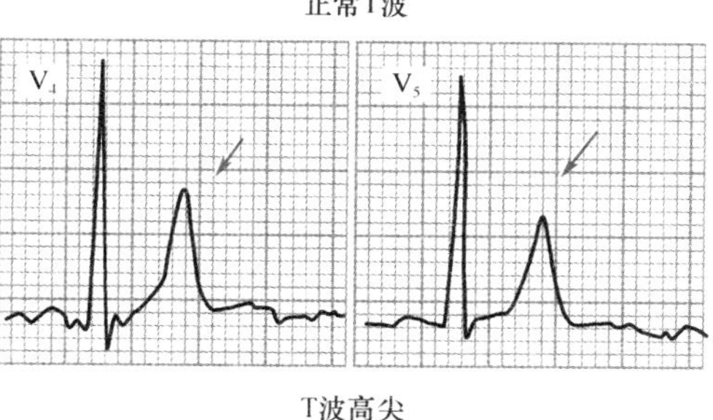

T波高尖

图4-23　前侧壁心内膜下心肌缺血T波高大直立

2. T波倒置　心外膜下心肌层缺血时（包括透壁性心肌缺血），引起心肌复极顺序的逆转，即心肌复极从心内膜下心肌开始，再向心外膜下心肌扩展，从而使复极方向与正常时相反，此时面向缺血区的导联出现T波倒置，甚至对称或倒置逐渐加深。例如，下壁心外膜下心肌缺血时，Ⅱ、Ⅲ、aVF导联的T波倒置（图4-24）。

3. T波低平或双向　心脏双侧对应部位心内膜下心肌均缺血，或心内膜和心外膜下心肌同时缺血时，心肌上述2种心电向量的改变可综合出现，部分相互抵消，因此心电图即表现为T波低平或双向。

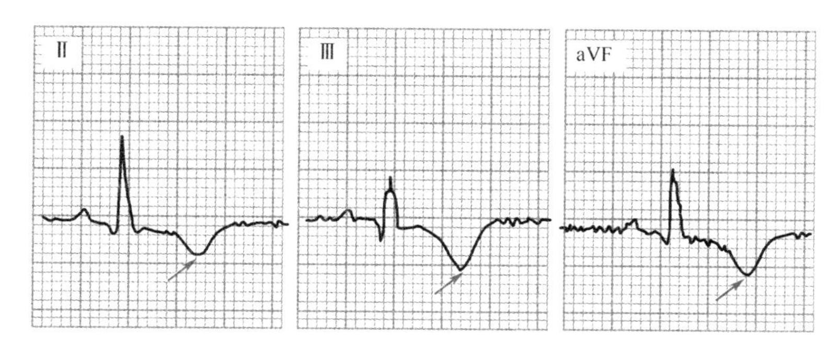

图4-24　下壁心外膜下心肌缺血T波倒置

（二）损伤型心电图改变

心肌缺血时，也可出现损伤型心电图改变。心肌损伤时，ST向量从正常心肌指向损伤心肌，由于损伤部位的不同，ST段移位的方向亦不相同。

1. ST段压低　心内膜下心肌损伤时，ST向量指向心内膜，位于心外膜面的导联ST段压低，以水平型下移或下斜型下移（R波顶点的垂线与ST段的交角>90°）意义较大（图4-25）。

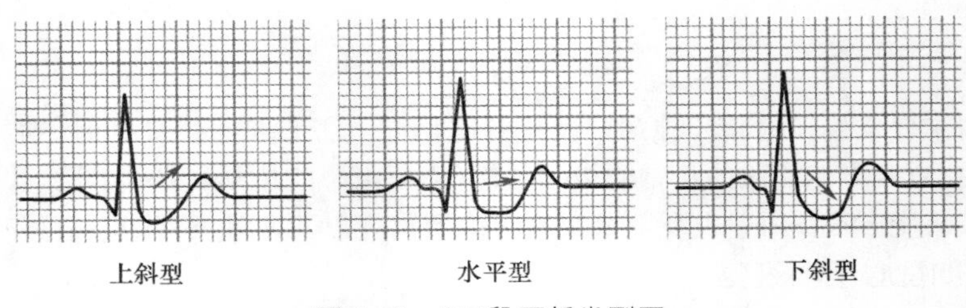

图 4-25 ST 段压低类型图

2. ST 段抬高 心外膜下心肌损伤时(包括透壁性心肌缺血),ST 向量指向心外膜,位于心外膜面的导联 ST 段抬高。

上述 ST-T 改变系非特异性的心肌复极异常的共同表现。它常见于冠状动脉粥样硬化性心脏病所致的冠状动脉供血不足。典型心绞痛时可出现一时性的 ST 段下移、T 波低平、双向或倒置;变异性心绞痛发作时在心电图上可出现心内膜下缺血表现样或酷似急性心肌梗死的"损伤型"改变(ST 段抬高且常伴高耸的 T 波);慢性冠状动脉供血不足时,心电图可出现 T 波低平、双向或倒置且常伴有 ST 段下移。

三、心肌梗死

心肌梗死是由于冠状动脉阻塞,被供血处心肌发生严重而持久的缺血所引起。心肌梗死的范围及严重程度,主要取决于冠状动脉闭塞的部位、程度、速度及侧支循环的沟通情况。心肌梗死的部位大多在左心室、心室间隔或右心室与左心室毗邻之处,右心室梗死较少见,心房梗死偶见。

(一)心肌梗死的心电图改变及产生原理

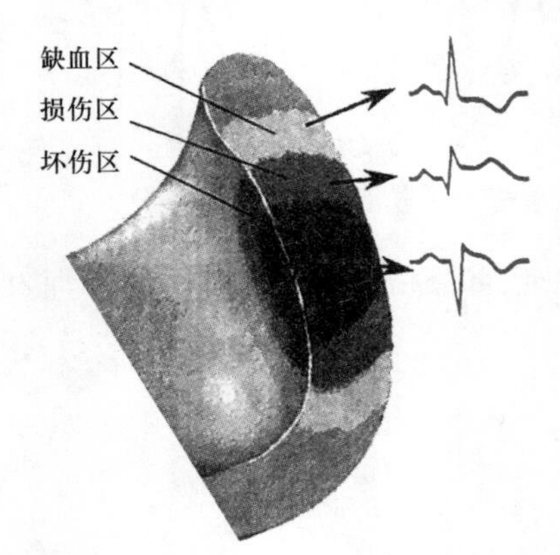

图 4-26 心肌梗死病变部位及相对应缺血、损伤和坏死区心电图

冠状动脉发生闭塞后,随着时间的推移,心肌相继出现缺血、损伤,甚至坏死,在心电图上可先后出现缺血、损伤和坏死三种类型的图形改变(图 4-26)。

1. 缺血型改变 冠状动脉急性闭塞后,立即产生心肌缺血。心电图主要表现为 T 波改变:①通常心内膜下最早出现心肌缺血时,面向缺血区的导联,T 波表现高耸,基底部较窄,双肢对称,电压增高,称"高尖 T 波";②心外膜下心肌缺血时,T 波表现倒置、尖深、双肢对称,称"冠状 T 波"。这是急性心肌梗死最早期的表现。

2. 损伤型改变 由于缺血时间逐渐延长,缺血程度进一步加重,就会出现"损伤型"图形改变。主要表现为面向损伤心肌的导联出现 ST 段逐渐抬高,并与 T 波融合,形成弓背向上高于基线的单向曲线。此种改变于心肌供血改善后仍可恢复。

考点: 心肌梗死典型心电图特点

3. 坏死型改变 当心肌长时间严重缺血时,导致心肌坏死,心电图主要表现为面向坏死区的导联出现异常 Q 波,即 Q 波时限≥0.04 秒,振幅≥1/4R。坏死层穿透整个室壁,还可表现为异常 QS 波。

(二)心肌梗死的心电图演变及分期

急性心肌梗死发生后,随着心肌缺血、损伤、坏死的发展和恢复,心电图的变化呈现一定的演变规律。根据心电图图形的演变过程和演变时间可分为超急性期、急性期、近期和陈旧期四期(图 4-27)。

1. 超急性期 在发病后数分钟到数小时内发生,冠状动脉急性供血不足,心肌组织尚未

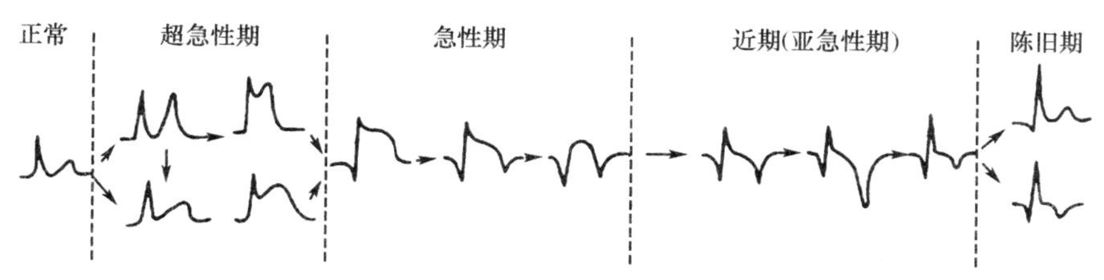

图 4-27 典型心肌梗死图形演变及分期

坏死,发生心肌缺血和损伤的心电图改变。心电图上出现高大的 T 波,随即出现 ST 段呈斜型抬高,与高耸直立的 T 波相连形成单向曲线,还可见 QRS 波群振幅增高,时间轻度增宽,但尚未出现异常 Q 波。此期多因持续时间太短而不易被记录到。

2. 急性期　此期开始于梗死后数小时或数日,可持续到数周。心电图上出现损伤合并坏死图形,ST 段呈弓背向上抬高,继而逐渐下降;面向坏死区的导联的 R 波振幅降低或消失,出现异常 Q 波或 Qs 波;T 波由直立变为倒置并逐渐加深。缺血型 T 波倒置、损伤型 ST 段抬高及坏死型 Q 波在此期同时并存。

3. 近期　出现于梗死后数周至数月。坏死型 Q 波持续存在,抬高的 ST 段恢复至基线,缺血型 T 波由倒置较深逐渐变浅或趋于恒定不变。

4. 陈旧期　约出现于梗死后 6 个月或更久。ST 段或 T 波恢复正常或 T 波持续倒置、低平,残留坏死型 Q 波。

(三) 心肌梗死的部位定位

心电图上心肌梗死部位主要是根据坏死型图形(异常 Q 波或 QS 波)出现于哪些导联而确定。发生心肌梗死的部位多与冠状动脉分支的供血区域有关。

1. 前间壁心肌梗死　梗死在室间隔前部,累积左心室前壁靠近室间隔处。在 V_1、V_2、V_3 导联出现梗死图形。

2. 前壁心肌梗死　在 V_3、V_4、V_5 导联出现梗死图形(图 4-28)。

3. 前侧壁心肌梗死　在 V_4 ~ V_6、Ⅰ、aVL 导联出现梗死图形。

4. 下壁心肌梗死　在Ⅱ、Ⅲ、aVF 导联出现梗死图形(图 4-29)。

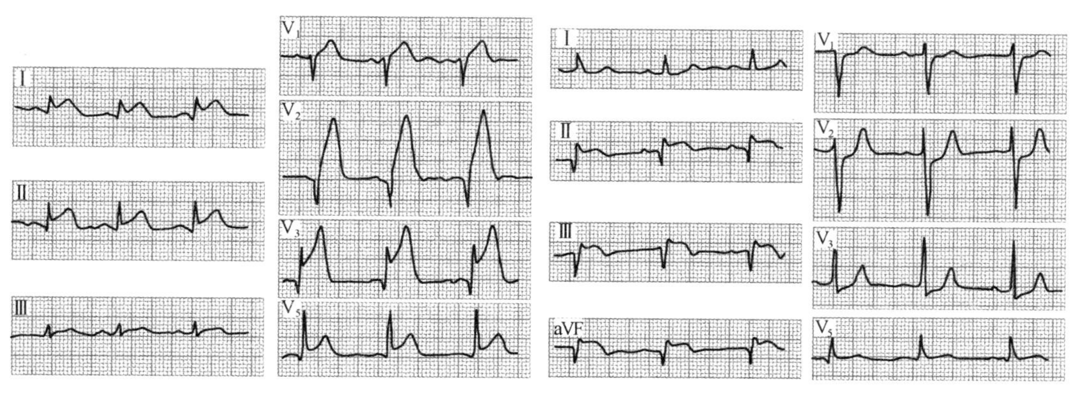

图 4-28 前壁心肌梗死心电图　　图 4-29 下壁心肌梗死心电图

5. 广泛前壁心肌梗死　在 V_1 ~ V_6 导联出现梗死图形。

6. 后壁心肌梗死　在 V_7 ~ V_9 导联出现梗死图形。

7. 右心室心肌梗死　在 V_3R ~ V_3R 出现梗死图形。

考点:心肌梗死的部位定位

链接 心电图口诀2

心肌梗死　Q单下倒，急梗快救（Q单指的是ST段呈现单向曲线抬高）。
　　　　　Q遗倒T，陈旧性非急（Q遗指的是Q波不消失）。

四、常见心律失常

正常人的心脏起搏点为窦房结,窦房结发出的冲动按正常传导系统顺序激动心房和心室。如果心脏激动的起源异常和(或)传导异常,称为心律失常。心肌细胞的自律性、兴奋性和传导性异常与心律失常的发生密切相关。根据其发生机制,心律失常可分为三大类(表4-3)。

表4-3　心律失常分类

发生机制	心律失常类型
激动起源异常	窦性心律失常:窦性心动过速、窦性心动过缓、窦性心律不齐、窦性停搏等 异位心律:①被动性,逸搏与逸搏心律(房性、房室交界性、室性);②主动性,期前收缩(房性、房室交界性、室性)、心动过速(房性、房室交界性、室性);扑动与颤动(心房、心室)
激动传导异常	传导阻滞:窦房阻滞、房内阻滞、房室传导阻滞、室内传导阻滞(左束支、右束支及左束支分支阻滞)等 传导途径异常:预激综合征
激动起源和传导异常	并行心律最常见

(一) 窦性心律与窦性心律失常

案例4-3

患者,女性,20岁,学生。心电图实训课时描记心电图如下图所示。

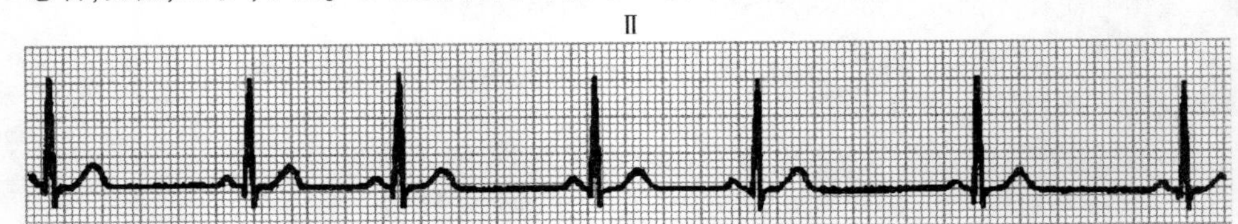

问题:该心电图可诊断为何种心律失常?

窦房结为正常心脏起搏点,凡是起源于窦房结的心律为窦性心律。成人正常窦性心律心电图特征:①P波呈钝圆形,在Ⅰ、Ⅱ、aVF导联直立,aVR导联倒置;②P波规律出现,频率为60~100次/分(PP间期固定,在同一导联上PP间期相差≤0.12秒);③PR间期为0.12~0.20秒(图4-30)。

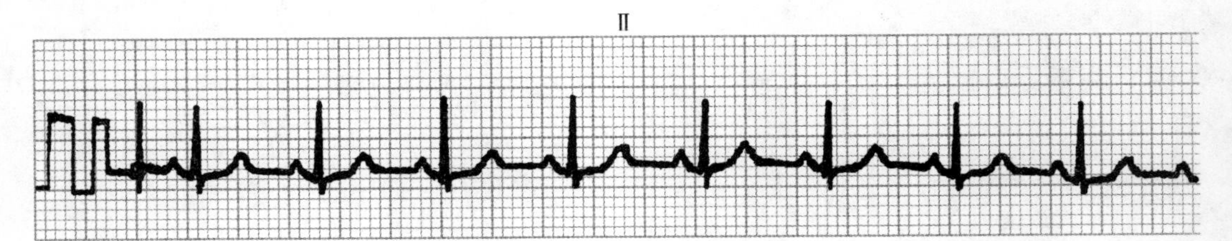

图4-30　正常窦性心律

考点:窦性心动过速的心电图特点及常见病因

1. 窦性心动过速　心电图特征:①具有窦性心律特点;②心率>100次/分,但一般<160次/分(图4-31)。它常见于运动、精神紧张、发热、甲状腺功能亢进、贫血、应用拟肾上腺素类药物等情况。

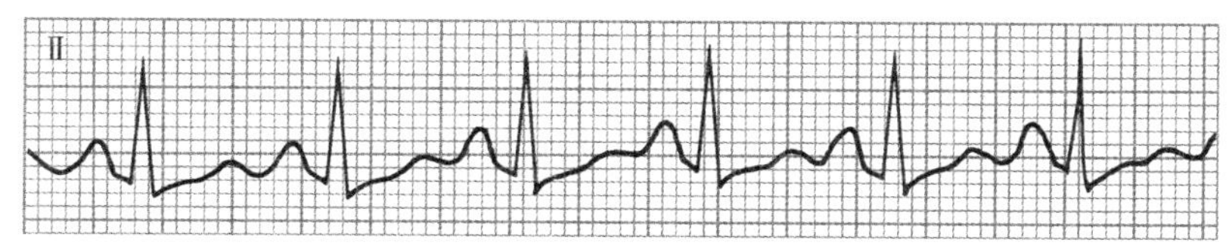

图4-31　窦性心动过速

2. 窦性心动过缓　心电图特征:①具有窦性心律特点;②心率<60次/分(图4-32)。它常见于窦房结功能障碍、甲状腺功能减退、服用某些药物(如β受体阻滞剂)等情况,也可见于老年人和运动员。

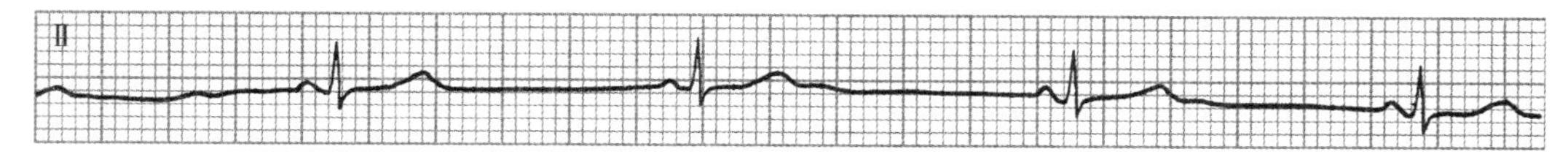

图4-32　窦性心动过缓

3. 窦性心律不齐　心电图特征:①具有窦性心律特点;②在同一导联上,PP间距之差大于0.12秒(图4-33)。它常见于儿童和青少年,多数窦性心律不齐与呼吸有关,表现为吸气时心率较快,呼气时变慢,深呼吸时更明显,称为呼吸性窦性心律不齐,多无临床意义。与呼吸无关的心律不齐,称非呼吸性窦性心律不齐。它是指窦房结发放冲动不规则,多见于心脏病患者。

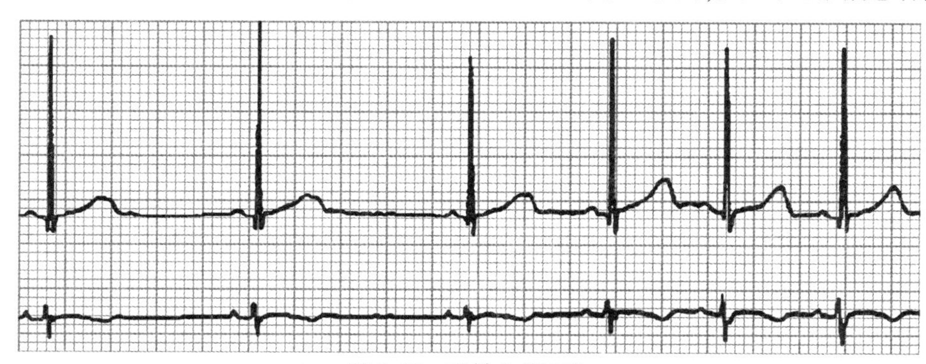

图4-33　窦性心律不齐

案例4-3分析

该同学心电图心率<60次/分,最大RR间期1.24秒,最小RR间期1.03秒,两者之差大于0.12秒,可诊断为窦性心动过缓伴不齐。

4. 窦性静止或窦性停搏　心电图特征:①具有窦性心律特点;②规则的PP间距中突然出现P波脱落,形成长PP间距,且PP间距与正常PP间距不成倍数关系(图4-34)。它见于迷走神经张力亢进、颈动脉过敏等生理情况;病理情况见于急性心肌梗死、急性心肌炎、心肌病等器质性心脏病,以及洋地黄、奎尼丁等药物使用过量。

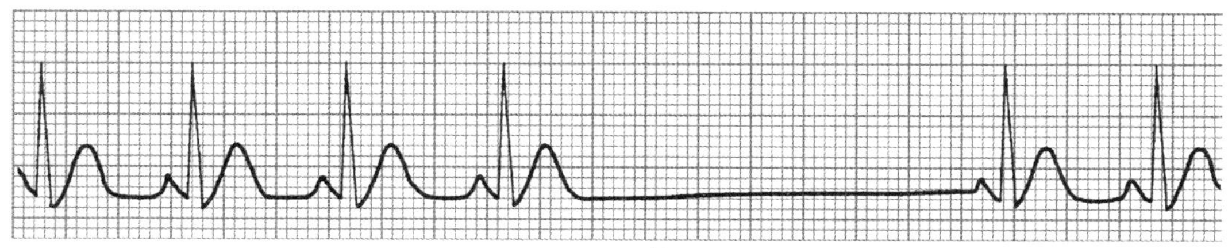

图4-34　窦性停搏

5. 病态窦房结综合征　心电图特征：①持续的窦性心动过缓，心率<50 次/分，用阿托品等药物不易纠正；②窦性停搏或窦房阻滞；③窦房阻滞伴或不伴有交界性逸搏；④在显著窦性心动过缓基础上，出现室上性快速心律失常，即慢-快综合征。它可见于起搏传导系统退行性病变及冠状动脉粥样硬化心脏病、心肌炎等，常引起头晕、黑矇、晕厥等临床表现。

链接 心电图口诀3

1. 窦性心律不齐　窦性心律不整齐，PP 间隔有差异，
　　同导相差>0.12 秒，PR 正常应熟记。
2. 窦性停搏　窦性 P 波无规律，较长时间不见 P，
　　长短 PP 不成比，窦性停搏要考虑。

（二）期前收缩

案例 4-4

患者，男性，20 岁。健康体检测得心电图如下图所示。2 周前曾发热、咳嗽。否认有心脏病史。

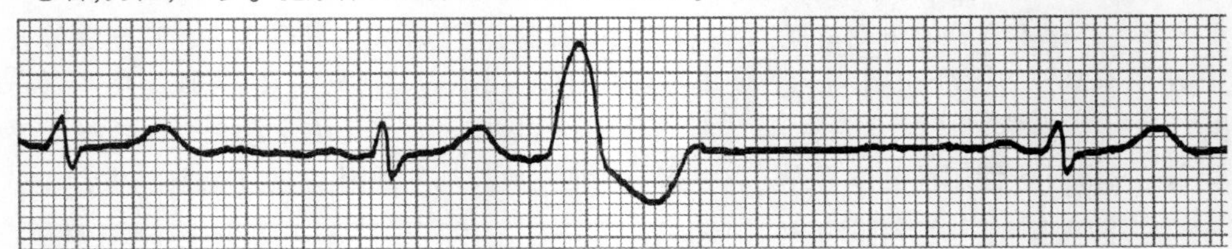

问题：1. 该心电图有何异常？
2. 此异常是否为生理情况？

期前收缩是指起源于窦房结以外的异位起搏点提前发出的激动，又称过早搏动（早搏）。根据异位起搏点的位置不同又分为房性期前收缩、交界性期前收缩和室性期前收缩三种类型。其中以室性期前收缩最为常见。

1. 室性期前收缩　由心室中的某一个异位起搏点在窦房结的激动未到达之前提前发生激动，引起心室除极。心电图特征：①提前出现的 QRS 波群，其前无相关的 P 波；②QRS 波群宽大畸形，时限>0.12 秒；③QRS 波群后多为完全性代偿间歇，即期前收缩前后的两个窦性 P 波间距等于正常 PP 间距的 2 倍；④继发 ST-T 改变，以 R 波为主的导联 ST 段下降，T 波倒置；以 S 波为主的导联 ST 段抬高，T 波直立。

在每次正常窦性搏动之后均出现一个室性期前收缩，称为室性期前收缩二联律，每 2 次正常窦性搏动之后均出现一个室性期前收缩，称为室性期前收缩三联律，依此类推（图 4-35）。

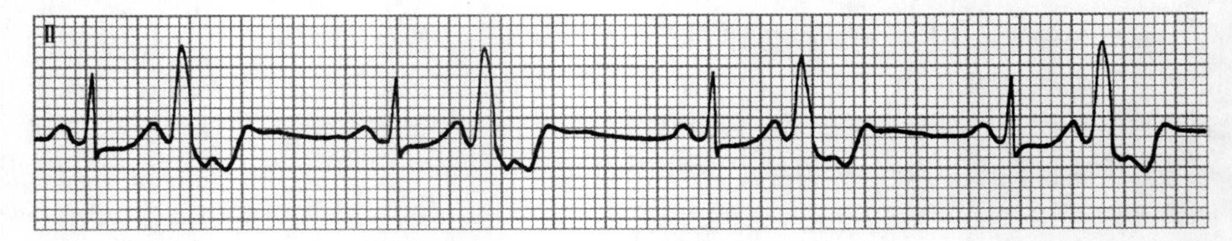

图 4-35　室性期前收缩呈二联律

考点：期前收缩呈联律的心电图特点；频发、多源性室性期前收缩的概念

若室性期前收缩每分钟超过 5 个，称为频发室性期前收缩；若室性期前收缩是由 2 个以上的心室异位起搏点引起，称为多源性室性期前收缩，即同一导联上提前出现的 QRS 波群具有多种形态，并且联律间期互不相同；若联律间期固定，而形态各异，为多形性期前收缩。

案例4-4分析

1. 该心电图提前出现宽大畸形QRS波群，时限>0.12秒，后有完全性代偿间歇，可诊断为室性期前收缩。

2. 室性期前收缩可以由情绪激动、体力过累、过量饮酒等生理情况引起，也可由心肌炎等病理情况引起。该评估对象虽无心脏病史，但2周前有发热、咳嗽史，不能完全排外因上呼吸道炎症感染所致，有待进一步检查。

2. 房性期前收缩　是指心房内异位起搏点在窦房结激动未到达时首先发生激动。心电图特征：①提前出现的P′波，其形态与窦性P波不同；②P′R间期>0.12秒；③提前出现的QRS波群形态多正常；④代偿间歇多不完全（图4-36）。

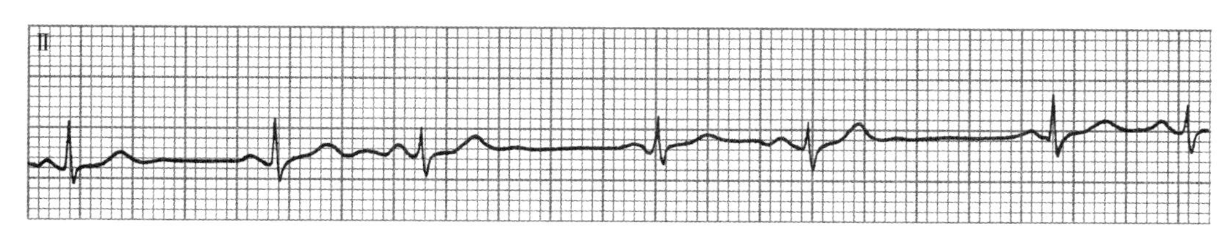

图4-36　房性期前收缩

3. 交界性期前收缩　是指房室交界区异位起搏点在窦房结激动未到达时首先发生激动。心电图特征：①提前出现的QRS波群，形态多正常，其前无窦性P波；②出现逆行P′波，P′波在Ⅱ、Ⅲ、aVF导联倒置，aVR导联直立，逆行P′波可出现在QRS波群之前（P′R间期<0.12秒）、之后（RP′间期<0.20秒）或者与QRS波相重叠不易辨认；③代偿间歇多完全（图4-37）。

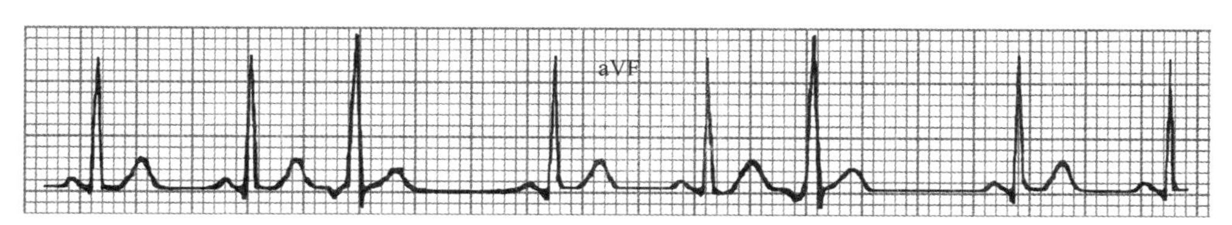

图4-37　交界性期前收缩

期前收缩可见于情绪激动、体力过劳、饱餐、吸烟、过量饮酒等生理情况，但多见于器质性心脏病如急性心肌梗死、心肌炎、风湿性心脏病等病理情况。此外，急性感染、心脏手术、麻醉、低钾血症、洋地黄中毒等情况也可见到。

考点：室性、房性、交界区性期前收缩的心电图特点

链接　心电图口诀4

1. 房性期前收缩　异位早搏P颠倒，P′在QRS前后找，
若与QRS相重叠，P波一定找不到。
P′在QRS前见到，P′R小于0.12秒，
QRS后遇到P′，RP′<0.2秒莫忘记，
提前QRS室上性，完全代偿为交界。

2. 室性早搏　室性早搏一出现，这个周期必提前。
QRS宽大又畸形，它与P波不相关。
T与P波方向反，实是继发之改变。
量量前后周期距，代偿间歇是完全。

(三) 异位性心动过速

异位性心动过速是指异位节律点兴奋性增高或折返激动引起的快速异位心律。根据异位节律点的部位可分为房性心动过速、交界性和室性心动过速,因房性心动过速与交界性心动过速 P′波不易辨别,故将两者合称为室上性心动过速。

1. 阵发性室上性心动过速　心电图特征:①连续出现 3 个或 3 个以上快速匀齐的 QRS 波群,形态及时限正常;②P′波往往不易辨认;③心率为 160 ~ 250 次/分,节律绝对规则;④常伴有继发性 ST-T 改变(图 4-38);⑤具有突发、突止的特点。

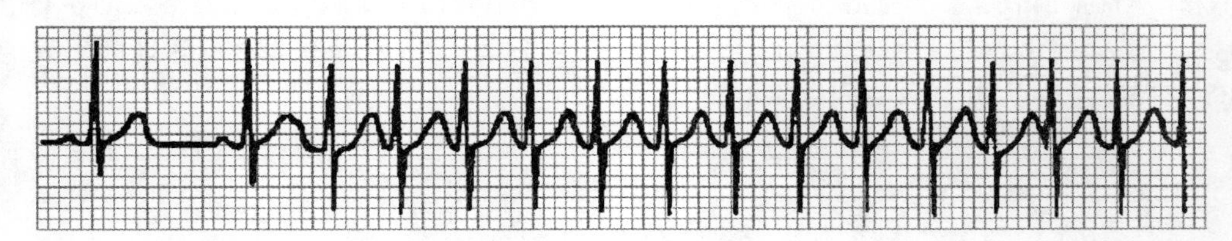

图 4-38　阵发性室上性心动过速

阵发性室上性心动过速可发生在健康人,也可见于风湿性心脏病、心肌梗死、甲状腺功能亢进等。

2. 阵发性室性心动过速　心电图特征:①连续出现 3 个或 3 个以上宽大、畸形的 QRS 波群,QRS 时限≥0. 12 秒;②心室率为 140 ~ 200 次/分,RR 间距略有不齐;③常无 P 波,如能发现 P 波,频率慢于 QRS 频率,且 PR 间期不固定,形成房室分离;④可见心房激动夺获心室(QRS 波群提前出现,形态似窦性心律)或形成室性融合波(QRS 波群形态介于窦性心律和室性异位心律之间)(图 4-39)。

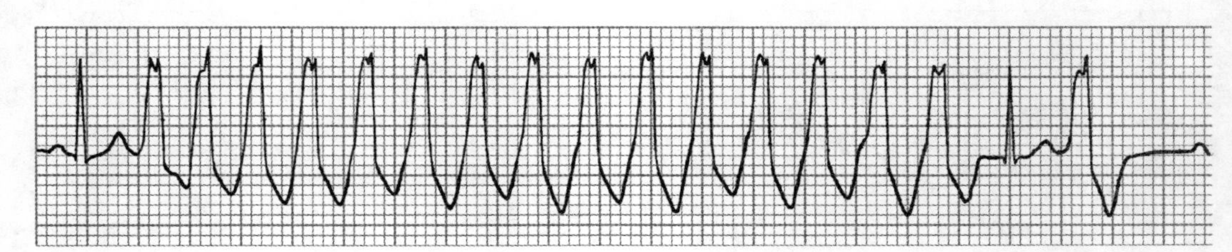

图 4-39　室性心动过速

考点:阵发性室上性、室性心动过速的心电图特点

阵发性室性心动过速是一种严重的心律失常,多见于严重的器质性心脏病患者,如冠状动脉粥样硬化性心脏病、风湿性心脏病、急性心肌梗死、洋地黄中毒、电解质紊乱等,常可发展为致命的心室扑动或心室颤动,偶尔发生于无器质性心脏病者。

(四) 扑动与颤动

案例 4-5

患者,女性,63 岁。心悸,胸闷 8 年,加重 3 天。患者 8 年前开始出现间断性心悸,胸闷,劳累后明显,由于经济条件差未曾医治,症状逐年加重,3 天前心悸胸闷加重,伴有呼吸困难,夜间不能平卧而来院。体格检查:T、R 正常,P 110 次/分,BP 135/85mmHg。呼吸急促,面颊紫红、口唇发绀,双肺底闻细湿啰音,心界向左扩大,呈梨形,心尖区闻及舒张期隆隆样杂音。心率 120 次/分,律不齐,第一心音强弱不等,心电图检查如图。

问题:1. 仔细分析资料,试着分析此患者可能患有何种疾病?

2. 该患者心电图有何特征? 为何种心律失常?

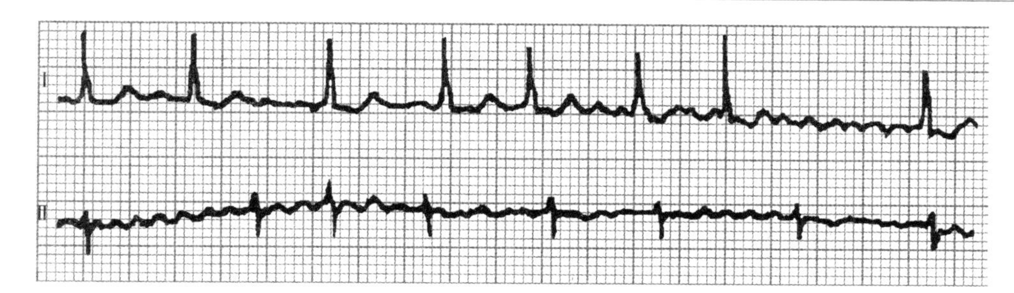

扑动与颤动是一种频率较阵发性心动过速更快的主动性异位心律，可发生在心房或心室。扑动是一种快速匀齐的节律，颤动是一种快速、细小、零乱的节律，两者间常相互转换。根据异位心律起源与节律不同，分为心房扑动及心房颤动、心室扑动及心室颤动。

1. 心房扑动　与心房内大折返激动有关。心电图特征：①P 波消失，代以匀齐的锯齿状或波浪状的 F 波，频率为 250～350 次/分；②房室传导比例为多为 2∶1、3∶1 或 4∶1，心室率规则（若传导比例不固定，此时心室率可不规则）；③QRS 波群形态和时限正常（图 4-40）。

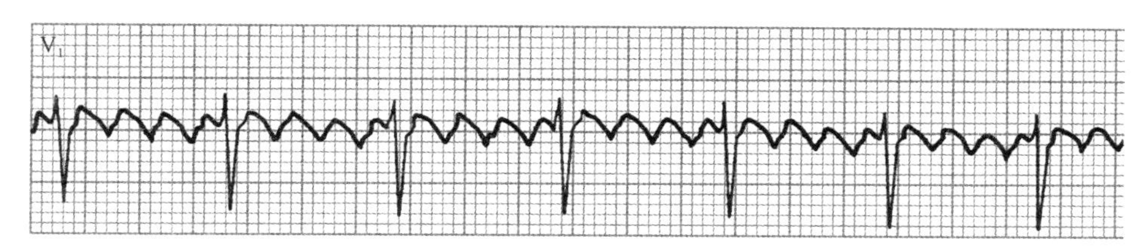

图 4-40　心房扑动

2. 心房颤动　多与心房扩大与心肌受损有关。心电图特征：①P 波消失，代之以大小不等、形状各异的 f 波，频率为 350～600 次/分；②RR 间距绝对不等，心室率>100 次/分称为快速心房颤动；心室率<60 次/分称慢速心房颤动；心室率>180 次/分提示心房颤动合并预激综合征；③QRS 波群形态和时限正常（图 4-41）。

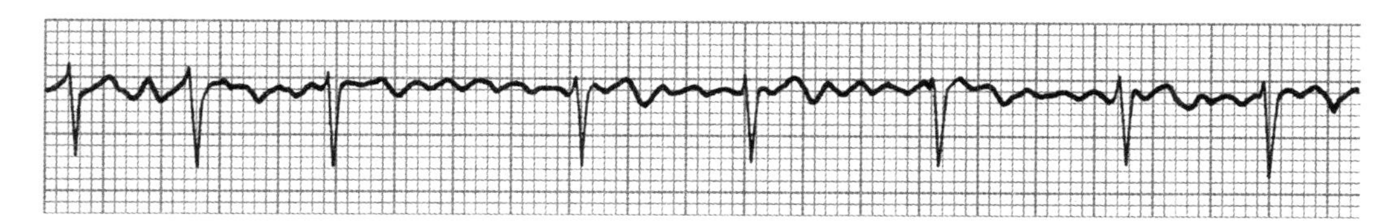

图 4-41　心房颤动

案例 4-5 分析

1. 患者心悸，胸闷，呼吸困难，二尖瓣面容，双肺底闻细湿啰音，心界向左扩大，心界呈梨形，心尖区闻及舒张期隆隆样杂音，脉搏短促，律不齐，第一心音强弱不等。符合慢性风湿性心脏病（二尖瓣狭窄）诊断标准，伴有心房颤动。

2. 该患者心电图示：①P 波消失，代之以大小不等、形状各异的 f 波，频率>350 次/分；②RR 间距绝对不等。结合体检脉搏短绌、律不齐，可诊断为心房颤动。

心房扑动与颤动主要见于器质性心脏病，如风湿性心脏病（尤其是二尖瓣损害时）、甲状腺功能亢进症、冠状动脉粥样硬化等。

考点：心房颤动的心电图特点

3. 心室扑动　是心室肌产生环形激动的结果。心电图特征：P 波、QRS 波群与 T 波不能分辨，代之以匀齐、宽大、连续出现的正弦波，频率为 200～250 次/分（图 4-42）。

考点：心室颤动的心电图特点

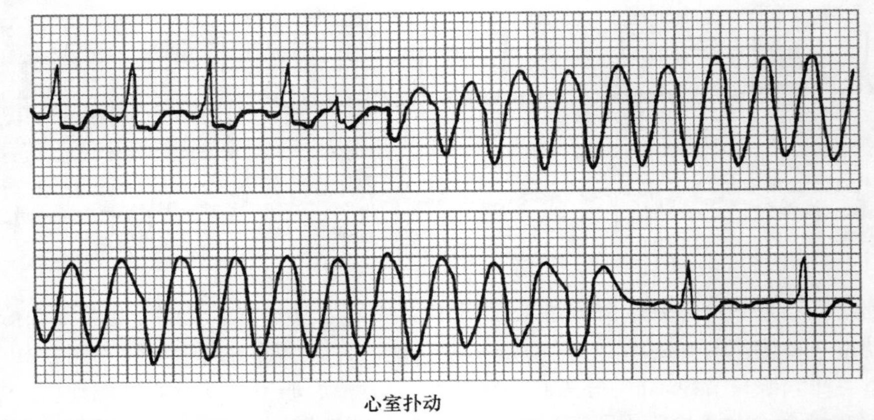

心室扑动

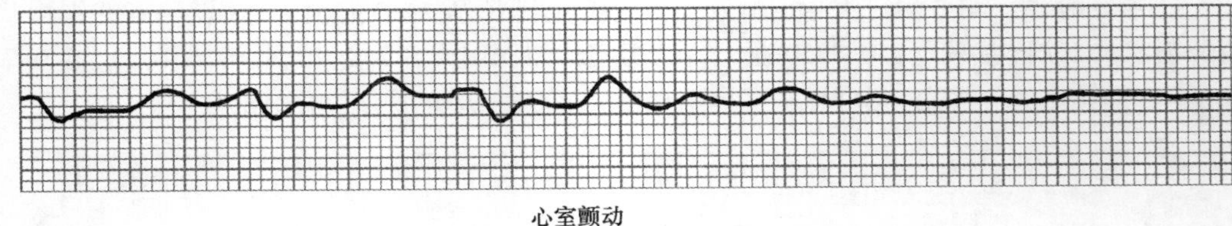

心室颤动

图4-42 心室扑动与心室颤动

4. 心室颤动　往往是心脏停搏前的短暂征象。心电图特征为：QRS-T 波完全消失，出现大小不等、极不匀齐的低小波，频率在 200～500 次/分（图 4-42）。

心室扑动及心室颤动多见于严重的心肺功能障碍、电解质紊乱、药物中毒、各种疾病的终末期等。

链接 心电图口诀5

1. 房扑　窦性 P 波看不见，F 波低似锯齿，
　　频率 250 ~350 次/分，等电位线无可观。
2. 房颤　窦性 P 波看不见，f 波形大小连成串，
　　房率 350 ~600 次/分，多次不能向下传。
　　心动周期绝不整，T 波往往不明显。
　　颤中常有乱中乱，真假房颤 V_1 辨。

（五）传导阻滞

1. 房室传导阻滞　当激动自心房向心室传导的过程中发生障碍，造成房室传导迟缓或阻断，称为房室传导阻滞，是最常见的一种传导障碍。其阻滞部位可发生在心房、房室束、房室结。按阻滞的程度可分为一度（传导时间延长）、二度（部分激动不能下传）和三度（传导完全中断）。

（1）一度房室传导阻滞：由于房室交界区的相对不应期延长，引起房室传导时间延长，但每次心房激动都能下传至心室。心电图特征为：①PR 间期延长>0. 20 秒；②每个 P 波后有一个相关的 QRS 波群，无 QRS 波群脱落现象（图 4-43）。

（2）二度房室传导阻滞：又分为Ⅰ型和Ⅱ型两种。前者多为功能性改变所致，预后较好；后者多为器质性损害所致，易发展成完全性房室传导阻滞，预后较差。

1）二度Ⅰ型房室传导阻滞（文氏Ⅰ型房室传导阻滞）：心电图特征为 P 波规律出现，PR 间期逐渐延长，直至 P 波后脱漏一个 QRS 波群，脱漏后的第一个 PR 间期最短，之后 PR 间期又逐渐延长，如此周而复始，称为文氏现象（图 4-44）。

2）二度Ⅱ型房室传导阻滞（文氏Ⅱ型房室传导阻滞）：心电图特征为 PR 间期固定，QRS 波群呈比例脱落，如呈 2：1 或 3：2 脱落，RR 间距匀齐（图 4-45）。

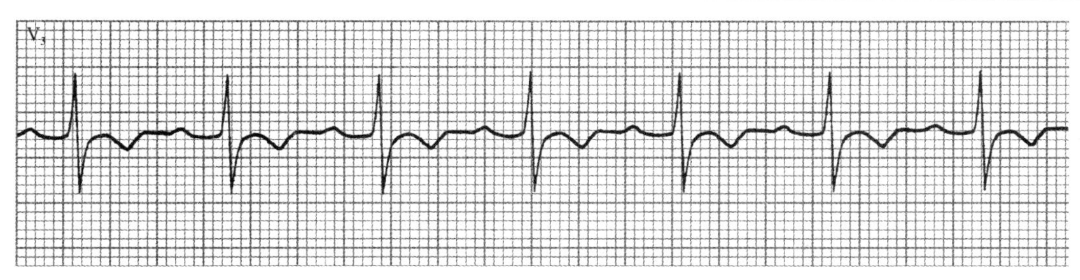

图4-43 一度房室传导阻滞

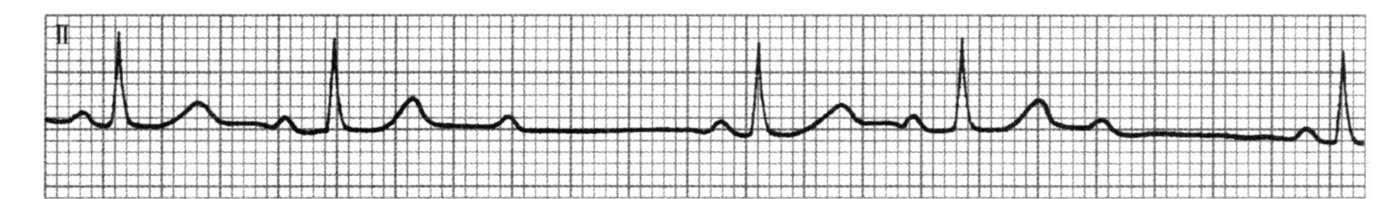

图4-44 二度Ⅰ型房室传导阻滞

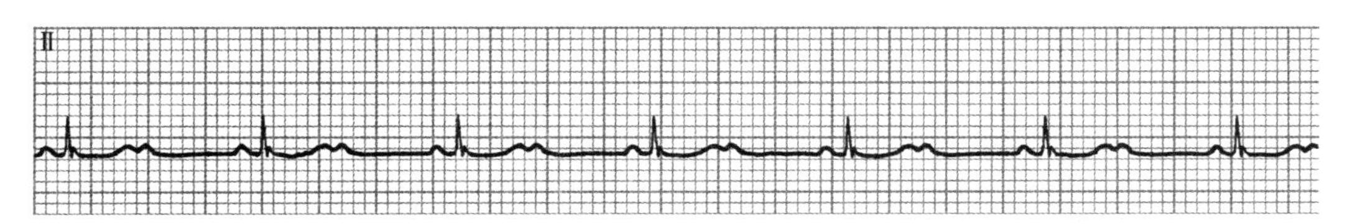

图4-45 二度Ⅱ型房室传导阻滞

（3）三度房室传导阻滞：心电图特征为PP间距与RR间距各自匀齐，P波与QRS波群毫无关系，心房率大于心室率（图4-46）。

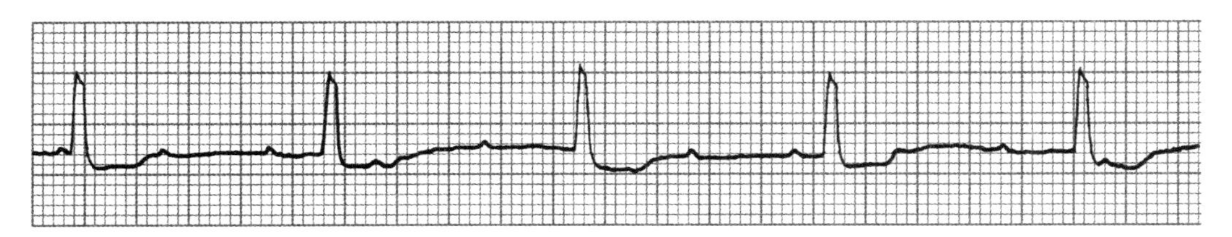

图4-46 三度房室传导阻滞

一度或二度Ⅰ型房室传导阻滞与迷走神经张力高有关，可见于正常人。二度Ⅱ型以上的传导阻滞多见于病理情况，如急性心肌梗死、冠状动脉粥样硬化、心肌病变、药物中毒等。

链接 心电图口诀6

1. 二度房室传导阻滞　二度阻滞分两型，轻重有别不相同。
PR逐延室漏搏，文氏现象就形成。
另种阻滞较前重，PR间距较固定。
房室脱落成比例，文氏Ⅱ型则形成。
2. 三度房室传导阻滞　三度阻滞一出现，PR正常QRS宽。
V_1导联M型，ST段下移T倒转。
Ⅰ导S波似V_5，粗顿挫折自了然。
阻滞完全或不全，QRS 0.12是关键。

2. 束支与分支传导阻滞　房室束为心脏特殊传导系统的一部分，房室束在室间隔上部分为两大分支，右束支支配右心室，左束支支配左心室。左束支又分为左前分支、左后分支及间隔支。它们可以分别发生不同程度的传导阻滞。

（1）左束支传导阻滞：左束支传导阻滞时，由于初始室间隔除极变为右向左方向，从而使Ⅰ、V_5、V_6 导联正常室间隔除极波（q 波）消失；由于左心室除极通过心室肌缓慢传导，故除极时间明显延长。根据 QRS 波群的时限是否大于 0.12 秒，又分为完全性左束支传导阻滞和不完全性左束支传导阻滞。

完全性左束支传导阻滞心电图特征：①QRS 波群时限延长≥0.12 秒，V_5、V_6 导联 VAT≥0.06 秒；②QRS 波群形态改变，V_1、V_2 导联呈 QS 或 rS 波，Ⅰ、aVL、V_5、V_6导联 R 波宽钝或有切迹；③心电轴可有不同程度左偏；④继发 ST-T 改变：以 R 波为主的导联 ST 段下移，T 波倒置或双向；以 S 波为主的 V_1、V_2 导联 ST 段上斜抬高，T 波直立（图 4-47）。若图形符合上述特征，但 QRS 波群时间<0.12 秒，称为不完全性左束支传导阻滞。

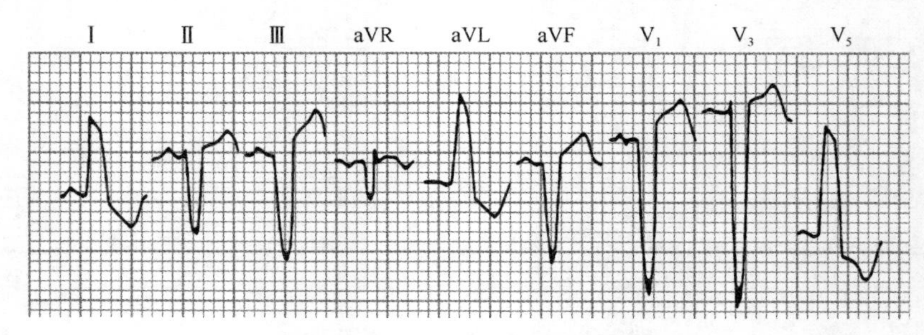

图 4-47 完全性左束支传导阻滞

（2）右束支传导阻滞：右束支传导阻滞时，心室自左向右方向除极，快速激动左心室，通过缓慢的心室肌传导激动右心室。因此表现为 QRS 波群前半部接近正常，后半部时间延迟，形态发生改变。根据 QRS 波群时限是否大于 0.12 秒又分为完全性右束支传导阻滞和不完全性右束支传导阻滞。

完全性右束支传导阻滞心电图特征：①QRS 波群时限延长≥0.12 秒；②V_1 或 V_2 导联 QRS 波呈 rsR′型或呈宽大并有切迹的 R 波，V_1 导联 R 峰时间>0.05 秒，此为最具特征性的改变；Ⅰ、V_5、V_6导联 S 波增宽而有切迹，时限≥0.04 秒；③ V_1、V_2 导联 ST 段轻度压低，T 波倒置；Ⅰ、V_5、V_6导联 T 波直立（图 4-48）。不完全性右束支阻滞 QRS 波群形态与完全性右束支传导阻滞相似，但 QRS 波群时限<0.12 秒。

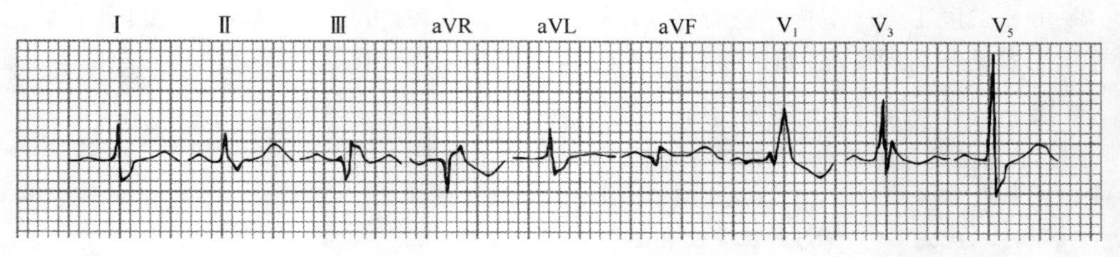

图 4-48 完全性右束支传导阻滞

（3）左前分支传导阻滞：左前分支传导阻滞时，左心室除极综合向量指向左、前、上，造成心电轴显著左偏。心电图特征：①心电轴左偏在-30°～-90°，以等于或超过-45°较有诊断价值；②QRS 波群形态改变，Ⅱ、Ⅲ、aVF 导联呈 rS 型，Ⅰ、aVL 导联呈 qR 型；③QRS 波群时限轻度延长，但<0.11 秒（图 4-49）。

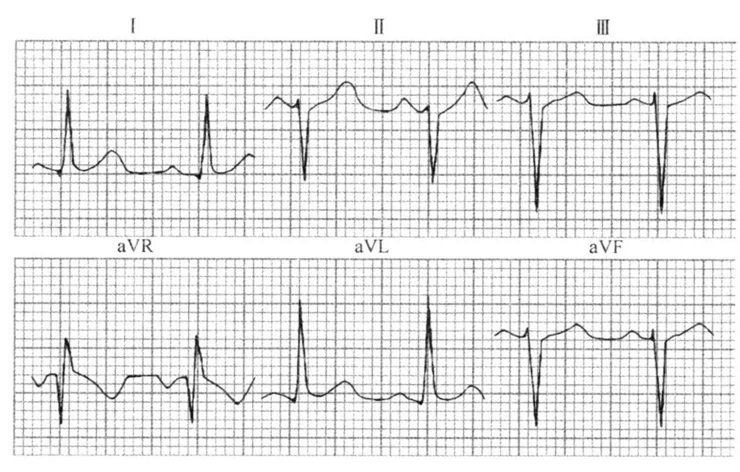

图4-49 左前分支传导阻滞

(4) 左后分支传导阻滞：左后分支传导阻滞时，左室除极综合向量指向右、后、下，造成电轴显著右偏。心电图特征为：①心电轴显著右偏，在+90°～180°，以超过120°有较肯定的诊断价值；②QRS波群形态改变，Ⅰ、aVL导联rS型，Ⅲ、aVF导联呈qR型，$R_{Ⅲ}>R_{Ⅱ}$；③QRS波群时限<0.11秒(图4-50)。

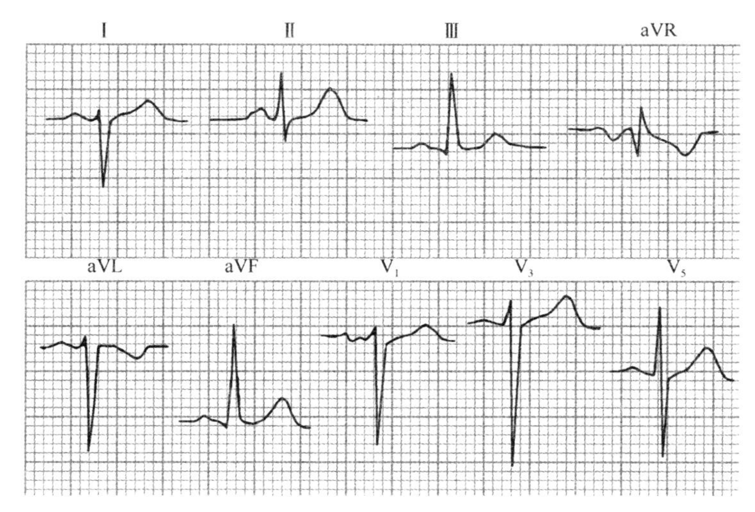

图4-50 左后分支传导阻滞

引起右束支传导阻滞主要原因有冠状动脉粥样硬化性心脏病、高血压性心脏病、心肌炎等，少数健康人也可出现。左束支短而粗，由双侧冠状动脉分支供血，不易发生传导阻滞，若发生，提示心脏有病理性损害。

(六) 预激综合征

预激综合征是指在正常的房室结传导途径之外，激动经由附加的传导束提前到达心室，使部分(或全部)心室肌提前激动。预激综合征可分为以下常见类型。

1. WPW综合征 这一类型的解剖学基础为房室环存在直接连接心房与心室的肯氏束。心电图特征为：①PR间期缩短<0.12秒；②QRS波群增宽，时限≥0.12秒；③QRS波群起始部有预激波(δ波)。④PJ间期正常<0.27秒；⑤可伴有继发性ST-T改变，T波方向与δ波方向相反(图4-51)。

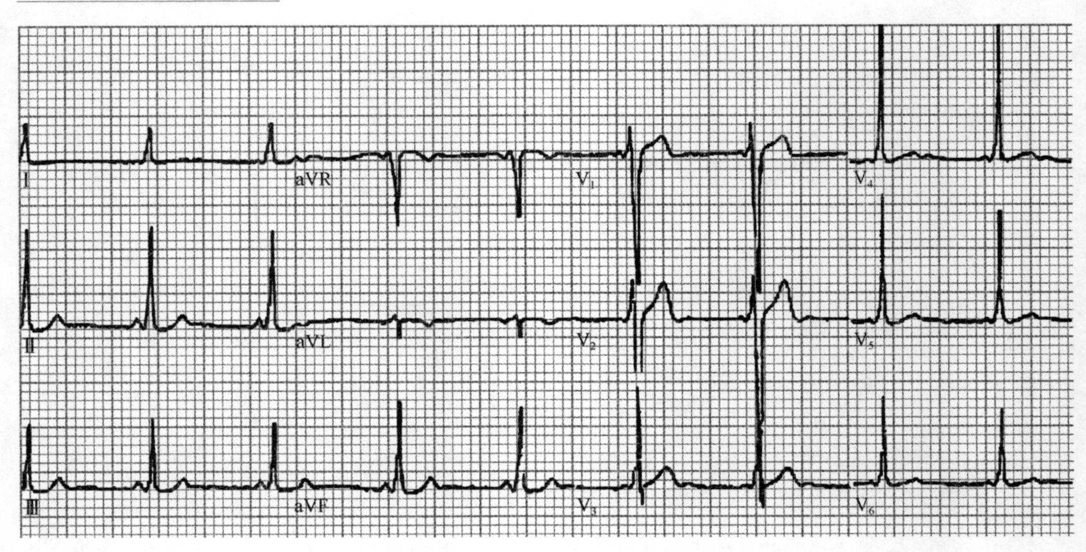

图 4-51 WPW 综合征

根据预激波及 QRS 波方向不同可分为：①A 型，即预激部位在左室或右室后底部，胸导联 V_1 ~ V_6 主波均向上；②B 型，即预激部位在右心室前侧壁，V_1、V_2 导联主波向下，V_5、V_6 导联主波向上；③C 型，即预激部位在左心室外侧壁。V_1、V_2 导联主波向上，V_5、V_6 主波向下。

2. LGL 综合征　又称变异型预激综合征。心电图特征：①PR 间期<0. 12 秒；②QRS 波群起始部无预激波。

链接　心电图口诀 7

预激综合征　QRS 起始 U 波存，PR 间期<0. 10 秒，QRS 增宽为佐证。

（七）逸搏和逸搏心律

正常情况下窦房结的自律性最高，为心脏的主节律点，其他节律点为异位起搏点。当主节律点发生病变或受到抑制而出现停搏或节律明显减慢（如病态窦房结综合征），或因传导障碍而不能下传时（如房室传导阻滞），作为一种保护性措施，窦房结以下的异位起搏点就会代替窦房结发出延迟的激动，激动心房或心室，称为逸搏。连续发生 3 次或 3 次以上逸搏称为逸搏心律。逸搏或逸搏心律是一种与原发病相伴随的被动的缓率性心律失常。根据起搏点的部位可将逸搏与逸搏心律分为房性、交界性和室性三种，临床上以房室交界性逸搏最为多见，室性逸搏次之，房性逸搏较少见。

1. 房性逸搏及房性逸搏心律　心房内分布着许多潜在节律点，频率为 50 ~ 60 次/分，略低于窦房结。房性逸搏多发生于窦房阻滞、房性早搏以后。

（1）房性逸搏心的电图特点：①长间歇后出现异常 P′波（P 波倒置或双向）；②P′R 间期略短，但>0. 12 秒；③QRS 时限<0. 12 秒，其形态与窦性下传之 QRS 波群基本相似。

（2）房性逸搏心律的心电图特点：①房性逸搏连续出现 3 次以上；②频率为 50 ~ 60 次/分。

2. 交界性逸搏及交界性逸搏心律　交界区逸搏主要因窦房结本身病变或窦性激动传出障碍所致，可见于窦性心动过缓、窦性停搏等。

（1）交界性逸搏的心电图特点为：①逸搏出现于长间歇之后，一般为 1. 0 ~ 1. 5 秒，周期固定；②逸搏 QRS 波群形态与窦性下传 QRS 波群形态一致，时限<0. 12 秒；③P 波与 QRS 波群的关系有以下三种：窦性 P 波、逆行 P 波及 QRS 波群前后无任何 P 波。

（2）交界性逸搏心律的心电图特点：①交界性逸搏连续出现 3 次以上；②节律规整，频率为 40 ~ 50 次/分(图 4-52)。

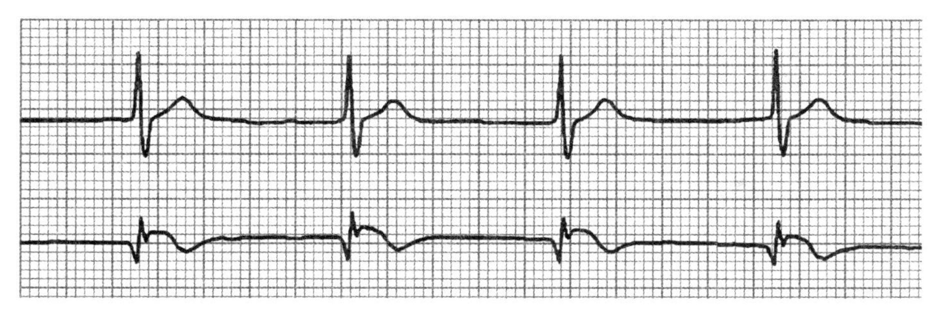

图 4-52 交界性逸搏心律

3. 室性逸搏及室性逸搏心律

(1) 室性逸搏的心电图特点:①出现于较长间歇后,一般大于 1.5 秒;②QRS 波群宽大畸形,时限>0.12 秒。

(2) 室性逸搏心律的心电图特点:①室性逸搏连续出现 3 次以上;②节律可稍不匀齐,频率 20 ~ 40 次/分(图 4-53)。

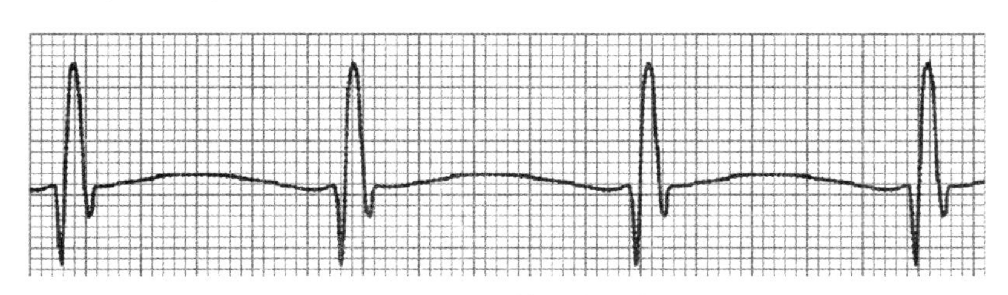

图 4-53 室性逸搏心律

链接 心电图口诀 8

逸搏与逸搏心率 逸搏常在窦缓时,被动代偿是机制,
逸搏波形同早搏,也分交界与房室,
逸搏出现周期后,这个特点要熟记,
逸搏出现连 3 次,逸搏心律便成立。

目标检测

A_1/A_2 型题

1. 诊断左心室肥大最主要的条件是( )
   A. QRS 波群增宽 B. 左心室高电压
   C. 心电轴显著左偏 D. T 波倒置明显
   E. ST 段可抬高
2. 急性心肌梗死心电图的缺血型改变主要是( )
   A. P 波的改变 B. QRS 波的改变
   C. ST 段的改变 D. T 波的改变
   E. U 波的改变
3. 下列哪项不是窦性心率心电图特点的是( )
   A. P 波在 Ⅱ 导联直立
   B. P 波在 aVR 导联倒置
   C. P 波在 V_5 导联直立
   D. PR 期间在 0.12 ~ 0.20 秒
   E. P 波在 aVF 导联直立
4. 窦性心动过速的心率范围通常是( )
   A. 60 ~ 80 次/分 B. 80 ~ 100 次/分
   C. 100 ~ 180 次/分 D. 180 ~ 200 次/分
   E. 200 ~ 220 次/分

5. 下列哪项不是阵发性室上性心动过速的特点(　　)
   A. 心率通常超过160次/分
   B. 心律十分整齐
   C. 突然发作、突然终止
   D. 第一心音强弱不等
   E. 多不伴有器质性心脏病
6. 下列不是三度房室传导阻滞的心电图表现为(　　)
   A. P波与QRS波群无关
   B. R波频率大于P波频率
   C. RR间距相等
   D. PP间距相等
   E. 心室率多在30～40次/分
7. 诊断室性心动过速心电图特征性的表现是(　　)
   A. 心室率大于150次/分　B. PP匀齐
   C. RR匀齐　D. QRS波群增宽
   E. 心室夺获和室性融合波
8. 心房颤动的心电图表现(　　)
   A. P波消失,出现f波,房率350～600次/分
   B. P波消失,出现f波,房率250～350次/分
   C. P波消失,出现F波,房率250～350次/分
   D. 心室律绝对规则
   E. QRS波形态和时限不正常
9. 患者,男性,70岁。突然意识丧失,血压测不清,颈动脉搏消失。此时心电图表现可为(　　)
   A. 心房扑动　B. 二度房室传导阻滞
   C. 房性心动过速　D. 病理性Q波
   E. 心室颤动
10. 患者突发心悸,心电图示心率180次/分,QRS波群时间0.10秒,RR绝对整齐,P′不易辨认,应考虑为(　　)
   A. 房室交界性逸博心率
   B. 阵发性室上性心动过速
   C. 阵发性室性心动过速
   D. 窦性心动过速
   E. 心房扑动
11. 患者,女性,45岁。下班后感到心慌,数脉搏发现每隔2个正常的搏动后出现一次过早搏动。此脉搏是(　　)
   A. 二联律　B. 三联律　C. 脉律异常
   D. 间歇脉　E. 脉搏短绌
12. 患者,男性,60岁。因突发心前区疼痛,疼痛难忍,并伴有胸闷憋气,来医院就诊,患者既往有糖尿病史10年、胃溃疡15年。经检查医生诊断为前间壁心肌梗死,特征性心电图变化出现在(　　)
   A. V_1～V_4导联　B. V_1～V_3导联
   C. V_3～V_5导联　D. V_6、Ⅰ、aVL导联
   E. V_1～V_6及Ⅰ、aVL导联
13. 患者,男性,62岁。诊断为急性心肌梗死而收入院治疗,发生室性期前收缩。下列符合室性期前收缩心电图特点的描述是(　　)
   A. QRS波群提前出现,形态与窦性心律相同
   B. QRS时限正常
   C. QRS波群前或中或后有逆行的P波
   D. T波常与主波方向相反
   E. 期前收缩后的代偿间歇多为不完全性代偿间歇
14. 患者,女性,35岁。患有风湿热10年,常有扁桃体炎发生,经医生诊断为慢性风湿性心瓣膜病、二尖瓣狭窄。下列表现不符合二尖瓣狭窄诊断的是(　　)
   A. 二尖瓣面容
   B. 心尖部可触及舒张期震颤
   C. 可出现心房颤动
   D. 心尖部有低调的舒张中晚期隆隆样杂音
   E. X线检查心影呈靴形
15. 患者,女性,60岁。自述突然心慌胸闷,检查:心率126次/分,脉率95次/分,且心律绝对不整,心音强弱不一。应考虑的诊断为(　　)
   A. 室性心动过速　B. 室上性心动过速
   C. 窦性心动过速　D. 心房颤动
   E. 心室颤动
16. 患者,男性,62岁。因心房颤动住院治疗,心率114次/分,心音强弱不等,心律不规则,脉搏细弱,且极不规则。此时护士应如何准确观察脉搏与心率(　　)
   A. 先测心率,后测脉率
   B. 先测脉率,后测心率
   C. 两人分别测脉率和心率,但应同时起止
   D. 两人分别测脉率和心率
   E. 一人测心率,另一人测脉率

A_3/A_4型题

(17～18题共用题干)

患者,女性,学生,22岁,既往体健。健康体检心电图发现1个宽大畸形的QRS波群。

17. 此宽大畸形的QRS波群为(　　)
   A. 室性期前收缩
   B. 房性期前收缩

C. 交界性期前收缩

D. 室性期前收缩二联律

E. 室性期前收缩三联律

18. 该学生出现宽大畸形的 QRS 波群的原因可能是( )

A. 高血压 B. 冠心病 C. 急性心肌梗死

D. 心肌病 E. 正常

第4节 心电图检查及心电监护的应用与操作

一、心电图检查的应用

(一) 阅读分析方法

1. 一般浏览 确认定准电压、走纸速度、有无导联记录或标记错误,判断和排出伪差或干扰(如肌肉震颤、交流电干扰等)。

2. 判断心脏位置 主要通过心电轴偏移的度数及是否有钟向转位大致判断心脏在胸腔中的位置。

3. 确定主导心律 寻找 P 波的形态和出现规律,确定主导心律是否为窦性心律。

4. 分析 P 波与 QRS 波群的关系 检查各导联 P 波、QRS 波群的形态、时间、电压变化,判断 T 波、PR 间期、QT 间期是否正常,有无心律失常的发生。

5. 观察 ST-T 改变 主要观察 ST 段的移位情况、T 波形态改变,以及出现改变的导联和导联数量。

6. 提出心电图诊断 根据以上心电图表现,系统重点地列出其特征,结合临床资料,综合分析有无心律、传导、房室肥大和心肌等几个方面有无异常。

(二) 临床应用范围

1. 分析与鉴别各种类型心律失常。

2. 查明各种原因所引起的心肌病变,尤其对于急性心急梗死的定性、定位、定期的判断具有极为重要的临床价值,并对指导治疗、判断预后有重要意义。

3. 反映心房、心室肥大的情况。另外,也可协助诊断心包炎、心肌炎、心绞痛(发作时)、血钾过高或过低、洋地黄、奎尼丁等药物中毒等疾病。

4. 对急性或慢性肺源性心脏病和慢性冠状动脉供血不足等疾病有一定的辅助诊断价值。

心电图的某些改变并无特异性,如心电图主要反映心脏激动的电活动过程,不能反映心脏功能、瓣膜活动及心音的情况;某些心脏病变的早期,心电图可以正常,如瓣膜病变早期或双侧心室肥厚;心电图有些属非特异性改变,同样的心电图改变可见于多种心脏病,如心律失常、心室肥厚、ST-T 改变等。因此,心电图在临床应用中有其局限性,必须结合其他临床资料,方能做出正确的判断。

二、心电监护的应用与操作

心电监护是监测心脏电活动的一种手段。普通心电图只能简单观察描记心电图当时短暂的心电活动情况。而心电监护则是通过显示屏连续观察监测心脏电活动情况的一种是无创的监测方法,可适时观察病情,提供可靠、有价值的心电活动指标,并指导实时处理。

(一) 临床应用范围

心电监护仪器比心电图机复杂,在临床上仅用于急危重症和病情多变的患者。常用于心电监护情况如下。

1. 对急性心肌梗死患者进行持续性心电监护，能观察急性心肌梗死动态演变过程，可早期发现并发的致命心律失常，及时处理。在急性心肌梗死溶栓治疗中，可监测再灌注心律失常，降低溶栓的并发症和死亡率。急性心肌梗死并发心律失常多数发生在梗死后24小时内，所以患者入院后进行心电监护，最少要监测3天。

2. 因不稳定型心绞痛往往呈自发的，与心肌耗氧量增加无明显关系，发作无规律性，易发展为心肌梗死，发作时可伴有致命的心律失常，心电监护的应用有较大价值。

3. 抗心律失常药物通过影响心肌细胞的电生理活动而发挥作用，其本身可引起心律失常，所以心电监护可监测抗心律失常药物引起的心律失常。

4. 洋地黄制剂是治疗室上性心律失常及心功能不全的常用药物，治疗量与中毒量相当接近，为保证治疗效果，及时发现中毒引起心律失常，常选用心电监护。

5. 心脏起搏器在安装过程中，可因导管电极插入心室时引起机械性刺激而发生心律失常，可通过心电监测而观察心脏起搏器的效果，及时发现问题并予以纠正。

6. 还可用于麻醉、手术、电解质紊乱和多脏器功能衰竭等患者的监测。

（二）心电监护的种类与方法

1. 心电监护种类　目前临床应用的主要有动态心电图监测、床边心电图监测和电话传输心电图监测三种类型。

（1）动态心电图监测：又称Holter监测，可对患者进行24小时或48～72小时连续记录动态心电活动信息，了解机体在活动时、症状发作时、用药前后等情况下的心电变化，弥补了常规心电图的不足。记录结果经计算机回放系统，可打印出具报告单，为诊断心肌缺血、捕捉心律失常提供依据。

（2）床边心电图监测：目前应用最为广泛，利用床边心电监测仪、中央心电监测系统、无线遥控心电监测仪连续监测危重患者的心电变化，医护人员通过显示在荧光屏上的心电图特征，对患者瞬间心电改变进行及时分析诊断，并采取相应紧急治疗措施。

1）床边心电检测仪：通过导联线直接从人体表面引入心电信号并在显示器上显示，设备简单，但不适用于大量患者使用，医护人员只能到床边进行心电观察。

2）中央心电监测系统：是目前各医院ICU/CCU内配备的一种心电监护设备，由一台中央检测仪和4～8台床边检测仪组成。中央检测仪一般放置在医（护）办公室或护士站，床边检测仪分别置于不同患者床旁，其电信号通过导线遥控输入中央检测台可同时或分别显示不同床边检测仪的心电信号。

3）无线遥控心电监测仪：通过给患者佩带无线电发射器，将患者心电活动信号发射到心电监测仪的无线电遥控器上。因不需要导线与心电监测仪相连，患者可在一定遥控距离（一般30～100m）内自由活动。

（3）电话传输心电图监测：利用电话传输技术和心电信号-声波信号转换显示系统，远距离监测各种状态下的人体心电活动改变。通过微型心电发送器将心电信号调制为声波信号，并通过电话传送到医院的中央处理系统，声波信号再转化为心电信号显示在荧光屏上或打印出心电图波形，供医护人员分析诊断。

2. 心电图监测导联连接方法　心电监护电极板安放位置应避开心脏听诊及必要治疗位置。其连接方法见表4-4。

表4-4　心电监测导联连接法

导联符号	颜色	位置	导联符号	颜色	位置
RA	白色	右锁骨中线锁骨下	LL	红色	左锁骨中线第6、7肋间
LA	黑色	左锁骨中线锁骨下	V_1	红色	胸骨右缘第4肋间
RL	绿色	右锁骨中线第6、7肋间	V_2	黄色	胸骨左缘第4肋间

续表

导联符号	颜色	位置	导联符号	颜色	位置
V_3	绿色	V_2与V_4连线的中点	V_5	橙色	左腋前线与V_4水平线相交处
V_4	蓝色	左锁骨中线与第5肋间相交处	V_6	紫色	左腋中线与V_4水平线相交处

进行三导联监护时，使用三导联心电电缆，RA、LA和LL三个肢体导联分别按上表所示放于相应位置上，此链接可使Ⅰ、Ⅱ、Ⅲ导联成立。

考点：心电监护测导联的连接方法

进行七导联心电监护时，使用五导联心电电缆，RA、LA、RL、LL四个肢体导联分别按上表所示放于相应位置上，此链接可使Ⅰ、Ⅱ、Ⅲ、aVR、aVL、aVF导联成立，胸导联可根据需要安放于V_1~V_6相应位置上，相应使V_1~V_6中的一个导联成立。

3. 心电监护图像分析

（1）按心电图的正常值范围对照心电图图像做出大致判断，心电图图像是否正常。

（2）观察心率、心律，分析各波段时间振幅，确定有无心律失常发生。

（3）密切注视有无心室颤动、三度房室传导阻滞等致命性心律失常发生。

（4）观察有无ST段及T波改变，及时发现心肌缺血、洋地黄中毒等情况发生。

（5）观察有无异常Q波，及时发现急性心肌梗死。

（6）注意鉴别干扰及伪差，如基线不稳、肌肉震颤引起各波段均有毛刺状颤动波等。

目标检测

A_1/A_2型题

1. 心律失常的诊断，哪一项检查最有价值（　　）
   A. 心脏听诊　B. 心电图
   C. 心向量图　D. 心音图
   E. 超声心动图
2. 心电图的基本图形及等电位线消失，QRS-T波被波形一致且宽大整齐的大正弦波替代，频率200~250次/分，应考虑（　　）
   A. 心房颤动　B. 心房扑动
   C. 心室扑动　D. 心室颤动
   E. 心跳骤停
3. 患者，男性，65岁。突然失语，右侧肢体偏瘫，心电图示：P波消失，代之以f波，RR间距绝对不齐，心室率130次/分，心电图诊断为（　　）
   A. 房性心动过速　B. 室性心动过速
   C. 窦性心动过速　D. 快速心房颤动
   E. 室上性心动过速
4. 患者，男性，18岁。入学体检做心电图发现窦性心律，心率55次/分，PP间距不等，最长PP与最短PP间距差为0.14秒，考虑为（　　）
   A. 窦性心律，房性期前收缩
   B. 窦性心动过缓，窦性心律不齐
   C. 窦性心动过缓，窦性停搏
   D. 窦房阻滞
   E. 一度房室传导阻滞

护理技能竞赛模拟训练题

1. 患者，男性，53岁，驾驶员。10年前体检时发现血压155/96mmHg，间断用药，由于无不适而未引起重视。2年来，时感头胀痛、头晕、眼花、耳鸣，以驾驶、情绪激动、紧张时明显。近半月，上述症状明显加重，劳累时心慌、气短。平素体健，喜食动物脂肪及内脏、高盐饮食，饮浓茶、不饮酒，有吸烟史，平均20余支/日，已有近30年，仍然未戒烟。大小便正常，生活完全自理。母亲因高血压脑出血已去世多年。体格检查：体温36.4℃、脉搏70次/分、呼吸21次/分，血压160/100mmHg，视诊心尖搏动位置在左侧第6肋间隙锁骨中线外1.0cm处，叩诊心界呈靴形，听诊双肺呼吸音清晰，心率68次/分，第一心音增强，律齐。心电图检查如图所示。

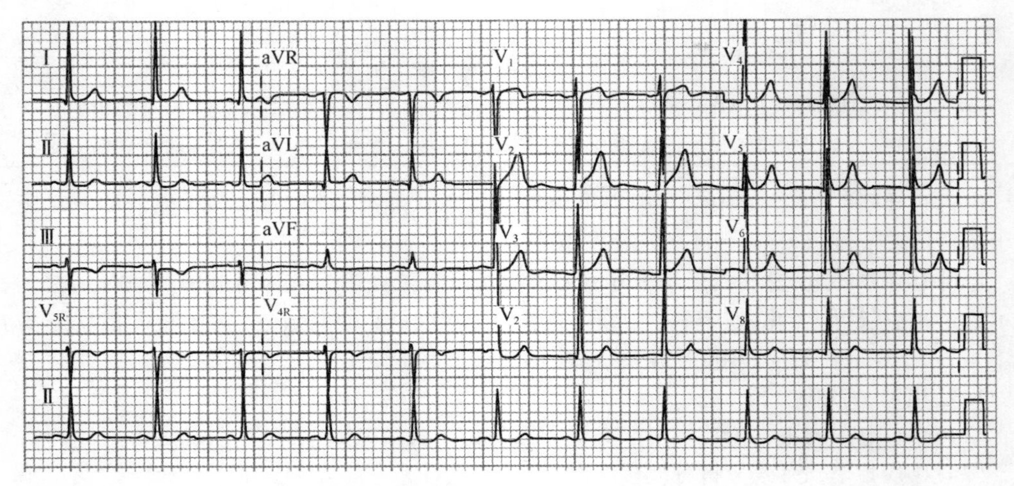

问题:(1) 仔细分析,该患者心电图有何特征?

(2) 患者患有何种疾病,依据是什么?

(3) 分析资料,该患者存在主要的护理问题是什么?并针对首优护理问题制订主要护理措施?

2. 患者,男性,69 岁。吸烟史 30 年。2 年来劳累时感到胸骨后压榨性疼痛,常在休息或含硝酸甘油 5 分钟内缓解。今晨突然胸骨后持续疼痛,休息、含硝酸甘油均无效。疼痛持续 3 小时,伴有烦躁、出汗,家属平车入急诊室。体格检查:面色苍白,出汗多,血压 90/60mmHg,心率 100 次/分,偶有期前收缩,心电图检查如图所示。

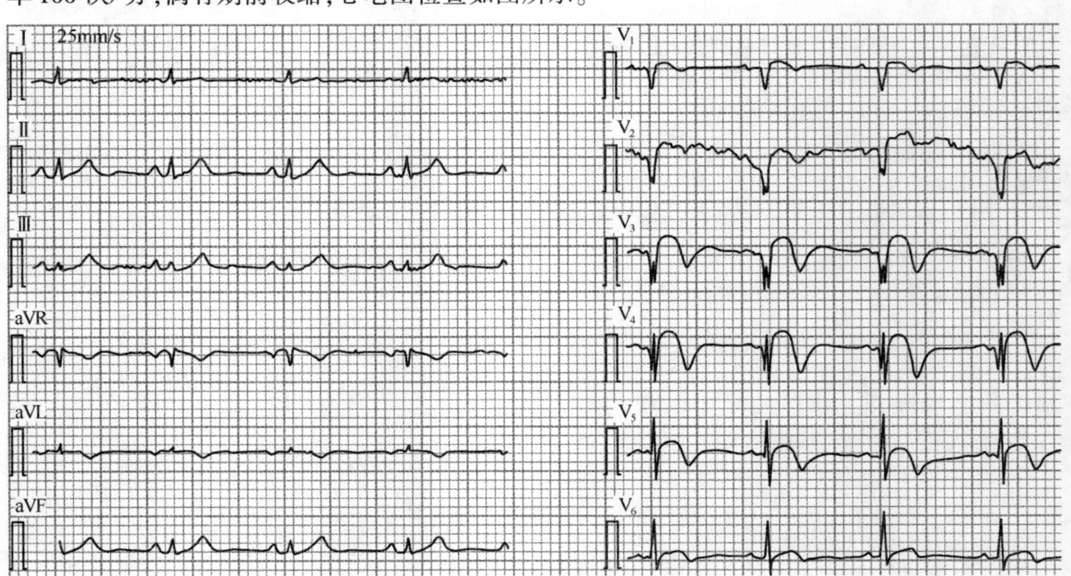

问题:(1) 该患者心电图有何特征?

(2) 患者患有何种疾病,依据是什么?

(3) 分析资料,列出该患者主要的护理问题,并针对首优护理问题制订主要护理措施?

(刘文慧)

第5章　影像学检查

影像学检查是通过不同的成像手段，使人体内部组织器官显现影像，从而了解人体的解剖结构、生理功能及病理变化，以达到诊断和治疗的目的。20世纪70年代以来，由于显像技术的快速进展和突破，传统的放射诊断学已发展成为一门以X线诊断为基础，同时还包括电子计算机X线体层摄影检查(CT)、超声检查、磁共振成像(MRI)及核医学检查等为内容的崭新的医学影像学，从而使疾病得到快速、准确的诊治。了解影像学检查的原理、检查特点及临床应用，掌握检查前的准备及护理是每位护士必备的基本技能。

链接　影像学检查的进展

近30年来，尤其是最近10余年，影像学诊断技术获得了快速发展，一些先进的高性能影像学检查设备，如多排CT、高场强MR机、立体成像彩色超声诊断仪及各种专用机(如数字胃肠机、数字乳腺机和复合手术室专用MR机等)相继投入临床应用，检查技术也在不断创新，如CT能谱成像、磁敏感加强成像、超声弹性成像等已陆续应用于临床。

第1节　放射学检查

一、X线检查

案例5-1

患者，男性，25岁。2个月前开始午后低热，体温最高不超过38℃。咳嗽，以干咳为主，无咯血和胸痛，服用各种抗感冒药和止咳药，无明显好转。近来逐渐乏力，有时伴夜间盗汗。病后进食和睡眠稍差，体重稍有下降，大小便正常。既往体健，有肺结核接触史。初步诊断：肺结核，建议患者行X线检查。

问题：1. 患者对做X线检查有顾虑，认为X线辐射对身体有害，护士应如何进行健康教育？

2. 检查前患者应做哪些准备？

X线成像用于临床疾病诊断，已经有百余年历史，至今依然是医学影像学检查的重要组成部分。了解X线的特点、诊断原理，掌握有关检查前的准备要点，熟悉常见病、多发病的X线表现，是护士必须具备的基本素养。

(一) X线的特性

X线是真空管内高速运行的自由电子群撞击钨靶时产生的。它属于电磁波，与X线成像和X线检查相关的特性有以下几点。

1. 穿透性　是X线成像的基础。X线波长短，对物质有很强的穿透力，能穿透普通光线所不能穿透的物体，包括人体。

2. 荧光效应　是进行透视检查的基础。X线能激发荧光物质产生肉眼可见的荧光，即X线的荧光效应。

3. 感光效应　是X线摄片的基础。涂有溴化银的胶片，经X线照射后可以感光而产生潜影，经显影、定影处理便形成黑白影像，即X线的感光效应。

4. 电离作用与生物效应　X线通过任何物质都可使该物质发生电离，它可使人体细胞生长受到损害或破坏,受损害的程度与X线量成正比,此即X线的生物效应,也是放射防护学和放射治疗学的基础。

考点:X线的特性

链接 伦琴发现X线

1861年,英国科学家威廉·克鲁克斯发现通电的阴极射线管有放电产生的光线,可是经过多次实验都未能将这一现象拍摄成功。他认为干板底片有问题,退给了厂家。20多年后,德国科学家伦琴也发现了干板底片“跑光”现象。经过多次实验他发现电流通过时,2m外一个涂了氰亚铂酸钡的小屏发出明亮的荧光。伦琴证明了这种效应是一种看不见的射线引起的,它能穿过纸和2~3cm厚的木头,能穿过薄铝片,但不能穿过较厚的金属和其他致密物质。12月28日,他宣布了自己的新发现,并将这个性质不明的射线叫做X线。后人将X线以他的名字命名,称为伦琴射线。

(二) X线的成像原理

X线之所以能使人体在荧屏上或胶片上形成影像,一方面是由于X线能穿透人体的组织结构,并且X线具有荧光效应和感光效应;另一方面,人体组织结构具有密度和厚度的差别,当X线透过人体时,密度高、厚度大的组织结构吸收X线量多,而密度低、厚度薄的部分吸收X线量就少,从而到达荧屏或胶片上的X线量就有了差异,形成黑白对比不同的影像。

(三) X线图像的特点

X线图像是X线束穿透人体某一部分组织结构后的投影总和,是该穿透路径上各个组织影像相互叠加在一起形成的,属于灰阶影像,由从黑到白不同灰度的影像组成。一般来讲,胶片上的白影、灰影、黑影分别对应高密度、中等密度和低密度的组织结构。

链接 X线图像上的密度与组织类型的关系

X线图像上的影像密度与组织结构类型及厚度有关:在正常胸片中,骨骼包括胸骨、肩胛骨、锁骨和肋骨,视其厚度而呈高密度白影或中高密度灰白影;纵隔内主要为心脏大血管,属于软组织,但厚度大,也表现为高密度白影;肺组织虽也较厚,但其内主要为气体,故显示为低密度黑影(图5-1)。

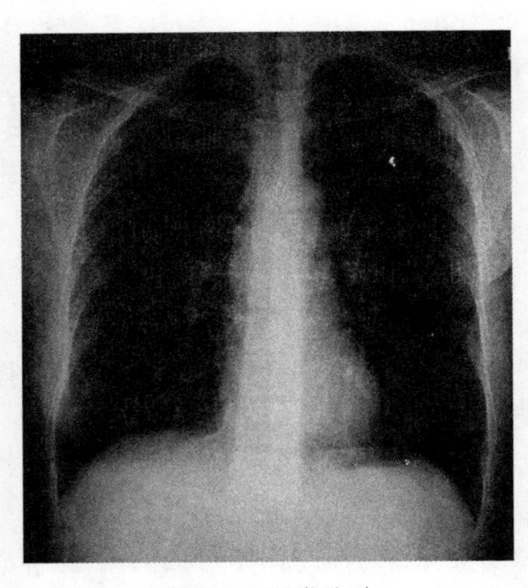

图5-1 正常胸片

(四) 常用X线检查方法

X线检查时,由人体组织结构自然存在的密度和厚度差异所形成的灰度对比,称为自然对比。依靠自然对比所获得的X线摄影图片,常称之为平片。对于缺乏自然对比的组织或器官,可以人为引入密度高于或低于该组织或器官的物质,使之产生灰度对比,称之为人工对比。这种引入的物质称之为对比剂,又称为造影剂。通过人工对比方法进行的X线检查即为X线造影检查。

1. 普通检查 应用身体的自然对比进行透视、摄片。此法简单易行,应用最广,是X线诊断的基本方法。

(1) 荧光透视:透过人体被检查部位的X线使荧光屏上形成影像的检查方法。它具有实时、动态、经济等优点;缺点是影像不够清晰、缺乏客观记录,辐射剂量大。目前多采用FPD(平板探测器)和影像增强电视系统。它多用于介入治疗、骨折复位、胃肠道钡剂造影检查等。

(2) X线摄影:常简称为摄片,是X线透过人体后在胶片上形成影像的检查方法。其优点是影像清晰,检查范围广,可作记录保存,便于分析对比和复查比较。缺点是仅为瞬时影像,难以了解动态功能的改变。X线摄影时,常需进行两个方位摄片,如正位和侧位。X线摄影广泛应用于胸部、腹部、四肢、头颅、骨盆及脊椎的检查。

2. 特殊检查

(1) 软X线摄影:40kV以下管电压产生的X线,波长较长、能量较低,穿透物质的能力较弱故称为软X线,用这种X线摄影称为软X线摄影,是应用钼靶或铑靶X线管的摄影技术,主要用于乳腺X线检查。

(2) X线减影技术:应用CR(计算机X线成像)或DR(数字X线成像)的减影技术,可获取单纯软组织或骨组织图像,提高了对疾病的诊断能力。

(3) 体层摄影检查:过去常用于肺、支气管、脊椎、肾等部位的检查。由于CT及MRI的广泛普及,目前应用较少。

链接 CR与DR

计算机X线成像(CR)是将X线摄照的影像信息记录在影像板上,读取装置读取后由计算机计算出一个数字化图像,经数字/模拟转换器转换,于荧屏上显示出灰阶图像。

数字X线摄影(DR),透射过人体后的X线信号被探测获取,直接形成数字影像,数字影像数据传到计算机,在显示器上显示,也可以进行后期处理。

3. 造影检查

(1) 造影剂:通常可分为低密度造影剂(如空气、氧气、二氧化碳等)和高密度造影剂(如碘剂、硫酸钡等)两类。碘剂是多用于胆囊造影、胆道造影、心血管造影、静脉肾盂造影;硫酸钡主要用于消化道造影。低密度造影剂则用于胸腹腔、盆腔、脑室造影及膝关节造影等,目前使用较少。此外还有气体和硫酸钡混合的双重造影,可用于胃肠道和膀胱疾病的诊断。

(2) 造影方法:根据引入造影剂的方式不同,可分为直接导入式法(如胃钡餐造影、钡剂灌肠、血管造影、窦道造影等)和间接导入式法(如口服法胆囊造影、静脉胆道造影、静脉肾盂造影等)。

考点:常用的X线检查方法

(五) X线检查的防护

X线具有生物效应,达到一定剂量的照射会导致放射性损伤。因此日常工作中要注意防护,可以采用屏蔽防护和距离防护,常用铅或含铅的物质作为屏障或通过增加X线源与人体间距以减少辐射量。同时应严格掌握适应证,避免不必要的检查,尤其是孕妇和儿童。

(六) X线检查前的准备

1. 透视检查前的准备　透视检查前应向评估对象说明透视的目的和需要配合的姿势,并尽量除去透视部位的厚层衣物及影响X线穿透的物品,如发夹、金属饰物;膏药、敷料等,以免干扰检查结果。

2. 摄片检查前的准备　摄片检查前应向评估对象解释摄片的目的、方法、注意事项。如充分裸露投照部位、胸部摄片时需屏气等,使评估对象在摄片时充分配合。除急腹症外,腹部摄片前应先清洁洗肠,以免气体或粪便影响摄片质量。创伤患者摄片时,应尽量少搬动。危重患者摄片须有临床医护人员监护等。

案例5-1分析

护士应告知患者近代X线机及机房的设计已考虑到防护措施,能保证安全使用,使接受放射量在允许范围内,不会造成身体损害。但应避免短期内反复多次检查及不必要的复查。

胸部X线摄片前向患者解释摄片的目的、方法、注意事项,说明检查无痛苦与危险,帮助受检者克服紧张和恐惧心理,因胸部摄片时须屏气,故应提前教会被检查者,使患者在摄片时能充分配合。

3. 造影检查前的准备　造影检查前应向患者及家属说明检查的目的和方法,以争取良好的合作。极度衰弱、严重心肾功能疾病和过敏体质者应禁止检查。

(1) 碘剂造影前的准备:首先应查询患者有无造影的禁忌证,如碘过敏、严重心肾疾病等,并向患者解释造影的过程以求得合作。碘过敏试验:用30%碘剂1.0ml缓慢静脉注射,观察15~20分钟内有无不良反应。轻者表现为周身灼热感、恶心、呕吐、荨麻疹等;重者表现为心血管、中枢神经系统及呼吸功能障碍,如休克、惊厥、喉头水肿、呼吸困难、周围循环衰竭,甚至心跳骤停。如无上述反应,才能做造影检查。

链接　碘过敏试验无反应就安全吗

碘过敏试验无反应未必就安全。碘过敏试验虽有一定的参考意义,但在实践中也有做试验时无症状而在造影时却发生过敏反应的现象。因此,每次注射碘剂时应准备好急救药品以防不测。如果在造影过程中出现严重症状时,应立即终止造影并进行抗过敏、抗休克等抢救,若有呼吸心跳停止则需立即进行心肺复苏术。

(2) 心血管造影检查前的准备:检查前检测血常规和出、凝血时间;检查前1天分别做碘、普鲁卡因和青霉素过敏试验,并对穿刺部位备皮;检查前禁食4小时,检查前半小时肌内注射苯巴比妥0.1g;检查前连接心电图监护仪,准备好其他抢救设备和药品。

(3) 胃肠钡餐检查前的准备:检查前3天禁服影响胃肠功能的药物和含铁、锑、镁、钙等重金属药物,少食含气、多渣食物;检查前禁食10小时以上;有幽门梗阻者检查前应先抽出胃内滞留物;近期上消化道出血者暂缓检查,怀疑有胃肠道穿孔、肠梗阻者应禁止检查。

(4) 钡剂灌肠检查前的准备:检查前1天进半流质、少渣饮食,下午及晚间饮水1000ml左右;气钡双重造影者检查前晚服缓泻剂(番泻叶)导泻;检查当日晨起禁食,检查前2小时清洁灌肠;怀疑有肠穿孔、肠梗阻者禁止检查。

(5) 静脉肾盂造影(IVP)检查前的准备:检查前3天禁服含重金属药物;检查前1天做碘过敏试验,摄无渣、少产气食物;检查前1天晚服用缓泻剂(番泻叶)导泻;检查前6小时禁水,排空膀胱后造影。

(6) 脑血管造影检查前的准备:检查前检测出、凝血时间;检查前1天做碘和普鲁卡因过敏试验;检查前禁食4~6小时;检查前半小时肌内注射苯巴比妥0.1g、皮下注射阿托品0.5mg。

考点: X线检查前的准备;碘过敏表现及处理

(7) 支气管碘油造影检查前的准备:检查前3天开始每天做体位引流并服祛痰药,尽量将痰排出;检查前1天做碘和普鲁卡因过敏试验;检查前禁食;检查前1小时给地西泮(安定)5mg,检查前半小时给皮下注射阿托品0.5mg。

(七) X线检查的临床应用

尽管其他一些先进的影像学检查技术,如CT和MRI等对疾病的诊断,显示出了很大的优越性,但它们并不能取代X线检查。一些部位的检查,如胃肠道、骨关节、心血管,仍首选用X线检查。因此,在国内外X线检查仍然是影像学检查中使用最广泛和最基本的方法。

1. 呼吸系统X线检查

(1) 正常的X线表现:正常胸部X线影像是胸腔内外各种组织和器官重叠的综合投影(图5-1)。只有熟悉各种影像的正常及变异表现,才能对疾病的各种异常征象进行认识和分析(表5-1)。

表5-1　正常的X线表现

胸部组织	X线表现
软组织	
胸锁乳突肌	外缘锐利,均匀致密
胸大肌	均匀致密的扇形影,其外下缘境界清楚,两侧胸大肌影可不对称
乳房及乳头	女性乳房在两肺下野形成下缘清楚的半圆形密度增高影;乳头在两肺下野形成小圆形致密影
骨骼	
肋骨	肋骨后段呈水平向外下方走行,密度较高,清晰,前段自外上向内下斜行。肋软骨不显影。余肋软骨表现为断续的片状、条状或颗粒状钙化影
肩胛骨	肩胛骨内缘可与肺野外带相重叠
锁骨	内端下缘有时呈半月形凹陷,两侧可不对称,称为"菱形窝",为菱形韧带附着处,边缘不规则
胸骨	正位片上,胸骨与纵隔影重叠
胸椎	正位像上横突可突出于纵隔影之外,可与肺门重叠
膈	呈圆形向上隆起。膈与心脏相交处称心膈角,膈与肋骨相交处称肋膈角,在透视下可见膈随呼吸而上下运动
纵隔	除气管及支气管可以分辨外,其余结构间无明显对比
肺	
肺野	均匀一致的低密度阴影。为便于标明病变位置,人为地将两肺野各纵行分为三等份,称为内、中、外带;又分别从第2和第4肋骨前端下缘各划一横线,又把肺野分为上、中、下三野
肺门	由肺动脉、肺静脉、支气管和淋巴组织组合而成,其中以肺动脉和肺静脉的大分支为主要组成部分
肺纹理	肺纹理由肺动脉、肺静脉及淋巴管构成。胸片上表现为自肺门向肺野呈放射状分布的树枝状影
肺叶、肺段	右肺的斜裂与水平裂将右肺分为上、中、下三叶。左肺只有斜裂,将左肺分为上、下两叶。每个肺叶由2~5个肺段构成

考点: 肺纹理的构成

(2)肺部病变的基本X线表现

案例5-2

患者,男性,24岁。体检X线胸片上发现右上肺野处有一1.0cm×0.8cm大小白色阴影,平时无特殊不适,医生考虑为结核钙化灶。患者自觉并未患过肺结核,为肺部有结核钙化点而担忧。

问题: 1. 请解释结核钙化点的原因,是否需要治疗?

2. 患者问这种情况是否易得肺癌?请给予指导。

1)渗出与实变:X线上渗出表现为密度不太高的较均匀的云絮状阴影,边缘模糊,与正常肺无清楚界限,多为急性炎症表现。肺泡内气体被病理的液体或组织所代替为实变,X线表现为片状致密影。

2)增殖:肺的慢性炎症在肺组织内形成肉芽组织,病变与周围正常肺组织边界清楚。X线表现为病灶一般不大,多限于腺泡范围内,呈结节状、密度较高、边缘较清楚,无明显融合趋势。增殖性病变常见于肺结核、各种慢性肺炎及肉芽肿性肺炎。

3)纤维化:表现为局限性索条状影,密度高,走行僵直。局限性纤维化见于肺炎、肺脓肿和肺结核等。弥漫性纤维化多见于弥漫性间质肺炎、特发性肺间质纤维化、放射性肺炎及结缔组织病等。

4)钙化:为高密度阴影,边缘锐利,斑点状、块状或球形,呈局限或弥散分布,是病变愈合的一种表现。它常见于肺结核痊愈阶段。

5）结节与肿块：直径≤3cm称结节，>3cm称肿块。肺肿瘤以形成肿块为特点。X线上良性肿瘤多有包膜，边缘光滑，生长缓慢；恶性肿瘤多无包膜，呈浸润性生长，边缘不规则呈肺叶状，生长快，易发生坏死。

6）空洞与空腔：空洞为肺内病变组织发生坏死后经引流支气管排出后而形成的。空洞壁可由坏死组织、肉芽组织、纤维组织或肿瘤组织形成，多见于结核、肺脓肿和肺癌。根据洞壁的厚度不同，可分为厚壁空洞（壁厚≥3mm）和薄壁空洞（壁厚<3mm）。空腔是肺内生理腔隙的病理性扩大。肺大疱、含气肺囊肿及肺气囊等都属于空腔。X线上薄壁空洞，呈圆形、椭圆形或不规则环形。空洞内壁光滑，多无液平，周围可有斑点状病灶，多见于结核。厚壁空洞洞壁厚度多在5mm以上，空洞周围有高密度实变区，内壁光滑或凹凸不平，多见于肺脓肿、肺结核及周围型肺癌。

7）肺间质病变：是发生在肺间质的弥漫性病变。X线表现为索条状、网状、蜂窝状及广泛小结节状影，有时网状与小结节状影同时存在。

案例5-2分析

1. X线胸片上发现肺部有结核钙化灶，提示该评估对象曾经感染过结核杆菌，但不等于患结核。由于该评估对象有较强的免疫力，虽感染了结核杆菌而无症状，最后自愈，形成钙化灶。这是一种隐性感染，整个过程是不知不觉的。这种情况下，评估对象自身机体受损较小，不具有传染性，故不需要治疗。

2. 肺癌是许多因素共同作用的结果。钙化点和肿瘤之间并没有必然联系，故不必过分担心。

考点：肺部病变的基本X线表现

（3）常见呼吸系统疾病的X线表现

案例5-3

患者，男性，20岁。酗酒后遭雨淋，于当天晚上突然起病，寒战、高热、呼吸急促、胸痛，继而咳嗽，咳铁锈色痰，听诊左肺下叶有大量湿啰音。血常规：WBC 17×10^9/L。入院经抗生素治疗，病情好转出院。

问题：该患者X线检查时有何表现？

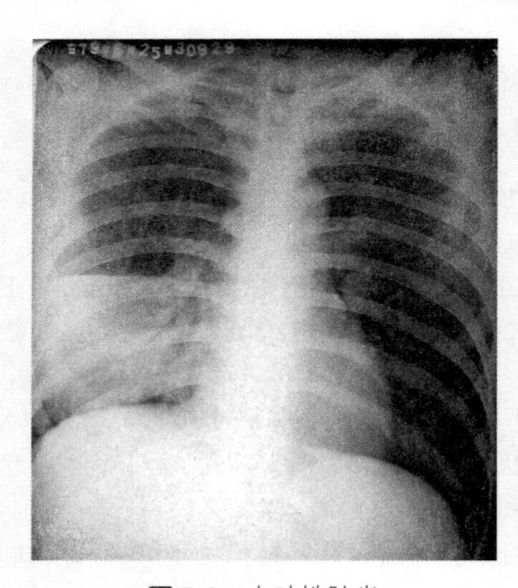

图5-2 大叶性肺炎

1）大叶性肺炎：是由肺炎球菌引起的肺部急性炎症病变，范围可累及肺叶或肺段，多见于青壮年。大叶性肺炎病理上分为四期，即充血期、红色肝样变期、灰色肝样变期和消散期。X线表现：①充血期，此期无X线表现或仅表现为肺纹理增浓，肺野透亮度略低；②实变期，表现为密度均匀呈肺段或肺叶的致密影，边缘清楚或模糊，由于实变的肺组织与含气支气管相衬托，有时在实变的肺组织中可见透明的支气管影，即支气管气像（图5-2）；③消散期，表现为散在分布不规则的斑片状阴影及索条状阴影。

案例5-3分析

受凉后寒战、高热、呼吸急促、胸痛、咳铁锈色痰、左肺下叶有大量湿啰音、白细胞增多等表现提示患者为大叶性肺炎，其X线检查在实变期可表现为左肺下叶有大片致密阴影；在消散期可表现为散在分布不规则的斑片状阴影及索条状阴影；患者治愈后，X线检查可无异常表现。

2）支气管肺炎：又称小叶性肺炎，好发于婴幼儿、老年人和极度衰弱的患者。X线表现为两肺中下野内中带肺纹理增多，沿肺纹理分布不规则的小片状或斑点状模糊阴影，病变融合时可呈大片状阴影，肺门阴影可增大。

3）慢性支气管炎：X线表现为肺纹理增多、紊乱及扭曲变形等，以中下肺野为重，合并感染时肺纹理更加增粗增多，边缘模糊。

4）肺结核：目前仍为肺部常见疾病，发病率较高。X线检查不但能发现早期病变，而且能确定病变范围、部位、性质及其转归，为治疗和判断预后提供依据，是肺结核预防和治疗不可缺少的检查方法。2004年我国实施新的肺结核病分类标准：包括四型肺结核（Ⅰ型为原发型肺结核；Ⅱ型为血行播散型肺结核；Ⅲ型为继发型肺结核；Ⅳ型为结核性胸膜炎）和其他肺外结核和菌阴结核。

案例 5-4

患者，女性，29岁。近2个月来常有低热、乏力，伴咳嗽，咳少量黏痰，食欲减退，有时盗汗，今晨突然咳出两口血痰，患者及家属十分紧张，向你咨询健康问题。

问题：该患者要进行哪些主要医疗检查才能确诊？

各类结核病的X线表现如下。

A. 原发型肺结核（Ⅰ型）：结核菌侵入肺部后，先在肺内形成原发病灶，随后沿着淋巴管传播至肺内或气管旁淋巴结，引起淋巴管炎和淋巴结炎。肺内原发病灶、淋巴结炎和淋巴管炎，三者构成原发综合征。X线表现：边缘模糊的云絮状阴影，同时在肺门区域纵隔气管旁出现大小不一、边缘清晰或模糊的结节状或分叶状的淋巴结增大阴影，与原发病灶之间有索条状或增粗的肺纹理相连，反映了淋巴结炎和淋巴管炎，三者相连呈哑铃状双极征象，是原发综合征的典型表现（图5-3）。

B. 血行播散型肺结核（Ⅱ型）：可分为急性血行播散型肺结核与亚急性或慢性血行播散型肺结核。①急性血行播散型肺结核，又称急性粟粒型肺结核，X线表现为两肺野出现弥漫性大小相仿的粟样阴影，此点状阴影具有大小相等、密度一致、分布均匀三大特点（图5-4）；②亚急性或慢性血行播散型肺结核，又称亚急性或慢性粟粒型肺结核，X线表现可见单侧或双侧上中肺野大小不等、分布不均匀且密度不均的斑点状阴影，边缘模糊或锐利，新旧病灶同时存在。

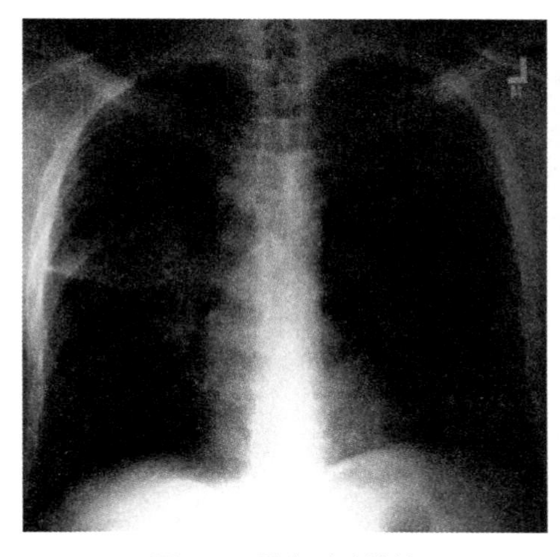

图5-3 原发型肺结核

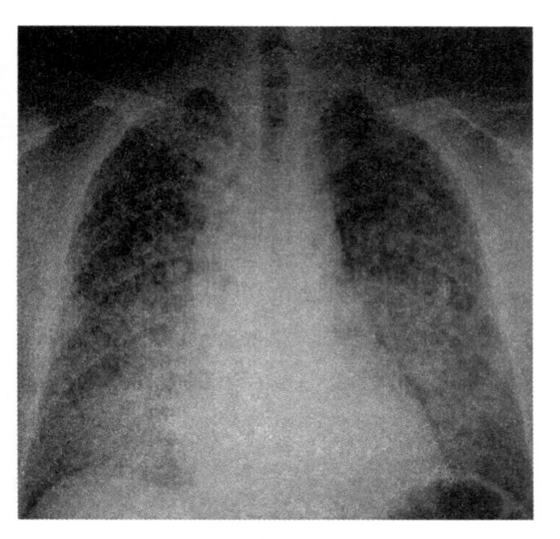

图5-4 急性粟粒型肺结核

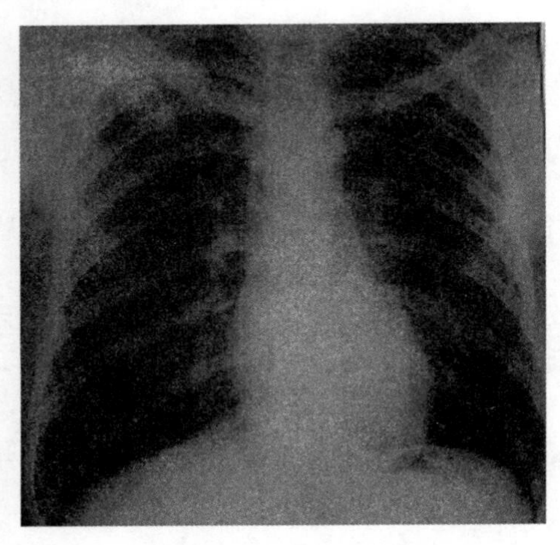
图5-5 继发型肺结核

C. 继发型肺结核(Ⅲ型):是成年人肺结核中最常见的一种类型。X线表现不一,比较复杂。早期病变为局限性浸润,病灶中心为干酪样坏死组织,周围为渗出性炎症。X线表现为呈云絮状模糊或大小不等的片状阴影,边缘模糊,密度不均(图5-5)。继发型肺结核还包括以下几种特殊类型:①结核球,X线表现为圆形或椭圆形阴影,直径2~3cm,边缘光滑锐利。结核球周围存在的增殖性或纤维病灶,称为"卫星病灶",借此可与肺肿瘤相鉴别。②干酪性肺炎,X线表现为整个肺叶呈大片密度增高阴影,其内有多数不规则而模糊的早期空洞改变,形如蜂窝状的透明区,同侧或对侧肺野出现广泛性支气管播散性病灶。③慢性纤维空洞型肺结核,X线表现为一侧或两侧肺的上野或上中野呈大片致密阴影,密度不均,其中有索条及空洞,同侧或对侧肺下野可见斑点状支气管播散性病灶。大量纤维组织增生可引起周围组织位置变化,如肺门上提、肺纹理呈垂柳状、气管向病侧移位和肋间隙变窄等。

D. 结核性胸膜炎(Ⅳ型):可分干性及渗出性两种,前者X线不易显示,后者表现为胸腔积液征象。

链接 为什么青壮年易患肺结核

近年来肺结核流行呈不断上升趋势,由于中青年受现代办公条件的限制,与流动人口接触频繁,防止肺结核的意识不强等各种不同原因,可能导致自身免疫力低下,再加上自身生活习惯不良及肺结核杆菌毒力变化,导致中青年肺结核患者增加,且X线表现不典型,易造成误诊,延误最佳治疗时机。

案例5-4分析

患者为青年女性,2个月来常有低热、乏力,伴咳嗽,咳少量黏痰,食欲减退,有时盗汗,今晨在上班途中突然咳血痰,依据病情,患者不能排除肺结核,为明确诊断,应建议患者行胸部X线、痰查结核菌等相关检查。

5)支气管肺癌:按发生的部位可分为中心型和周围型。其X线表现为:①中心型肺癌,发生在段支气管以上至主支气管的肺癌称为中心型肺癌。肿瘤早期局限于支气管黏膜内,平片可无异常发现;晚期可出现阻塞性肺不张。它发生于右上肺的支气管肺癌,肺门部肿块和右上叶不张连在一起,下缘形成典型的倒"S"征。②周围型肺癌,发生于肺段以下支气管的肺癌称为周围型肺癌。早期表现为肺野内有直径1~2cm的结节状或球形病灶,密度较淡,边缘不清,短期内可明显增大,密度增高,边界清楚,呈分叶状或有脐凹者,多具有细短毛刺,做体层摄影则更加明显。

6)转移性肺肿瘤:任何部位的恶性肿瘤都有可能转移到肺部。①血行转移,表现为两肺存在散在的多个大小不等的圆形或结节状致密阴影,边缘光滑,密度均匀,中下肺野较多;部分表现为双侧弥漫性粟样阴影;少数为单个圆形阴影,有分叶表现。②淋巴道转移,表现为肺门纵隔淋巴结肿大,自肺门向外呈小规则的放射状、索条状阴影,沿索条状阴影可见串珠状致密阴影伴行,以中下肺野较密集。

2. 循环系统X线检查　放射学检查对心血管疾病的诊治具有非常重要的价值。它能清楚地显示心脏及其大血管的大小、形态和搏动的变化及肺血管的情况。但X线检查在心脏疾病的诊断中也有一定限度,如早期瓣膜疾病、冠状动脉疾病、传导系统功能紊乱等,尚需借助其他检查手段以协助诊断。

(1) X线检查方法

1) 普通检查:包括透视和摄片。摄片宜同透视相结合,取长补短,才可获得良好的诊断准确率。

2) 造影检查:能详细地显示血流动力学方面的改变和心、肺、大血管内部的解剖结构及其功能状况,为诊治提供重要的资料,为心外科手术适应证提供可靠的依据。

(2) 正常心脏、大血管的X线表现:心脏、大血管位于两肺之间,其大部分边缘部与充有空气的肺组织相连接,具有良好的自然对比,因而适合于X线检查。

正常心的阴影1/3位于中线右侧,2/3位于左侧,心尖指向左下。右缘可分为上下两段,上段主要为上腔静脉的边缘,较直,向上一直延伸到锁骨水平。下段为右心缘,比较圆隆,密度较高,由右心房构成。左侧边缘自上而下可分为三段,即主动脉球、肺动脉段和左心室段。

心胸比为心横径与胸廓横径的比值,正常成人比例为1∶2或50%以下,老年人、运动员心胸比可能大于50%。

链接　心血管造影

心血管造影是通过心导管向心脏大血管的某些部位注入造影剂,使心脏血管显影,快速摄片,以显示心脏、大血管解剖结构的病理改变及循环功能情况。由于心血管造影可以观察到其他检查难以观察到的病理改变,如肺动脉发育情况、大血管的位置、心内分流方向、冠状动脉的通畅情况等。因此,大多数复杂的心脏病都需要进行此种检查,是心脏外科术前重要的检查手段之一。

(3) 心脏、大血管病变的基本X线表现

1) 心脏增大:具体见表5-2。

表5-2　心脏增大的X线表现

心脏增大	X线表现
左心室增大	后前位显示左心缘下部圆隆,并向左扩展,心尖向左下方移位;相反搏动点向上移动
右心室增大	心尖向左移位及抬高上翘;相反则搏动点下移
左心房增大	左心房压迫推移食管造成向后的压迹和移位;心底部双心房阴影和右心缘双重边缘;气管分叉展开,左支气管受压抬高;心后上缘局部膨隆;左心缘出现左心耳的弧状突起(即四个弓)
右心房增大	左前斜位上右心房段凸出延长;右前斜位心后下缘向后方突出;后前位上右心缘向右扩展,并呈圆隆状

2) 肺循环异常:心脏疾病与肺血管的变化有密切关系,并可互为因果,即心脏疾病可引起肺血管的变化;反之,肺血管的变化亦可引起心脏增大(表5-3)。

表5-3　肺循环异常的X线表现

肺血管变化	X线表现
肺淤血	肺门阴影增大并较模糊;肺门周围血管扩张;肺纹理增多增粗,边缘模糊,有时可蔓延至肺野外带;肺透亮度减低;胸腔及叶间可有积液
肺充血	两侧肺门阴影增大,肺血管纹理增粗、增多,边缘清楚;右下肺动脉干扩张,透视下有时可见扩张性搏动,即"肺门舞蹈";肺动脉段凸出,搏动增强;肺野透亮度正常

续表

肺血管变化	X线表现
肺水肿	实质性肺水肿表现为两肺中下野大片状致密阴影，自肺门向外呈蝶翼状。间质性肺水肿可见肺门周围纹理增多，边缘模糊，呈索条状向外延伸，肺野透亮度减低
肺血流量减少	肺血管纹理普遍变细稀少，肺野透亮度增加
肺动脉高压	显著的肺动脉凸出；肺门及其周围的血管阴影明显扩张，而外周血管细而稀少，肺外带透明度增加；右心室不同程度扩大

(4) 常见循环系统疾病的X线表现

1) 二尖瓣狭窄：X线表现为心脏外形呈梨形；左心房增大，右心缘出现双房影，左心缘可出现四个弧段，压迫支气管使左、右支气管分叉角度增大；左心室缩小；右心室增大，右心缘膨出；肺动脉段膨出；偶尔可见二尖瓣钙化影。

2) 室间隔缺损：X线表现为左心室、右心室增大，心向左、右两侧扩展，肺动脉段延长，使心腰显得狭长。

3. 消化系统X线检查　消化道与邻近的组织器官缺乏自然对比，必须借助于造影方法，才能显示其大小、形状、位置、轮廓、黏膜皱襞及运动功能等方面的表现。消化道X线检查方法包括平片、钡餐消化道造影及钡灌肠检查。现将常见消化道疾病的X线表现介绍如下。

(1) X线检查方法：包括腹部透视和钡剂造影检查。

(2) 正常的X线表现：具体见表5-4。

表5-4　消化系统正常的X线表现

消化系统器官	X线表现
食管	食管吞钡正位观察，食管居中线偏左，食管壁伸缩自如，宽度可达2～3cm。轮廓光滑整齐。食管黏膜皱襞表现为数条纤细纵而平行的条纹状影，与胃小弯黏膜相连续
胃	正常胃底部的皱襞呈不规则网状，胃体处为纵行的条纹，近大弯侧渐变斜行，因而大弯缘呈锯齿状。胃窦部黏膜皱襞为胃体黏膜皱襞的延续，可斜行或与胃长轴一致
十二指肠	十二指肠全程呈“C”形，分为球部、降部、水平部和升部，球部呈锥形，两缘对称，尖端称顶部，连接降端，底部中央为幽门管开口。黏膜皱襞呈纵行集中于顶部。降部向下走行，而后反转向左后上方至十二指肠悬韧带为升部，黏膜皱襞变化较大，可分为纵行、横行的羽毛状
空肠和回肠	空肠大部分位于左中上腹，常显示为羽毛状影；回肠位于右中、下腹和盆腔，黏膜皱襞分布较稀
结肠	结肠充钡后可见多数大致对称的袋状突起，称为结肠袋

(3) 消化道基本病变的X线表现：可归纳为形态和功能两个方面，两者间关系密切，相互联系。

1) 形态改变：①黏膜皱襞，病变早期多出现黏膜皱襞增粗、紊乱、变细、破坏、中断和集中，可见于胃肠道炎症、水肿、肿瘤和溃疡性病变。②狭窄与扩张，胃肠道发生炎症、肿瘤、瘢痕、粘连、痉挛、外在压迫或发育不良时，可以产生管腔局部变窄。狭窄的边缘可整齐、对称或不规则。狭窄的近侧常出现扩张。③充盈缺损，病变向腔内突出，使该局部造影剂不能充盈，称为充盈缺损。良性病变边缘多光滑整齐，边缘不规则者多为恶性病变。④龛影，某些病变侵蚀胃肠道内壁致局部出现溃烂缺损，造影剂充填于其中，X线从切线位投照时表现为向腔外突出的阴影称为龛影。

2) 功能改变：①张力，张力增高表现为管腔变窄，局部持续性收缩，称为痉挛；当平滑肌呈舒张状态时，表现为松弛无力，管腔扩张，运动减弱，称为张力低下。②蠕动，蠕动增强表现为蠕动波加快、频率加快,见于局部炎症或远端梗阻;蠕动减弱或消失,即蠕动波变浅、速度变慢或长时间无蠕动波出现,见于肿瘤浸润或梗阻晚期肌张力低下;反向蠕动,又称逆蠕动,蠕动方向呈上行性,致内容物反流,见于胃肠道梗阻。

(4)消化道常见疾病的X线表现

案例5-5

患者,男性,86岁。进行性吞咽困难3个月,体重下降8kg。体格检查:无力型体型,心肺未见异常,腹软,全腹无压痛、反跳痛。拟诊为食管癌。

问题: 1. 为明确诊断,应建议患者选用何种检查?

2. 如何做好检查前准备工作?

1)食管癌:是最常见的恶性肿瘤之一。肿瘤好发于食管中、下段。大体形态可分为蕈伞型、髓质型、浸润型和溃疡型。其X线表现为:①黏膜皱襞的破坏,早期肿瘤局限于黏膜层,黏膜皱襞增粗、迂曲、中断、变浅或变平,出现轻度僵硬。②腔内充盈缺损,肿瘤向管腔内生长形成不规则突起,占据腔内一定的空间,钡剂不能充盈肿瘤所占据部位,称为充盈缺损。充盈缺损区形态不规则,边缘不整,为蕈伞型食管癌的主要表现。③食管管腔狭窄,各型食管癌X线表现各有特点。髓质型食管癌的狭窄边缘多不规则,浸润型食管癌多为环形狭窄,蕈伞型食管癌则以充盈缺损为突出点,溃疡型食管癌所致的管腔狭窄可出现龛影,狭窄近段食管扩张并出现逆蠕动。④管壁僵硬及蠕动消失,由于肌层受侵,病变区食管柔软度及弹性消失,显示管壁僵硬,食管的蠕动到肿瘤区的上方即消失。⑤龛影,溃疡型食管癌病变区内可见大小不等、形态不规则的龛影,其长径一般与食管的纵轴一致,为溃疡型食管癌的直接征象。

链接 X线钡餐检查能替代胃镜检查吗

一些患者因害怕胃镜检查,要求用X线钡餐检查替代胃镜检查。虽然钡餐检查是诊断食管癌与胃癌的一个简便、实用而有效的方法。但胃镜检查与X线钡餐检查相比存在不少优点。首先胃镜检查是在直视下进行,可直接看到食管、胃、十二指肠黏膜,可观察到表浅的病变。其次,胃镜下可取胃黏膜活检,这对某些疾病确诊是必需的,因此多数情况下X线钡餐检查不能替代胃镜检查。

案例5-5分析

1. 患者进行性吞咽困难,体重急剧下降,拟诊食管癌,首选胃镜检查,但患者高龄,胃镜检查恐难以耐受,故建议患者进行食管吞钡X线检查。

2. 进行食管吞钡X线检查前应向患者简要解释说明,解除患者紧张情绪,并告知患者检查前3天禁服含铁、钙等重金属药物;检查前禁食10小时以上;检查时最好不要穿带纽扣的衣服。

案例5-6

患者,女性,35岁。阵发性上腹痛3年,尤以进食后疼痛明显,疼痛有季节性,冬季明显,有反酸,上腹部烧灼感(烧心),心肺听诊未见异常,腹软,剑突下有压痛,无反跳痛。

问题: 1. 为进一步确诊,首选的检查方法是什么?

2. 如该患者被诊为"胃溃疡",其X线钡餐检查的直接征象是什么?

2)胃溃疡:多见于小弯侧,典型征象是龛影,切线位呈乳头状、锥状或其他形状,边缘光滑整齐,密度均匀,底部平整或稍不平。其口部有一因由黏膜水肿所致的透明带,为良性溃疡的特征。轴位像观察龛影呈白色钡点或钡斑,周围黏膜皱襞呈星芒状向龛影口部集中。

案例 5-6 分析

1. 患者为青年女性,阵发性上腹痛 3 年,尤以进食后疼痛明显,疼痛有季节性,有反酸,上腹部烧灼感,剑突下有压痛,以上表现符合"胃溃疡"的典型表现,故辅助检查首选胃镜检查,因胃镜检查是在直视下进行的,可直接观察到表浅的病变;同时胃镜下可取胃黏膜活检,这对确诊胃溃疡是必需的。

2. 胃溃疡X线钡餐检查的直接征象是龛影,龛影是胃溃疡所致胃壁局限性缺损被造影剂钡剂充填后所形成的影像。

4. 骨关节系统X线检查　骨关节疾病种类繁多,且较复杂,除骨关节外伤、炎症、肿瘤和营养代谢性疾病外,尚可罹患全身性的骨病,包括先天性畸形、发育障碍、内分泌疾病等。X线能反映这些疾病的某些病理变化,因此在骨关节系统中应用相当普遍,已成为临床、特别是骨科诊断治疗中不可缺少的手段。

(1) X线检查方法

1) 普通检查:骨关节的检查一般以摄片为主,较少使用透视。

2) 造影检查:包括关节腔造影和血管造影检查。

(2) 正常骨关节的X线表现

1) 骨:与软骨均属结缔组织。骨因为含有钙质,在X线片上呈高密度影,软骨除非其中有钙化,X线上是不显影的。

2) 四肢关节:包括骨端、关节软骨和关节囊。由于关节软骨、关节囊都是软组织密度,X线上均不显影,构成关节的两骨端之间有一半透明的间隙,称为关节间隙,包括两骨端的关节软骨及其真正的关节腔隙。年龄越小,关节间隙越宽。成年人的关节间隙基本不变。

3) 脊柱:由脊椎和其间的椎间盘所组成。除第1、2颈椎外,每一脊椎分椎体和椎弓两部分。椎弓由椎弓根、椎板、棘突、横突和关节突组成。椎间盘居椎体之间。正位片上,椎体呈长方形,从上向下依次增大,主要由松质骨构成,纵行骨小梁比横行的骨小梁明显,周围为一层致密的骨皮质。椎体两侧有横突影,在横突内则可见椭圆形环状致密影,为椎弓根横断面影像,称椎弓环。在椎弓根的上、下方为上、下关节突的影像。于椎体中央的偏下方,呈尖向上类三角形的致密影,为棘突的投影。侧位片上,椎体也呈长方形,其上、下缘与后缘呈直角。椎弓居其后方。在椎体后方的椎管显示为纵行的半透明区。椎板位于椎弓根与棘突之间。棘突在上胸段斜向后下方,不易观察,于腰段则向后突,易于显示。上、下关节突分别起于椎弓根与椎板连接之上、下方。椎间盘系软组织密度,呈宽度匀称的横行透明影,称为椎间隙。椎间孔居相邻椎弓、椎体、关节突及椎间盘间,呈半透明影。

(3) 骨关节基本病变的X线表现:具体见表5-5。

表 5-5　骨关节基本病变的X线表现

骨关节基本病变	X线表现
骨骼的基本病变	
骨质疏松	骨密度减低,松质骨中骨小梁变细、减少,间隙增宽,骨皮质变薄
骨质软化	骨密度减低,骨小梁和骨皮质边缘模糊
骨质破坏	表现为由于骨质缺损而造成的低密度区
骨质增生硬化	骨质密度增高,骨小梁增粗、增多,骨皮质增厚,骨髓腔变窄或消失
骨膜增生	早期是一段与骨皮质平行的细线状致密影,骨皮质间可见1~2mm宽的透明间隙,继则骨膜新生骨增厚。由于新生骨小梁排列形式不同而表现各异

续表

骨关节基本病变	X线表现
骨质坏死	骨质局限性密度增高
关节的基本病变	
关节肿胀	关节周围软组织肿胀、密度增高
关节破坏	关节间隙变窄，累及关节面骨质时，则出现相应区的骨质破坏和缺损
关节强直	X线表现为关节间隙明显变窄或消失，并有骨小梁通过关节连接两侧骨端

（4）骨关节常见疾病的X线表现

案例 5-7

患者，男性，35岁。驾车肇事受伤，右下肢皮肤淤青，患者感剧烈疼痛，活动障碍。

问题：1. 为明确有无骨折，应首选何种检查？

2. 如患者出现骨折，问补钙是否可促进骨折愈合，请解释。

1）骨关节外伤

A. 骨折：以长骨和脊椎骨折较常见。①长骨骨折，骨折的断裂多为有规则的断面，X线上呈不规则的透明线，称为骨折线（图5-6），于骨皮质显示清楚整齐，在骨松质则表现为骨小梁中断、扭曲和错位。严重骨折骨骼常弯曲变形。儿童长骨骨折X线片上只见骺线增宽，骨骺与干骺端对位异常。儿童的骨骺柔韧性大，外力不易使骨质完全断裂，仅见局部骨皮质和骨小梁的扭曲，而不见骨折线或只引起骨皮质发生皱褶、凹陷或隆起，称青枝骨折。②脊椎骨折，X线表现为椎体楔状变形、前缘皮质断裂、凹陷或凸出，椎体中央出现横纹、规则线状致密带，为骨小梁重叠所致。

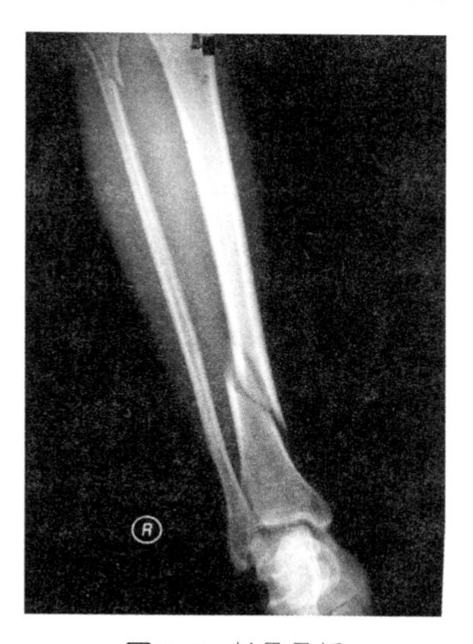

图5-6 长骨骨折

B. 椎间盘脱出：X线平片可见，椎间隙均匀或不对称性狭窄，椎体边缘骨赘增生，尤其是后缘出现骨赘，脊椎排列变直或有侧弯现象。

案例5-7分析

1. 患者驾车肇事后右下肢剧痛，活动障碍，存在骨折可能，应首选X线摄片检查。

2. 骨折后忌盲目补充钙质。钙是构成骨骼的重要原料，有人以为骨折以后多补充钙质能加速断骨的愈合。但对于长期卧床的骨折患者，增加钙的摄入量并不加速断骨的愈合，还有引起血钙增高的潜在危险。这是由于长期卧床，一方面抑制对钙的吸收利用，另一方面肾小管对钙重吸收增加。所以，对于骨折患者来说，身体中并不缺乏钙质，只要根据病情和护士的健康教育加强功能锻炼和尽早活动，就能促进骨对钙的吸收利用，加速断骨的愈合。

2）骨肿瘤：分类十分复杂，X线检查表现不同，最常见的骨肿瘤有以下几种。

A. 骨软骨瘤：是常见的良性骨肿瘤，好发于长骨的两端，肿瘤生长缓慢。它可单发或多发，多发患者有家族史和恶变的可能。X线表现为自长骨骨端一侧向外生长的骨性突起，常背向骨骺，肿瘤以细蒂或广基与骨相连，瘤体内为骨松质，外缘为一层薄的骨皮质，顶部覆盖一层软骨，不钙化者不显影。软骨钙化则呈不规则斑片状致密影。

B. 骨巨细胞瘤:是起源于骨骼非成骨性结缔组织的骨肿瘤。肿瘤局部破坏性大,有良性、生长活跃与恶性之分。骨巨细胞瘤好发于四肢长骨,X线表现典型,多为偏侧性膨胀性骨破坏,边界清楚,有不规则、多少不等的骨嵴,破坏区似有分隔为大小不等的小房,呈泡沫状表现。局部骨骼膨大,骨皮质变薄,但轮廓光整,易发生骨折,如无骨折很少有骨膜增生。肿瘤明显膨胀生长时,周围只留薄层骨壳包绕。骨壳不完整,并于周围软组织中出现肿块影者表示肿瘤恶变。

C. 骨肉瘤:是起于骨间叶组织最常见的恶性骨肿瘤,多见于青少年,男性较多。它好发于股骨下端、胫骨上端和肱骨上端。干骺端为好发部位,病变进展迅速。X线表现主要为骨髓腔内不规则骨质破坏和增生;骨皮质破坏、不同形式(平行、层状或放射针状等)骨膜增生及骨膜新生骨的破坏;软组织肿胀和肿瘤骨形成等,表现较为典型。一般根据其瘤骨形成和骨质破坏的程度不同大致分为成骨型、溶骨型和混合型。

5. 泌尿系统X线检查　泌尿系统由肾、输尿管、膀胱和尿道组成。它们均属于软组织密度,X线检查多需造影才能使其显示。肾有排泄含碘造影剂的能力,尿道又与外界沟通,因而泌尿系统的造影为一常用的检查方法,结合平片检查,对泌尿系统先天性发育畸形、结石、结核、肿瘤等有重要的诊断价值,一般可确定病变的部位和性质,同时可显示其功能状况。但对于肾皮质内较小的病变或一些炎性病变,传统X线检查在诊断上有一定的困难。

(1) X线检查方法

1) 腹部平片:是泌尿系统X线的初步检查。

2) 造影检查:常用的有排泄性尿路造影(又称静脉尿路造影)、逆行肾盂造影、膀胱及尿道造影、腹主动脉造影与选择性肾动脉造影。

(2) 泌尿系统正常的X线表现:具体见表5-6。

表5-6　泌尿系统正常的X线表现

泌尿系统器官	X线表现
肾	腹部平片上可看到两肾轮廓。正常肾边缘光滑,密度均匀。肾影长12~13cm,宽5~6cm,其上缘约在第12胸椎上缘,下缘位于第3腰椎下缘水平
输尿管	输尿管上端与肾盂相接,下行进入膀胱。输尿管有3个生理狭窄,即肾盂输尿管连接处、越过骨盆边缘处和进入膀胱处
膀胱	充盈的膀胱呈卵圆形,横置于耻骨联合之上,其下缘多与耻骨上缘相平。边缘光滑整齐,密度均匀
尿道	前尿道较宽,长13~17cm;后尿道较窄,长3~4cm

(3) 泌尿系统结石的X线表现:泌尿系统结石是泌尿系统最常见的疾病。X线平片能观察到结石的部位、数目、大小及形态等。尿路造影是诊查阴性结石及由此而引起的泌尿道形态和功能改变的一种重要方法。①肾结石:X线平片显示在肾盂肾盏区有单个或数个大小不等的圆形、卵圆形、鹿角形或不定形密度增高结石影。②输尿管结石:平片可见圆形、卵圆形、桑椹形或枣核样结石影,其长轴和输尿管一致,位于脊柱两旁的输尿管行径上,常发生于输尿管生理性狭窄处。静脉尿路造影可有肾盂和肾盏扩大、变形、积水的表现。③膀胱结石:结石多为阳性,位于骨盆中下部耻骨联合上方,有的密度均匀,有的密度深浅不一,有的核心透亮、外周成层、透亮与不透亮层相交替,形如树木横断面的年轮,呈卵圆形,边缘光整或毛糙,通常为单个。

二、电子计算机X线体层摄影检查

案例5-8

患者，男性，72岁。3年前体检时发现血压高，未正规服药治疗。10小时前休息时突感右侧肢体麻木、无力，家属发现其语言不流利，口角向左侧歪斜，无头痛、呕吐。随即送医院就诊，测血压为165/90mmHg。患者无糖尿病、心脏病史。医生建议患者行头颅CT检查。

问题：患者家属以CT检查费用较高为由要求取消CT检查而进行X线摄片检查。就该问题请给予患者及家属合理解释。

电子计算机X线体层摄影(computed tomography，CT)是利用X线束对人体特定层面进行旋转扫描，由探测器接收该层面穿透后的X线剩余信息，再经电子计算机处理而获得的重建图像。它是于20世纪70年代开始应用临床诊断的X线检查技术。其密度分辨力明显优于X线图像，从而显著扩大了人体的检查范围，提高了病变的检出率和诊断的准确率。

(一) CT设备

CT设备发展和更新非常迅速，目前多层螺旋CT(MSCT)已经成为临床主流机型，包括2层、4层、8层、16层和64层MSCT。最新机型还有256层、320层MSCT，以及双源CT和能谱CT。MSCT在纵轴上具有多排探测器，故其扫描一周即可通过重建获得多个层面CT图像；同时，MSCT也具有扫描速度快、图像质量高等优点。双源CT是同一设备内配备两个X线管和两个探测器的MSCT。能谱CT则是在扫描中进行两种电压的瞬时切变，利用所获得的两组X线数据计算出不同物质空间分布的密度值从而重建CT图像。

(二) CT的检查方法

1. 平扫　是不用造影剂的普通扫描。它适用于颅脑损伤、急性脑血管病等。CT检查时常规先行平扫。

2. 增强扫描　经静脉注射水溶性碘对比剂后再进行扫描的方法。血内碘浓度增高后，正常组织与病变组织内碘的浓度可产生差别，形成密度差，可能使病变显影更为清楚。

3. 造影扫描　是使用阴性或阳性对比剂直接引入器官或组织内进行CT扫描的方法，如腹腔注气CT扫描。

(三) CT的临床应用

CT诊断由于其特殊的诊断价值，已广泛应用于临床。但CT设备比较昂贵，检查费用偏高，某些部位的检查诊断价值，尤其是定性诊断还有一定限度，所以不宜将CT检查视为常规诊断手段，应在了解其优势的基础上，合理地选择应用。CT诊断在临床的应用主要有以下几方面。

1. 对中枢神经系统疾病的诊断　价值较高，应用普遍。对颅内肿瘤、脓肿与肉芽肿、寄生虫病、外伤性血肿及脑损伤、脑梗死和脑出血，以及椎管内肿瘤与椎间盘脱出等诊断效果好，较为可靠。

2. 对头颈部疾病的诊断　也很有价值。对眶内占位性病变、早期鼻窦癌、中耳小胆脂瘤、听骨破坏与脱位、内耳骨迷路的轻微破坏，以及耳先天性发育异常、鼻咽癌的早期发现等，都有较好的诊断价值。

3. 对胸部疾病的诊断　通常采用造影增强扫描，以明确纵隔和肺门有无肿块或淋巴结增大，支气管有无狭窄或阻塞，对原发和转移性纵隔肿瘤、淋巴结结核、中央型肺癌等的诊断均很有帮助。肺内间质、实质的病变也可以很好地显示。CT对平片检查较难显示的部分，如与心脏、大血管重叠病变的显示更具有优越性；对胸膜、膈、胸壁病变，也可清楚显示。

4. 对心脏及大血管病变的诊断　尤其是对大血管病变的检查具有重要意义。心脏方面主要用于心包病变、冠状动脉和心瓣膜的钙化等病变的检查;大血管壁的钙化和动脉瘤改变等病变也可以很好地显示。

5. 对腹部及盆腔脏器疾病的检查　在临床的应用日益广泛,主要用于肝、胆、胰、脾、腹膜腔及腹膜后间隙,以及泌尿系统和生殖系统的疾病诊断,尤其是占位性、炎症性和外伤性病变等。胃肠道病变向腔外侵犯以及邻近和远处转移等,CT 检查也有很大价值。

6. 对骨关节疾病的诊断　多数情况其可通过简便、经济的常规 X 线检查确诊,因此使用 CT 检查相对较少。对于脊柱和脊髓的疾病,横断面 CT 可直接观察椎管狭窄变性,测量椎管大小并探明引起椎管狭窄的原因。CT 扫描可直接显示突出于椎管或椎间孔的软组织块影。

案例 5-8 分析

患者有高血压病史,其肢体麻木、无力、语言不流利、口角歪斜等提示患者为脑血管意外的可能性较高;CT 对中枢神经系统疾病如脑出血和脑梗死的诊断效果好,而 X 线摄片检查对于颅内病变的检测效果较差。

(四) CT 扫描前的准备

1. 向受检者说明 CT 是一种方法简单、迅速、参考价值高的检查方法。对身体无不良反应,检查无痛苦与危险,帮助受检者克服紧张和恐惧心理。

2. 有过敏史或对比剂过敏试验阳性反应者检查时不能注射对比剂。

3. 凡做造影增强扫描者,检查前必须禁饮、禁食 4 小时。

4. 女性受检者做盆腔扫描前,阴道内置阴道塞或纱布填塞,以标记阴道位置。

5. 经 CT 预约登记后,受检者不要服用含金属和含碘的药物,不要做胃肠钡餐检查。如果在近期内做过钡餐检查,应告诉登记处工作人员。

考点:CT 扫描前的准备

6. 做头颅 CT 检查者,扫描前一天应洗净头发;做胸部、腹部、盆腔 CT 检查者,须穿无金属扣子的棉布内衣。

7. 做肺与纵隔 CT 扫描时,需指导受检者吸气与屏气,以免呼吸移动造成图像模糊。

链接　CT 三维重建技术

CT 三维重建技术是近几十年发展起来的借助计算机软件将 CT 影像(二维)转换为三维图像的医学成像技术。普通 CT 只能提供人体内部的二维图像,医护人员只能凭借经验由多幅二维图像去估计病灶的大小及形状,而 CT 三维重建技术就是将 CT 图像序列进行处理,构造出三维几何模型,将看不见的人体器官能以三维形式"真实"地显示出来。在三维重建时,计算机将去除不需要显示的组织和结构,只显示血管、内脏或骨骼等与疾病诊断或手术治疗有关的三维图像。由于 CT 三维重建技术能清晰、立体地显示解剖结构及病变,故其在手术、放疗及介入治疗等治疗规划中具有重要价值。

三、磁共振成像检查

磁共振成像(magnetic resonance imaging,MRI)是利用人体中的氢原子核在强磁场中受到射频脉冲的激动后产生磁共振信号,经计算机处理重建而成图像的一种诊断技术。

链接　医学影像学检查与诺贝尔奖

每当一项新的影像学检查技术发明问世,都将会为医学的发展带来巨大的推动作用,因此其发明者常常会获得至高的荣誉。X 线的发现者伦琴于 1901 年获诺贝尔物理学奖;CT 于 1972 年首次临床试验成功,因此 CT 机器的设计者豪斯费尔德与 CT 理论的奠基者科马克共享了 1979 年诺贝尔生理学或医学奖;2003 年诺贝尔生理学或医学奖则授予了美国科学家保罗·劳特布尔和英国科学家彼得·曼斯菲尔德,以表彰他们在磁共振成像技术领域的突破性成就。

（一）MRI的临床应用

由于磁共振成像信号源自人体内运动的氢原子核，所以磁共振成像既是物理成图像，又是化学成图像。由此得到的人体组织信息不仅是解剖信息，也有代谢信息。它能更清楚地显示病变、判断病变的成分及性质；能清楚地分辨肌肉、肌腱、筋膜、脂肪等软组织结构；能发现脑和脊髓内数毫米的微小病变；也可清楚显示颅底、脑干和小脑病变。其临床应用主要有以下几点。

1. 头部 可清晰分辨脑灰质和白质，对多发性硬化等脱髓鞘病优于CT。对脑外伤、脑出血、脑梗死、脑肿瘤等同CT类似，但可显示CT为等密度的硬膜下血肿。脑梗死或脑肿瘤的早期，CT不能查出，而MRI有可能显示。对钙化和脑膜瘤显示不好。脑干及小脑病变的MRI图像没有伪影，因此是首选检查方法。

2. 脊柱 不需要造影剂就能清晰区分脊髓、硬膜囊和硬膜外脂肪。对肿瘤、脊髓空洞症、脱髓鞘病变、椎间盘突出症等均有较高诊断价值。

3. 四肢 对软组织及肌肉病变包括肿瘤及炎症都能清晰显示，特别是对早期急性骨髓炎是一种灵敏度很高的检查方法；也是检查膝关节半月板病变的首选方法。

4. 盆腔 对直肠及泌尿生殖系统优于CT。

5. 胸部 对肺的检查不如常规X线，但对纵隔检查则优于CT；不用造影剂即可分辨纵隔血管和肿物，是一项有价值的心血管检查技术。

6. 腹部 主要用于肝、胰、脾、肾等实质脏器。

（二）MRI扫描前准备

1. MRI扫描前需向患者做必要的说明，以消除患者入磁场检查时的顾虑和恐惧。

2. 需除去患者随身携带的任何可干扰磁场的金属物件，如心脏起搏器、助听器等金属植入物；义齿、义肢、手术中使用的金属夹等金属物体；硬币、钥匙、磁卡、手表、饰品、皮带、胸衣等身上携带的金属物品。

3. 检查复杂，操作时间较长，请患者务必在检查时保持安静，保持相对固定体位，以提高图像质量。胸腹部检查过程中，屏气非常重要，有利于提高图像质量。

4. 做上腹部检查时，检查前禁食、禁水。

5. 检查时应携带有关检查资料，包括本院及外院的X线、CT、B超等，以便诊断时参考。

6. 早期妊娠者不宜做MRI扫描。

目标检测

A_1/A_2 型题

1. X线特性不包括下列哪项（ ）
   A. 穿透性
   B. 荧光效应
   C. 感光效应
   D. 电离作用与生物效应
   E. 反射效应

2. 下列哪项不是X线摄片的优点（ ）
   A. 可显示组织器官的细微结构
   B. 对比度好
   C. 图像清晰
   D. 可留作永久性记录
   E. 可观察器官的运动功能

3. 用X线进行摄片是因为X线有（ ）
   A. 荧光效应 B. 穿透性
   C. 感光效应 D. 电离作用
   E. 生物效应

4. 不需做造影剂过敏试验的检查是（ ）
   A. 支气管造影 B. 心血管造影
   C. 胃肠钡餐造影 D. 静脉肾盂造影
   E. 静脉胆道造影

5. 通过人工对比方法进行的X线检查为（ ）

A. 平片　　B. X线透视
C. CT　　D. 强化CT
E. X线造影检查

6. 硫酸钡主要用于(　　)
A. 消化道造影　　B. 支气管造影
C. 盆腔造影　　D. 腹腔造影
E. 心血管造影

7. 下列不属于X线检查防护措施的是(　　)
A. 注意采取屏蔽措施
B. 增加放射源与人体的距离
C. 减少辐射剂量
D. 利用X线透视替代摄片
E. 严格控制检查次数

8. 碘剂过敏反应的处理,下列哪项处理不妥(　　)
A. 继续进行碘剂造影检查
B. 皮下注射肾上腺素
C. 给予吸氧
D. 给予抗过敏药物
E. 安排适当休息

9. 下列哪项不是食管癌的X线表现(　　)
A. 黏膜皱襞较规则
B. 腔内充盈缺损
C. 管壁僵硬及蠕动消失
D. 食管管腔狭窄
E. 龛影

10. 正常胸片中,肺纹理的主要成分为(　　)
A. 支气管　　B. 淋巴管
C. 支气管动静脉　　D. 肺动静脉
E. 肺泡壁

11. 左心房增大的X线征象不包括(　　)
A. 双密影　　B. 气管分叉受压抬高
C. 食管受压向前移位　　D. 左心缘四弧征
E. 右心缘双弧阴影

12. 下列哪项不是X线透视的优点(　　)
A. 能留下永久记录
B. 经济、操作简便
C. 多方位观察
D. 可观察到器官的形态
E. 可观察到器官的动态变化

13. 下列哪项检查属于间接引入造影剂方式(　　)
A. 钡剂灌肠　　B. 胃钡餐造影
C. 静脉肾盂造影　　D. 血管造影
E. 窦道造影

14. 大叶性肺炎实变期的典型X线表现(　　)
A. 粟粒状阴影　　B. 阻塞性肺气肿
C. 大片状致密阴影　　D. 云絮状阴影
E. 斑点状阴影

15. "肺门舞蹈"征出现于(　　)
A. 肺少血　　B. 肺充血
C. 肺水肿　　D. 肺动脉高压
E. 肺淤血

16. 下列哪项检查常用于肺结核的筛选(　　)
A. 胃液分析　　B. 胸部X线片
C. 结核菌素试验　　D. 红细胞沉降率
E. 痰结核菌检查

17. 原发综合征的典型表现为(　　)
A. 位于上叶的片状阴影
B. 由病变区伸向肺门的条状模糊影
C. 肺门气管支气管淋巴结肿大
D. 邻近肺门的云絮状阴影
E. 原发灶、肺门淋巴结及结核性淋巴管炎组成的哑铃状影

18. 肺部急性炎症反应主要病理改变是(　　)
A. 钙化　　B. 渗出
C. 增殖　　D. 纤维化
E. 空洞

19. 周围型肺癌是指肿瘤发生在(　　)
A. 两肺野内
B. 段以上支气管
C. 段及段以上支气管
D. 段以下支气管
E. 叶及叶以下支气管

20. 患者,男性,50岁。吞咽困难3个月,现尚能进半流质食物。体格检查:锁骨上未触及肿大淋巴结。首先应选择的检查是(　　)
A. 食管镜　　B. 胸部X线
C. 食管X线钡餐透视　　D. 胸部及纵隔CT
E. 腹部超声波和肝功能检查

21. 骨骼基本病变的X线表现不包括下列哪项(　　)
A. 骨质疏松　　B. 骨质软化
C. 骨质破坏　　D. 骨性强直
E. 骨质增生硬化

22. 对急性脑卒中患者进行CT检查时,多采用(　　)
A. 电子束CT　　B. 造影扫描
C. 造影增强扫描　　D. 普通CT平扫
E. 高分辨力CT检查

23. 下列何种疾病时应首选CT检查(　　)

A. 脑出血　　B. 肺炎
C. 肝癌　　D. 冠心病
E. 肾结石

24. CT扫描前的准备工作不包括(　　)
A. 检查前向受检者解释说明
B. 造影前询问有无过敏史
C. 检查前嘱受检者勿服用含金属和含碘的药物
D. 女性受检者检查前需充盈膀胱
E. 检查前勿行胃肠钡餐检查

25. 下列何种疾病时应首选MRI检查(　　)
A. 脑外伤　　B. 脑干及小脑病变
C. 肺炎　　D. 脑肿瘤
E. 肾结石

26. MRI成像中图像的基础为(　　)
A. 信号　　B. 回声
C. 密度　　D. 速度
E. 血流方向

27. MRI扫描前准备工作不包括下列哪项(　　)
A. 检查前向受检者解释说明
B. 除去随身携带的任何可干扰磁场的金属物件
C. 检查前行碘过敏试验
D. 告知患者胸腹部检查过程中需屏气
E. 上腹部检查前禁食、禁水

A_3/A_4 型题

(28～30题共用题干)

患者,男性,80岁。慢性支气管炎、肺气肿病史30余年。近1周病情加重,咳嗽、咳大量黏液脓痰,伴心悸、气喘。护理体检:呼吸急促,皮肤、口唇明显发绀,颈静脉怒张,双下肢水肿。

28. 本病例首选的护理诊断是(　　)
A. 焦虑　　B. 体液过多
C. 体液不足　　D. 睡眠型态紊乱
E. 气体交换受损

29. 如需给患者做胸部X线检查,以下说法正确的是(　　)
A. X线检查没有任何危害
B. 检查前护士应向患者做出必要的说明和解释
C. 金项链不影响胸部X线检查
D. 反复做胸部X线检查有利于病情的诊断
E. 患者X线检查时无需医护人员的监护

30. 该患者氧疗时,给氧浓度和氧流量是(　　)
A. 29%,2L/min　　B. 33%,3L/min
C. 37%,4L/min　　D. 41%,5L/min
E. 45%,5L/min

(孙永超)

第2节 超声检查

案例5-9

患者,女性,42岁。因月经周期不规律,经量增多2年就诊。血红蛋白75g/L,妇科检查发现子宫增大如妊娠2个月,不为明确诊断,建议患者行超声检查。

问题: 1. 超声检查辐射大吗,对人体有害吗?
2. 如患者询问检查前应做何准备,护士应如何解释?

超声检查是一种非创伤性的检查方法,超声检查可获得高质量的软组织器官和病变的断层图像,可观察运动器官的活动情况,具有成像快、诊断及时、无痛苦、无损伤等优点。目前,它已成为现代医学影像学诊断的重要的检查方法之一。

一、概　述

(一)超声检查的基本原理

1. 超声波的定义　超声波是指超过正常人耳能听到的声波,频率在20 000Hz(赫兹)以上。医学诊断最常用的超声诊断频率为2.5～5MHz(兆赫),低于1MHz的超声波分辨率差,不能用于诊断。

2. 超声波的物理特性

(1)指向性:超声频率极高,波长很短,在介质中呈直线传播,具有良好的指向性,这是可用超声对人体器官进行定向探测的基础。

(2)反射和折射:当超声束入射到比自身波长大的两种介质的界面上时(大界面),就会产生反射和折射现象。反射所形成的回声可显示不同组织的界面轮廓,而折射则造成图形的变形和扭曲。

(3)散射和衍射:小界面对入射超声产生散射现象。散射使入射超声能量中的一部分向各个空间方向分散辐射,故散射无方向性。其返回至声源的回声能量甚低,但散射回声来自脏器内部的细小结构,其临床意义十分重要。散射现象是超声成像法研究脏器内部结构的重要依据。衍射是指当声束传播过程中,遇到障碍物边缘距离近似1~2个波长时,会使一部分波偏离原来的方向,即沿着障碍物的边缘绕行,绕到物体后又以接近原来的方向传播。

(4)衰减:声束在介质中传播时,因小界面散射、大界面反射、声束的扩散及软组织对超声能量的吸收等造成声能损失。界面反射、散射使声能衰减;超声传播距离越远,衰减越多。衰减限制了超声向深层介质的透射深度,也有助于疾病的诊断分析,如脂肪肝或某些恶性肿瘤有明显的衰减特征。

考点:超声波的定义,多普勒效应

(5)多普勒效应:超声束遇到运动的界面时,其反射波的频率将发生改变,这一现象称为多普勒效应。利用多普勒效应可以检测血流的方向、速度及血流性质,反映脏器组织的血流动力学信息。

(二)超声检查方法

1. B型超声检查　B型超声显示的是动态二维图像,故又称为二维超声。在显示屏幕上,纵向表示回波目标所在深度,横向表示回波目标在扫描平面内的横向位置,光点亮度表示回波信号的强度。此种图像与人体的解剖结构极其相似,故能直观地显示脏器的大小、形态和内部结构。此项检查适用范围广,对肝、胆囊、脾、胰、肾、肾上腺、膀胱、前列腺、子宫、卵巢、腹腔积液、胸腔积液等疾病的诊断及胎儿检查有很高的诊断价值。

2. M型超声检查　M型超声以单声束取样获得活动界面发射波,可在某一段时间内获得采样部位不同深度组织回声随时间的变化曲线,即"距离-时间"曲线。在M型声像图上,纵坐标代表距离,横坐标代表时间。它主要用于心脏及大血管检查。

考点:超声检查方法

3. D型超声检查　D型超声又称多普勒超声,是利用多普勒效应获得被检测物体的运动速度、运动方向等参数。D型超声常分为频谱多普勒检查和彩色多普勒血流显像两种,后者常简称为彩超。D型超声能直观地显示心脏或血管的形态结构及血流信息的实时动态图像,敏感性高,并可引导脉冲或连续多普勒取样部位,进行定量分析。对左向右分流血流及瓣口返流血流的显示有独到的优越性。

(三)人体组织的声学分型

由于超声波具有反射、折射等特性,且人体内组织结构复杂,故人体声学特征有很大的差异。人体组织器官大致可以分为4种声学类型(表5-7)。

考点:人体组织的声学分型

表5-7　人体组织器官声学特征

反射类型	二维超声	图像表现	组织器官
无反射型	液性暗区	无回声	尿、胆汁、血液等液体物质
少反射型	低亮度	低回声	心、肝、胰、脾等实质器官
多反射型	高亮度	高回声	血管壁、心瓣膜、脏器包膜
全反射型	极高亮度	强回声,后伴声影	骨骼、钙斑、结石、含气肠管

(四)超声检查新进展

当前,随着先进技术在医疗领域应用的扩大和深入,使超声检查在临床上取得很大的进展，超声检查不仅用于诊断疾病，还可用于辅助治疗疾病。现有较成熟的技术有以下几种。

1. 术中超声　即在手术中进行超声检查，由于采用高频探头，距离近，分辨率提高，图像清晰，有利于指导手术路径、观察病灶周围改变，弥补经腹超声的不足。

2. 超声内镜　是将微型高频探头安装在内镜顶端，通过内镜观察消化道腔内病变，同时进行超声扫查，对消化道疾病的诊疗起到很大的作用。

3. 三维超声　成像比二维图像显示更为直观、信息更加丰富，病灶的空间定位和容积测量更准确，目前主要用于心脏及产科。胎儿三维超声（图5-7）可以准确观察胎儿面部、四肢、胸腹和脊柱，对于诊断胎儿畸形有很大作用，如唇裂、联体双胎畸形、海豹肢（短肢）、脊柱裂、脑积水等。

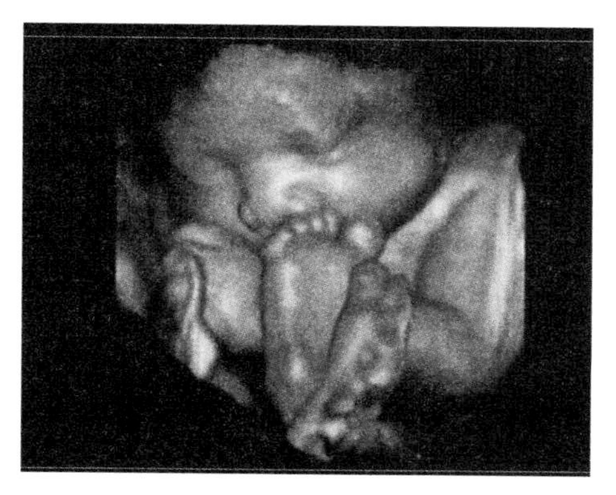

图5-7　胎儿头部及面部三维超声重建

（五）超声检查的安全性

超声检查与其他成像技术相比较，具有很高的安全性。但是，超声波属于机械波，可产生机械效应和热效应，尤其对于胎儿和眼球等敏感组织使用不当时，可造成损伤。对孕妇进行超声扫查时，美国医学超声学会等组织提出的ALARA原则受到广泛的认可。这个原则要求在保证获得必要的超声诊断信息前提下，用尽可能小的声强，在尽可能短的时间完成检查。

案例5-9分析1

超声的强度在0.1W/cm^{2}以下时，不引起明显的生物效应，目前超声诊断用的平均功率多在0.1W/cm^{2}以下，因此对人体是无害的。但对胚胎等娇嫩组织是否有潜在危害，目前虽有争议，但使用尽可能小的声强并且在尽可能短的时间完成检查还是非常安全的。

二、超声检查的临床应用

（一）心血管疾病的超声检查

1. 正常声像图　心是由心外膜、心肌和心内膜三层结构形成。心壁显示出为中低回声光带，呈节律性运动，心腔内血液显示为无回声。心脏超声检查先从二维超声心动图（B型超声）开始，一般常用声窗有：胸骨旁、心尖部、剑突下和胸骨上窝。在实时成像的基础上，启动M型超声心动图，观察主动脉瓣、主动脉壁、二尖瓣前后叶、左心室体部前后径、室间隔和左心室后壁的运动变化和测量有关数据。继后，启动彩色多普勒血流显像（CDFI），观察各瓣口血流有无异常及心内有无血液分流。在CDFI的引导下，进行采样显示血流频谱，分析血流发生的时期、方向、性质和测量峰值流速。

2. 异常声像图

案例5-10

患者，女性，25岁，农民。心悸1周来院就诊。体检：两肺呼吸音清，心率92次/分，律齐，心尖区舒张期隆隆样杂音，腹软，肝脾未扪及，下肢无水肿。

问题：1. 为明确诊断，该患者应首选何种检查？

2. 该患者如做M型超声心动图检查有何表现？

(1) 二尖瓣狭窄

1) 二维超声心动图:①左心室长轴切面及心尖四腔图上可见二尖瓣增厚,回声增强,瓣叶活动幅度减小,在舒张期可见二尖瓣前叶瓣体呈弓形向左心室流出道突起,左心房及右心室增大;②左心室二尖瓣短轴切面:舒张期二尖瓣前后叶开启受限,瓣口变小,边缘不规则,往往呈不规则的梅花样和鱼嘴样。

2) M 型超声心动图:①二尖瓣活动曲线回声增强增粗,失去双峰波的特征,变成"城墙样"曲线;②二尖瓣前后叶呈同向运动;③左心房及右心室增大。

3) 多普勒超声心动图:①脉冲多普勒频谱呈现为宽频带、充满型湍流频谱,包络线不光滑。将取样容积置于二尖瓣口左心室侧,可测到二尖瓣口部的舒张期血流速度增快,达到 1.5m/s。②彩色多普勒血流显像,于舒张期在二尖瓣口处左心室侧可见五彩镶嵌样血流信号,流束变细,流速增快,血流色泽明亮而鲜艳。

(2) 心包积液

1) 二维超声心动图:可见两层心包膜分离,形成两条回声带,中间出现液性暗区。

2) M 型超声心动图:最初可仅在左心室后方出现液性平段,整个心动周期中持续存在,当左心室前方和左心室后方同时存在时,通常可确立心包积液的诊断。

案例 5-10 分析

1. 患者为青年女性,心悸 1 周,心脏听诊心尖区舒张期隆隆样杂音,考虑二尖瓣狭窄,对心脏瓣膜疾病,应首选超声心动图检查。

2. 该患者 M 型超声心动图典型表现为二尖瓣活动曲线回声增强增粗,由于二尖瓣前叶的 EF 斜率变慢,E 峰与 A 峰相连,呈"城墙样"曲线;由于炎症使二尖瓣前后叶粘连,故二尖瓣前后叶呈同向运动。

(二) 腹部疾病的超声检查

1. 肝脏

(1) 正常声像图:肝形态因体型而异,肝上界多位于右锁骨中线第 5 肋间,平静呼吸时剑突下长度不超过 5cm,右叶多不超过肋缘。肝被膜规整平滑,呈均匀一致的线样高回声,肝实质呈均匀、细小的点状中低回声。肝内管腔可以显示肝静脉及其主要属支、门静脉及其分支和左、右肝管及其二级分支。各管道在长轴图像上为条状结构,管腔内无回声,短轴断面上呈中央无回声的环状结构。正常门静脉主干内径为 8 ~ 12mm。

(2) 异常声像图

案例 5-11

患者,男性,51 岁,农民。近 10 天来患者出现肝区持续疼痛,腹部较前明显膨隆,右上腹可触及一质硬包块,表面不光滑。既往肝硬化病史 3 年。

问题:1. 在肝脏的影像学检查中,哪一方法为首选?

2. 该患者超声检查声像图有何表现?

1) 肝硬化:肝体积正常或缩小,形态失常;肝表面常高低不平,呈锯齿状;肝实质回声增强、增密,分布不均匀;肝静脉变细,走向不自然;门静脉主干扩张,内径超过 14mm,分支变细迂曲,管壁回声增强;出现腹腔积液者,可见不规则液性无回声暗区;胆囊壁增厚呈"双边影"。

2) 脂肪肝:肝弥漫性增大,边缘变钝。实质回声密集、增强,深部回声减弱。肝内管腔显示模糊或不显示。

3) 肝癌:典型的原发性肝癌声像图有如下特点:①直接征象,肝内出现局灶性实性回声肿块,可单发或多发。一般与正常肝实质分解欠清晰。其回声强度与正常肝实质比较,有低回声型、等回声型、强回声型、无回声型与混合回声型等。病灶周边可有低回声带(声晕),部分病灶可出现后方的声衰减。②间接征象,肝局部或全部肿大,形态失常。肝内管腔结构受压或因推挤而发生变形、扭曲、移位、狭窄或闭塞。晚期病例可见门静脉或肝静脉内癌栓,肝门及胰腺周围淋巴结肿大。

案例5-11分析

1. 患者既往肝硬化病史,目前出现肝区持续疼痛,腹部较前明显膨隆,右上腹可触及一质硬包块,表面不光滑。故首先考虑原发性肝癌,超声检查是肝脏疾病首选的影像学诊断方法。

2. 超声检查肝癌声像图表现为:肝内可出现实性回声肿块,此肿块回声与正常肝实质回声比较,可为低回声、等回声、强回声型、无回声与混合回声等;病灶周边可有声晕;肝形态失常;肝内管腔变形、扭曲、移位、狭窄或闭塞;晚期病例可见门静脉或肝静脉内癌栓,肝门及胰腺周围淋巴结肿大。

2. 胆管系统

(1) 正常胆管系统声像图:正常胆囊轮廓清晰,壁薄光滑,厚度小于2mm。胆囊内为无回声区,后方回声增强,胆囊长7~9cm,前后径和横径2.5~3.5cm。胆总管声像图显示上段自肝门发出与门静脉伴行,其内径小于或等于门静脉的1/3。下段因受肠管气体干扰,超声不易显示。胆总管内径小于0.8cm。

(2) 异常声像图

1) 胆囊炎:急性胆囊炎表现为胆囊增大,轮廓不光滑,胆囊壁弥漫性增厚,呈强回声,可呈现“双边影”表现。慢性胆囊炎表现为胆囊多缩小,胆囊壁增厚,回声增强,边缘毛糙,胆囊收缩功能差或丧失。

2) 胆管系统结石:超声检查是诊断胆囊结石最简便、最准确的方法。①胆囊结石声像图:表现为胆囊内可见一个或数个大小不一的圆形或半月形强回声光团,强回声光团后伴声影(图5-8),强回声光团随体位改变而沿重力方向移动。泥沙样结石表现为胆囊内细小的强回声光点群,后伴声影。②胆管结石:肝内胆管结石表现为肝内出现强回声光团,后伴声影,主要沿左、右肝管走向分布,结石部位以上胆管扩张;肝外胆管结石表现为有结石的胆管近端扩张,管壁增厚,回声较强,胆管腔内有形态稳定的强回声光团,后方有声影。强回声团与胆管壁有分界,典型的尚可见细窄的液性暗环包绕结石强回声团。

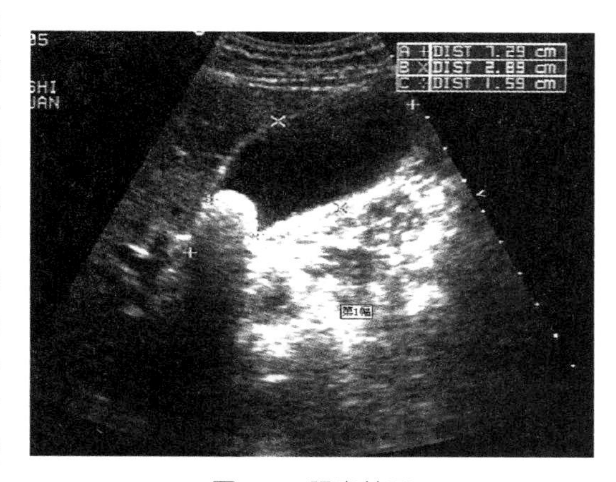

图5-8 胆囊结石

3. 肾、膀胱和前列腺

(1) 正常声像图

1) 肾:在冠状和矢状断面上,肾呈豆形,横断面上则为椭圆或卵圆形。肾的被膜清晰、光滑,呈较强回声线,其为肾周脂肪与肾被膜界面的回声。肾实质呈均匀弱回声,肾窦(包括肾盂、肾盏、血管和脂肪组织)呈不规则的强回声区。正常肾长9~12cm,宽4~6cm,厚3~5cm。

2) 膀胱:充盈时,横切面呈圆形或椭圆形,纵切面呈边角圆钝的三角形。膀胱壁呈一条光滑平整的细带状回声;充盈不足时,黏膜回声不平。膀胱内尿液为无回声区。

3）前列腺：横切面呈左右对称的栗子形。前列腺包膜回声呈整齐明亮的条带状增强回声，实质呈低回声，内有均匀分布的细小光点。正常值为左右径4cm，上下径3cm，前后径2cm。

（2）异常声像图

1）肾结石：肾窦区出现点块状或团块状强回声，后方伴有声影。

2）膀胱结石：膀胱无回声区内出现点状或团块状强回声，其后方伴有声影，可随体位改变而移动。

3）前列腺增生症：前列腺对称性增大，形态饱满，呈圆形或接近球状，严重者可突入膀胱腔内。包膜回声可增厚，但是光滑连续。增生的内部通常回声减弱。

（三）妇科疾病的超声检查

1. 正常声像图　纵切面子宫呈倒置的梨形或球形，横切面呈椭圆形或类三角形影，子宫轮廓呈清晰光整的线状回声，子宫肌层呈均质的中等回声区。子宫腔呈线状的强回声影，其周有低弱回声的内膜围绕。成年妇女正常子宫大小为：长径7～8cm；左右径4～5cm；前后径2～3cm。卵巢的断面声像图呈杏仁形，呈中、低回声，卵泡位于其内呈小囊状。成年妇女卵巢大小约4cm×3cm×1cm。

2. 异常声像图

（1）子宫肌瘤：子宫体增大，形态不规则；肌瘤结节一般为圆形低回声或等回声团块，少数可为旋涡状或条纹状结构，其后无明显声衰减；子宫内膜有回声移位变形；若肿瘤发生玻璃样变或液化囊性变，病变区则出现相应的弱回声或无回声暗区，其后回声增强，若肿瘤发生钙化，则在病变区可出现强回声光环或弧形强光带，其后有声影。

（2）盆腔生殖器炎症：包括子宫炎、输卵管卵巢炎等。①子宫炎：多由子宫内膜感染所累及，表现为子宫充血肿胀。急性子宫内膜炎表现为内膜肿胀、增厚，呈中等回声。急性子宫肌炎早期表现为子宫轻度增大，回声减弱。重者子宫回声明显减弱，子宫轮廓模糊不清。②输卵管卵巢炎：病变早期，仅表现为输卵管轻度增粗、肿大，回声减低。如炎症加重，输卵管卵巢与子宫和盆壁之间界限不清，致使子宫轮廓模糊，难以识别。

三、超声检查前的准备

1. 腹部检查　肝、胆囊、胆道、胰腺检查需前一晚进清淡饮食，避免豆制品、牛奶及胃肠钡剂造影、胆道造影。胆道检查前禁食12小时，胆囊检查前禁食脂肪餐24～48小时，胃、胰检查前禁食8～12小时，当日早晨起床排便后进行检查。对便秘或肠胀气者，前1天晚服缓泻剂。肾、输尿管检查无需准备。

2. 盆腔检查　检查早期妊娠、子宫、附件、膀胱、前列腺等应检查前1～2小时饮水400～500ml，饮水后不要排尿，务必使膀胱充盈。

3. 心血管、浅表组织器官检查　心脏、颈部血管、胸腔积液、甲状腺等检查，无需特殊准备。经食管超声心动图检查需在检查前禁饮食8小时以上，检查后2小时禁饮食。

4. 其他　婴幼儿对检查不配合，可用水合氯醛灌肠，待其安静后再检查。

考点：超声检查前的准备

案例5-9分析2

1. 患者为中年女性，主要症状为月经周期不规律，经量增多，故初步诊断为子宫肌瘤，为明确诊断建议患者首选超声检查。

2. 检查前应告知患者充盈膀胱。因膀胱充盈后可推开肠管，暴露后方的子宫附件，避免了气体的干扰。

目标检测

A_1/A_2 型题

1. 下列哪项检查是诊断胆囊结石最简便、最准确的方法( )
   A. X线胸片 B. CT扫描
   C. MRI扫描 D. 超声检查
   E. CT增强扫描
2. 正常人体组织的声学类型不包括( )
   A. 无反射型 B. 少反射型
   C. 多反射型 D. 全反射型
   E. 混合反射型
3. 下列哪项是二尖瓣狭窄时的声像图表现( )
   A. 二尖瓣回声减弱
   B. 二尖瓣前后叶活动曲线成“城墙样”改变
   C. 右心房及右心室增大
   D. 脉冲多普勒频谱呈现为窄频带层流频谱
   E. 二尖瓣瓣叶活动幅度增大
4. 下列哪项病变应首选超声检查( )
   A. 肝脏病变 B. 骨折后愈合情况
   C. 胃炎 D. 肺炎
   E. 急性脑血管病
5. 下列人体组织,超声检查时呈全反射型的是( )
   A. 腹腔积液 B. 血液
   C. 膀胱 D. 肺
   E. 肝
6. 下列哪项不是正常肝声像图表现( )
   A. 平静呼吸时右叶多在肋缘下5cm
   B. 肝上界多位于右锁骨中线第5肋间
   C. 肝被膜规整平滑
   D. 肝实质呈均匀、细小的点状中低回声
   E. 肝内管腔可以显示肝静脉、门静脉
7. 盆腔检查前需要( )
   A. 禁食
   B. 屏气
   C. 询问过敏史
   D. 除去随身携带的金属物件
   E. 充盈膀胱
8. 超声束遇到运动的界面时,其反射波的频率将发生改变,这一现象称为( )
   A. 多普勒效应 B. 反射
   C. 折射 D. 衍射
   E. 衰减
9. 超声波是指超过正常人耳能听到的声波,频率在( )
   A. 2000Hz以上 B. 2000Hz以下
   C. 20 000Hz以上 D. 20 000Hz以下
   E. 200Hz以下
10. 多普勒超声是指( )
    A. A型超声 B. B型超声
    C. D型超声 D. M型超声
    E. 三维超声
11. 在超声检查时,不属于正常肝声像的是( )
    A. 肝上界多位于右锁骨中线第5肋间
    B. 肝被膜规整平滑,呈均匀一致的线样高回声
    C. 肝实质呈均匀、细小的点状中低回声
    D. 正常门静脉主干内径为18~22mm
    E. 右叶多不超过肋缘

A_3/A_4 型题

(12~13题共用题干)

患者,女性,35岁。反复胸闷、气急、咳嗽,既往有“游走性关节炎”病史。体格检查:心界稍大,心率102次/分,律整,S_1增强,P_2亢进,闻及开瓣音,心尖部闻及舒张中晚期隆隆样杂音。

12. 该患者可能的诊断是( )
    A. 风湿性心脏病二尖瓣狭窄
    B. 风湿性心脏病二尖瓣关闭不全
    C. 风湿性心脏病主动脉瓣狭窄
    D. 风湿性心脏病主动脉瓣关闭不全
    E. 风湿性心脏病二尖瓣狭窄伴关闭不全
13. 为进一步确诊,应首先考虑的检查是( )
    A. 心导管检查 B. 胸片
    C. 超声心动图 D. 心电图
    E. 心电图负荷试验

第3节　核医学检查概述

案例5-12

患者,女性,35岁。2个月前因工作过度劳累后出现心慌、消瘦,伴颈部增粗。查FT_3、FT_4增高,TSH降低,诊断为“甲状腺功能亢进症”。患者发病以来,脾气急躁、怕热、多汗,食欲亢进、失眠,大便次数增多,体重下降4kg。为进一步诊治,医生建议患者进行^{131}I摄取率检查。

问题:患者行^{131}I摄取率检查前应做哪些准备?

核医学是利用放射性核素及其标记的化合物对疾病进行诊断、治疗与科学研究的一门学科。它是核技术、电子技术、计算机技术、化学、物理和生物学等现代科学技术与医学相结合的产物。核医学可分为两类,即临床核医学和基础核医学(或称实验核医学)。核医学检查是临床核医学的重要组成部分,具有灵敏度高、可定量等优点。目前,核医学仪器已与超声断层仪、热像图仪、CT和MRI等共同组成医学图像成像技术,把现代医学的诊断技术提高到一个新的阶段。

一、核医学显像基本原理

放射性核素在核衰变过程中能释放一种或一种以上的放射线,如α射线、β射线、γ射线等。含有放射性核素的药物通过静脉注射、口服或吸入等途径引入人体之后,常选择性地聚集在特定的脏器、组织或病变部位,借助核医学成像设备,可在体外探测到该部位的放射线,并以一定的模式成像,从而获得可反映脏器和病变组织的形态、位置、大小、功能和代谢等状况的核医学影像。

二、常用放射性药物及核医学成像设备

放射性药物和核医学仪器是进行核医学诊断的两大必备条件。

1. 诊断用放射性药物　凡引入体内的被放射性核素标记的化合物均称为放射性药物,其中用于诊断显像的被称为示踪剂或显像剂,如用于甲状腺功能检查的^{131}I-碘化钠、用于肾图检查的^{131}I-邻碘马尿酸等。^{99m}Tc为最常用的理想的显像核素,因它是纯γ光子发射体,能量适中,半衰期为6小时,并能标记多种化合物,几乎可用于所有脏器显像。

2. 核医学成像设备　是指用于探测引入体内的放射性药物所释放的放射线,通过能量转换、计算机处理等一系列过程,从而获得脏器图像的设备。

(1) 单光子发射型计算机体层扫描仪(SPECT,简称ECT):主要以发射单光子的放射性核素(^{99m}Tc、^{131}I、^{201}TI)为探测对象,根据放射性药物在病变部位和正常组织之间形成放射性浓度差异重建三维断层图像。ECT成像是一种具有较高特异性的功能显像和分子显像,即可显示结构信息又可显示脏器与病变组织的功能信息。因此,ECT除显示肿瘤病灶外,尚可显示局部脏器功能的变化,如化疗后左心功能、肾功能的改变等。

(2) 正电子发射型计算机体层扫描仪(PET):主要以发射正电子的放射性核素(^{11}C、^{13}N、^{15}O、^{18}F)为探测对象。PET主要用于病灶组织的葡萄糖代谢、蛋白质代谢和氧代谢的研究,在肿瘤学领域应用最为广泛。目前应用最多的是肿瘤的早期诊断和治疗后残留肿块的鉴别。

三、核医学临床应用

1. 循环系统　主要有心肌显像、心功能测定、急性心肌梗死显像、血清强心苷浓度监测等。

2. 神经系统　主要有局部脑血流(γCBF)断层显像、局部脑葡萄糖代谢显像和神经受体显像。

3. 肿瘤　肿瘤特异显像、肿瘤非特异显像、骨转移显像、淋巴显像和胚胎性抗原、肿瘤相关抗原等肿瘤标志物测定。

4. 消化系统　主要用于肝静态显像,以及发现肝内的占位性病变;肝血流和血池显像,诊断原发性肝癌;亲肿瘤现象,有利于原发性肝癌和继发性肝癌的诊断;肝胆显像;消化道通过时间和排空率测定;异位胃黏膜显像;活动性消化道出血显像等。

5. 呼吸系统　主要用于肺栓塞的诊断,也可用于局部肺功能测定。

6. 泌尿系统　主要有肾动态显像,观察到两侧肾血流、实质功能和形态及尿路通畅情况。

7. 内分泌系统　包括甲状腺功能测定,如甲状腺摄^{131}I试验、甲状腺激素抑制试验、促甲状腺激素兴奋试验;内分泌系统显像,如甲状腺显像、肾上腺皮质显像、肾上腺髓质显像、甲状旁腺显像;内分泌系统体外放射分析等。

8. 其他　放射性核素显像还可用于骨骼系统和血液系统疾病的诊断。

四、核医学检查前的准备

(一) 放射免疫的标本

1. 采集样品时向患者详细解释检查的目的、意义,让患者休息好,情绪稳定,防止患者产生不良心理反应,如内分泌激素水平的测定可受多种外界因素干扰。

2. 仔细核对患者的姓名,放射性药物的名称、化学形式和活性等。

3. 血样品采集一般要求清晨空腹抽血,抽血前日晚应禁止饮酒和吃油腻食物。样品采集后应及时送检,以免生物活性物质发生酶解、降解和变质。如不能及时送检或短时间内不能测定的项目,可将样品置-20℃保存,避免反复冻融。

4. 测定甲状腺激素应在测定前半个月内禁食含碘食物。

5. 胰岛素测定应在早晨空腹注射胰岛素之前,以免检测结果发生误差。

6. 地高辛药物测定应在服药后6～8小时抽血,以使血清与心肌中的浓度达到平衡状态。

7. 测定尿β_2-微球蛋白时,应弃晨尿,饮水300ml左右,间隔30～60分钟收集尿液,并同时取静脉血,这样采集的标本可准确反映肾小球的滤过功能和肾小管的重吸收作用。

(二) 脏器显像及功能检查前的准备

1. 脑平面显像检查前给患者口服过氯酸钾400mg,以封闭脉络丛、甲状腺、唾液腺等吸收示踪剂的组织,以免影响结果。

2. 甲状腺吸碘功能测定检查前停服含碘食物(如海鱼、海虾、海带、海蜇、紫菜等)2周;停服含碘药物(如碘含片、复方碘溶液、碘化物等)2～8周;停服甲状腺片、抗甲状腺药物4～6周,当天早晨空腹抽血。

3. 肝胆显影检查前禁食2小时以上,如需检查胆囊收缩功能,于胆囊显影后食入煮鸡蛋或炸鸡蛋2个。

4. 肾动态显像检查前30分钟饮水300ml,并排空尿液以保证测定当时有一定尿流量。

5. 骨扫描前取下身上含金属或高比重的物品,如金属义齿、硬币、腰带金属环、首饰等。

6. 对儿童、孕妇做放射性核素检查应采取慎重态度。

案例5-12分析

^{131}I摄取率检查目前主要用于甲状腺毒症的病因鉴别,在做该检查之前,应停服含碘食物(如海鱼、海虾、海带、海蜇、紫菜等)2周;停服含碘药物(如碘含片、复方碘溶液、碘化物等)2～8周;停服甲状腺片、抗甲状腺药物4～6周,当天早晨空腹抽血。

考点:核医学检查前的准备

链接 怎样合理选择影像检查

对头颈部疾病、脊椎病、骨关节疾病，应首选 X 线检查；对颅内和椎管内疾病如肿瘤、脑损伤和脑血管疾病等，则应选择 CT 或 MRI；对心脏大血管疾病，可选择 X 线检查或超声心动图检查；对肺与纵隔应先用 X 线检查，必要时再用 CT 或 MRI；腹腔内与盆腔内器官应首选超声或 CT 较可靠，而超声较 CT 更经济实惠；对胃肠道疾病，可选择钡餐或钡气双重造影检查，但最好选用胃肠内镜检查。

目标检测

A_1/A_2 型题

1. 目前最常用的核医学仪器是(　　)
   A. 放射免疫计数仪
   B. 发射型计算机体层扫描仪
   C. 核多功能仪
   D. 局部脑血流
   E. γ 照相机
2. 采集放射免疫标本前的准备工作不包括(　　)
   A. 向患者做简要说明
   B. 仔细核对患者的姓名及放射性药物的名称
   C. 随时可抽血检查
   D. 样品采集后应及时送检
   E. 胰岛素测定应在早晨空腹注射胰岛素之前采集标本
3. 正电子发射型计算机体层扫描仪的英文简称是(　　)
   A. PET　B. ECT
   C. SPECT　D. MRI
   E. CT
4. 甲状腺吸碘功能测定检查前需要停服的食物是(　　)
   A. 海带　B. 玉米
   C. 牛肉　D. 馒头
   E. 芹菜
5. 以下选项中较为常用的理想的显像核素是(　　)
   A. ^{131}I　B. ^{99m}Tc
   C. ^{201}TI　D. ^{11}C
   E. ^{13}N

A_3/A_4 型题

(6～7 题共用题干)

患者，女性，32 岁。体格检查时发现 FT_3、FT_4 增高，TSH 降低，诊断为“甲状腺功能亢进症”。患者发病以来，体重下降 4kg，无其他明显症状。

6. 该患者可能的护理诊断是(　　)
   A. 焦虑
   B. 体液不足
   C. 皮肤完整型受损
   D. 营养失调：低于机体需要量
   E. 气体交换受损
7. 如进行^{131}I 摄取率检查，患者检查前应(　　)
   A. 停服用含碘食物 2 周
   B. 停服用含碘食物 2 天
   C. 停服含碘药物 2 天
   D. 可服用抗甲状腺药物
   E. 检查前无需空腹

护理技能竞赛模拟训练题

患者，女性，19 岁。因气急、不能平卧数小时而急诊入院。患者于昨晚先感鼻咽痒、打喷嚏和流清涕，随即胸闷、咳嗽、咳黏痰，而后发生呼吸困难，气急不能平卧，自服氨茶碱未见好转。今晨气急转剧，出现张口呼吸，严重喘鸣，口唇发绀，十分痛苦。

体格检查：T 37.5℃，P 119 次/分，R 33 次/分，BP 105/65mmHg。端坐位，急性病容，口唇发绀，颈静脉怒张；胸廓略膨隆，双侧语颤均减弱，叩诊呈过清音，两肺满布哮鸣音，还有少量湿啰音；心律齐，心脏无明显杂音；肝、脾未触及。

实验室及其他检查：白细胞 9×10^9/L，中性粒细胞 0.73，淋巴细胞 0.22，嗜酸粒细胞 0.08。

问题：(1) 请根据病例列出主要的护理诊断(3 个)。

(2) 如需要做 X 线摄片检查，护士如何指导患者做好检查前的准备工作？

(孙永超)

第6章　常用实验室检查

实验室检查在临床工作中十分重要，其基本任务是通过实验室的检查方法，对评估对象的血液、体液、排泄物、分泌物、脱落细胞、穿刺物等标本进行检测，以获得直接或间接反映机体功能状态、病理变化及病因等方面的资料，为评估患者提供依据，对观察病情、制订治疗方案及护理措施等具有重要作用。实验室检查的主要内容有血液学检查、体液与排泄物检查、生物化学检查、病原体检查、免疫学检查及遗传学检查等。近年来，实验室检查不断采用新技术，使检测趋向自动化、微量化，检测结果日益精确。

实验室检查是健康评估的重要组成部分。它与临床护理工作密不可分，绝大部分实验室检查的标本由护士采集和处理，而检测结果的准确性与标本采集又有着直接的关系；另一方面实验室检查的结果又是对客观资料进行分析的重要组成部分，可协助和指导护士观察、判断病情，做出准确的护理诊断，制订正确的护理措施。所以护士必须熟悉标本采集方法、干扰因素、检验参考值、临床意义及其与护理的关系等。

第1节　标本的采集和处理

随着医学科学的飞速发展，检测方法及技术、设备正在不断更新和完善，这是实验诊断准确无误的重要保证之一，其次是要求获得高质量检验标本，即采集的标本要求新鲜和具有完整性。这样才能保证检测结果的准确。其完整性就是尽可能保持离体标本在评估对象体内当时的生理或病理的固有状态，从而保持各种细胞、虫卵等有形成分和蛋白质、葡萄糖等无形成分的质和量基本不变。但事实上，任何标本一旦离开人体即会发生细胞溶解破坏、蛋白质分解、细菌污染标本等改变。因此，在标本采集时和采集后，常需按实验室检查项目的特点进行各种处理，以达到保持标本完整性的目的。从标本采集到检验完毕所间隔的时间可以衡量标本是否新鲜。间隔时间越短，检测结果越可靠。各种标本允许间隔的最长时间，视实验室检查项目和标本来源而定。以上各方面均与采集标本的护士、检验人员及评估对象等有一定关系。

一、影响实验室检查结果的因素

在判断实验室检查结果异常是否由疾病引起之前，必须首先排除可能干扰实验室检查结果的因素。

1. 生理因素　包括评估对象的年龄、性别、妊娠、月经周期、精神状态、采血时间、体位、运动、吸烟、饮酒和环境变化等。由生理因素引起检验结果变异比检测过程中技术因素产生的变异更大。

2. 饮食因素　进食后即采集血液检测，可见血葡萄糖、铁、脂肪、碱性磷酸酶活性等浓度增高，影响检测结果。进食某些饮料和特殊的进食习惯也可使尿液中多种物质的浓度发生变化，如高糖、高脂肪、高蛋白饮食及吸烟、饮酒等，从而影响检测结果。因此，许多生化项目的检测特别要求从前一天晚上20:00起禁食，次日空腹采血以减少饮食因素的影响。

3. 药物因素　药物在体内的作用对检测结果会有影响，故标本采集前应尽可能暂停各种药物，以免干扰检测结果。

4. 其他因素　标本标签的准确编号及标本的恰当处理、保存和转运等，是减少检测结果假阳性或假阴性的重要措施之一。

二、标本采集的种类和处理要求

案例 6-1

患者，男性，6 岁。因发热、恶心、呕吐 1 周，巩膜黄染 1 天就诊。为明确诊断，需做肝功能及外周血血细胞计数、分类和形态检查（血常规）。

问题： 1. 血常规检查标本怎么采集？

2. 肝功能检查标本怎么采集？

（一）血液标本

1. 采血部位

（1）毛细血管采血：一般使用采血针，在消毒后的手指末端或耳垂选择局部皮肤正常的部位，采集毛细血管血液。其常用于门诊、急诊项目，如血细胞的计数分类和形态检查等。

（2）静脉采血：最常用，多在肘、腕、手背静脉采血。婴幼儿在颈外静脉、股动脉采血，刚出生的婴儿可收集脐带血。静脉采血应避免发生溶血、凝血和混入组织液。采血时使用压脉带结扎的时间不能过长。抽血时避免产生大量气泡，严禁从输液管中采集血液标本，防止输液成分等影响有关检测值。

（3）动脉采血：常用于血气分析，多在股动脉穿刺采血，也可在肱动脉或桡动脉穿刺采血。标本必须与空气隔绝，立即送检。

案例 6-1 分析 1

采集血常规标本，检验人员应在患者手指末端或耳垂的毛细血管经消毒后采集血液标本（毛细血管采血法）。

2. 采血时间　通常情况下采血时间以上午 7:00～9:00 较为适宜。检查目的不同对采血时间有不同的要求。

（1）空腹：是指在禁食 8 小时后空腹采集的标本，一般是在晨起早餐前采血。其主要适用于大部分临床生化检测项目，如血糖、胆固醇、肝功能、肾功能等测定。优点是可避免饮食成分和白天生理活动对结果的影响。

（2）特定时间采血：要求在规定的时段内采集血液标本。因人体生物节律在昼夜间有周期性变化，一天中不同时间所采的血液标本，检查结果也会随着变化，如葡萄糖、激素等测定；三酰甘油（甘油三酯）、维生素 D 等可有季节性变化；检查微丝蚴取血时间以晚上 21:00 至次日凌晨 2:00 为宜；用药患者进行药物血浓度监测时，应注意采血时药物浓度的峰值和低谷等。

（3）急诊采血：不受时间限制。特别注意要在检验单上标明急诊和采血时间。

3. 标本种类

（1）全血：主要用于对血细胞成分的检查，如血细胞的计数分类和形态检查等。

（2）血浆：加有抗凝剂的全血经离心、分离血细胞后所得到的液体部分称为血浆。它主要用于临床生化检查、凝血因子测定等。

（3）血清：不加抗凝剂的全血经过一定时间自然凝固后所分离的液体部分称为血清。它主要用于临床生物化学和免疫学检验项目测定。

案例 6-1 分析 2

肝功能试验标本为空腹血清。应告知评估对象要在禁食 8 小时后，采集空腹静脉血标本，一般在晨起早餐前采血，且不加抗凝剂。

4. 采血操作及送检的注意事项

（1）采血器械：目前多用真空采血器采血（图6-1），该方法较传统注射器采血更安全、封闭、转运方便，其种类及用途详见附录一。使用一次性真空采血管有以下好处。

1）减少溶血：真空采血管在采血过程中血液是在小负压作用下沿着管壁慢慢注入采血管中，采血量易控制；同时采血管内均涂有硅酮可以避免血细胞附壁，防止离心时血细胞破碎，不易溶血。这就减少了因溶血因素对检测结果产生的影响，保证了临床上对测定结果准确性。

2）避免血液污染：真空采血器具有一次性安全黏合封口，血液注入采血管到分离结束，管中的血液成分和外界环境始终处于隔离状态，避免了血液被污染，使血液在采集、运送、编号、离心过程中不易洒血，有效地避免了医务人员接触血样，防止院内感染和环境污染。

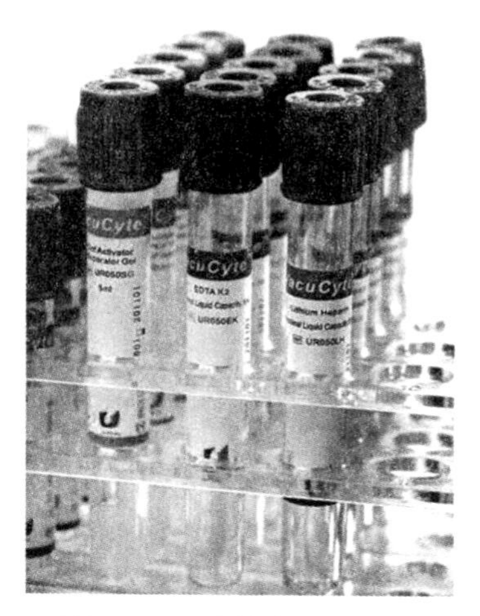

图6-1　一次性真空采血管

3）不怕摔，易携带：一次性真空采血管主要成分是一种硬度较大的塑胶管，不怕摔，易携带，即使在自由落地也不会使血标本外溢，便于标本的运送，可直接进行高速离心。

（2）采血操作：必须按无菌技术操作，采血部位皮肤必须清洁、干燥，止血带不可缚扎过久。使用真空采血法，将双向针的一端在持针器的帮助下刺入静脉，另一端插入真空试管内，标准真空采血管采用国际通用的盖帽和标签颜色显示采血管内添加剂种类和试验用途，可根据需要选择相应的盛血管。

（3）防止分解及自身变化：采血后应尽快送检。因血液中有些化学成分于离体后极易分解，使其含量改变，如血糖及酶类测定。时间过久，血细胞酵解可使血糖下降，酶活力发生变化等。

（4）防止污染：某些检查项目要求极为严格，标本容器必须经化学清洁或达到无菌。例如，血培养、血氨、铜、锌、铁等项目，因其含量极低，稍有污染即影响结果。

5. 抗凝剂　种类较多，如选择不当，也会直接影响检测结果的准确性。目前常用的抗凝剂有4种，除肝素是通过抗凝血酶和抗凝血活酶作用而产生抗凝作用外，其余3种均通过去除血中钙离子而发挥抗凝作用。

链接　常用抗凝剂

考点：血液标本的采集与真空采血管的临床选择

1. 乙二胺乙酸盐（EDTA钠盐或钾盐）　是一种螯合剂，能与钙离子结合，防止血液凝固。一般0.04ml 15% EDTA液，抗凝5ml血液即可达到理想的抗凝效果。EDTA抗凝剂主要应用于以下情况：血细胞结构、血细胞计数、红细胞比容、血红蛋白测定、红细胞沉降率等。

2. 枸橼酸钠　能与钙离子结合，形成不溶性钙盐使血液中无钙离子而发挥抗凝作用。因枸橼酸盐有助于防止易变凝血因子如Ⅴ及Ⅷ因子迅速变性，该抗凝剂适用于大部分抗凝血标本。枸橼酸钠常用的浓度是3.8%或3.2%，1ml抗凝剂可加9ml血液。

3. 肝素　能防止血液凝固是因为它具有抗凝血酶及抗凝血活酶作用。肝素抗凝血可用于检查血细胞比容、红细胞沉降率、渗透脆性试验等。使用肝素抗凝时，一般先在每个试管中加入0.1ml配制好的肝素液，37℃烘干备用。一般每个试管可采集5 ~10ml血液。

4. 草酸铵和草酸钾　该种抗凝剂通过草酸盐与钙离子形成不溶性草酸钙，去除血中钙离子而达到抗凝目的。使用方法：草酸钾0.8g、草酸铵1.2g，配制成100ml溶液。1ml该抗凝剂可抗凝10ml血液。一般每试管加0.25ml 80℃以下烘干备用。

（二）尿液标本的采集和处理

案例 6-2

患者，女性，26 岁。尿频、尿急、尿痛、排尿困难半天。该患者于新婚后 1 天发生尿频、尿急、尿痛、排尿困难。小便的颜色变红（肉眼血尿）等症状。拟诊为尿路感染，需留尿做尿液一般检查。

问题：如何收集尿液一般检查的标本？

1. 容器　要清洁，使用一次性专用的有盖塑料容器；因各种非标本物质可干扰测定的结果，如使用其他容器，需洗净、晾干后才能使用。

2. 避免污染　不可混有粪便；男性患者避免混入前列腺液和精液；女性患者应避开月经期，防止阴道分泌物混入。

3. 送检时间　标本要在半小时内送检，以免细菌污染和原有的各种成分改变。

4. 标本种类

（1）晨尿：为早晨第一次尿，因尿液在膀胱内存留 8 小时以上，各种成分浓缩，有利于尿液有形成分的检出。

（2）随机尿：患者任何时间内自然排泄的尿液标本，此类标本适合门诊和急诊患者的临时检测。但易受多种因素影响，尿中病理成分浓度降低，影响检测结果。

（3）定时尿：适用于 1 日之内尿液成分波动较大、用随意尿标本难以确定其参考值范围的多种化学物质的检测。如午餐后 2 小时尿，主要用于尿中尿胆原等的检测；12 小时尿要求前一天晚上 8 时排尽余尿后，开始收集直至第二天早晨 8 时之内的全部尿液，主要用于尿中有形成分计数。24 小时尿标本的采集方法同 12 小时尿，主要用于蛋白质、糖等化学物质的检测。

（4）清洁中段尿：用 0.1% 苯扎溴铵（新洁尔灭）消毒外阴和尿道口，用无菌容器收集中段尿，用于尿细菌培养和药物敏感试验等。

5. 尿液标本保存　尿液标本如不能及时检查，标本成分可发生分解或腐败，遭受微生物等的孳生破坏，因此需适当保存。常用方法有：①冷藏，以 4℃ 较好，注意避免结冰，因尿中的盐类结晶容易析出沉淀，干扰检测；②化学法，根据检测内容，可选用甲苯、甲醛、浓盐酸等防腐剂。

考点：尿液标本的采集

案例 6-2 分析

本患者发生了尿路感染，在进行尿液一般检查时，尿液标本最好是用早晨第一次尿，标本要在半小时内送检，以免原有的各种成分改变。应嘱其避开月经期，防止阴道分泌物混入，装入清洁容器送检。

（三）粪便标本的采集和处理

1. 标本来源　通常采用自然排便法，必要时可用肛门指诊采集粪便。蛲虫虫卵检查应使用肛门试纸，于清晨排便前自肛门周围的皱襞外拭取标本送检。

2. 容器　应为干净、不透水的一次性容器，不应混有尿液或其他物质。做细菌培养应采集粪便于无菌容器中。

3. 标本量　一般留取拇指样大小的粪便。关键要采集病理性粪便成分，选取含有脓血及黏液部分的粪便，并注意从粪便的不同部位选取标本。做血吸虫毛蚴孵化、计数寄生虫虫卵或成虫等应留取全部粪便。

4. 温度　检查阿米巴滋养体等寄生原虫，标本应 25℃ 保温并立即送检。

5. 避免干扰因素　做潜血试验时，应在试验前 3 天禁食铁剂、维生素 C、瘦肉类、动物血、肝类、大量绿叶蔬菜等，以免出现假阳性。

6. 送检时间 标本采集后应尽快送检，一般不应超过1小时。

（四）痰液标本的采集和处理

考点：粪便标本的采集

痰液是指气管、支气管的分泌物或肺泡内的渗出物。收集痰液标本时一般采用自然咳痰法，以收集清晨第一口痰为宜，患者早晨起床后应先漱口，然后用力从呼吸道深部咳出1～2口痰，避免唾液、鼻咽部的分泌物及食物等其他物质混入，用内壁无吸水性的洁净容器存放后，室温下2小时内，冷藏24小时内送检。

1. 细菌培养 将痰液置于无菌容器内及时送检。做细胞学检查时收集上午9～10时新鲜痰液或每次咳痰5～6口（定量约5ml）送检。

2. 24小时痰量和分层检查 将痰吐在无色广口瓶内，加少许防腐剂（苯酚）送检。

3. 漂浮或浓集法检查 检查结核杆菌时应留24小时痰液，以提高检查的阳性率。

4. 无痰或痰少患者 可给予化痰药物，应用超声雾化吸入法，使痰液稀释，易于咳出。昏迷患者可于清理口腔后，用负压吸引法吸取痰液。若采用纤维支气管镜检查，可直接从病灶处采集痰液标本。

（五）特殊项目标本的采集和处理

1. 脑脊液标本的采集 脑脊液标本一般通过腰椎穿刺术获得。但在蛛网膜下隙阻塞时，则需行小脑延髓池穿刺。穿刺时需做压力测定，必要时做动力试验，然后将脑脊液分集于3个无菌瓶内：第1瓶做细菌学检查，第2瓶做生化及免疫学检查，第3瓶做细胞计数。每瓶收集1～2ml。标本采集后应立即送检，以免放置过久细胞破坏、葡萄糖分解或形成凝块等影响检查结果。做细菌培养，应将脑脊液置于无菌容器内及时送检。

2. 浆膜腔积液标本的采集 标本经胸腔穿刺、腹腔穿刺、心包腔穿刺和关节腔穿刺获得。采集的标本最好为中段积液，分置于3～4个无菌试管中，每管1～2ml，采集后应立即送检。做细胞计数检验时，为避免标本凝固可在试管中加入抗凝剂。

3. 精液标本的采集 精液标本于评估对象禁欲（即无性交、手淫、遗精）4～7天后经手淫法采集，一般在第1次采集后间隔1～2周，再复查2～3次，方能做出正确判断。采集后应保温（20～40℃）立即送检，不可超过2小时，否则精子活动力可减低。

4. 阴道分泌物标本的采集 评估对象在标本采集前24小时内无性交、盆浴或阴道灌洗、局部用药（停用外用药2～3天）等。标本应及时送检，特别是检查阴道滴虫，时间延长致滴虫死亡可影响检出率。

目标检测

A_1/A_2 型题

1. 成人毛细血管采血法通常采用的部位是（　　）
   A. 手背　　B. 肘部
   C. 股部　　D. 手指
   E. 耳垂
2. 静脉采血法通常采用的部位是（　　）
   A. 肘部静脉　　B. 手背静脉
   C. 内踝静脉　　D. 股静脉
   E. 颈外静脉
3. 尿液一般检查应留取（　　）
   A. 2小时尿　　B. 4小时尿
   C. 上午的尿液　　D. 晨尿
   E. 任何时间的尿液
4. 留24小时尿标本时加入甲醛的作用是（　　）
   A. 固定尿中有形成分
   B. 防止尿液中的激素被氧化
   C. 防止尿液被污染变质
   D. 保持尿液中的化学成分
   E. 防止尿液改变颜色
5. 尿常规检查的标本采集法不正确的是（　　）
   A. 盛尿的容器应清洁
   B. 月经期取后段尿留取

C. 尿量以10～100ml为宜
D. 女性患者避免白带混入尿内
E. 查肾脏疾病以留取晨尿最佳
6. 患者，女性，午后低热、盗汗1个月，咳血1天。需做血沉检测，需选择何种管帽真空采血管（　　）
A. 红色　　B. 黄色
C. 黑色　　D. 灰色
E. 紫色

（张晓辉）

第2节　血液检查

血液由血细胞（红细胞、白细胞、血小板）和血浆组成，通过循环系统与全身各组织器官紧密联系。病理情况下，血液系统疾病可直接导致血液各成分质量和数量的变化，机体其他各组织器官病变也可直接或间接导致血液发生改变。临床上比较多的检测项目通过血液标本进行检查。

一、血液一般检查

血液一般检查包括血细胞成分常规检查、网织红细胞检查和红细胞沉降率检查等。

血液检查方法有两种，即传统的手工操作法和血液分析仪法。传统血液常规检查是指对患者周围血液中红细胞和白细胞数量及质量的检查，包括红细胞计数、血红蛋白测定、白细胞计数及白细胞分类计数，是临床应用最广泛的检查项目。血液分析仪测定速度快，结果准确，近年来广泛应用于临床。血液分析仪的应用，使血液常规检验的项目增多，在上述检验项目的基础上，又增加了红细胞平均值测定、红细胞形态检测、血小板计数、血小板平均值测定和血小板形态检测等。

案例6-3

患者，女性，19岁。因月经量增多半年，近2周常感头晕、乏力，注意力不集中，担心自己是否有贫血，向你咨询："我可能患有贫血，我需要检查哪些项目？"

问题：1. 你如何回答患者的咨询？
2. 通过检查血液，能不能知道贫血严重程度？

（一）红细胞检查

1. 红细胞计数（RBC）和血红蛋白测定（Hb）　红细胞由骨髓造血多能干细胞分化形成，经过原始红细胞、各阶段幼稚红细胞、网织红细胞，最后发育为成熟红细胞。成熟红细胞无核，主要成分为血红蛋白，主要功能是运输氧气和二氧化碳。红细胞平均寿命为120天，正常情况下，红细胞的生成与破坏保持动态平衡，因此血液中的红细胞数量衡定，形态正常。

（1）标本采集方法：非空腹采血，使用真空采血系统时用紫色帽真空管采血。血液分析仪法：抗凝静脉血1ml；手工法：非抗凝末梢采血1滴。

（2）参考值：见表6-1。

表6-1　红细胞数计数与血红蛋白正常参考值

	红细胞数计数（$\times 10^{12}$/L）	血红蛋白（g/L）
成年男性	4.0～5.5	120～160
成年女性	3.5～5.0	110～150
新生儿	6.0～7.0	170～200

（3）临床意义

1）红细胞和血红蛋白增多：指单位容积循环血液中红细胞计数及血红蛋白量高于参考值高限。①相对性增多：因血浆容量减少，血液浓缩使红细胞相对增多，见于剧烈呕吐、腹泻、出汗过多、尿崩症、糖尿病酮症酸中毒、大面积烧伤等；②绝对性增多：可分为继发性和原发性两类。继发性红细胞增多为血中红细胞生成素增多所致，生理性见于新生儿、高原地区居民或剧烈活动等，病理性见于严重的慢性心肺疾病，如阻塞性肺气肿、慢性肺源性心脏病、发绀性先天性心脏病等。原发性红细胞增多见于真性红细胞增多症。

2）红细胞和血红蛋白减少：指单位容积循环血液中红细胞计数及血红蛋白量低于参考值的低限，男性（成年）血红蛋白<120g/L，女性（成年）<110g/L，即为贫血。临床上通常以血红蛋白降低的程度将贫血分为：①轻度，男性血红蛋白90～120g/L，女性血红蛋白90～110g/L；②中度，血红蛋白60～90g/L。③重度，血红蛋白30～60g/L。④极重度，血红蛋白<30g/L。

生理性减少：见于婴幼儿、15岁以前的儿童、妊娠中后期的妇女和部分老年人。

病理性减少：见于各种原因引起的贫血：①红细胞生成减少，如造血原料不足（缺铁性贫血）、骨髓造血功能障碍（再生障碍性贫血）；②红细胞破坏过多，如溶血性贫血等；③红细胞丢失过多，如急慢性失血。

案例6-3分析

1. 要了解有无贫血，首先要进行红细胞计数和血红蛋白测定。

2. 可以知道贫血的程度，临床上通常以血红蛋白量降低的程度将贫血分为4度：轻度、中度、重度与极重度。

考点：红细胞计数和血红蛋白参考值及临床意义

2. 血细胞比容（HCT）测定　又称血细胞压积（PCV），是指血细胞在血液中所占容积的比值。它主要与红细胞的数量、体积大小及血浆容量有关。

案例6-4

患者，女性，25岁。因头晕、乏力、活动后心悸1年余入院，近1年来月经量增多。体格检查：T 36.8℃，P 108次/分，R 22次/分，BP 116/78mmHg。神志清楚，面色苍白，浅表淋巴结未触及，心、肺、腹部检查未发现异常。实验室检查：红细胞计数2.3×10^{12}/L，血红蛋白测定75g/L，白细胞总数7.2×10^{9}/L，血小板计数210×10^{9}/L，红细胞比积0.34，MCV<80fl，MCH<27pg，MCHC<32%。

问题：请根据患者情况，判断实验室检查结果和临床意义。

（1）标本采集方法：非空腹采血。使用真空采血系统时用紫色帽真空采血，温氏法（Wintrobe法）：静脉采血2ml，注入含双草酸盐抗凝剂的带盖试管内，充分混匀。

（2）温氏法参考值：男性（0.40～0.50）L/L，（40～50）容积%，平均0.45L/L；女性（0.37～0.48）L/L，（37～48）容积%。

（3）临床意义：①血细胞比容增高，相对性增高见于各种原因所致的血液浓缩，如严重呕吐、腹泻、烧伤等，临床上常以此作为计算脱水患者输液量的参考；绝对性增高，如真性红细胞增多症等；②血细胞比容减低，见于各种原因所致的贫血。

3. 网织红细胞（Ret）计数　是晚幼红细胞到成熟红细胞之间尚未完全成熟的过渡型红细胞。

（1）标本采集方法：非空腹采血。网织细胞计数仪法或血液分析仪法：使用真空采血系统时用紫色帽真空管采血；手工法：末梢采血。

（2）参考值：见表6-2。

表 6-2 网织红细胞计数参考值

	百分数	绝对值($\times10^9$/L)
成人	0.005～0.015	24～84
新生儿	0.02～0.06	96～288

考点：网织红细胞计数和血细胞比容的临床意义

（3）临床意义：①网织红细胞增多，提示骨髓红细胞系增生活跃，主要见于急性溶血性贫血、急性失血性贫血等，缺铁性贫血和巨幼细胞贫血治疗有效时，网织红细胞常迅速升高，可作为判断贫血疗效的指标；②网织红细胞减少，提示骨髓造血功能减低，主要见于再生障碍性贫血；③骨髓移植术后骨髓造血功能恢复情况的监测指标，术后21天若网织红细胞计数>15×10^9/L，提示无移植并发症，骨髓造血功能恢复良好。

4. 红细胞其他参数 由于不同类型的贫血其红细胞体积大小不同，血细胞比容的改变与红细胞数不一定成正比，因此常将红细胞计数、血红蛋白量和血细胞比容三者结合起来，计算红细胞各项平均值，对贫血进行形态学分类，从而更有助于病因的确定。

（1）参考值：平均红细胞容积（MCV）指每个红细胞的平均容积，手工法：82～92fl；血细胞分析仪法：80～100fl。

平均红细胞血红蛋白量（MCH）指每个红细胞所含血红蛋白的平均量，手工法：27～31pg；血细胞分析仪法：27～34pg。

平均红细胞血红蛋白浓度（MCHC）指每升红细胞所含的血红蛋白量，320～360g/L。

（2）临床意义：见表6-3。

表 6-3 贫血的形态学分类

形态分类	MCV(fl)	MCH(pg)	MCHC(g/L)	病因
正常细胞性贫血	80～100	27～34	320～360	再生障碍性贫血、急性失血性贫血、骨髓病性贫血
大细胞性贫血	>100	>34	320～360	巨幼细胞贫血、恶性贫血
小细胞低色素性贫血	<80	<27	<320	缺铁性贫血、铁粒幼细胞性贫血
单纯小细胞性贫血	<80	<27	320～360	慢性感染、炎症、恶性肿瘤、尿毒症等所致的贫血

5. 红细胞体积分布宽度（RDW） 是反映外周血液中红细胞体积异质性的参数，通过血细胞分析仪测量获得，多数用所测得的红细胞体积大小的变异系数（RDW-CV）来表示，对贫血诊断有重要意义。

（1）参考值：11.5%～14.5%。

（2）临床意义：主要用于贫血的形态学分类和缺铁性贫血的诊断和鉴别诊断（表6-4）。

表 6-4 根据 MCV、RDW 的贫血形态学分类

MCV	RDW	贫血类型	常见疾病
增高	增高	大细胞均一性贫血	部分再生障碍性贫血
	增高	大细胞非均一性贫血	巨幼细胞贫血
正常	正常	正常细胞均一性贫血	急性失血性贫血
	增高	正常细胞非均一性贫血	再生障碍性贫血
减低	正常	小细胞均一性贫血	珠蛋白生成障碍性贫血
	增高	小细胞非均一性贫血	缺铁性贫血

案例6-4分析

1. 红细胞计数降低，血红蛋白量减少，红细胞比积降低。MCV、MCH和MCHC均低于正常参考值。

2. 白细胞总数和血小板计数在正常范围。

3. 根据该患者的实验室检查结果，患者出现中度贫血，为小细胞低色素性贫血。最常见的原因是缺铁性贫血。

6. 红细胞沉降率(ESR)测定 是指红细胞在一定条件下沉降的速率。它受多种因素影响，当血浆中各种蛋白成分的改变，如清蛋白减少或纤维蛋白原及球蛋白增加时，血沉加快；红细胞形态和数量改变等均可引起血沉变化。

(1) 标本采集方法：静脉采血1.6ml，注入含有3.8%枸橼酸钠溶液0.4ml的小瓶内充分混匀，用橡皮塞塞好瓶口，立即送检。使用真空采血系统时用黑色帽真空管采血。

(2) 参考值：男性0～15mm/h；女性0～20mm/h。儿童：0～10mm/h；新生儿：0～2mm/h。

(3) 临床意义

1) 生理性增快：12岁以下儿童；60岁以上老年人；女性月经期、妊娠期3个月以上者。

2) 病理性增快：除外生理因素影响，红细胞沉降率增快常提示有器质性疾病，但无特异性，必须结合临床资料来判断其临床意义。临床上常见下列情况：①各种炎症性疾病，如急性细菌性炎症、结核病活动期、活动性风湿热及心肌炎等；②恶性肿瘤、白血病等；③严重的组织损伤及坏死，如大手术、急性心肌梗死等；④各种致血浆球蛋白增高的疾病，如肝硬化、慢性肾炎、系统性红斑狼疮等；⑤其他，如贫血、肾病综合征、高胆固醇血症、糖尿病等。

考点：红细胞沉降率病理性增快的意义

(二) 白细胞计数(WBC)和白细胞分类计数(DC)

案例6-5

患者，男性，18岁。因发热、咳嗽、胸痛2天入院，2天前淋雨后寒战、发热，伴咳嗽、咳铁锈色痰，胸痛。体检：T 39.6℃，P 102次/分，R 32次/分，BP 110/70mmHg。面色潮红，呼吸急促，神志清楚。左下肺闻及湿啰音。实验室检查：白细胞总数15.2×10^9/L，中性分叶核粒细胞75%，杆状核细胞16%。

问题：1. 患者的白细胞检查发生了什么变化？

2. 该病例可能是什么疾病？

周围血液中的白细胞包括中性粒细胞、嗜酸粒细胞、嗜碱粒细胞、淋巴细胞和单核细胞。各种白细胞其形态和功能均不同，在不同的病理情况下，可引起不同类型的白细胞发生变化，故在进行白细胞总数检测时，必须进行分类计数。

1. 标本采集方法 同红细胞计数。剧烈运动、饮酒、情绪突然变化可使白细胞计数增高，采集标本时应予以注意。

2. 参考值

(1) 白细胞计数：成人(4～10)×10^9/L；新生儿(15～20)×10^9/L；6个月至2岁(11～12)×10^9/L。

(2) 白细胞分类计数：见表6-5。

表6-5 各类白细胞参考值

细胞类型	百分数(%)	绝对值(×10^9/L)	细胞类型	百分数(%)	绝对值(×10^9/L)
中性粒细胞(N)			嗜碱粒细胞(B)	0～1	0～0.1
杆状核(st)	0～5	0.04～0.05	淋巴细胞(L)	20～40	0.8～4
分叶核(sg)	50～70	2～7	单核细胞(M)	3～8	0.12～0.8
嗜酸粒细胞(E)	0.5～5	0.05～0.5			

3. 临床意义　白细胞计数>10×10^9/L，为白细胞增多；白细胞计数<4×10^9/L，为白细胞减少。中性粒细胞绝对值<1.5×10^9/L，为粒细胞减少；中性粒细胞绝对值<0.5×10^9/L，为粒细胞缺乏。

由于外周血液中白细胞组成主要是中性粒细胞（百分率占50%～70%）和淋巴细胞（百分率占20%～40%），尤其以中性粒细胞为主，故白细胞总数的增多或减少常与中性粒细胞的增多或减少有紧密联系和相同意义。

（1）中性粒细胞

1）中性粒细胞增多：常有白细胞总数增多。

生理性增多：见于妊娠后期及分娩时、剧烈运动、饱餐、高温或寒冷等，可引起一过性增多。

病理性增多：①急性感染，尤其是化脓性球菌（金黄色葡萄球菌、溶血性链球菌、肺炎链球菌等）引起的局部或全身性感染，这是引起中性粒细胞增多最常见的原因；②严重组织损伤或坏死，如大手术后、严重创伤、大面积烧伤、急性心肌梗死等；③急性大出血，特别是内出血时，白细胞可高达20×10^9/L；④急性中毒，如急性化学物质或药物（铅、汞、安眠药等）中毒、生物性中毒（蛇毒、昆虫毒等）、代谢性中毒（糖尿病酮症酸中毒及尿毒症等）；⑤急性溶血；⑥白血病及恶性肿瘤。

2）中性粒细胞减少：①感染性疾病，革兰阴性杆菌感染，如伤寒、副伤寒杆菌感染等；某些病毒感染也是其常见原因，如流感、病毒性肝炎、水痘、风疹等；某些原虫感染，如疟疾。②化学药物不良反应，如使用抗肿瘤药、抗甲状腺药物、免疫抑制剂、氯霉素、磺胺类药等。③放射性损伤，机体长期接触电离辐射如X线、放射性核素等。④血液系统疾病，如再生障碍性贫血、粒细胞缺乏症、部分急性白血病、恶性组织细胞病等。⑤其他，如脾功能亢进、淋巴瘤及某些自身免疫性疾病，如系统性红斑狼疮等。

3）中性粒细胞的核象变化：指粒细胞核的分叶状况，标志着粒细胞的成熟程度（图6-2）。

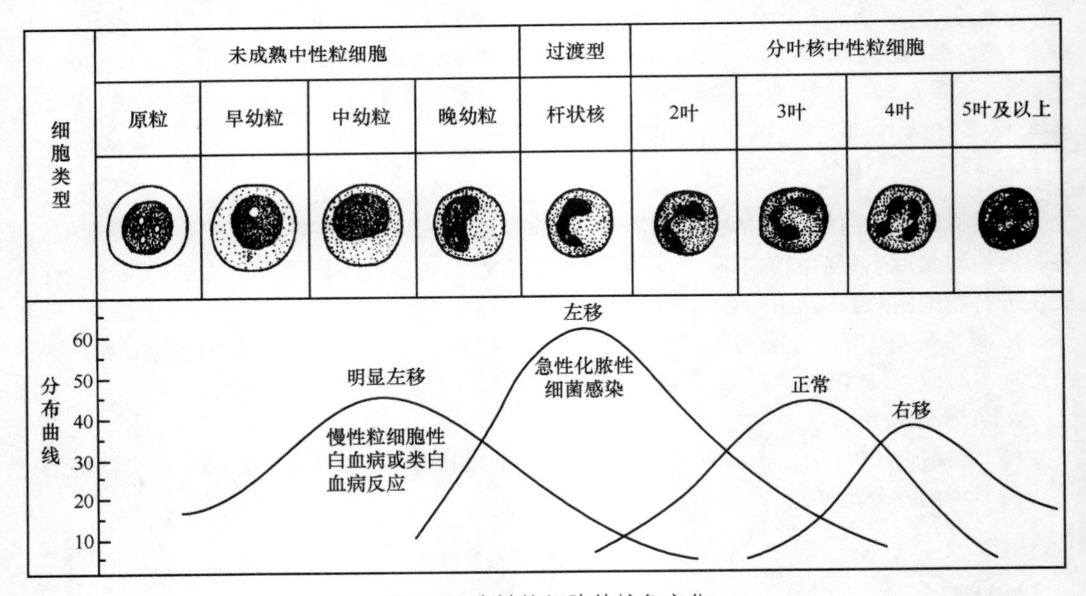

图6-2　中性粒细胞的核象变化

正常情况下，周围血液中的中性粒细胞以3叶的分叶核占多数，可见少量杆状核中性粒细胞。病理情况下，中性粒细胞核象可发生变化，出现核左移或核右移现象。

中性粒细胞核左移：外周血液中幼稚的不分叶核粒细胞（杆状核粒细胞、晚幼粒细胞、中幼粒细胞、早幼粒细胞）百分数>5%，称为核左移。其常见于急性化脓性细菌感染、急性失血、急性中毒、急性溶血反应和粒细胞性白血病等。

链接　核左移程度及意义

核左移可分为：①轻度核左移，指杆状核粒细胞增多超过6%，提示在感染早期或感染较轻，机体抵抗力强；②中度核左移，指杆状核粒细胞增多超过10%，有晚幼粒细胞时，提示感染严重；③重度核左移，指杆状核粒细胞增多超过25%，出现更幼稚粒细胞时，若伴中性粒细胞不增多或反而降低者，提示感染极为严重。

中性粒细胞核右移：外周血液中出现5叶核或更多分叶的衰老中性粒细胞百分数>3%时称为核右移。主要见于骨髓造血功能减退（如再生障碍贫血）、造血物质缺乏（如巨幼细胞贫血）和应用抗代谢药物后（阿糖胞苷、6-巯基嘌呤等）。疾病进展期若突然出现核右移，表示预后不良。

链接　类白血病反应

类白血病反应是指机体对一些刺激因素所产生的类似白血病表现的血象反应。外周血中的白细胞数量大多>50×10^9/L，并可出现数量不等的幼稚细胞。一旦病因去除，类白血病反应逐渐消失。最常见的原因是感染和恶性肿瘤，还可见于急性中毒、急性溶血、急性出血、大面积烧伤等。

4）中性粒细胞毒性变化：在严重传染性疾病（如猩红热）、各种化脓性细菌感染、败血症、恶性肿瘤、中毒及大面积烧伤等情况下，中性粒细胞可发生中毒性和退行性变化，如细胞大小不均、中毒颗粒、空泡变性、核变性等。

案例6-5分析

1. 患者的白细胞总数、中性粒细胞分叶核、杆状核细胞均增高，并出现核左移。
2. 根据病情和血液检查分析，该患者为急性感染性疾病，最可能是肺炎球菌性肺炎。

（2）嗜酸粒细胞

1）嗜酸粒细胞增多：①过敏性疾病，如支气管哮喘、荨麻疹、药物和食物过敏；②寄生虫病，如血吸虫病、蛔虫病、钩虫病等；③皮肤病，如湿疹、牛皮癣、银屑病等；④血液病，如淋巴瘤、慢性粒细胞性白血病、嗜酸粒细胞性白血病等。

2）嗜酸粒细胞减少：常见于伤寒、副伤寒及长期应用肾上腺皮质激素后。

（3）嗜碱粒细胞

1）嗜碱粒细胞增多：常见于慢性粒细胞性白血病、嗜碱粒细胞性白血病、转移癌、骨髓纤维化等。

2）嗜碱粒细胞减少：无临床意义。

（4）淋巴细胞

1）淋巴细胞增多

生理性增多：出生4～6天后的婴儿，可持续到4～6岁。

病理性增多：①感染性疾病，病毒、结核杆菌感染，如流行性腮腺炎、麻疹、百日咳等；②肿瘤性疾病，如淋巴细胞性白血病、淋巴瘤；③自身免疫性疾病、移植排斥反应等。

2）淋巴细胞减少：见于放射性损伤、免疫缺陷性疾病、丙种球蛋白缺乏症及长期应用糖皮质激素或烷化剂等治疗后。

（5）单核细胞

1）单核细胞增多

生理性增多：见于婴幼儿及儿童。

考点：白细胞计数及分类计数参考值；中性粒细胞、嗜酸粒细胞、淋巴细胞改变的临床意义；中性粒细胞核象变化及临床意义

病理性增多：①某些感染，如活动性结核病、疟疾及急性感染恢复期等；②某些血液病，如单核细胞性白血病、淋巴瘤、恶性组织细胞病、骨髓异常增生综合征等。

2）单核细胞减少：无临床意义。

（三）血小板检查

案例 6-6

患者，女性，22 岁。因四肢皮肤有散在出血点 2 天来院，实验室检查：红细胞 3.2×10^{12}/L，血红蛋白 92g/L，白细胞总数 4.5×10^{9}/L，血小板 50 $\times10^{9}$/L。

问题：1. 该实验室结果有哪些异常？

2. 患者最可能是什么疾病？

1. 血小板计数（PC 或 PLT）

（1）标本采集方法：毛细血管采血或静脉采血 1ml，使用真空采血系统时用紫色帽真空管采血。

（2）参考值：$(100\sim300)\times10^{9}$/L。

（3）临床意义

1）血小板增多：血小板 $>400\times10^{9}$/L 称为血小板增多。它常见于：①骨髓增生性疾病，如慢性粒细胞白血病、特发性血小板增多症、真性红细胞增多症等。②反应性增多，如急性感染、急性失血或溶血、某些恶性肿瘤患者等。

2）血小板减少：血小板 $<100\times10^{9}$/L 称为血小板减少，当血小板 $<50\times10^{9}$/L 时可发生自发性出血。它常见于：①血小板生成障碍，如再生障碍性贫血、急性白血病、骨髓转移瘤、放射线损伤等；②血小板破坏或消耗过多，如特发性血小板减少性紫癜、脾功能亢进、系统性红斑狼疮、弥散性血管内凝血（DIC）等；③血小板分布异常，如肝硬化所致脾大、输入大量库存血或大量血浆所致血液稀释；④感染或中毒，如伤寒、败血症、化学药物中毒等。

考点：血小板计数参考值及临床意义

案例 6-6 分析

1. 该患者红细胞计数、血红蛋白、血小板计数减少。

2. 根据临床评估和实验室检查结果，患者最可能的诊断是特发性血小板减少性紫癜。

2. 血小板平均体积（MPV） 表示单个血小板的平均容积。

（1）参考值：7 ~ 11fl。

（2）临床意义

1）增加：①血小板破坏增加但骨髓造血功能良好；②出现在造血功能抑制解除后，是造血功能恢复的首要表现。

2）减少：①造血功能不良，血小板生成减少；②部分白血病患者；③若随血小板数持续下降，是骨髓造血功能衰竭的指标之一。

3. 血小板分布宽度（PDW） 反映血小板容积大小的离散度，用所测单个血小板容积大小的易变系数（CV%）表示。

（1）参考值：15% ~ 17% 。

（2）临床意义

1）增高：表明血小板大小悬殊，可见于急性髓性白血病、慢性粒细胞性白血病、巨幼细胞贫血、脾切除等。

2）减少：表示血小板大小的均一性高。

（四）血液分析仪简述

按血液分析仪白细胞分类功能的特点，目前主要有三分群与五分类两大类。

三分群血液分析仪多采用电阻抗原理,只能区分出:①小细胞群,生理情况下主要是淋巴细胞;②中间型细胞群,生理情况下主要包括嗜酸粒细胞、嗜碱粒细胞、单核细胞;病理情况下可能包括幼稚细胞或其他异常细胞;③大细胞群,生理情况下主要是中性粒细胞。

五分类血液分析仪兼采用电学(电阻抗和/或电导等原理)和光学(激光流式细胞术)原理以及细胞染色等技术,能较准确地区分出周围血的五类白细胞。血液分析仪可以多种方式提示报警异常,如显示异常测定数值、异常图形(三分群有直方图、五分类还增加有散点图)和警示语。但就目前而言,还没有任何一种血液分析仪可完全替代人工显微镜识别各种千变万化的血液异常细胞形态的能力。因此,对于血液分析仪筛检异常的血标本,或疑为血液疾病(或血液科疾病)或临床要求显微镜检查血细胞形态的标本,一定要用显微镜核查血涂片,做白细胞分类计数和全血细胞形态检查,才能最后确诊。

血液分析仪参考值见表6-6。

表6-6 血液分析仪参考值

项目	英文缩写	参考值
红细胞计数	RBC	男(4.0~5.5)$\times10^{12}$/L;女(3.5~4.5)$\times10^{12}$/L
血红蛋白	Hb	男120~160g/L;女110~150g/L
血细胞比容	HCT	男0.40~0.50;女0.37~0.48
平均红细胞容积	MCV	80~100fl
平均血红蛋白含量	MCH	27~34pg
平均血红蛋白浓度	MCHC	320~360g/L(32%~36%)
红细胞体积分布宽度	RDW	11.5%~14.5%
白细胞计数	WBC	(4.0~10.0)$\times10^{9}$/L
中性粒细胞	NEU	37%~80%
淋巴细胞	LYM	20%~40%
单核细胞	MONO	0~12%
嗜酸粒细胞	EOS	2%~7%
嗜碱粒细胞	BASO	0~2.5%
血小板计数	PLT	(100~300)$\times10^{9}$/L
血小板分布宽度	PDW	15%~17%
平均血小板体积	MPV	7~11fl

注:采用血液分析仪器不同,参数及参考值可略有差别

二、止血与血栓常用筛选检查

人体内存在着止凝血和抗凝血系统。正常情况下,机体通过一系列止凝血反应达到伤口止血、修复的目的,又通过启动一系列抗凝环节防止血栓形成,使止血凝血与抗凝血系统维持动态平衡。维持其平衡所涉及的主要因素有:血管壁的结构和功能;血小板及各种凝血因子的质与量;抗凝物质和纤溶成分的多少等,其中任何环节发生障碍,即可导致血栓性疾病或出血性疾病。相关检查大致包括血管壁、血小板、凝血因子及纤维蛋白溶解四个方面。

1. 出血时间(BT)测定　指在一定条件下,将皮肤毛细血管刺破后血液自然流出到自然停止所需的时间。出血时间的长短受血小板数量、功能及毛细血管壁的通透性和脆性的影响。

(1) 方法:刺破皮肤毛细血管观察停止出血所需要时间。目前推荐最敏感的出血时间测

定器法(TBT)。

(2) 参考值:TBT 法(6.9±2.1)分钟,>9 分钟为异常。

(3) 临床意义

1) 出血时间延长:①血小板数量减少,如原发性血小板减少性紫癜、继发性血小板减少性紫癜、再生障碍性贫血等;②血小板功能异常,如血小板无力症等;③血管功能异常,如遗传性出血性毛细血管扩张症;④某些凝血因子严重缺乏,如血管性血友病等;⑤药物影响,如服用抗血小板药物、双嘧达莫(潘生丁)等。

2) 出血时间缩短:意义不大。

2. 血小板计数　见本节“一”部分。

3. 血块收缩试验(CRT)

(1) 标本采集法:抽取静脉血 1ml,除去针头后将血沿试管壁缓缓注入清洁干燥试管中,记录血液刚一接触试管壁的准确时间,加塞后立即送检。

(2) 参考值:凝块法 65.8% ±11.0%。血块收缩时间:2 小时开始收缩,18 ~ 24 小时完全收缩。

(3) 临床意义:血块退缩不良见于血小板减少或功能异常,如特发性或继发性血小板减少性紫癜、血小板无力症等,也可见于红细胞增多症、纤维蛋白原或凝血酶原显著降低等。

4. 凝血时间测定(CT)　是指测定血液离体后至完全凝固所需的时间。它主要反映内源性凝血系统有无缺陷。

(1) 标本采集方法:抽取静脉血 3ml,等量注入 3 支玻璃试管内,记录血液离开血管进入注射器的时间后送检(试管法)。

(2) 参考值:试管法 4 ~ 12 分钟;硅管法 15 ~ 32 分钟。

(3) 临床意义

1) 凝血时间延长:见于血友病、严重的肝损害、阻塞性黄疸、弥散性血管内凝血,以及应用肝素、双香豆素等抗凝药物。

2) 凝血时间缩短:见于血液高凝状态、血栓性疾病等。

5. 活化部分凝血活酶时间(APTT)测定　是在受检血浆中加入部分凝血活酶、接触因子激活剂及 Ca^{2+},观察血浆凝固所需的时间,是内源性凝血活性常用的筛查指标。

(1) 参考值:手工法 32 ~ 43 秒,较正常对照延长 10 秒以上为异常。

(2) 临床意义

1) 延长:先天性或后天性凝血因子异常和纤维蛋白原缺乏;抗凝物质增多。

2) 缩短:见于血栓前状态、血栓性疾病等。

3) 普通肝素抗凝治疗常用的监测指标。

6. 血浆凝血酶原时间(PT)测定　是在被检血浆中加入组织因子和 Ca^{2+} 后,测定血浆凝固所需要的时间。它是筛查外源性凝血系统有无障碍最常用的指标。

(1) 标本采集方法:抽取空腹静脉血 1.8ml,注入含 3.8% 枸橼酸钠溶液 0.2ml 的小试管内充分混匀,加塞后立即送检。

(2) 参考值:11 ~ 13 秒,超过正常对照值 3 秒以上即为异常。

(3) 临床意义

1) 延长:见于先天性凝血因子及纤维蛋白原缺乏症、严重肝疾病、维生素 K 缺乏、纤溶亢进、DIC 及应用抗凝药物等。

2) 缩短:见于血液高凝状态,如 DIC 早期、脑血栓形成、心肌梗死等。

3) 口服香豆素类抗凝剂治疗的首选监测指标。

三、血型鉴定与交叉配血试验

血型(blood group)是血液各种成分以抗原为表现形式的遗传多态性标志。红细胞、白细胞、血小板及某些血浆蛋白均有同种抗原。由相互关联的抗原、抗体组成的血型体系,称为血型系统。与人类输血关系最密切的是ABO血型系统,其次是Rh血型系统。

(一)血型鉴定

1. ABO血型鉴定　原则是根据红细胞上是否存在A和(或)B抗原,血清中是否存在抗A和(或)抗B抗体而决定(表6-7)。

表6-7　ABO血型鉴定结果

血型	红细胞表面的抗原	血清中抗体
A	A	抗B
B	B	抗A
AB	AB	无抗体A和B
O	无抗原A和B	抗A和抗B

(1)标本采集:非空腹非抗凝静脉血,使用真空采血系统时用蓝色帽真空抗凝管采血。注意避免标本溶血。

(2)参考值:见表6-8。

表6-8　ABO血型鉴定结果判断

正向定型(血清)			反向定型(细胞)			血型判断
抗A	抗B	抗AB(O)型	A	B	O	
-	-	-	+	+	-	O型
+	-	+	-	+	-	A型
-	+	+	+	-	-	B型
+	+	+	-	-	-	AB型

注:“+”为凝集;“-”为不凝集

2. Rh血型鉴定　Rh血型系统的重要性仅次于ABO血型系统。

(1)Rh系统的抗原:目前发现的Rh抗原主要有C、c、D、E和e五种,以D的抗原性最强。临床上称含D抗原的红细胞为Rh阳性,否则为Rh阴性。我国汉族人中Rh阴性率<1%。

(2)Rh系统的抗体:天然抗体极少,主要是由Rh血型不合输血或通过妊娠产生的免疫性IgG抗体,可以通过胎盘而引起新生儿溶血病。

3. 临床意义

(1)输血:是治疗循环血量不足或血细胞减少的重要措施。

(2)新生儿溶血病:主要原因是母婴血型不合,母亲的抗体通过胎盘进入胎儿体内,与胎儿红细胞结合,在分娩前后,胎儿致敏的红细胞破坏加速,发生溶血。在我国新生儿溶血病最多见的是ABO系统引起,常见于第1胎;其次为Rh系统引起,常见于第2胎。典型者为胎儿的父亲为Rh阳性,母亲为Rh阴性,胎儿为Rh阳性。

(3)器官移植:受者与供者ABO血型必须相符才能移植,否则易引起急性排斥反应,导致移植失败。

(4)其他:亲子鉴定、法医学鉴定、某些疾病相关性研究等。

(二) 交叉配血试验

临床上必须同型输血。输血前必须进行交叉配血试验,目的是检查受血者与供血者是否存在血型抗原与抗体不合的情况,避免严重的输血性溶血反应。试验原理为供血者红细胞与受血者血清反应(主侧)和受血者红细胞与供血者血清反应(次侧)。

1. 标本采集　供血者和受血者非抗凝静脉血,使用真空采血系统时用蓝色帽真空抗凝管采血。

2. 临床意义　见表6-9。

表6-9　交叉配血结果和输血判断

主侧	次侧	输血判断
凝集(溶血)	凝集(溶血)	不能输血
凝集(溶血)	不凝集(不溶血)	不能输血
不凝集(不溶血)	不凝集(不溶血)	可输血
不凝集(不溶血)	凝集(溶血)	紧急时可少量输血

四、常用血液生化检查

(一) 血清电解质测定

人体中的电解质主要有钾(K^+)、钠(Na^+)、氯(Cl^-)、镁(Mg^{2+})、钙(Ca^{2+})和无机磷(P^{2-})等,它们以离子形式存在于血浆、细胞间液和细胞内液中,在维持人体细胞的正常代谢、水电解质、酸碱平衡及细胞内外的渗透压等方面起重要作用。血清电解质检测只能大致反映血清中电解质的情况,并不能直接反映细胞间液和细胞内液电解质的变化。

1. 标本采集方法　空腹静脉血3ml,单项测定采血2ml,注入干燥试管内送检,不抗凝。注意避免溶血,以免影响测定结果,特别是血清钾测定。使用真空采血系统时用红色、黄色或绿色帽真空采血管。

2. 血钾测定　人体钾盐主要是从食物摄入,经肠道吸收入血,绝大多数通过肾排出体外。进入人体的K^+主要分布于细胞内液,存在于肌肉组织、红细胞和内脏组织中,是细胞内的主要阳离子,少数存在于细胞外液。血钾对调节细胞内外渗透压、水电解质和酸碱平衡,维持神经肌肉的应激性和心肌的应激性有重要作用。

(1) 参考值:血清钾3.5~5.5mmol/L。

(2) 临床意义

1) 血钾增高:血清钾>5.5mmol/L时即为高钾血症。①摄入过多:如高钾饮食、静脉补钾过多,输入大量库存血等;②排钾减少:如急性肾衰竭少尿期、肾上腺皮质功能减退症等所致肾小球排钾减少;长期应用潴钾利尿剂等;③细胞内K^+向细胞外转移过多:如组织损伤或血细胞破坏(严重溶血、大面积烧伤等);缺氧、代谢性酸中毒等;④假性高钾:采血时上臂压迫时间过久、间隙性握拳产生的酸中毒,致细胞内钾释放、血管外溶血等。

2) 血钾降低:血清钾<3.5mmol/L时即为低钾血症。①摄入不足:如长期低钾饮食、厌食、禁食等;②丢失过多:如频繁呕吐、长期腹泻、胃肠引流等;③分布异常:细胞外钾向细胞内转移(长期应用大量胰岛素、碱中毒等);细胞外液稀释(大量输入无钾盐液体、肾性水肿、心功能不全等)。

3. 血钠测定　钠是细胞外液的主要阳离子,多以氯化钠的形式存在,主要功能是保持细胞外液容量、维持渗透压和酸碱平衡,还具有维持肌肉、神经正常应激的作用。

（1）参考值：血清钠135～145mmol/L。

（2）临床意义

1）血钠增高：血清钠>145mmol/L，并伴有血液渗透压过高者，称为高钠血症。①水摄入不足，见于昏迷、进食困难、水源断绝等；②水丢失过多，见于严重烧伤、大量出汗、长期呕吐、腹泻、胃肠引流等；③钠摄入过多，见于输入大量高渗盐水或进食过量钠盐；④内分泌病变，如肾上腺皮质功能亢进、原发性或继发性醛固酮增多症，肾小管排钾保钠，血钠增高；抗利尿激素分泌增加，排尿排钠减少。

2）血钠降低：血清钠<135mmol/L时称为低钠血症。①丢失过多，胃肠道丢失，如长期呕吐及腹泻；皮肤黏膜丢失，如大量出汗、大面积烧伤等；肾性丢失，如慢性肾功能不全多尿期和大量应用利尿剂等；医源性丢失，如胸腔积液、腹腔积液穿刺放液等；②摄入不足，如长期低盐饮食、饥饿、营养不良和不适当输液等；③细胞外液稀释见于水钠潴留，饮水过多，血液稀释；急慢性肾衰竭少尿期；高血糖或使用甘露醇，细胞外液高渗，使细胞内液外渗，血钠减低；剧烈疼痛、肾上腺皮质功能减退症等。

4. 血钙测定　人体中总钙的99%以上是以磷酸钙或碳酸钙的形式存在于骨骼中，血液中含量很少，不及总钙的1%。血中的钙以蛋白结合钙、复合钙和游离钙三种形式存在。钙离子的主要生理功能是降低神经、肌肉的兴奋性；维持心肌兴奋性和传导性；参与凝血过程等。

（1）参考值：血清总钙2.25～2.58mmol/L；离子钙1.10～1.34mmol/L。

（2）临床意义

1）血钙增高：血清总钙超过2.58mmol/L时称为高钙血症。①溶骨作用增强，见于原发性甲状旁腺功能亢进症、转移性骨癌和多发性骨髓瘤等；②摄入钙过多或吸收增加，如静脉输入钙过多、食入大量牛奶、大量应用维生素D等；③肾功能损害，如急性肾功能不全时，尿排钙减少。

2）血钙降低：血清总钙低于2.25mmol/L时即为低钙血症。①成骨作用增强，如甲状旁腺功能减退、恶性肿瘤骨转移；②吸收减少或吸收不良，如维生素D缺乏、佝偻病、婴儿手足搐搦症、小肠吸收不良综合征、乳糜泻等；③其他，如妊娠后期、哺乳期补充不足；急慢性肾衰竭和肾性佝偻病；肾病综合征；急性坏死性胰腺炎等。

5. 血氯测定　人体氯化物主要来自食盐，在肠道吸收入血，经肾排出体外。氯离子是细胞外液的主要阴离子，在细胞内、外均有分布。主要功能是调节机体渗透压及水电解质和酸碱平衡。

（1）参考值：血清氯95～105mmol/L。

（2）临床意义

1）血氯增高：血清氯含量超过105mmol/L时称为高氯血症。①摄入增多，如进食或静脉补充大量氯化物溶液；②排出减少，如急慢性肾衰竭少尿期、尿路梗阻、心功能不全等；③血液浓缩，如大量出汗、严重呕吐、腹泻等导致水分丧失、血液浓缩。

2）血氯减低：血清氯含量低于95mmol/L时即为低氯血症。①摄入不足，如饥饿、低盐治疗、营养不良等；②丢失过多，如严重呕吐、腹泻、胃肠引流等，胃液、胰液、胆汁大量丢失，氯的丢失大于钠；应用噻嗪类利尿剂，尿排氯增多。

6. 血磷测定　人体中的磷绝大多数以磷酸钙的形式沉积于骨骼中，少数存在于体液中，血液中的磷分为有机磷和无机磷两种形式，临床所检测的磷为无机磷。血磷与血钙之间有一定的浓度关系，即正常钙、磷乘积为36～40。

磷的主要功能是参与糖、脂类及氨基酸代谢；磷是骨盐的主要成分，参与骨骼及牙齿的组成；调节酸碱平衡（血中磷酸盐）；有些磷酸混合物是转运能量的物质（如磷酸腺苷）。

考点：血清钾参考值及临床意义；血钠、氯、钙的主要临床意义

（1）参考值：血清磷0.97～1.61mmol/L。

（2）临床意义：①血磷增高，血清无机磷大于1.61mmol/L即为增高，见于甲状旁腺功能减退、骨折愈合期、多发性骨髓瘤、肾衰竭及补充过量的维生素D等；②血磷降低，血清无机磷小于0.97mmol/L即为降低，见于饥饿、吸收不良；大量呕吐、腹泻、血液透析；甲状旁腺功能亢进症、佝偻病、肾小管疾病及糖尿病等。

（二）血脂测定

血脂是总胆固醇、酯、磷脂（phospholipid，PL）、脂蛋白等的总称。

1. 标本采集　低脂或素食3天，空腹（通常禁食12小时以上）静脉采血2ml，注入干燥试管中送检。使用真空采血系统，用黄色、红色或绿色帽真空采血管。

2. 参考值　总胆固醇（TC）2.82～5.95mmol/L；甘油三酯（TG）0.56～1.70mmol/L；低密度脂蛋白（LDL）2.7～3.2mmol/L；高密度脂蛋白（HDL）1.03～2.07mmol/L。载脂蛋白 $ApoA_1$ 1.0～1.3g/L；ApoB 0.6～0.9g/L。

3. 临床意义

（1）总胆固醇

1）增高：①高胆固醇和高脂肪饮食；②胆道梗阻，如胆结石、肝脏肿瘤、胰头癌等；③冠心病等动脉粥样硬化症；④其他，如糖尿病、肾病综合征、脂肪肝等。

2）降低：①严重肝病，如肝细胞性黄疸、门脉性肝硬化晚期等；②慢性消耗性疾病、甲状腺功能亢进症等。

（2）三酰甘油

1）升高：①摄入脂肪过多；②肥胖、体力活动少、酗酒等；③遗传性家族性高脂血症；④其他，如肾病综合征、糖尿病、胰腺炎和妊娠、口服避孕药等。

2）降低：见于甲状腺功能亢进症、严重肝病、营养不良等。

（3）脂蛋白

1）LDL：是动脉粥样硬化发生、发展的主要危险因素之一。增高见于甲状腺功能减退症、肾病综合征、糖尿病、慢性肾衰竭、库欣病等。降低见于甲状腺功能亢进症、贫血等。

2）HDL：生理性见于：①增高见于少量饮酒、长期足量运动；②降低见于高糖及素食饮食、肥胖、吸烟、运动不足。病理性见于：①增见于原发性胆汁性肝硬化；②降低见于动脉粥样硬化、糖尿病、肾病综合征、肝损害等。

（4）载脂蛋白测定：冠心病时ApoB增高比TC，LDL增高更有意义；脑血管病以 $ApoA_1$ 和HDL降低更为明显，而ApoB多正常；脑出血时ApoB可能偏低。

1）$ApoA_1$：增高见于肝脏疾病、肝外胆道阻塞、人工透析。降低见于酒精性肝炎、高α-脂蛋白血症。

2）ApoB：增高见于高脂血症、胆汁淤积、肾病、甲状腺功能减退症。减低见于肝脏疾病和甲状腺功能亢进症。

（三）血糖及口服葡萄糖耐量检测

1. 空腹血糖（FBG）测定

（1）标本采集：清晨空腹静脉血1ml，注入干燥试管中立即送检，可采用含氟化钠的灰色管帽真空采血管采血。患者应在采血前8小时内禁止饮食、吸烟，停用胰岛素和降血糖药物，避免精神紧张、剧烈运动等。

（2）参考值：酶法3.9～6.1mmol/L；邻甲苯胺法3.9～6.4mmol/L。

（3）血糖增高分度：①轻度增高，7.0～8.4mmol/L；②中度增高，8.4～10.1mmol/L；③重度增高，>10.1mmol/L。

（4）临床意义

1）血糖升高：①生理性，如餐后、高糖饮食、情绪激动等；②病理性，1型或2型糖尿病、巨人症、皮质醇增多症、甲状腺功能亢进症、嗜铬细胞瘤等内分泌代谢性疾病；颅脑损伤、脑卒中、心肌梗死等应激状态；应用噻嗪类利尿剂、大剂量肾上腺皮质激素及口服避孕药；严重肝病、胰腺病变、妊娠呕吐等。

链接　血糖的调节

血糖指血浆中的葡萄糖，糖代谢稳态的维持受神经、内分泌和某些体液因子调节。参与血糖调节的内分泌激素有：①降低血糖的胰岛素；②升高血糖的胰高血糖素、甲状腺素、生长激素、肾上腺激素等。空腹血糖测定是目前诊断糖尿病的主要依据，也是评估糖尿病病情及控制程度的主要指标。

2）血糖降低：指血糖低于3.9mmol/L，当血糖低于2.8mmol/L时称为低血糖症。①生理性降低：饥饿或剧烈运动时；②病理性降低：胰岛素过多，缺乏肾上腺皮质激素、生长激素等抗胰岛素激素；肝糖原缺乏性疾病，如重症肝炎、肝癌等肝脏疾病；长期营养不良、不能进食等。

2. 口服葡萄糖耐量试验　正常人服用定量葡萄糖后、血糖浓度可暂时增高，同时胰岛B细胞分泌胰岛素增多，血葡萄糖被合成肝糖原储存，使血糖于短时间内即恢复至空腹腔积液平，此为正常人葡萄糖耐受性。病理状态下，口服或注射一定量葡萄糖后，血糖急剧增高，但在与正常人相应的短时间内不能恢复至原有水平，此即糖耐量减低。

（1）标本采集：患者按规定禁食后，于清晨先采集空腹血糖标本，然后一次饮完200～300ml的葡萄糖液（按葡萄糖1.75g/kg计，最多不超过75g），在服葡萄糖后0.5小时、1小时、2小时及3小时分别采集静脉血标本各1ml，同时留取尿标本，分别测定血糖和尿糖。

（2）参考值：血糖浓度空腹<6.1mmol/L；服糖后0.5～1小时为7.8～9.0mmol/L；2小时为<7.8mmol/L；3小时应恢复至空腹血糖水平。各时间尿糖测定结果均为阴性。

（3）临床意义

1）诊断糖尿病：2次空腹血糖均≥7.0mmol/L，或服糖后2小时血糖值≥11.1mmol/L，随机血糖≥11.1mmol/L，或有临床症状者，可诊断为糖尿病。

2）糖耐量减低：指空腹血糖<7.0mmol/L；服糖后2小时血糖值为7.8～11.1mmol/L；血糖达高峰时间可延至1小时后，血糖恢复正常时间延至2～3小时后，且有尿糖阳性。它多见于2型糖尿病、痛风、肥胖、甲状腺功能亢进症等。

3）葡萄糖耐量曲线平坦：空腹血糖减低，服糖后血糖水平增高也不明显，服糖后2小时血糖仍处于低水平。它见于胰岛B细胞瘤、腺垂体功能减退症、肾上腺皮质功能减退症等。

4）低血糖：①功能性，表现为空腹血糖正常，服糖后血糖高峰时间及峰值在正常范围内，但服糖后2～3小时出现低血糖，见于特发性餐后低血糖症等；②病理性，见于暴发性病毒性肝炎、中毒性肝炎、肝肿瘤等肝脏疾病，表现为空腹血糖低于正常，服糖后血糖水平超过正常，2小时后仍位于高水平，尿糖阳性。

目标检测

A_1/A_2 型题

1. 淋巴细胞增多，多见于（　　）
   A. 化脓性细菌感染　　B. 寄生虫病
   C. 病毒性感染　　D. 皮肤病
   E. 过敏性疾病

2. 网织红细胞减少，主要见于（　　）
   A. 缺铁性贫血　　B. 出血性贫血
   C. 再生障碍性贫血　　D. 溶血性贫血
   E. 巨幼细胞贫血

3. 下列可引起红细胞和血红蛋白减少的是（　　）

A. 呕吐　B. 腹泻
C. 大面积烧伤　D. 妊娠后期
E. 肺源性心脏病

4. 下列哪项可引起中性粒细胞减少(　　)
A. 过敏性疾病　B. 急性感染
C. 脾功能亢进　D. 寄生虫病
E. 恶性肿瘤

5. 可引起白细胞总数和中性粒细胞增高的是(　　)
A. 急性心肌梗死　B. 病毒感染
C. 革兰阴性杆菌感染　D. 放射线照射
E. 再生障碍性贫血

6. 下列哪项可导致周围血象中性粒细胞核左移(　　)
A. 严重感染　B. 造血原料缺乏
C. 骨髓造血功能低下　D. 过敏性疾病
E. 急性白血病

7. 下列哪项检查对判断出血性疾病作用最小(　　)
A. 凝血酶原时间(PT)　B. 出血时间(BT)
C. 血小板计数(PC)　D. 网织红细胞计数
E. 凝血时间测定(CT)

8. 血小板减少常见于(　　)
A. 进餐　B. 运动
C. 大出血　D. 急性溶血
E. 弥散性血管内凝血

9. 下列哪项不是血钾降低的原因(　　)
A. 长期低钾饮食　B. 厌食或禁食
C. 严重溶血　D. 严重呕吐、腹泻
E. 大量无钾盐输液

10. 下列可引起血钾增高的是(　　)
A. 醛固酮增多症
B. 肾上腺皮质功能亢进
C. 胃肠减压
D. 代谢性碱中毒
E. 急性肾衰竭

11. 下列引起血钾、血钠均降低的有(　　)
A. 严重呕吐、腹泻
B. 大量使用利尿药
C. 长期应用胰岛素
D. 肾上腺皮质功能减退
E. 大汗、脱水

12. 可以反映骨髓造血功能的检测指标是(　　)
A. 白细胞计数　B. 血红蛋白量
C. 血细胞沉降率　D. 网织红细胞计数
E. 血细胞比容

13. 可致相对性红细胞增多的情况是(　　)
A. 妊娠　B. 肺源性心脏病
C. 频繁腹泻　D. 高原生活
E. 新生儿

14. 血小板计数增多见于下列哪种疾病(　　)
A. 再生障碍性贫血　B. 系统性红斑狼疮
C. 弥散性血管内凝血　D. 脾切除
E. 白血病

15. 血标本溶血时可造成检查结果不准确的项目是(　　)
A. 血钾　B. 肌酐
C. 尿素氮　D. 葡萄糖
E. 三酰甘油

16. 临床上空腹血糖升高最多见于(　　)
A. 肾上腺皮质功能亢进　B. 甲状腺功能亢进
C. 糖尿病　D. 胰腺炎
E. 颅内压升高

17. 口服葡萄糖耐量试验主要用于诊断(　　)
A. 可疑糖尿病　B. 1 型糖尿病
C. 2 型糖尿病　D. 低血糖症
E. 妊娠糖尿病

18. 血清总胆固醇升高的疾病不包括(　　)
A. 高血压
B. 冠状动脉粥样硬化
C. 糖尿病
D. 肾病综合征
E. 肝硬化

19. 具有抗动脉粥样硬化、降低冠心病发病率作用的是(　　)
A. 极低密度脂蛋白　B. 低密度脂蛋白
C. 高密度脂蛋白　D. 血糖
E. 乳糜微粒

20. 患者,男性,32 岁。实验室检查:红细胞计数 $3.0\times10^{12}/L$,血红蛋白量 80g/L,白细胞总数为 $10\times10^{9}/L$,中性粒细胞 70%、嗜酸粒细胞 4%、淋巴细胞 26%,应考虑(　　)
A. 贫血　B. 过敏性疾病
C. 化脓性疾病　D. 病毒感染
E. 脾功能亢进

21. 患者,女性,25 岁。因齿龈出血来院检查,实验室检查:血小板 $50.0\times10^{9}/L$,出血时间 10 分钟,红细胞计数 $4.0\times10^{12}/L$,白细胞计数 $5\times10^{9}/L$,网织红细胞 1%,应考虑(　　)
A. 粒细胞减少　B. 血小板减少

C. 再生障碍性贫血　　D. 缺铁性贫血

E. 急性白血病

A_3/A_4 型题

(22～23 题共用题干)

患者,男性,29 岁,皮鞋厂工人,多年与苯接触。因头晕、乏力 3 个月,牙龈出血 2 周入院。骨髓检查诊断为重型再生障碍性贫血。

22. 患者贫血常属于(　　)

A. 大细胞性贫血

B. 小细胞低色素性贫血

C. 小细胞高色素性贫血

D. 正常细胞性贫血

E. 巨幼细胞贫血

23. 患者下列检查结果一般不可能出现的是(　　)

A. 红细胞减少

B. 中性粒细胞比例减少

C. 淋巴细胞比例减少

D. 血小板减少

E. 网织红细胞减少

(刘　永)

第3节　尿液检查

尿液是血液经过肾小球滤过、肾小管重吸收和排泌产生的终末代谢产物。尿液的组成成分及含量的变化,不仅反映机体代谢状况,而且反映机体各系统的功能状态。因此,尿液检查不仅可以协助泌尿系统疾病的诊断和疗效观察,还可以协助其他系统疾病的诊断和安全用药的监护,是临床常用的检测项目。

一、尿常规检查

案例 6-7

患者,男性,52 岁。因多食、多饮、多尿 1 年入院。1 年前无明显诱因出现口渴乏力,烦渴多饮,每日尿量达 3000ml 以上,食欲增加,体重下降,无高血压及肾病病史。入院后检查尿液:外观无异常,烂苹果味,比重 1.029,尿糖(+++)。

问题:1. 该患者尿液有哪些特点?

2. 该患者可能的病因是什么?

3. 还需做什么检查?

(一) 尿液性状检查

1. 尿量

(1) 参考值:成人为 1000～2000ml/24h。

(2) 临床意义

1) 尿量增多:24 小时尿量大于 2500ml 为多尿。①生理性多尿,见于饮水过多、应用利尿剂、输液过多等;②病理性多尿,见于糖尿病、尿崩症、慢性肾炎及急性肾衰竭多尿期等。

2) 尿量减少:尿量低于 400ml/24h 称为少尿;低于 100ml/24h 称为无尿。①肾前性少尿,见于各种原因所致的有效血容量减少,如休克、心力衰竭、严重脱水等;②肾性少尿,见于各种肾实质性病变,如急性肾小球肾炎、慢性肾衰竭等;③肾后性少尿,见于各种原因所致尿路梗阻或排尿功能障碍,如结石、尿路狭窄、肿瘤压迫等。

考点:多尿、少尿、无尿的定义及临床意义

2. 外观

(1) 正常尿液为淡黄色或枯黄色透明液体,但颜色的深浅可受食物成分、药物或尿量等的影响。

(2) 临床意义

1) 无色:见于尿量增多,如尿崩症、糖尿病、饮水、输液量过多。

2) 淡红色:肉眼看到血样或呈洗肉水样尿,称为"肉眼血尿"。一般1000ml尿液中含1ml以下的血,肉眼不能辨认,仅微浑,含2ml血尿呈轻微红色,含4ml血时则有明显血色。它见于急性肾小球肾炎、肾结核、结石、泌尿系统感染或肿瘤、出血性疾病等。

3) 酱油色:为血红蛋白尿或肌红蛋白尿,隐血试验阳性。血红蛋白尿是血管内溶血引起,见于急性溶血性贫血、溶血性输血反应、阵发性睡眠性血红蛋白尿等;肌红蛋白尿是组织受损引起,见于挤压综合征、缺血性肌坏死等。

4) 深黄色:尿色深黄,尿液泡沫也呈黄色,为胆红素尿,尿中含有大量的结合胆红素,见于阻塞性黄疸或肝细胞性黄疸。服用痢特灵、核黄素(维生素 B_2)、大黄等药物后尿色也可呈深黄色,尿内不含有胆红素。

5) 云雾状:为菌尿或脓尿,加热或加酸均不能使其混浊消失。菌尿静置后不下沉;而脓尿因含有较多白细胞及炎性渗出物,静置后可形成白色云絮状沉淀,均见于泌尿系统感染如肾盂肾炎、膀胱炎、尿道炎等。

考点:尿液颜色变化的临床意义

6) 乳白色:为乳糜尿,尿中混有淋巴液而成乳白色。它主要见于丝虫病、肿瘤所致淋巴回流受阻。

链接 蚕豆病

蚕豆病是遗传性葡萄糖-6-磷酸脱氢酶(G-6-PD)缺乏症,是最常见的一种遗传性酶缺乏病,临床表现为血红蛋白尿。我国是本病的高发区之一,本病呈南高北低的分布特点,患病率为0.2%~44.8%。它主要分布在长江以南各省,以海南、广东、广西、云南、贵州、四川等省为多见。G-6-PD缺乏症发病原因是由于G-6-PD基因突变,导致该酶活性降低,红细胞不能抵抗氧化损伤而遭受破坏,引起溶血性贫血。

3. 气味

(1) 正常尿液内因含有挥发性酸及酯类物质而呈特殊的芳香气味,久置后因尿素分解可出现氨臭味。

考点:尿液气味变化的临床意义

(2) 临床意义

1) 生理性变化:进食葱、蒜等含有特殊气味的食品过多时,尿液中可出现相应的特殊气味。

2) 病理性变化:刚排出的尿液即有氨味,可能为慢性膀胱炎或尿潴留;尿液有烂苹果味可见于糖尿病酮症酸中毒;蒜臭味见于有机磷农药中毒。

4. 酸碱反应

(1) 参考值:尿的pH约为6.5。

(2) 临床意义

1) 生理性变化:①尿液受饮食的影响,进食蔬菜、水果多时呈中性或弱碱性,进食蛋白质高的食物时呈弱酸性;②尿液受药物的影响,碳酸氢钠、碳酸镁等可使尿液呈碱性,氯化钙、氯化钾等可使尿液呈酸性。

2) 病理性变化:①尿pH降低,见于酸中毒、高热、糖尿病、痛风、服用氯化铵或维生素C等;②尿pH增高,见于碱中毒、膀胱炎、尿潴留、肾小管性酸中毒及使用噻嗪类利尿剂等。

5. 比重

(1) 参考值:成人尿比重在1.015~1.025,晨尿最高,一般大于1.020。

(2) 临床意义

1) 尿比重增高:①尿量少而比重高见于血容量不足的肾前性少尿、急性肾小球肾炎、脱水；②尿量多而比重高见于糖尿病。

2）尿比重降低：见于慢性肾衰竭、慢性肾小球肾炎、大量饮水、尿崩症等。

（二）化学检查

1. 尿蛋白检查

（1）参考值：尿蛋白定性试验阴性；定量试验0～80mg/24h尿。

（2）临床意义：尿蛋白定性试验阳性或定量试验大于150mg/24h尿时，称蛋白尿。

1）生理性蛋白尿：尿蛋白定性多不超过（+），定量<0.5g/L，持续时间短，诱因解除后消失，为一过性蛋白尿。它见于剧烈运动、发热、受寒或精神紧张时，无器质性病变。

2）病理性蛋白尿：①肾小球性蛋白尿，见于急性肾小球肾炎、肾病综合征等原发性肾小球病变；以及糖尿病、系统性红斑狼疮、高血压等继发性肾小球病变；②肾小管性蛋白尿，见于肾盂肾炎、肾小管性酸中毒、间质性肾炎、重金属中毒、药物及肾移植术后；③混合性蛋白尿，见于同时累及肾小球与肾小管的疾病，如肾小球肾炎或肾盂肾炎后期、糖尿病、系统性红斑狼疮等；④溢出性蛋白尿，血浆中出现大量小分子蛋白质，超过肾小管的重吸收能力所致的蛋白尿。它见于急性溶血性疾病、挤压综合征、多发性骨髓瘤等。

考点：蛋白尿的定义

2. 尿糖检查

（1）参考值：尿糖定性试验为阴性。定量为0.56～5.0mmol/24h尿。

（2）临床意义：当血糖浓度超过肾糖阈（一般为8.88mmol/L）时或血糖正常但肾糖阈降低，尿中出现大量的葡萄糖。尿糖定性试验阳性，称糖尿。

1）血糖增高性糖尿：①糖代谢异常所致糖尿如糖尿病，最为常见。因胰岛素分泌相对或绝对不足，组织对葡萄糖的利用率降低，从而导致血糖增高，超过肾糖阈出现糖尿；②内分泌异常所致的继发性糖尿，如库欣综合征、甲状腺功能亢进症、嗜铬细胞瘤、肢端肥大症等；③其他，肝硬化、胰腺癌、胰腺炎等。

2）血糖正常性糖尿：又称肾性糖尿，血糖浓度正常，系因肾小管对糖重吸收的功能减退所致。它见于家族性糖尿、慢性肾炎和肾病综合征等。

3）暂时性糖尿：①生理性糖尿，短时间内进食大量糖或静脉注入大量葡萄糖引起血糖暂时性升高，尿糖阳性；②应激性糖尿，见于颅脑外伤、脑血管意外、急性心肌梗死时，肾上腺素或胰高血糖素分泌过多或延脑血糖中枢受刺激，从而导致一过性高血糖和尿糖。

4）其他糖尿：①肝功能减退所致乳糖或半乳糖性糖尿，妊娠期及哺乳期妇女可出现乳糖尿；②假性糖尿，经尿液中排出的药物，如阿司匹林、异烟肼、维生素C、尿酸等物质浓度过高时，均可使尿糖定性试验试剂中的成分产生还原反应造成假性糖尿。

案例6-7分析

该患者每日尿量达3000ml，超过2500ml，比重1.029，是高比重多尿；有烂苹果味，尿糖（+++），这些都符合糖尿病尿的特点。该患者有典型的多尿、多饮、多食、体重减少等“三多一少”的症状，可能的病因是糖尿病，需做血糖检查加以证实。

链接　尿糖试纸

尿糖试纸是尿糖患者用来检查自己尿糖情况的专用试纸。根据葡萄糖在葡萄糖氧化酶的催化作用下形成葡萄糖酸和过氧化氢，过氧化氢在过氧化氢酶的催化作用下形成水和原子氧，以及原子氧可以将某种无色的化合物氧化成有色的化合物的原理，将上述两种酶和无色化合物固定在纸条上，制成测试尿糖含量的酶试纸。这种酶试纸与尿液相遇时，很快会因为尿液中葡萄糖的含量的少到多而依次呈现浅蓝色、浅绿色、棕色或深棕色。

(三)显微镜检查

用显微镜主要观察新鲜尿液中有形成分,如细胞、管型和结晶。

1. 参考值　红细胞:玻片法0~3个/HP;白细胞:玻片法0~5个/HP;肾小管上皮细胞:无;移行上皮细胞:少量;鳞状上皮细胞:少量;透明管型:0~1个/HP;生理性结晶:磷酸盐、草酸钙、尿酸等结晶。

2. 临床意义

(1)细胞:尿内常见的各种细胞有以下几种。

1)红细胞:正常尿液中无红细胞或偶见红细胞。每高倍视野中红细胞数超过3个,尿外观正常者,称为镜下血尿。它见于急性或慢性肾小球肾炎、肾结石、肾结核、肿瘤、急性膀胱炎等。

2)白细胞和脓细胞:正常尿液中只有少量白细胞。每高倍视野中白细胞超过5个,称为镜下脓尿。它主要见于泌尿系统感染,如急性肾盂肾炎、膀胱炎、尿道炎等。

3)上皮细胞:①鳞状上皮细胞,正常尿液中少见。大量增多见于尿道炎。②移行上皮细胞,正常尿中无或偶见。尿中大圆移行上皮细胞明显增多见于膀胱炎,尾行移行上皮细胞增多见于肾盂肾炎。③肾小管上皮细胞,正常尿中无。增多提示肾小管已有损害,见于急性肾小管坏死、肾病综合征、肾移植后排异反应期、肾小管间质性炎症等。

(2)管型:指蛋白质、细胞及碎片在肾小管、集合管中凝固而成的柱状蛋白聚体。正常尿中无管型或偶见透明管型,常见的管型如下。

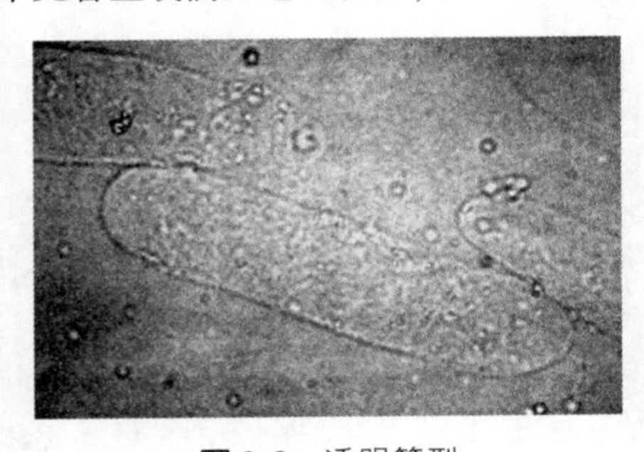

图6-3　透明管型

1)透明管型:主要由管型基质构成,无色半透明(图6-3)。本型偶见于正常人清晨浓缩尿中;剧烈运动及体力劳动后、发热、麻醉、使用利尿剂时可暂时少量增多;大量出现见于肾小球肾炎、肾盂肾炎、肾病综合征、心力衰竭等。

2)细胞管型:管型中细胞及其碎片的含量超过管型体积1/3的管型(图6-4)。①红细胞管型:管型内含有退行性变的红细胞,提示肾小球疾病如急性肾小球肾炎、慢性肾炎急性发作等。②白细胞管型:管型内含有白细胞,提示肾实质有细菌感染性疾病如肾盂肾炎等。③肾小管上皮细胞管型:管型内含有变性肾小管上皮细胞,常见于肾小管疾病如急性肾小管坏死、子痫、毒素反应、重金属中毒、肾淀粉样变、肾移植排斥反应等。

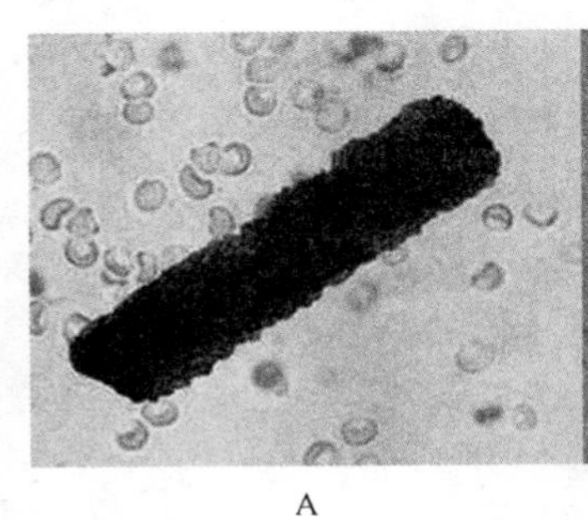

A

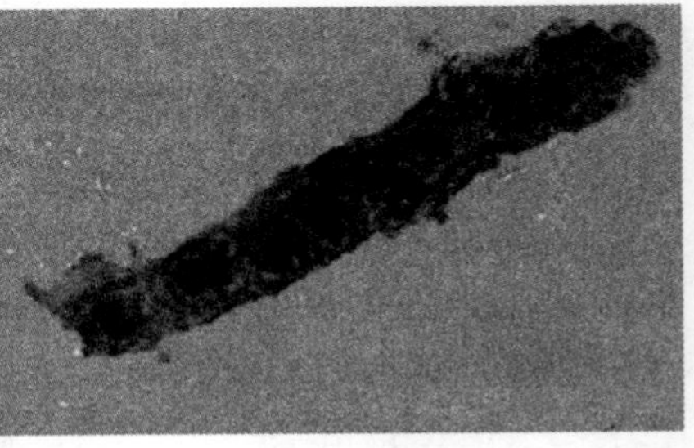

B

图6-4　细胞管型

A. 红细胞管型;B. 白细胞管型

3）颗粒管型：透明管型中凝聚有细胞碎片、血浆蛋白崩解的颗粒，其量超过管型体积的1/3（图6-5）。颗粒粗大浓密呈黄褐色为粗颗粒管型，多见于慢性肾炎、肾盂肾炎及药物中毒所致的肾小管损伤；颗粒细小稀疏为细颗粒管型，见于慢性肾小球肾炎或急性肾小球肾炎后期。

4）蜡样管型：由颗粒管型、细胞管型继续衍化而成，或直接由淀粉样变的上皮细胞溶解后产生（图6-6）。其出现提示有严重肾小管变性坏死，预后不良，见于慢性肾小球肾炎晚期、肾衰竭及肾淀粉样变性等。

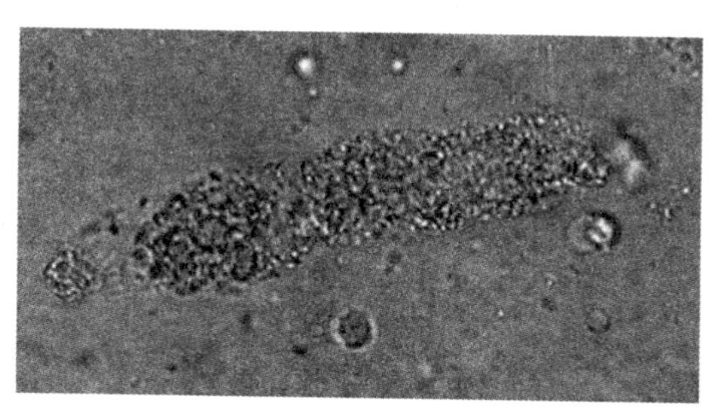

图6-5 颗粒管型

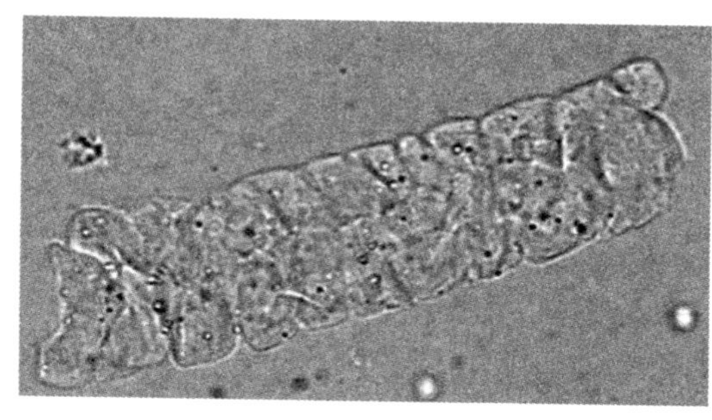

图6-6 蜡样管型

（3）结晶：是机体产生的各种酸性产物与钙、镁、铵等离子结合生成的无机盐及有机盐排入尿中形成的结晶。结晶的析出决定于该物质的饱和度、尿酸碱度和温度等因素。

1）生理性结晶：磷酸盐、尿酸及草酸钙结晶一般无临床意义；若持续出现于新鲜尿中并伴有较多红细胞，应疑有尿路结石的可能。

2）病理性结晶：亮氨酸和酪氨酸结晶见于急性重型肝炎（急性肝坏死）、白血病等；胆固醇结晶见于尿路感染及乳糜尿患者；磺胺结晶见于服用磺胺类药物患者；胆红素结晶见于梗阻性黄疸和肝细胞性黄疸；胱氨酸结晶见于遗传性胱氨酸尿症患者。

考点：管型的临床意义

链接 磺胺结晶的护理

磺胺结晶在酸性尿液内更容易析出，可引起尿路结石，故服用磺胺类药物时，应大量饮水并服用碳酸氢钠以碱化尿液。如果在新鲜尿液中出现大量磺胺结晶，且伴有红细胞时，应立即停药，并给予积极处理。

二、尿沉渣细胞计数

案例6-8

患者，男性，55岁。反复尿频、尿急、尿痛、排尿不畅10年，急性发作5天入院。10年前因尿道外伤不能排尿，住院诊断为尿道狭窄，经尿道成形术后，仍有排尿不畅及尿频、尿痛、尿急，因以上症状反复住院治疗。入院前5天，以上症状加重，并出现畏寒、高热。入院后检查尿液，Addis尿沉渣计数白细胞320万/12h。

问题：1. 该患者的尿液有哪些特点？

2. 该患者可能的病因是什么？还应做什么检查？

（一）Addis尿沉渣计数

Addis尿沉渣计数是指12小时尿沉渣中有机物的数量。试验日除正常饮食外不再多饮水，晚7时排空膀胱后准确收集12小时尿量，计算其细胞和管型的数量。

1. 参考值 红细胞<50万/12h，白细胞<100万/12h，透明管型<5000/12h。

2. 临床意义

(1) 白细胞增高:见于泌尿系统感染,如肾盂肾炎、尿路感染、前列腺炎等。

(2) 红细胞增高:见于肾小球肾炎。

(二) 1 小时细胞排泄率

在正常工作、学习,不限制饮食,留取患者常态下 3 小时的尿液,测定所含种类细胞数量后,计算出 1 小时该类细胞排出数。

1. 参考值　男性:红细胞<3 万/h,白细胞<7 万/h。女性:红细胞<4 万/h,白细胞<14 万/h。

2. 临床意义

(1) 红细胞排泄率明显增高:见于急性肾小球肾炎。

(2) 白细胞排泄率明显增高:见于肾盂肾炎。

案例 6-8 分析

该患者 Addis 尿沉渣计数白细胞 320 万/12h,超过 100 万/12h,提示尿路感染。患者病史长,存在尿路不畅易患因素,应该做尿液培养及药敏试验,确定感染的细菌类型为抗生素的选用提供依据。

三、尿液自动化检查

尿液自动分析仪是检测尿液的自动化仪器,其特点是操作简便、快速、重复性好、多项目联检等,在健康尿标本的筛检上可代替传统的手工法尿液一般检查。但是,在病理性尿液标本的筛检上,特别是在尿液有形成分的鉴别上,还需要显微镜的检查。所以,一般规定凡是尿液自动化仪器检查结果异常,必须用显微镜和其他检查方法进一步复查,以提高检查的准确性。目前,临床上常用的尿液自动分析仪主要有尿液干化学分析仪和尿沉渣分析仪。

(一) 尿液干化学分析仪

1. 原理　尿液干化学分析仪是用干化学法检测尿中某些成分的自动分析仪器,该仪器是应用现代化光-电技术检测已使用的尿试纸条有否呈色反应及呈色程度,并用微电脑控制检测过程和处理结果。

2. 指标　尿自动分析仪常使用 8 ~ 11 种检测项目组合试验,其检测项目分别是酸碱度(pH)、蛋白(PRO)、葡萄糖(GLU)、酮体(KET)、隐血(BLD)、胆红素(BIL)、尿胆原(UBG)、亚硝酸盐(NIT)、白细胞(LEU)、比重(SG)和维生素 C(VC)。

(二) 尿沉渣分析仪

1. 原理　尿沉渣分析仪是综合应用流式细胞术和电阻抗法,定量检测非离心尿中的有形成分。尿液经稀释、加温和染色后,有形成分被染色的粒子在激光束照射下发出各种散射光,分别转换成电信号,再经微电脑分析处理,最终显示和打印出各种有形成分的定性和定量结果。

2. 指标　检测项目包括红细胞(RBC)、白细胞(WBC)、细菌(BACT)、上皮细胞(EC)、管型(CAST)及酵母菌(YLG)、精子细胞(SPERM)、结晶(XTAL)等,并做定量报告。

四、尿液特殊检查

案例 6-9

患者,男性,38 岁。因腹痛、呕吐 8 天入院。入院前 8 天,饮酒 2 小时后突然发生上腹部剧烈而持续性疼痛,进食后疼痛加剧,伴频繁恶心、呕吐,呕吐后腹痛无缓解。到当地医院门诊就诊,因有胆囊结石病史，医生按“胆囊结石、胆囊炎”处理，经1周的抗感染治疗，病情无好转，转入我院治疗。检查血淀粉酶正常，但尿淀粉酶1200U/L。

问题：1. 该患者为什么血淀粉酶正常而尿淀粉酶反而增高？

2. 该患者可能的病因是什么？

（一）尿酮体检查

酮体是体内脂肪分解代谢的中间产物，包括β-羟丁酸、乙酰乙酸和丙酮。尿液中出现酮体称酮体尿，简称酮尿。

1. 参考值　定性试验：尿酮呈阴性。

2. 临床意义

（1）糖尿病性酮尿：见于糖尿病酮症酸中毒，是糖尿病性昏迷的早期指标，多伴有高糖血症和糖尿。

（2）非糖尿病性酮尿：见于妊娠剧烈呕吐、禁食、长期饥饿、子痫、全身麻醉等。

（二）尿淀粉酶测定

淀粉酶主要由胰腺和唾液腺分泌。

1. 参考值　Somogyi法：尿淀粉酶小于1000U/L。

2. 临床意义　淀粉酶增高：①急性胰腺炎，尿淀粉酶增高最常见；②任何原因所致胰腺管阻塞，如胰腺癌、胰腺损伤及急性胆囊炎等可轻度增高。

案例6-9分析

急性胰腺炎血淀粉酶在起病后12～24小时增高，48小时开始下降，持续3～5天；而尿淀粉酶在发病后12～24小时增高，持续3～10天。患者发病已8天，血淀粉酶都已正常，尿淀粉酶还没有下降。患者有胆囊结石病史及饮酒的诱因，腹痛伴恶心、呕吐、尿淀粉酶增高等表现，病因是急性胰腺炎。

目标检测

A_1/A_2 型题

1. 少尿是指24小时尿量小于(　　)
   A. 100ml　B. 150ml　C. 200ml　D. 500ml　E. 400ml
2. 正常人尿液中可出现(　　)
   A. 透明管型　B. 颗粒管型　C. 细胞管型　D. 脂肪管型　E. 蜡样管型
3. 引起血尿最常见的病因是(　　)
   A. 急性肾炎　B. 慢性肾炎　C. 肾结核　D. 肾结石　E. 肾肿瘤
4. 引起乳糜尿最常见的原因是(　　)
   A. 慢性丝虫病　B. 肾病综合征　C. 肾小管变性疾病　D. 腹膜结核　E. 先天性淋巴管畸形
5. 每升尿中含血量超过多少即可呈现淡红色，称肉眼血尿(　　)
   A. 1ml　B. 2ml　C. 3ml　D. 4ml　E. 5ml
6. 尿常规中能反映肾功能的指标是(　　)
   A. 尿比重　B. 白细胞　C. 红细胞　D. 蛋白尿　E. 管型尿
7. 患者，男性，56岁。患尿毒症，精神萎靡。下腹无胀满，24小时尿量为60ml。请问患者的排尿状况属于(　　)
   A. 正常　B. 无尿　C. 少尿　D. 尿潴留　E. 尿量偏少
8. 某患者24小时尿量为10 000ml，尿比重为1.002，诊断应考虑为(　　)
   A. 大量饮水　B. 肾功能不全　C. 糖尿病　D. 尿崩症

E. 精神性多尿

A_3/A_4 型题

(9～10题共用题干)

患者,女性,43岁。已确诊糖尿病。昨天下午突然昏睡,送医院经尿液检查认为是糖尿病酮症酸中毒。

9. 请问下列哪项尿液检查提示患者是糖尿病酮症酸中毒(　　)

A. 尿蛋白(+)　　B. 尿白细胞增加

C. 尿糖(+)　　D. 尿酮体(+++)

E. 尿红细胞增多

10. 请问患者的尿液有哪些明显改变(　　)

A. 每日尿量800ml　　B. 尿糖(++)

C. 尿蛋白(-)　　D. 尿白细胞减少

E. 尿比重1.036

(杨泽刚)

第4节　粪便检查

正常粪便由已消化的和未消化的食物残渣、消化道分泌物、肠道黏膜脱落物、大量细菌和水分所组成。粪便检查是临床最常用的检查项目之一,其目的在于:①了解消化道有无炎症、出血、寄生虫感染、恶性肿瘤等情况;②根据粪便的性状、组成,了解消化状况,从而粗略地判断胃肠、胰腺、肝、胆的功能情况;③检查粪便中有无致病菌,以提供防治肠道传染病的根据。

一、一般性状检查

案例6-10

患者,男性,40岁。左下腹痛、腹泻2天,脓血便,伴畏寒、发热、全身乏力。检查:体温39℃,白细胞$12.8\times10^9/L$,粪常规中每高倍视野下红细胞(++),白细胞(++),可见巨噬细胞。

问题: 1. 从病史上如何分析该患者脓血便的可能病因?

2. 实验室检查能为我们提供哪些重要的诊断依据?

(一) 量

粪便量的多少与进食量、食物种类及消化器官的功能状态有直接关系。健康成人大多每日排便1次,其量为100～300g。若食物以细粮及肉类为主者,粪质细腻而量少;进食粗粮而纤维含量又较多者,则粪便量较多。当胃肠、胰腺有病变或其功能紊乱时,则粪便次数及粪量可增多,也可减少;性状也可发生改变。

(二) 颜色及性状

正常成人的粪便为黄褐色圆柱状软便,婴儿粪便呈金黄色。病理情况可见以下改变。

1. 稀糊样或稀汁样便　见于各种感染性或非感染性腹泻,如急性胃肠炎。

2. 米泔水样便　呈白色淘米水样,含黏液片块,量大,见于霍乱患者。

3. 黏液脓样或黏液脓血便　说明下段肠道有病变,常见于痢疾、溃疡性结肠炎、直肠癌等。黏液、脓液、血液的多少,取决于炎症的性质和程度,在阿米巴痢疾时,以血为主,呈暗红色果酱样;细菌性痢疾则以黏液及脓为主。

4. 胨状便　呈黏胨状、膜状或扭带状,见于肠易激综合征,也可见于某些慢性菌痢患者。

5. 鲜血便　多见于肠道下段出血。痔出血滴于粪便之后,肛裂出血则附于秘结粪便的表面。

考点: 不同性状粪便的临床意义

6. 柏油样便　色黑、质软而富有光泽如柏油,见于各种原因所致的上消化道出血。

7. 白陶土样便　由于胆汁减少以致粪胆素相应减少所致,见于阻塞性黄疸。

8. 细条状便　由于直肠狭窄致粪便呈扁带状或细条状,多见于直肠癌。

9. 绿色粪便　乳儿粪便稀而带绿色或见有黄白色乳凝块均提示消化不良。

（三）气味

食物在肠道中经细菌作用，产生吲哚、硫醇、粪臭素、硫化氢等很多有臭味的物质，故正常粪便散发一定臭味。肉食者味浓，素食者味淡。慢性肠炎、胰腺疾病，尤以直肠癌溃烂继发感染时有恶臭；阿米巴痢疾时有特殊的腥臭；脂肪和糖的消化不良时有酸臭。

（四）寄生虫体

蛔虫、蛲虫、绦虫节片等较大虫体肉眼即可分辨，钩虫体则需将粪便冲洗过滤后方易找到。

（五）结石

粪便中可见胆石、胰石、胃石、粪石等，最重要的是胆结石，一般需用铜筛淘洗后方易找到。

二、显微镜检查

一般用生理盐水涂片即可，查阿米巴包囊时可加做碘液法，涂片后覆以盖片镜检。

（一）细胞

1. 白细胞　主要指中性粒细胞，正常粪便中无或在高倍镜下偶见1～2个白细胞。肠道发生炎症时增多，其数量多少与炎症轻重程度有关。大量白细胞出现，见于急性细菌性痢疾和溃疡性结肠炎。过敏性结肠炎、肠道寄生虫时，可见较多的嗜酸粒细胞。

2. 红细胞　正常粪便中无红细胞，肠道下段炎症或出血时可见，如痢疾、溃疡性结肠炎、结肠癌、痔出血、直肠息肉等。阿米巴痢疾粪便中红细胞多于白细胞，细菌性痢疾红细胞少于白细胞。

3. 巨核细胞　又称大吞噬细胞，为一种吞噬较大异物颗粒的大单核细胞，胞体较中性粒细胞大，核形多不规则，见于细菌性痢疾和直肠炎症。

4. 黏膜上皮细胞　正常粪便中见不到，结肠炎时增多，假膜性肠炎的黏膜小块、黏液状分泌物中可见较多的上皮细胞。

5. 肿瘤细胞　乙状结肠癌、直肠癌患者的血性粪便涂片可找到成堆的癌细胞。

（二）食物残渣

正常粪便中的食物残渣是已充分消化后的无定形小颗粒，仅偶见淀粉颗粒和脂肪小滴等。

1. 淀粉颗粒　为大小不等的圆形或卵圆形颗粒，经碘染色后可呈蓝色或棕红色。腹泻者易见到，慢性胰腺炎、胰腺功能不全时增多。

2. 脂肪小滴　正常人食物的中性脂肪多被消化吸收，粪便中少见。在肠蠕动亢进、腹泻及胰腺外分泌功能减退时可见增多，尤其是慢性胰腺炎、胰头癌时。消化吸收不良综合征时，脂肪小滴的量更多，且可见较多的脂肪酸结晶。

3. 肌肉纤维　呈柱状，黄色有纤维横纹，多量出现时，提示蛋白质消化不良。它常见于胰腺外分泌功能减退。

4. 植物细胞及植物纤维　其形态多样化，正常粪便仅可见少量；肠蠕动亢进、腹泻时增多，严重者肉眼观察即可见到若干植物纤维成分。

（三）寄生虫

寄生虫虫卵和原虫检查可诊断相应的寄生虫病。

三、化学检查

（一）隐血试验

当肠道少量出血时，粪便外观不显血色，镜检也不能证实，这类出血称为隐血；通过化学或免疫方法来加以证实的检测，称为隐血试验。服用铁剂、食用动物血、肝类、瘦肉及大量绿叶蔬菜时，可出现假阳性。口腔出血或消化道出血被咽下后，可呈阳性反应，临床应注意鉴别。

考点：隐血试验的临床意义、可能的干扰因素

1. 参考值　阴性。

2. 临床意义　隐血试验阳性常见于消化道出血的疾病，如消化性溃疡活动期、胃癌、钩虫病，以及消化道炎症、出血性疾病等；消化性溃疡呈间断阳性，消化道肿瘤呈持续性阳性，故本试验对消化道出血的诊断及消化道肿瘤的普查、初筛和监测均有重要意义。

（二）胆色素试验

1. 参考值　粪胆红素定性试验阴性；粪胆原及粪胆素定性试验阳性。

2. 临床意义　正常人粪中无胆色素而有粪胆原及粪胆素。婴儿因正常肠道菌群尚未建立或成人应用大量抗生素后，胆红素未能或未被肠道细菌还原成粪胆原，粪便呈金黄色或深黄色，胆红素定性试验阳性。在阻塞性黄疸，排向肠道的胆汁减少，甚至消失，导致粪胆原和粪胆素含量明显减少或缺如，故粪便呈淡黄色乃至灰白色。溶血性疾病患者的粪便因粪胆原、粪胆素含量增多，呈深黄色。

案例 6-10 分析

1. 该患者出现脓血便，伴有发热、腹痛、腹泻等症状，故首先考虑感染性的原因。此外血白细胞计数升高，也提示有感染的存在。考虑到该患者起病急、进展快、病情重的特点，应首先排除细菌性痢疾。

2. 粪常规中红、白细胞阳性分别说明了出血及炎症，且炎症较严重。巨噬细胞的出现更加支持细菌性痢疾的诊断。

四、细菌学检查

肠道致病菌的检查主要靠培养分离与鉴定，但有时也做直接涂片检查，如粗筛霍乱弧菌，可做粪便悬滴和涂片染色检查。怀疑假膜性肠炎时，涂片染色后查找葡萄球菌、白色念珠菌及梭杆菌等。怀疑肠结核时行耐酸染色后查找其分枝杆菌。粪便结核菌培养有助于确诊。

目标检测

A_1/A_2 型题

1. 粪便镜检有大量白细胞常见于(　　)
   A. 肠炎　B. 细菌性痢疾
   C. 阿米巴痢疾　D. 结肠癌
   E. 克罗恩病(克隆病)
2. 霍乱患者的大便性状为(　　)
   A. 黏液便　B. 脓血便
   C. 鲜血便　D. 米泔水样便
   E. 胨状便
3. 正常粪便中不应有(　　)
   A. 红细胞　B. 白细胞
   C. 淀粉颗粒　D. 植物纤维
   E. 脂肪小滴
4. 阻塞性黄疸时，大便性状为(　　)
   A. 黏液脓血便　B. 柏油样便
   C. 鲜血便　D. 米泔水样便
   E. 白陶土样便
5. 痢疾患者的大便性状为(　　)
   A. 脓血便　B. 鲜血便
   C. 胨状便　D. 米泔水样便
   E. 柏油样便
6. 粪便呈细条状常见于(　　)
   A. 消化不良　B. 细菌性痢疾
   C. 便秘　D. 痔
   E. 直肠癌
7. 上消化道出血量达到多少时可产生黑便(　　)
   A. 5ml　B. 30ml
   C. 60ml　D. 70ml
   E. 80ml
8. 关于排便性质异常，错误的描述是(　　)

A. 上消化道出血为柏油样便
B. 阿米巴痢疾时粪便呈果酱样便
C. 消化不良者大便呈腥臭味
D. 痔出血在排便后由鲜血滴出
E. 痢疾患者粪便呈黏液血便

A_3/A_4 型题

(9~10题共用题干)

患者,吴某,肝硬化合并上消化道出血,经对症治疗后出血停止,病情好转。

9. 出血期间,患者大便呈(　　)
A. 黄褐色　　B. 果酱色
C. 柏油色　　D. 暗红色
E. 鲜红色

10. 此患者需做大便隐血试验,前3天应禁食(　　)
A. 白菜　　B. 牛奶
C. 土豆　　D. 冬瓜
E. 羊血

(吴俊丽)

第5节 痰液、脑脊液及浆膜腔积液检查

一、痰液检查

痰液是肺泡、支气管或气管产生的分泌物。健康人痰量很少,当支气管或肺实质有充血或炎症时,痰液增多。痰液检查对呼吸系统疾病的诊断、疗效观察和预后有一定价值。

案例6-11

患者,男性,68岁。反复咳嗽、咳痰15年,加重1周。近1周来因受凉后出现咳嗽加重伴发热,痰量多,呈脓性痰。经使用抗生素治疗后患者体温仍然在39℃左右波动,需做痰液一般检查和痰液培养试验。

问题:1. 应检测痰液哪些内容?
2. 如何收集患者的痰液标本?

(一)一般性状检查

1. 量　正常人无或仅有少量泡沫或黏液痰。大量咳痰见于支气管扩张症、肺脓肿等。

2. 颜色　正常痰呈无色或灰白色。异常颜色有:①红色,因混有血液或血红蛋白所致;粉红色泡沫痰见于急性肺水肿等;②黄色,呼吸道有化脓性感染;③绿色,见于铜绿假单胞菌感染;④铁锈色,见于大叶性肺炎;⑤咖啡色,见于肺脓肿、肺吸虫病(卫氏并殖吸虫病)等。

3. 气味　正常人痰液无特殊气味。肺脓肿、支气管扩张伴厌氧菌感染时有恶臭。

4. 性状　①浆液性,稀薄有气泡,有时因混血而呈粉红色。白色见于支气管哮喘、慢性支气管炎;粉红色泡沫痰见于肺淤血、肺水肿等;②黏液性,为黏稠灰白色或无色透明黏液,见于支气管炎、哮喘等;③脓性,见于呼吸道化脓性感染,大量脓痰静置后分三层:上层为泡沫黏液、中层为浆液、下层为脓细胞及坏死组织,见于支气管扩张症、肺脓肿及脓胸向肺内破溃等;④血性,痰中带血或血块,或为大量鲜红色带泡沫血痰,见于支气管扩张症、肺结核、肺癌,也见于支气管炎、肺炎、肺外伤、肺梗死、肺动脉高压症、白血病等;⑤混合性,呈上述2~3种痰液混合状。

考点:粉红色泡沫痰、铁锈色痰、脓性痰的临床意义

案例6-11分析1

应注意痰液的量、颜色、性质、气味等,再做痰液的细菌培养情况。确定感染的病原体,通过药敏试验,可选择有效药物进行治疗。

(二)显微镜检查

1. 不染色涂片　正常痰内有少量白细胞、扁平上皮细胞及黏液丝等。其病理成分有以下几种。

(1) 细胞:大量成堆的白细胞,以中性粒细胞为主,可见于呼吸道化脓性炎症;大量红细胞,可见于肺结核、肺癌、支气管扩张咯血、全身出血性疾病等;嗜酸粒细胞以过敏性疾病多见;肺结核以淋巴细胞多见;心功能不全致长期肺淤血患者可见心力衰竭细胞(肺巨噬细胞吞噬大量含铁血黄素而成,又称含铁血黄素细胞)。

(2) 弹力纤维:外观均匀、细长而弯曲,具有折光性表示有肺实质损害,可见于肺脓肿、肺癌、肺结核空洞等。

(3) 结晶:夏科-雷登(Charcot-Leyden)结晶见于支气管哮喘、肺吸虫病等;胆固醇结晶见于慢性肺脓肿、脓胸、慢性肺结核、肺肿瘤;胆红素结晶见于肺脓肿。

(4) 寄生虫及虫卵:可见肺吸虫卵、阿米巴滋养体、细粒棘球蚴虫的头或小钩、钩虫和蛔虫的蚴虫等。

2. 染色涂片

(1) 革兰染色:用于一般细菌和真菌检查。如发现致病菌可进一步做细菌培养加药物敏感试验,有利于指导治疗。

(2) 抗酸染色:用于抗酸杆菌检查,是确诊肺结核病最特异的方法。

(3) 瑞氏染色或 HE 染色:用于肺癌患者痰中脱落的癌细胞检查,阳性率较高。

(三) 细菌培养

根据肺部所患疾病有目的地进行细菌、真菌培养,可确定感染的病原体;通过药敏试验,可选择有效药物进行治疗。

案例 6-11 分析 2

1. 收集痰液标本时一般采用自然咳痰法,以收集清晨第一口痰为宜,患者早晨起床后应先漱口,然后用力从呼吸道深部咳出 1~2 口痰,避免唾液、鼻咽部的分泌物及食物等其他物质,用内壁无吸水性的洁净容器存放后,室温下 2 小时内,冷藏 24 小时内送检。

2. 细菌培养,将痰液置于无菌容器内及时送检。做细胞学检查时收集上午 9~10 时新鲜痰液或每次咳痰 5~6 口(定量约 5ml)送检。

二、脑脊液检查

脑脊液(CSF)是由脑室系统内脉络丛分泌产生的细胞外液,分布在各脑室和蛛网膜下隙内。其作用可保护脑及脊髓免受外力的震荡和损伤,调节颅内压力的变化,并参与脑组织的营养和物质代谢等。当脑膜或脑组织发生病变,如外伤、感染、肿瘤时,可使脑脊液出现病理改变。因此,脑脊液检查对脑部疾病的诊断、疗效观察、判断预后有较重要价值。

案例 6-12

患者,男性,18 岁。发热、头痛 3 天,喷射性呕吐、神志不清 3 小时。3 天前受凉后,出现发热、头痛症状,3 小时前出现喷射性呕吐、神志不清。体格检查:T 39℃,P 96 次/分,R 30 次/分。意识模糊,肺部呼吸音粗糙;脑膜刺激征阳性。拟诊为流行性脑脊髓膜炎。需急查脑脊液、血清电解质。

问题:该患者的脑脊液会有哪些改变?

(一) 标本采集

1. 采集方法 见本章第 1 节。

2. 适应证与禁忌证

(1) 适应证:①有脑膜刺激征者;②疑有颅内出血或炎症者;③有剧烈头痛、昏迷、抽搐或瘫痪症状及体征而原因未明者;④疑有脑膜白血病者;⑤颅脑手术的术前检查,中枢神经系统疾病需经椎管给药者。

（2）禁忌证：对疑有脑肿瘤、颅内压明显增高或视神经乳头水肿患者，除非特殊需要不宜做脑脊液检查。如非作不可，也应少抽、慢抽，以免引起脑疝。

（二）检查内容及临床意义

1. 一般性状检查

（1）量：正常脑脊液为140～180ml，平均150ml。脑膜炎、脑水肿等患者明显增多，可达1000ml左右。

（2）压力：正常成人侧卧位压力为70～180mmH_2O（0.6～1.76kPa）。压力增高见于颅内炎症、脑肿瘤、脑栓塞、脑积水等；压力降低见于脑脊液循环受阻（如脊髓压迫、脊蛛网膜粘连）、脑漏、持续性脑室引流、脑脊液分压减少等。

（3）颜色：正常脑脊液透明无色水样液体。病理颜色有：①黄色，重度黄疸、蛛网膜下隙出血、化脓性脑膜炎、脑肿瘤等；②红色，见于蛛网膜下隙出血、脑出血、穿刺出血（最初几滴为红色，以后逐渐变清）等；③乳白色，化脓性脑膜炎呈乳白色。

（4）透明度：正常脑脊液无色透明，病毒性脑炎大多无色透明，结核性脑膜炎呈毛玻璃样混浊，化脓性脑膜炎呈脓样混浊。

（5）凝固性：正常脑脊液放置24小时无薄膜凝块或沉淀。化脓性脑膜炎，脑脊液静置1～2小时出现凝块或沉淀物；结核性脑膜炎，脑脊液静置12～24小时形成纤细的薄膜。

链接 关于脑脊液

1. 脑脊液的产生　在中枢神经系统内，脑脊液产生的速率为0.3ml/min，日分泌量在400～500ml。它主要由脑室内的脉络丛组织产生。脑脊液产生过多或循环通路受阻，可导致颅内压升高。

2. 脑脊液的循环　脑脊液的流动具有一定的方向性。两个侧脑室脉络丛最丰富，产生的脑脊液最多，这些脑脊液经室间孔流入第三脑室，再经中脑导水管流入第四脑室。各脑室脉络丛产生的脑脊液都汇至第四脑室并经第四脑室的正中孔和外侧孔流入脑和脊髓的蛛网膜下隙。

3. 脑脊液的作用　脑脊液不断产生又不断被吸收回流至静脉，它供应脑细胞一定的营养，运走脑组织的代谢产物，调节着中枢神经系统的酸碱平衡，并缓冲脑和脊髓的压力，对脑和脊髓具有保护和支持作用。

2. 化学检查

（1）蛋白质定性和定量试验

1）参考值：定性，阴性或弱阳性。定量，0.2～0.45g/L。

2）临床意义：①中枢神经系统炎症，如化脓性脑膜炎时高度增加，结核性脑膜炎时中度增加，病毒性脑炎或脑膜炎时轻度增加；②脑血管病，脑、蛛网膜下隙出血或梗阻，蛋白质可轻度增加；③颅内占位病变，脑肿瘤、脑脓肿等；④椎管梗阻，各种原因引起的蛛网膜下隙梗阻、粘连等。

（2）葡萄糖测定

1）参考值：2.5～4.5mmol/L，约为血糖的2/3。

2）临床意义：①减低见于化脓性细菌性脑膜炎（明显降低）、结核性脑膜炎（中度降低）、病毒性脑膜炎（稍降低或正常）。真菌性、梅毒性脑膜炎及低血糖等时，脑脊液中葡萄糖含量也降低。②增高见于糖尿病、乙型脑炎、急性脊髓灰质炎、尿毒症、脑肿瘤引起脑压增高、脑出血等。

（3）氯化物测定

1）参考值：120～130mmol/L。

2）临床意义：减低以结核性脑膜炎减低最著，化脓性脑膜炎次之。病毒性脑膜炎、脊髓灰质炎、脑肿瘤时多无明显改变。

3. 显微镜检查

（1）细胞计数和细胞分类

1）参考值：无红细胞；白细胞成人(0～8)×10^6/L；儿童(0～15)×10^6/L。分类以淋巴细胞为主，其次是单核细胞，两者比例为7：3。

2）临床意义：病变侵犯脑或脑膜组织可致脑脊液中细胞数量及种类发生改变。①化脓性脑膜炎细胞数显著增加，以中性粒细胞为主；②结核性脑膜炎细胞数中度增加，早期以中性粒细胞为主，以后淋巴细胞为主；③病毒性脑膜炎细胞数轻度增加，以淋巴细胞为主；④新型隐球菌性脑膜炎细胞数增加，数量高于病毒性脑膜炎而低于化脓性脑膜炎，以淋巴细胞为主；⑤脑寄生虫病细胞数增加，以嗜酸粒细胞增加为主；⑥急性脑膜炎白血病细胞数增加，可见原始及幼稚细胞；⑦脑室和蛛网膜下隙出血为均匀血性脑脊液。

（2）细菌学检查：正常脑脊液无细菌。细菌性脑膜炎可见脑膜炎双球菌、链球菌、肺炎双球菌、葡萄球菌、结核杆菌、新隐球菌等。一般采用直接涂片后进行染色查找有关病原菌，也可以培养或动物接种的方法检验。

案例 6-12 分析

该患者为化脓性脑膜炎，因此其脑脊液表现为外观混浊，压力升高，氯化物下降，葡萄糖明显下降，细胞计数>15×10^6/L，以中性粒细胞升高为主，脑脊液涂片染色或培养可发现脑膜炎双球菌。

4. 常见脑、脑膜疾病的脑脊液检测参考值　见表6-10。

表 6-10　常见脑、脑膜疾病的脑脊液检测参考值

	压力(mmH_2O)	外观	蛋白质		葡萄糖(mmol/L)	氯化物(mmol/L)	细胞计数(×10^6/L)	分类	细菌
			定性	定量(g/L)					
正常人	70～180	透明	-	0.2～0.45	2.5～4.5	120～130	0～8	多为淋巴细胞	-
化脓性脑膜炎	显著↑	混浊、脓性、凝块	+++以上	明显↑	明显↓或消失	↓	显著↑	中性粒细胞为主	+
结核性脑膜炎	↑	毛玻璃样、静置有薄膜	+～+++	↑	↓	明显↓	↑	淋巴细胞为主	+
病毒性脑膜炎	轻度↑	清晰或微混	+～++	轻度↑	正常或稍高	正常	↑	淋巴细胞为主	-
脑肿瘤	↑	清晰或黄色	+～++	轻度↑	正常	正常	正常或稍高	淋巴细胞为主	-
脑室及蛛网膜下隙出血	轻度↑	血性	+～++	轻度↑	↑	正常	↑	红细胞为主	-

考点：脑脊液的压力、外观、细胞数、蛋白质、糖及氯化物正常参考值及临床意义

三、浆膜腔穿刺液检查

胸腔、腹腔、关节腔、心包腔等统称浆膜腔。正常浆膜腔内含有少量液体。在病理情况下，浆膜腔内液体增多，称为浆膜腔积液。按病因及积液性质可分为漏出液和渗出液两种。

漏出液为非炎症性。形成原因有血浆渗透压减低(如肝肾疾病、营养不良等)、血管内压力增高(如心功能不全)及淋巴管受阻(如丝虫病、肿瘤等)。

渗出液为炎症性。常见各种细菌感染、外伤、晚期恶性肿瘤等。

案例6-13

患者,男性,45岁。食欲不振、腹胀、消瘦、乏力8年,加重1周。8年来,患者出现食欲不振、消化不良、腹胀、营养状况较差、消瘦、乏力、精神不振,皮肤干枯粗糙,面色灰暗、轻度黄疸。近1周来,症状加重,腹膨隆呈蛙腹状,腹壁静脉曲张。拟诊为肝硬化(晚期)。

问题:该患者经腹腔穿刺取标本检查,其实验室检查结果应该是什么性质的液体?

(一)一般性状检查

1. 外观 漏出液呈淡黄色透明。渗出液混浊并有颜色改变:深黄色,如黄疸;血红色,如结核、出血性疾病;暗红色或棕褐色,如恶性肿瘤;绿色,如铜绿假单胞菌感染;脓性或脓血性,如化脓菌感染等。

2. 比重 漏出液在1.018以下,渗出液在1.018以上。

3. 凝固 漏出液不凝固,渗出液易凝固。

(二)化学检查

1. 黏蛋白定性试验 漏出液为阴性,渗出液为阳性。浆膜腔上皮细胞在炎症刺激下,黏蛋白分泌增加。这是一种酸性糖蛋白,等电点在pH 3~5。在稀乙酸(又称醋酸)溶液中出现白色云雾状混浊或沉淀(阳性)。

2. 蛋白质定量测定 常用折射法、双缩脲法。漏出液<25g/L,渗出液≥25g/L。

3. 葡萄糖定量测定 漏出液糖含量与血中葡萄糖含量近似。渗出液因存在细菌和白细胞,它们都能分解葡萄糖,致渗出液中糖的含量降低,甚至缺如。

(三)显微镜检查

1. 细胞计数 漏出液细胞数较少,常 $<0.1\times10^9/L$。渗出液细胞数较多,常 $>0.5\times10^9/L$。

2. 细胞分类

(1)漏出液分类:以间皮细胞和淋巴细胞为主。

(2)渗出液中细胞分类:①红细胞,见于肿瘤、结核等,注意穿刺损伤所致为少量红细胞;②白细胞,急性炎症以中性粒细胞增多,慢性炎症以淋巴细胞增多,过敏性疾病、寄生虫感染以嗜酸粒细胞增多;③肿瘤细胞,见于恶性肿瘤引起的渗出液。

(四)细菌学检查

漏出液无细菌,渗出液可见致病菌。如发现致病菌可进一步做细菌培养加药物敏感试验,有利于指导治疗(表6-11)。

表6-11 漏出液与渗出液的鉴别要点

	漏出液	渗出液
原因	非炎症性	炎症或炎症反应性
外观	淡黄色、浆液性	可为黄色、脓性、血性或乳糜性
透明度	透明或微混	混浊
比重	<1.018	>1.018
凝固	不自凝	能自凝
黏蛋白定性	阴性	阳性
蛋白定量	<25g/L	≥25g/L
葡萄糖定量	与血中葡萄糖含量近似	常低于血中葡萄糖含量
细胞计数	常 $<0.1\times10^9/L$	常 $>0.5\times10^9/L$
细胞分类	以间质细胞和淋巴细胞为主	急慢性炎症分别以中性和淋巴细胞增多为主
细菌学检测	无	可找到

考点：漏出液和渗出液的鉴别

案例 6-13 分析

该患者为晚期肝硬化，其腹腔积液形成与门静脉高压所致有关，为非炎症性积液，经腹腔穿刺取标本检查，腹腔积液检查结果性质应该是漏出液。

目标检测

A_1/A_2 型题

1. 下列哪项脑脊液呈毛玻璃样（　　）
   A. 化脓性脑膜炎　　B. 结核性脑膜炎
   C. 正常人　　D. 蛛网膜下隙出血
   E. 脑出血
2. 脑脊液中葡萄糖定量减少或消失见于（　　）
   A. 病毒性脑炎　　B. 细菌性脑膜炎
   C. 脑肿瘤　　D. 脑出血
   E. 脑栓塞
3. 有关渗出液的叙述，下列哪项不正确（　　）
   A. 常自行凝固
   B. 细胞数>$500×10^9$/L
   C. 蛋白定量>25g/L
   D. 糖含量明显高于血糖
   E. 常见于炎症、肿瘤、寄生虫侵犯浆膜时
4. 渗出性腹腔积液见于（　　）
   A. 心力衰竭　　B. 结核腹膜炎
   C. 肝硬化　　D. 高度营养不良
   E. 慢性肾炎
5. 痰液为哪种颜色对诊断大叶性肺炎最有价值（　　）
   A. 灰白色　　B. 血色
   C. 橙黄色　　D. 铁锈色
   E. 棕褐色

A_3/A_4 型题

（6～8 题共用题干）

患者，女性，大学生，主诉发热、寒战、头痛，晨起有恶心、呕吐。检查时有颈项强直和背部疼痛症状。腰椎穿刺取三管脑脊液送至实验室，所有三管脑脊液均呈混浊状，但无血性。

6. 脑脊液葡萄糖检查的正常参考值为（　　）
   A. 1.5mmol/L　　B. 和血糖一样
   C. 2.5～4.4mmol/L　　D. 比血糖浓度略高
   E. 5.1mmol/L
7. 脑脊液白细胞检查正常参考值为（　　）
   A. $(0～8)×10^6$/L　　B. $(0～15)×10^6$/L
   C. $(0～20)×10^6$/L　　D. $(0～30)×10^6$/L
   E. $(10～50)×10^6$/L
8. 若患者检查结果为葡萄糖 1mmol/L，白细胞 $900×10^6$/L，见革兰阴性球菌。根据这些实验室检查结果，可初步提示为下列何种疾病（　　）
   A. 病毒性脑膜炎　　B. 化脓性脑膜炎
   C. 结核性脑膜炎　　D. 流行性乙型脑炎
   E. 新型隐球菌脑膜炎

（张晓辉）

第 6 节　脏器病变检查

一、肝脏疾病常用的实验室检查

肝是人体的重要代谢器官，其主要功能是蛋白质、糖、脂肪、维生素、激素等物质代谢，同时还有分泌、排泄、生物转化及胆红素代谢等方面的功能。检查肝功能状态的实验室检查称为肝功能检查。

案例 6-14

患者，男性，58 岁。因反复上腹痛 2 年，呕血 2 小时入院。入院前 2 年反复上腹部疼痛，能忍受，未到医院就诊。入院前 2 小时，上腹不适，随即呕出暗红色的血液约半痰盂，即来我院。检查肝功能：血清总蛋白 45g/L、清蛋白 15g/L、球蛋白 30g/L；血清总胆红素 31.2μmol/L、血清结合胆红素 11.8μmol/L、血清非结合胆红素 19.3mol/L；ALT 115U/L、AST 102U/L；HBsAg(+)、抗-HBs(−)、HBeAg(+)、抗-HBe

(-)、抗-HBc(+)。

问题:1. 请分析该患者的肝功能检查是否正常?

2. 该患者可能的病因是什么?

(一) 蛋白质代谢功能检查

1. 标本采集方法 空腹静脉血3~4ml,使用真空采血系统时用红色帽真空采血。

2. 血清总蛋白和清蛋白、球蛋白比值测定 血清中总蛋白(TP)包括清蛋白(A)与球蛋白(G)。90%以上的血清总蛋白和全部的清蛋白是由肝合成。清蛋白为正常人体血清中的主要蛋白;球蛋白是多种蛋白质的混合物,包括免疫球蛋白、补体、糖蛋白、脂蛋白、金属结合蛋白和酶类等。因此血清总蛋白和清蛋白含量是反映肝功能的重要指标。

(1) 参考值:血清总蛋白60~80g/L;清蛋白40~55g/L;球蛋白20~30g/L。清蛋白与球蛋白的比值(A/G)为(1.5~2.5):1。

(2) 临床意义

1) 血清总蛋白:①总蛋白增高,见于各种原因所致的血液浓缩,如饮水不足、休克、严重脱水等;②总蛋白降低,见于肝细胞损害造成清蛋白合成障碍(如慢性肝病)、蛋白质摄入吸收不足(如营养不良)、蛋白质丢失过多(如肾病综合征)、蛋白质消耗增加(如慢性消耗性疾病)。

2) 清蛋白:①清蛋白增高,见于重度脱水致血液浓缩者;②清蛋白降低,血清总蛋白低于60g/L或清蛋白低于25g/L称为低蛋白血症,易出现腹腔积液,见于严重肝炎、肝硬化失代偿期、营养不良及消耗性疾病、肾炎、肾病综合征等。

3) 球蛋白:①球蛋白增高,血清总蛋白大于80g/L或球蛋白大于35g/L,称为高蛋白血症,以γ球蛋白增加为主,见于慢性肝炎、慢性活动性肝炎、肝硬化、慢性酒精性肝炎、多发性骨髓瘤、淋巴瘤、自身免疫性疾病、慢性感染;②球蛋白降低,主要因为合成减少,见于3岁以下的婴幼儿、长期应用免疫抑制剂或肾上腺皮质激素等。

4) A/G减低或倒置:见于严重肝损害如慢性持续性肝炎、肝硬化、原发性肝癌及M蛋白血症(如多发性骨髓瘤、淋巴瘤)等。

考点:低蛋白血症、高蛋白血症的定义,A/G减低的临床意义

案例6-14分析1

患者血清总蛋白45g/L、清蛋白15g/L、球蛋白30g/L。血清总蛋白下降,清蛋白下降,而球蛋白正常。清蛋白是肝细胞合成,清蛋白减少,提示肝功能减退。

3. 血清蛋白电泳 血清中各种蛋白质的粒子大小、等电点及所带负电荷不同,因此在电场中各种蛋白质向阳极泳动速度不同,从而使蛋白质得以分离。

(1) 参考值:乙酸纤维膜电泳法:清蛋白62%~71%,α_1球蛋白3%~4%,α_2球蛋白6%~10%,β球蛋白7%~10%,γ球蛋白9%~18%。

(2) 临床意义

1) 肝脏疾病:急性肝炎血清蛋白电泳可正常,若病情加重见清蛋白、α球蛋白及β球蛋白减少,γ球蛋白升高。γ球蛋白增高与肝炎严重程度成正比。慢性肝炎、肝硬化、肝癌可出现清蛋白和β球蛋白减少,γ球蛋白升高,这些变化均较急性肝炎明显,且有逐渐加重的趋势。

2) 肾病综合征、糖尿病:由于血脂增高可致α_2球蛋白及β球蛋白增高,清蛋白及γ球蛋白减低。

3) 感染或炎症:α_1球蛋白、α_2球蛋白、β球蛋白均增高,见于各种急慢性炎症。

4. 血氨测定 正常血氨主要来自肠道细菌产氨,其次是肾泌氨和肌肉组织产氨。氨对机

体有害，肝是解除氨毒性的器官，解毒的机制是肝利用氨合成尿素，经肾排出体外。当肝损害严重，肝除氨能力降低，可出现高氨血症。

考点：血氨测定增高的临床意义

（1）参考值：10～30μmol/L。

（2）临床意义

1）生理性增高，见于进食高蛋白饮食或剧烈运动。

2）病理性增高，见于肝昏迷、肝性脑病、重症肝炎、尿毒症、休克等。

（二）胆红素代谢检查

1. 标本采集方法　使用红色盖帽真空管采集空腹静脉血3ml。

2. 血清总胆红素、血清结合胆红素和血清非结合胆红素测定

（1）参考值：血清总胆红素3.4～17.1μmol/L；血清结合胆红素0～6.8μmol/L；血清非结合胆红素1.7～10.2μmol/L。

（2）临床意义

1）判断黄疸及黄疸的程度：血清总胆红素在17.1～34.2μmol/L时为隐性黄疸或亚临床黄疸；34.2～171μmol/L为轻度黄疸；171～342μmol/L为中度黄疸；>342μmol/L为重度黄疸。

2）鉴别黄疸的类型：总胆红素及非结合胆红素升高为溶血性黄疸，见于新生儿黄疸、异型输血、自身免疫性溶血等；总胆红素及结合胆红素升高为阻塞性黄疸，见于胰头癌、胆石症、胆道蛔虫症、肝癌等；三者皆升高为肝细胞性黄疸，见于肝脏的各种疾病，如急性黄疸型肝炎、慢性活动性肝炎、亚急性重型肝炎（亚急性肝坏死）及肝硬化等。

3）判断黄疸病因：溶血性黄疸总胆红素常小于85μmol/L；阻塞性黄疸时总胆红素升高明显，完全性梗阻大于342μmol/L，不全性梗阻为171～265μmol/L；肝细胞性黄疸为17.1～171μmol/L。

案例6-14分析2

患者血清总胆红素31.2μmol/L、血清结合胆红素11.8μmol/L、血清非结合胆红素19.3μmol/L，三者都超过正常值，符合肝细胞性黄疸的特点。

3. 尿中胆红素测定　结合胆红素为水溶性，可通过肾排出，在尿中出现。正常尿中含有微量的胆红素，通常检查方法不易发现。当血中结合胆红素增高超过肾阈（34μmol/L），结合胆红素可自尿中排出。

（1）参考值：阴性。

（2）临床意义：尿胆红素在黄疸的鉴别诊断中有较大的价值，尿胆红素试验阳性说明血中结合胆红素增高，见于肝细胞性黄疸和阻塞性黄疸，尤其阻塞性黄疸时尿胆红素呈强阳性，而溶血性黄疸尿胆红素为阴性。

4. 尿中尿胆原测定　结合胆红素排入肠道，经细菌作用生成尿胆原，被重吸收后大部分进行肠肝循环，仅有少量尿胆原逸入血液循环，通过肾排出，因此正常人尿中仅含有少量尿胆原。

（1）参考值：定性，阴性或弱阳性；定量，24小时0.84～4.2μmol/L。

（2）临床意义：阻塞性黄疸时尿胆原呈阴性，溶血性黄疸时尿胆原呈强阳性，肝细胞性黄疸时尿胆原轻度增高。同时行尿胆原和尿胆红素检查，可对黄疸进行鉴别诊断（表6-12）。

表 6-12 三种黄疸的鉴别

黄疸类型	血清胆红素(μmol/L)		尿内胆红素(μmol/L)	
	CB	UCB	尿胆红素	尿胆原
正常人	0～6.8	1.7～10.2	-	0.84～4.2
梗阻性黄疸	↑↑↑	↑	++	↓或缺如
溶血性黄疸	↑	↑↑↑	-	↑↑
肝细胞性黄疸	↑↑	↑↑	+	正常或↑

考点：梗阻性黄疸、溶血性黄疸、肝细胞性黄疸实验室检查的特点

(三)血清酶学检查

肝含有丰富的酶,这些酶在肝细胞中产生、储存、释放或灭活。肝脏病变时,血液中与肝有关的酶浓度可以发生变化,因此通过检查血清酶的变化可了解肝脏病变情况及其程度。

1. 标本采集方法 使用红色盖帽真空管采集空腹静脉血3ml,及时送检,避免标本溶血。

2. 血清转氨酶测定 转氨酶是一组催化氨基酸与α-酮酸之间氨基转移反应的酶类。用于肝功能检查的转氨酶主要是丙氨酸氨基转移酶(ALT)和天门冬酸氨基转移酶(AST)。ALT主要存在于肝细胞胞质中,其次是骨骼肌、肾、心肌等组织中。AST在心肌中含量最高,其次是肝(80%存在于线粒体内)、骨骼肌和肾组织中。正常血清中转氨酶含量很低,当肝细胞轻度、中度损伤时,血清转氨酶增高,以ALT增高明显,因此ALT是最敏感的肝功能检测指标;当肝细胞严重损伤时,线粒体损伤,AST增高更明显,血清AST/ALT比值增高。

(1)参考值:①连续监测法,ALT 5～40U/L,AST 10～40U/L,ALT/AST≤1;②Karmen法,ALT 5～25卡门单位,AST 8～28卡门单位。

(2)临床意义

1)急性病毒性肝炎:ALT与AST均显著升高,ALT增高更明显,ALT/AST>1。在病毒性肝炎感染后1～2周,转氨酶达高峰,3～5周逐渐下降,ALT/AST比值也趋于正常。急性肝炎恢复期,如转氨酶不能恢复正常或再上升,提示肝炎转为慢性。急性重症肝炎,病程初期转氨酶升高,以AST升高更明显,如在症状恶化时,黄疸进行性加重,转氨酶反而降低,即“胆酶分离”现象,提示肝细胞严重坏死,预后不佳。

2)慢性病毒性肝炎:转氨酶轻度上升或正常,ALT/AST>1;如果AST升高较ALT显著,提示慢性肝炎可能进入活动期。

3)肝硬化:转氨酶活性取决于肝细胞坏死和肝纤维化的程度,终末期转氨酶正常或降低。

4)非病毒性肝病:如脂肪肝、药物性肝炎、酒精性肝病、肝癌等,转氨酶轻度增高或正常,且ALT/AST<1。

5)胆汁淤积:肝内、外胆汁淤积时,转氨酶轻度升高或正常。

6)急性心肌梗死:以AST增高为主,在梗死后6～8小时开始增高。

7)其他疾病:如骨骼肌疾病、肺梗死、肾梗死、休克等可出现转氨酶轻度升高。

案例6-14分析3

患者血清ALT 115U/L、AST 102U/L;两种转氨酶都增高,提示患者的肝细胞有损害,因患者的病史比较长,转氨酶也不是很高,病情可能是晚期,但引起患者肝细胞损害的原因,还有待于进一步检查分析。

考点：ALT与AST增高的临床意义

3. 血清碱性磷酸酶测定 碱性磷酸酶(ALP)是一组在碱性环境中水解磷酸酯产生磷酸的酶类。其主要分布在肝、骨骼、肾、小肠、胎盘中,血清ALP大部分来源于肝和骨骼。胆道疾

病时,由于 ALP 生成增加而排泄减少致血清 ALP 升高。所以 ALP 的测定主要用于辅助诊断肝、胆和骨骼系统疾病。

(1) 参考值:连续监测法,成人 40～110U/L;儿童<250U/L。

(2) 临床意义

1) 肝、胆疾病:肝内、外胆管阻塞性疾病,ALP 明显增高,与胆红素增高平行;累及肝实质细胞的肝胆疾病,ALP 轻度增高。

2) 鉴别黄疸类型:ALP、ALT 及胆红素同时测定有助于黄疸的鉴别。阻塞性黄疸,ALP 和胆红素明显升高,转氨酶轻度升高;肝细胞性黄疸,胆红素中度升高,转氨酶明显升高,ALP 正常或稍高;溶血性黄疸,胆红素增高,转氨酶和 ALP 正常。

3) 骨骼疾病:如佝偻病、骨肉瘤、骨折愈合期等,血清 ALP 增高。

4. 血清 γ-谷氨酰转移酶测定　γ-谷氨酰转移酶(γ-GT)是催化 γ-谷氨酰基转移至合适受体上的酶。血清 γ-GT 主要存在于肝细胞和肝内胆管上皮中,肝胆疾病时,因合成亢进或排出受阻,γ-GT 可升高。

(1) 参考值:连续监测法,成年男性 11～50U/L;女性 7～30U/L。

(2) 临床意义

1) 胆道阻塞性疾病:γ-GT 升高幅度与胆道阻塞的程度相平行,阻塞程度越重,持续时间越长,γ-GT 越高。

2) 原发性或继发性肝癌:癌细胞合成 γ-GT,使血清 γ-GT 显著升高,且升高的幅度与癌组织大小呈正相关。所以对 γ-GT 的动态观察,有助于判断疗效和预后。

3) 肝炎及肝硬化:急性肝炎时,γ-GT 中等度升高;慢性肝炎、肝硬化在非活动期,γ-GT 可正常,如 γ-GT 持续攀升是病变活动或病情恶化的标志。

5. 单胺氧化酶测定　单胺氧化酶(MAO)是一组在有氧条件下催化单胺的氧化脱氢反应的酶。大部分存在于肝细胞线粒体内,其增高程度与肝结缔组织增生呈正相关,因此测定 MAO 能反映肝脏纤维化的程度。

(1) 参考值:中野法,成人 23～49U。

(2) 临床意义

1) 肝脏病变:急性肝炎时 MAO 多正常;重症肝炎因肝细胞广泛坏死,可致 MAO 升高;慢性迁延性肝炎 MAO 基本正常;50% 的活动性肝炎 MAO 增高;80% 的肝硬化 MAO 升高。

2) 肝外疾病:慢性心力衰竭、糖尿病、甲状腺功能亢进症、系统硬化症等 MAO 亦可升高。

(四) 乙型肝炎两对半测定

1. 标本采集方法　使用红色盖帽真空管采集静脉血 3ml,及时送检,避免溶血。

2. 参考值　乙肝表面抗原(HBsAg)、乙肝表面抗体(抗-HBs)、乙肝 e 抗原(HBeAg)、乙肝 e 抗体(抗-HBe)、乙肝核心抗体(抗-HBc)均为阴性。

3. 临床意义

(1) HBsAg 阳性:是 HBV 感染的标志,见于乙型肝炎潜伏期和急性期;慢性肝炎、肝硬化、肝癌;HBV 携带者。HBsAg 虽然本身不具传染性,但因常与 HBV 同时存在,常作为传染性的标志之一。

(2) 抗-HBs 阳性:抗-HBs 是保护性抗体,表明机体具有一定的免疫力,见于隐性感染 HBV、急性乙型肝炎恢复后及接种乙型肝炎疫苗后,是乙型肝炎好转康复的标志,也是机体对 HBsAg 产生免疫力的标志。

(3) HBeAg 阳性:表明乙型肝炎处于活动期,提示 HBV 复制,传染性强。HBeAg 持续阳性,说明肝细胞损害严重,易转变为慢性乙型肝炎或肝硬化、肝癌。HBeAg 如转为阴性,表明病毒停止复制。

(4) 抗-HBe阳性:抗-HBe不是中和抗体,提示病毒复制减少,传染性减低,但并非无传染性,见于急性肝炎恢复期、慢性肝炎、肝硬化、肝癌。

(5) 抗-HBc阳性:抗-HBc不是中和抗体,是HBV对肝细胞损害程度的标志,也可反映HBV的复制情况。

1) 抗-HBc总抗体:主要反映的是抗-HBc IgG,其检出率比HBsAg更敏感,所以作为HBsAg阴性HBV感染的敏感指标,也用作乙型肝炎疫苗和血液制品的安全性鉴定和献血员的筛选。

2) 抗-HBc IgM:是感染HBV后血液中最早出现的特异性抗体,是近期感染的指标,是诊断急性乙型肝炎和判断病毒复制、传染性强的重要指标。IgM转阳,预示乙型肝炎复发;IgM转阴,预示乙型肝炎逐渐恢复,此时抗-HBc IgG出现阳性反应。

3) 抗-HBc IgG:在感染HBV后1个月左右开始增高,对机体无保护作用,在体内持续时间长,是HBV曾经感染的指标,不是早期诊断指标,具有流行病学的意义。

链接 HBV-DNA检测

HBV-DNA阳性是诊断急性乙型肝炎病毒感染可靠的指标,表明病毒复制及具有传染性,也可判断HBV携带者有传染性。它可用于筛检献血员、监测血制品的传染性和乙肝疫苗的安全性。

HBV抗原、抗体检测结果及临床意义见附录。

案例6-14分析4

患者乙型肝炎两对半检查HBsAg(+)、HBeAg(+)、抗-HBc(+)说明患者感染乙型肝炎病毒,病毒正在复制,而且有传染性,也是临床上所说的"大三阳"。乙型肝炎病毒长期破坏肝细胞,引起转氨酶增高,胆红素代谢障碍,肝细胞合成清蛋白减少。随着肝细胞破坏增多,患者没有及时治疗,肝细胞逐渐被纤维组织代替。据此分析,患者的病因可能是乙型肝炎所致肝硬化。

链接 "大三阳"与"小三阳"

HBsAg、抗-HBs、HBeAg和抗-HBe和抗-HBc这五项即为通常所称的两对半检查,是检查体内乙型肝炎病毒的免疫学指标,其中1、3、5项阳性,俗称"大三阳",1、4、5项阳性,俗称"小三阳"。二者的区别是"大三阳"中的HBeAg阳性转为了"小三阳"中的抗HBe阳性。过去认为,"小三阳"预后要比"大三阳"好,且没有传染性,这是一个不正确的观念。"小三阳"照样有传染性,只不过血液循环内的病毒含量相对较低一些而已。肝炎病毒感染者的预后好坏与是否为"小三阳"或"大三阳"无关,而与感染者是否有肝功能受损有关。无论是"大三阳"还是"小三阳",如果肝功能正常,又没有明显的症状,都称为乙型肝炎病毒携带者。

考点:乙肝两对半的临床意义

(五) 血清甲胎蛋白测定

甲胎蛋白(AFP)是胎儿发育早期由肝合成的一种血清糖蛋白,正常人出生后AFP受抑制,逐渐消失,AFP呈阴性。当肝细胞或生殖腺胚胎组织发生恶变时,细胞内相关基因被激活,原已丧失合成AFP能力的细胞又重新开始合成,使血AFP增高。检测血AFP浓度对诊断肝及滋养细胞恶性肿瘤有重要临床价值。

1. 标本采集方法 使用红色盖帽真空管采集空腹静脉血3ml。

2. 参考值 甲胎蛋白定性阴性;定量<25μg/L。

3. 临床意义

(1) 原发性肝细胞癌:AFP增高,诊断阈值是AFP>300μg/L,但约10%原发性肝细胞癌患者 AFP 阴性。

考点：AFP 增高的临床意义

（2）病毒性肝炎、肝硬化：AFP 不同程度升高（20～200μg/L）。

（3）生殖腺胚胎癌：如睾丸癌、畸胎瘤、卵巢癌等 AFP 也可增高。

（4）妊娠：部分妇女妊娠 3 个月后，AFP 开始增高，多低于 300μg/L，分娩后 3 周恢复正常。

二、肾功能检查

案例6-15

患者，男性，67 岁。反复水肿 10 年，发热、咳嗽 10 天入院。10 年前开始出现眼睑水肿，逐渐全身水肿，病情时轻时重，未经正规治疗。入院前 10 天，无原因出现发热、咳嗽，伴食欲减退、精神不振，曾服用一些药物，症状无缓解而入院治疗。住院检查：Hb 70g/L，RBC 2. 87×10^{12}/L，血肌酐 998μmol/L，尿素氮 28. 5mmol/L。

问题：1. 请分析该患者的肾功能检查是否正常？

2. 该患者可能的病因是什么？

（一）肾小球功能检查

1. 内生肌酐清除率测定　肌酐是体内肌酸的代谢产物，主要由肾小球滤过，肾小管不重吸收，也很少排泌，所以血清肌酐浓度甚为稳定。人体血液中肌酐的来源有内源性和外源性两种，外源性肌酐主要来自肉类食物经肠道的吸收，内源性肌酐主要来自肌肉中磷酸肌酸释放能量和脱水后的转化。由于内源性肌酐的生成相当恒定，在严格控制饮食，排除外源性肌酐的来源，血肌酐含量主要受内生性肌酐的影响，故肾单位时间将若干毫升血液中的内生肌酐全部清除出去，称内生肌酐清除率（Ccr），能反映肾小球滤过功能。

（1）标本采集方法：检查前连续低蛋白饮食共 3 天，禁食肉类，避免剧烈运动。第 4 日晨 8 时排净尿液，收集记录此后 24 小时尿液，容器内加入甲苯 4～5ml 防腐。试验当日任何时候取静脉抗凝血 2～3ml，与 24 小时尿液同时送检。

（2）参考值：成人 80～120ml/min。

（3）临床意义

1）判断肾小球滤过功能损害的敏感指标：此值降低可早于临床症状的出现，以及血清尿素氮、肌酐的增高，能较早反映肾小球滤过功能的损害。

2）评估肾功能损害的程度：轻度肾功能损害 Ccr 为 51～70ml/min；中度损害为 30～50ml/min；重度损害为<30ml/min。慢性肾衰竭患者将肾功能分为 4 期，肾衰竭代偿期 Ccr 为 51～80ml/min；肾衰竭失代偿期 Ccr 为 20～50ml/min；肾衰竭期 Ccr 为 10～19ml/min；肾衰竭终末期 Ccr<10ml/min。

3）指导临床治疗：在 Ccr 为 30～40ml/min 及以下时，应限制蛋白质摄入；<30ml/min 时，用噻嗪类利尿剂常无效；<10ml/min 应进行肾替代治疗。

2. 血清肌酐和血尿素氮测定　血中肌酐（Cr）由外源性和内源性组成。在外源性肌酐摄入稳定的情况下，血中的浓度取决于肾小球滤过功能。当肾实质损害，肾小球滤过功能降低，血肌酐浓度就会明显升高。故此测定可作为肾小球滤过功能受损的重要指标，但并非早期诊断指标。

血尿素氮（BUN）是蛋白质代谢的终末产物，其生成量取决于饮食中蛋白质摄入量、组织蛋白质的分解代谢及肝功能状态。尿素主要经肾小球滤过，肾小管重吸收 30%～40%，大部分随尿排出，当肾实质受损，肾小球滤过率降低，血中的尿素氮升高，所以血尿素氮能反映肾小球滤过功能。

(1) 标本采集方法:使用红色盖帽真空管采集静脉血 3ml,及时送检。

(2) 参考值:血清或血浆肌酐男性 53 ~ 106μmol/L;女性 44 ~ 97μmol/L;全血肌酐为 88.4 ~ 176.8μmol/L。血尿素氮成人 3.2 ~ 7.1mmol/L;婴幼儿 1.8 ~ 6.5mmol/L。

(3) 临床意义:血清肌酐和血尿素氮均反映肾小球滤过功能的指标,但不是早期指标。由于肾有较强的代偿能力,只有在肾小球滤过功能下降 1/3 ~ 1/2 或以上时,血中肌酐和血尿素氮开始上升,因此血清肌酐和血尿素氮增高见于中重度肾损害。血尿素氮浓度受饮食中的蛋白质摄入量、组织蛋白质分解代谢等变化的影响,而肌酐摄入、生成量恒定,故血肌酐测定较血尿素氮测定更能准确地反映肾小球滤过功能。血肌酐和血尿素氮增高见于以下情况。

1) 肾小球疾病:如急慢性肾小球肾炎、肾动脉硬化症、严重肾盂肾炎、肾结核、肾肿瘤等所致严重肾小球病变。

2) 蛋白质分解或摄入过多:如消化道出血、大面积烧伤、甲状腺功能亢进、高热、应用大剂量肾上腺皮质激素和高蛋白饮食等,均可使血尿素氮增高,但此时血肌酐及其他肾功能检查结果多正常。

3) 肾前性氮质血症:如脱水、休克、心脏循环功能衰竭等所致肾衰竭,血尿素氮明显增高而血肌酐正常或轻度增高。经扩容尿量增加,血尿素氮可自行下降。

肾衰竭分期见表 6-13。

表 6-13 肾衰竭分期

分期	血清肌酐(μmol/L)	血尿素氮(mmol/L)
代偿期	<178	<9
失代偿期	178 ~ 445	9 ~ 20
衰竭期	>445	>20

案例 6-15 分析

患者血清肌酐 998μmol/L,超过 445μmol/L;血尿素氮 28.5mmol/L,超过 20mmol/L,属于肾功能不全的衰竭期。肾功能不全可引起抵抗力下降、消化道症状及贫血等。所以患者出现水肿、发热、咳嗽、食欲减退、Hb 和 RBC 减少等都与肾功能不全有关。

(二) 肾小管功能检查

考点:血清肌酐和血尿素氮增高的临床意义

1. 尿浓缩稀释试验 肾浓缩和稀释功能主要在远端小管和集合管进行。正常情况下,远端小管重吸收 Na^+、Cl^-,不吸收水,使原尿中电解质浓度逐渐降低,此为远端小管的稀释功能。在抗利尿激素调节下,集合管重吸收水,从而完成肾浓缩和稀释尿液的功能,实现肾对水平衡的调节作用。在血容量不足,如缺水、大量出汗、脱水等情况下,肾小管和集合管对水的重吸收增多,尿液浓缩,比重上升>1.020。相反在大量饮水或使用利尿剂后,肾小管和集合管对水的重吸收减少,尿液稀释,比重低于 1.010,夜尿增多。因此在日常或特定饮食条件下,通过观察评估对象尿量和尿比重的变化,判断肾浓缩与稀释的功能。当远端小管和集合管发生病变时,肾的这种浓缩稀释功能下降。

(1) 标本采集方法:试验日患者正常进食,但每餐含水量不宜超过 600ml,此外不再饮水。晨 8 时排尿弃去,上午 10 时、12 时,下午 2、4、6、8 时及次晨 8 时各留尿 1 次,分别测定尿量和密度。

(2) 参考值:24 小时尿量 1000 ~ 2000ml,昼尿量多于夜尿量,夜尿量小于 750ml,昼尿量与夜尿量之比不应小于(3 ~ 4):1,尿液最高比重大于 1.020;最高比重与最低比重之差大于0.009。

(3) 临床意义

1) 多尿、低比重尿,夜尿增多,或比重固定在1.010,提示肾小管浓缩功能差,见于慢性肾炎、慢性肾盂肾炎、慢性肾衰竭、慢性间质性肾炎等。

2) 少尿伴高比重尿见于血容量不足所致的肾前性少尿。

3) 尿量大于4L/24h,尿比重低于1.006,见于尿崩症。

链接 正确理解肾功能检测

正常肾有强大的储备功能，当肾损害尚未达到明显程度时，各种检测仍可正常，因此并不是肾损害的早期诊断指标，有时肾功能检测正常，不能排除器质性肾损害，肾功能检查对病变严重程度及预后有一定价值。 肾功能是多方面的，完整的肾功能包括肾小球滤过功能、肾小管重吸收功能。 因此，不能把肾功能的某个单项检查误称为"肾功能"。

三、心肌病变检查

案例6-16

患者,女性,67岁。剧烈胸痛1天,昏厥、呼吸困难1小时入院。患者于入院前1天生气后突发心前区持续绞痛,并向左上肢内侧放射,口含硝酸甘油后无缓解,当地保健站医生治疗,无好转。既往有高血压病史。入院检查:AST 400U/L、LDH 420U/L、CK 335U/L。

问题:1. 请分析该患者的检查是否正常?

2. 该患者还要做什么检查来帮助诊断?可能的病因是什么?

(一) 血清肌酸激酶测定

肌酸激酶(CK)能催化肌酸与ATP的高能磷酸键转化生成磷酸肌酸和ADP的可逆反应,为肌肉收缩和运输系统提供能量来源。CK主要存在于骨骼肌和心肌,其次为脑组织和平滑肌,肝和红细胞含量极少。CK由M和B两个亚单位组成的二聚体,形成三种不同的亚型:①CK-BB,脑组织细胞中最多;②CK-MB,心肌组织细胞中较多,活性中等;③CK-MM,骨骼肌与心肌细胞中最多,活性最高。正常人血清中以CK-MM为主。当骨骼肌或心肌细胞受损伤时,大量CK释放入血,并在一定时间内达到峰值,检查CK的不同亚型浓度及峰值时间,对诊断临床疾病、观察病情的发展转归、指导治疗与护理工作有很大帮助。

1. 标本采集方法　使用红色盖帽真空管采集空腹静脉血2ml,及时送检。

2. 参考值　酶偶联法,男性38~174U/L;女性26~140U/L。

3. 临床意义　CK增高见于:①急性心肌梗死,CK是诊断早期急性心肌梗死较敏感指标,一般10~36小时达高峰,2~4天后降至正常。CK-MB对急性心肌梗死早期诊断的灵敏度明显高于CK。所以临床上常只检查CK-MB,其改变较心电图敏感。心绞痛、病毒性心肌炎等也可引起CK升高。②其他,肌肉疾病如多发性肌炎、骨骼肌损伤、进行性肌营养不良、手术及各种插管术、电休克术后也可见CK升高,多以CK-MM升高为主。另外,还有脑血管病变、长期昏迷等,CK升高多以CK-BB为主。

考点:CK增高的临床意义

(二) 乳酸脱氢酶测定

乳酸脱氢酶(LDH)广泛存在于各种人体组织中,尤以心、肾、骨骼肌、肝、胰腺和肺最多。组织中此酶活性比血清中约高1000倍,所以当有少量组织坏死时,血液中LDH活性即可增高。此酶同工酶较多,LDH_1在心肌的含量最高。

1. 标本采集方法　同血清肌酸激酶测定。

2. 参考值　连续检测法104~245U/L。

3. 临床意义 LDH增高见于:①急性心肌梗死,LDH在急性心肌梗死后8~10小时开始升高,2~3天后达高峰,可持续10~14天恢复正常。LDH诊断心肌梗死灵敏性高,但特异性不高,一定要结合临床。②其他,肝脏疾病、恶性肿瘤、骨骼肌病和肾病等也要增高。

案例6-16分析

患者AST 400U/L、LDH 420U/L和CK 335U/L三种心肌酶都增高,提示心肌细胞有损害,导致这三种酶从心肌细胞内游离到血液中。结合患者心前区疼痛、时间长、不易被硝酸甘油缓解的特点,推断该患者可能的病因是心肌梗死,做心电图检查有利于疾病的诊断。

目标检测

A_1/A_2 型题

1. 临床上怀疑急性肝炎时,应尽快检测下列哪项检查( )
   A. 血清胆红素
   B. 丙氨酸氨基转移酶
   C. 天门冬氨酸氨基转移酶
   D. 血清胆碱酯酶
   E. 血清胆固醇
2. A/G倒置常见于( )
   A. 肝硬化 B. 胆道结石
   C. 急性肝炎 D. 营养不良
   E. 大出血
3. 对心肌缺血和心内膜下心肌梗死诊断最灵敏的指标是( )
   A. AST B. LDH
   C. ALT D. pH
   E. CK-MB
4. 下列哪项检查,主要反映肾小球滤过功能( )
   A. 酚红排泄试验 B. 尿液常规检查
   C. 尿浓缩稀释试验 D. 内生肌酐清除率检查
   E. 1小时尿细胞排泄率检查
5. 做内生肌酐清除率检查,实验前3日的饮食是( )
   A. 高热量饮食 B. 高蛋白饮食
   C. 无肌酐饮食 D. 多纤维素饮食
   E. 正常饮食
6. 诊断肝昏迷最有价值的辅助检查是( )
   A. 血肌酐 B. 血尿素
   C. 血氨 D. 肌红蛋白
   E. 动脉血气分析
7. 下列哪种器官是合成胆固醇的主要器官( )
   A. 肝 B. 脾
   C. 肾 D. 骨骼肌
   E. 神经组织
8. 一慢性肾炎患者,血肌酐184μmol/L,血尿素氮13mmol/L,应考虑为( )
   A. 肾功能正常
   B. 肾功能损害
   C. 慢性肾衰竭代偿期
   D. 慢性肾衰竭失代偿期
   E. 尿毒症期

A_3/A_4 型题

(9~10题共用题干)

患者,男性,62岁。活动后胸闷2年,每次持续10分钟左右,服用硝酸甘油后迅速缓解,今晨症状较前剧烈,持续时间长,伴有出冷汗、呕吐,含服硝酸甘油无效。

9. 该患者最可能的诊断是( )
   A. 自发性气胸 B. 稳定型心绞痛
   C. 变异型心绞痛 D. 急性心肌梗死
   E. 胸膜炎
10. 哪种辅助检查手段最有助于确诊( )
    A. 肌酸磷酸激酶升高
    B. 红细胞沉降率增快
    C. 白细胞增多
    D. 呕吐物隐血试验阳性
    E. 血浆黏度增加

(11~13题共用题干)

患者,女性,52岁。肝炎、肝硬化病史5年,近日发现牙龈出血,皮肤有许多出血点,因尿频、尿急、腰痛就医,经检查后确认为肝硬化、脾功能亢进、全血细胞减少,伴泌尿系统感染。

11. 全血细胞是指( )
    A. 淋巴细胞、嗜酸细胞
    B. 杆状细胞
    C. 单核细胞

D. 杆状核及嗜碱细胞

E. 红细胞、白细胞及血小板

12. 该患者怀疑并发肝癌,应做下列哪种检查(　　)

A. 胆红素检测　　B. AFP 检查

C. 癌胚抗原测定　　D. 血氨测定

E. 转氨酶检查

13. 下列哪项检查结果提示患者与肝炎与肝硬化有关(　　)

A. 血清转氨酶升高

B. 血清碱性磷酸酶升高

C. 血清直接胆红素升高

D. 白蛋白与球蛋白比例倒置

E. 凝血酶原时间延长

护理技能竞赛模拟训练题

患者,男性,55 岁。慢性咳嗽 15 余年,咳白色泡沫痰,有时发热伴黄脓痰,近 2 年来气急渐重,稍活动即气紧,入院前 1 天因剧烈咳嗽后突然呼吸困难加重,患者烦躁不安,口唇发绀,桶状胸,右侧胸部叩诊鼓音,双下肢水肿。

血常规检查:红细胞 7.05×10^{12}/L,血红蛋白 210g/L,白细胞总数 7.5×10^{9}/L,中性粒细胞 0.8;尿液检查:蛋白(++),红白细胞均 4~6/HP;肝功能检查:血清总蛋白 45g/L、清蛋白 30g/L、球蛋白 15g/L。

问题:(1) 针对上述病例列出 3 个主要护理问题。

(2) 提出本例的首优护理问题。

(3) 分析患者的检查结果及临床意义。

(杨泽刚)

第7章　心理及社会评估

现代健康观表明,人的健康包括生理、心理和社会三个方面,而且心理及社会因素对人的生理健康也有着重要的影响。在现代护理工作中,心理及社会评估是系统化整体护理不可缺少的部分,同时也可为护理科研提供重要依据。

第1节　心理评估

案例7-1

患者,男性,40岁,农民。直肠癌行Miles术后第6天,消瘦,体重较2个月前下降10kg。患者经常向同病房患者叙述家中经济困难,自己住院花费太多,将影响子女上学,并为此长吁短叹,食欲下降。护理查房时,反复询问护士腹壁造口怎么解大便,以后能否正常走路及劳动,并对护士的解答将信将疑,对周围环境的反应心不在焉。

问题:1. 如何对该患者进行心理评估?

2. 该患者主要的护理问题有哪些?

一、概　　述

(一)心理评估的概念

心理评估是指应用多种方法对个体某一心理现象进行全面、系统和深入的客观描述的过程。

(二)心理评估的目的

1. 评估个体的心理活动　尤其是疾病发生发展过程中的心理活动,如认知、情绪情感、压力与压力应对等,从而发现个体心理方面现存的或潜在的健康问题,以便于制订相应的心理干预措施。

2. 评估个体的个性心理特征　尤其是性格特征,作为选择护患沟通方式和进行心理护理的依据。

3. 评估个体的压力源、压力反应及其应对方式　以制订有针对性的护理计划,提高心理应对能力。

(三)心理评估的方法

心理评估的方法有多种,主要包括会谈法、观察法、心理测量学方法及医学检查法等。综合应用多种方法,会使收集到的资料更完整、全面,评估结果更客观、可信。

1. 会谈法　是心理评估最基本的方法,其作用为建立交谈双方相互信任和合作的关系,以及获得评估对象对其心理状况和问题的自我描述。会谈是一种有目的的会话,可分为正式会谈和非正式会谈两种类型。正式会谈指事先通知对方,按照问题提纲有目的、有计划、有步骤地交谈;非正式会谈指日常生活或工作中双方的自然交谈。

2. 观察法

(1)自然观察法:是指在自然条件下,对表现心理现象的外部活动进行观察。自然观察法可观察到的行为范围较广,如评估对象的行为举止、语言、仪表、表情及在各种情形下的应对行为等。其优点是方法简便,对所观察的行为尽可能少地干预,材料来源切近实际;缺点是费时、费力,得到的结果具有偶然性。该方法要求评估者对评估对象有长期、系统和细致的观察,同时评估者要有丰富的知识和较强的分析判断能力。

(2)控制观察法:是指在特殊的实验环境下观察评估对象对特定刺激的反应。该方法需预先设计,按既定程序进行,每一评估对象都接受同样的刺激,又称实验观察法。该方法的优点是观察到的结果具有较强的可比性和科学性;缺点是评估对象易受情境因素影响,有时不易获得真实情况。

3. 心理测量学方法　是对人的心理和行为进行客观、标准的测定方法,是心理评估常用的标准化手段之一。①心理测验法:是指根据一定的法则和心理学原理,使用一定的操作程序给人的认知、行为、情感等心理活动予以量化。心理测验是心理测量的工具,心理测量在心理评估中能帮助评估者了解评估对象的情绪、行为模式和人格特点。②评定量表法:指用一套预先已标准化的测试项目(量表)来测量某种心理品质,如应用焦虑自评量表和住院患者压力评定量表对住院患者的焦虑情绪和压力状况进行评估。

链接　心理测验的种类

心理测验的种类很多,据美国心理学家 1961 年的调查,心理测验的量表已近 3000 种。但就其分类来讲,主要有以下几种类型:①从测验的目的来分,可分为智力测验(如比内-西蒙智力量表、斯坦福-比内智力量表、韦克斯勒儿童和成人智力量表等)、人格测验(如 MMPI、16PF、EPQ、罗夏墨迹测验、主题统觉测验等)、特殊能力测验等。②从测验的内容来分,可分为文字测验与非文字测验。③从测验的形式来分,可分为个体测验与团体测验。④从测验的方法来分,可分为问卷式测验、作业式测验和投射性测验。

考点:心理评估常用的评估方法

4. 医学检测法　包括体格检查和各类实验室检查,如测心率、血压、血液肾上腺皮质激素浓度等,其作用主要是为心理评估提供辅助的客观资料。

(四)心理评估的内容

心理评估主要是对人的心理现象进行评估。心理现象包括心理过程和个性心理两大部分。心理过程,又称心理活动,分为:①内在的心理活动,是人脑对客观现实的反映过程,包括认知、情绪情感和意志三个方面;②外在的心理活动,指人在与社会及其周围环境相互作用过程中感受到的压力和采取的压力应对等。由于个体对自我的认知又称自我概念,在这里,将自我概念归为个体内在心理活动之一进行介绍。个性心理又包括个性心理特征和个性心理倾向两个方面。本节主要从认知水平、自我概念、情绪情感状态、压力与压力应对及个性心理等方面进行介绍。

二、认知功能评估

案例 7-2

患者,男性,80 岁。3 年来记忆力逐渐下降,近 1 年发展较快,已忘记自己的年龄、妻子和儿子的名字,外出后不知回家,夜间呆坐或卧睡于沙发上。他常无故发脾气,与其交谈时表情淡漠,言语较少,思维贫乏,不能理解他人谈话内容。体格检查:肌力正常,无共济失调。脑部 CT 示:广泛脑萎缩。

问题:该评估对象出现了什么心理问题?

(一)基础知识

认知是人们推测和判断客观事物的心理过程,是在过去的经验及对有关线索进行分析的基础上形成的对信息的理解、分类、归纳、演绎及计算。认知活动包括感知觉、记忆、思维、注意、想象、语言、定向力等。

1. 感知觉功能 感知是个体将来源于视觉、听觉、味觉、嗅觉、触觉等各种感官的刺激输入大脑并加以解释和组合,转换为有意义的方式的过程,是客观世界在人脑中的主观印象,是认识客观世界的开始。个体的感知功能主要包括视觉、听觉、味觉、嗅觉、触觉功能及痛觉等。感觉器官受损或大脑皮质感觉区受损均可导致感知觉功能障碍。

2. 记忆功能 记忆是个体对其经验的识记、保持和以后的再现的心理过程。它包括:①瞬时记忆,亦称感觉登记,是指刺激物体的信息接触到人的感觉器官,使得到暂时的储存,储存时间不超过2秒钟;②短时记忆,是瞬时记忆和长时记忆的中间阶段,记忆信息保存时间不超过2分钟;③长时记忆,指记忆信息保存1分钟以上乃至终生的记忆。人脑记忆区损伤或衰退可导致记忆功能减退甚至丧失,如阿尔茨海默病。

链接 自传体记忆

自传体记忆是指对个人复杂生活事件的混合记忆,与记忆的自我体验紧密相联。英国心理学家法兰西斯·高尔顿开创了自传体记忆的系统研究,发明了早餐问卷和字-线索方法。早餐问卷要求人们具体描述自己最近早餐的情况;字-线索方法是先向评估对象提供一个字(或线索),然后要求回答首先想到什么。他的字-线索方法被美国的两位记忆专家进一步发展为两个测试阶段:①呈现一张词单给评估对象,要求将自传体记忆与每一个词联系起来;②已建立起自传体记忆的词再次被呈现评估对象,要求他们回忆相应的事件与时间的关系。这样可得到评估对象不同生命阶段的自传体记忆的分布曲线。

3. 思维能力 思维指人脑对客观现实间接、概括的反映,是认知活动的高级阶段。个体的思维能力主要表现在分析、综合、概括、理解、判断、推理等方面。大脑损伤或精神障碍患者可出现思维障碍,如颅脑外伤、精神分裂症患者等。

4. 注意力 注意是心理活动对一定对象的指向和集中。它分为:①无意注意,指事先没有预定目的,也不需要作意志努力的注意;②有意注意,指有预定目的,需要一定意志努力的注意。个体的注意品质主要表现在注意的广度、注意的稳定性和注意的分配与转移三个方面。个体脑干网状结构受损可致注意力障碍。

5. 语言能力 语言是以语音为物质外壳,由词汇和语法构成并能表达人类思想的符号系统。语言的产生是指人们通过语言器官或手的活动把所要表达的思想说出或写出来,他包括说话和书写两种形式。语言产生的中枢是大脑的布洛卡区和韦尼克区。个体的语言器官受损可致言语障碍,如失语。

6. 定向力 定向是人们对现实的感觉,对过去、现在、未来的察觉,以及对自我存在的意识,包括时间定向、地点定向、空间定向及人物定向。定向力障碍者不能将自己与时间、空间和地点联系起来。定向力障碍的先后顺序依次为时间、地点、空间和人物。

考点: 认知评估主要从哪几个方面进行

(二)评估

认知和感知功能的评估方法包括问诊、观察、体格检查和量表测评。

1. 感知功能评估 主要是确定评估对象在视觉、听觉、味觉、嗅觉、皮肤觉和痛觉方面是否存在障碍。

(1) 视觉:结合问诊与视力、视野测定进行综合评估。重点询问近期视力有无变化及其程度,对生活、工作有何影响等。视力、视野等测定见第3章第4节和第10节。

(2) 听觉:结合问诊与听力测定进行综合评估。询问听力是否下降、是否使用助听器等。听力测定等检查见第3章第4节和第10节。

(3) 味觉和嗅觉:通过询问近期有无味觉、嗅觉变化并结合味觉、嗅觉检查进行综合评估。味觉、嗅觉检查见第3章第4节和第10节。

(4) 皮肤觉:主要通过体格检查结合问诊进行综合判断。检查见第3章第3节和第10节。

(5) 痛觉:由于个体疼痛的主观体验及伴随的各种反应,常因周围环境、机体状态、心理活动的不同而有显著差异,而心理社会因素又很难进行定性定量分析。因此,评估时必须同时收集主观、客观资料,应用会谈、体格检查、疼痛可视化标尺技术等综合评价。通过问诊了解患者的疼痛部位、性质与程度,疼痛发生与持续的时间,诱发、加重、缓解疼痛的因素以及相关病史。通过对疼痛的生理、行为测定(表7-1),收集疼痛的客观资料,以便于同主观资料相比较,对疼痛做出客观、准确的评估。

表7-1 疼痛的生理、行为测定

评估项目	评估内容
疼痛的生理测定	心率、血压、呼吸、面色变化,有无恶心、呕吐、大汗;有无皮肤的活动、肌电图、皮质诱发电位、血浆皮质激素、神经肽类水平的变化
疼痛的行为测定	躯体行为:如患者的求医用药行为
	功能损害:主要是疼痛使得患者运动和活动减少,出现一些特定的保护性姿势,睡眠状况改变以及人际关系破坏等
	疼痛表情:是一些反射性疼痛行为,表现为疼痛患者面部表情扭曲、呻吟
	情绪改变:焦虑、恐惧、抑郁等

2. 记忆功能评估　评估短时记忆时,可让评估对象重复刚刚说过的话或是一组电话号码;评估长时记忆时可让评估对象叙述昨日活动轨迹或回忆其儿童时代发生的事件等。

3. 思维能力评估　见表7-2。

表7-2 思维能力评估的内容与方法

评估内容	评估方法
分析能力	请评估对象分析社会现象、生活事件、疾病症状产生的原因
综合能力	在其分析的基础上,让其归纳、综合
概念化能力	可在护理活动过程中进行评估,如数次健康教育后,让其总结概括其所患疾病的特征、所需的自我护理知识等,从中判断评估对象对这些知识进行概念化的能力
理解力	让评估对象按指示做一些从简单到复杂的动作,如关门,坐在椅子上,将右手放在左手的手心里,然后按顺时针方向搓擦手心等,观察能否理解和执行指令
判断力	让评估对象说出实物的属性,或评价评估对象将来打算的现实性与可行性来进行评估。如询问评估对象:"您出院后准备如何争取别人的帮助?""出院后经济上遇到困难您将怎么办?"等
推理能力	评估者必须根据评估对象年龄特征提出问题,如对6~7岁的儿童可问他"一切木头做的东西丢在水中都会浮起来,现在这个东西丢在水里浮不起来,这个东西是什么做的?"如果儿童能回答:"不是木头做的",表明他的演绎推理能力已初步具备;如果儿童回答:"是铁或石头",表明他的思维尚不具备演绎推理能力

4. 注意力评估

(1) 无意注意能力:可通过观察评估对象对周围环境的变化,如对所住病室来新患者,开、关灯的反应等进行判断。

(2) 有意注意能力:可通过指派一些任务让评估对象完成来进行,如请评估对象填写入院记录等,同时观察其执行任务时的专注程度。对儿童或老年人,应着重观察其能否有意识地将注意力集中于某一具体事物。

链接 智力测验

智力测验就是对智力的科学测试，它主要测验一个人的思维能力、学习能力和适应环境的能力。现代心理学界对智力有不同的看法。所谓智力就是指人类学习和适应环境的能力。智力包括观察能力、记忆能力、想象能力、思维能力等。智力的高低直接影响到一个人在社会上是否成功。智力的高低以智商IQ来表示，正常人的IQ在90～109；110～119是中上水平；120～139是优秀水平；140以上是非常优秀水平；而80～89是中下水平；70～79是临界状态水平；69以下是智力缺陷。一般来说，智商比较高的人，学习能力比较强，但这两者之间不一定完全有正相关。因为智商还包括社会适应能力，有些人学习能力强，他的社会适应能力并不强。智力测验常用量表主要包括比奈-西蒙智力量表、韦克斯勒儿童智力量表、斯坦福-比奈智力量表、瑞文标准智力测验等。

5. 语言能力评估 可通过提问、复述、自发性语言、命名、阅读和书写等方法检测评估对象语言表达和对文字符号的理解。语言能力的评估方法见表7-3。经检查发现评估对象存在语言障碍，应根据表7-4的标准进一步明确语言障碍类型。

表7-3 语言能力评估方法

评估方法	评估内容
提问	评估者提出一些由简单到复杂，由具体到抽象的问题，观察评估对象能否理解及正确回答
复述	评估者说一简单词句，让评估对象重复说出
自发性语言	请评估对象陈述病史，观察其陈述是否流利，用字遣词是否恰当
命名	评估者取出一些常用物品，要求评估对象说出其名称
阅读	请评估对象诵读单个或数个词、短句或一段文字，或默读一段短文或一个简单的故事，然后说出其大意。评价其读音和理解程度
书写	包括自发性书写、默写和抄写。自发性书写是要求评估对象随便写出一些简单的字、数码、自己的姓名、物品名称或短句。默写是请评估对象写出评估者口述字句。抄写是让评估对象抄写一段文字

表7-4 语言障碍的类型及评价

类型	评价
运动性失语	由语言运动中枢病变所致。不能说话，或只能讲一两个简单的字，并用词不当，但对他人的言语和书面文字能理解
感觉性失语	自述流利，但内容不正确，不能理解他人的语言，也不能理解自己所言，发音用词错误，严重时别人完全听不懂
命名性失语	称呼原熟悉的人名、物品名的能力丧失，但他人告知名称时，能辨别对、错，能说出物品使用方法
失写	能听懂他人语言及认识书面文字，但不能书写或写出的句子有错误，抄写能力尚存
失读	丧失对视觉符号的认识能力，因此不识词句、图画，常与失写同时存在
构音困难	由发音器官病变或结构异常所致，表现为发音不清，但用词准确

6. 定向力评估 包括对评估对象时间、地点、空间和人物定向力。评估时间定向力时，可询问评估对象“现在是几点钟？”“今天是星期几？”“今年是哪一年？”。评估地点定向力时，可问“你知道你现在在什么地方吗？”。评估空间定向力时，可问“我在你的左边还是右边？”。评估人物定向力时，可问“你叫什么名字？”“你知道我是谁吗？”。定向力障碍者不能将自己与时间、空间、地点联系起来。定向力障碍的先后顺序依次为时间、地点、空间和人物。

（三）相关护理诊断

1. 感知障碍　与感觉器官受损或神经功能受损有关。

2. 记忆受损　与大脑记忆区损伤或功能退化有关。

3. 思维过程紊乱　与颅脑损伤、精神刺激或滥用精神药物等因素有关。

4. 语言沟通障碍　与语言中枢或发音器官受损有关。

5. 知识缺乏：缺乏相关疾病的护理及预防知识。

案例 7-2 分析

该评估对象存在问题有：①记忆力下降，表现为忘记自己的年龄、妻子和儿子的名字；②思维障碍，表现为言语较少，思维贫乏，不能理解他人谈话内容；③感觉性失语，不能理解他人谈话内容；④定向力障碍，表现为外出后不知回家。综上存在问题，该评估对象发生了认知功能障碍。

三、自我概念评估

案例 7-3

患者，女性，38 岁，右侧乳腺癌。术前告知需手术切除右侧整个乳房，患者难以接受，并为此失眠。后在家属坚持下行“右侧乳腺癌根治术”。术后第 7 天，仍对乳房切除耿耿于怀，换药时不让其丈夫在场，并整夜失眠，不愿进行术后功能锻炼。

问题：该评估对象出现了什么心理问题？具体表现是什么？

（一）基础知识

1. 自我概念的定义　自我概念是指人们通过对自己的内在、外在特征及他人对其反应的感知与体验而形成的对自我的认识与评价，是个体在与其心理社会环境相互作用过程中形成的动态的、评价性的“自我肖像”。

2. 自我概念的分类　根据 Rosenberg 分类法，自我概念可分为 3 类。

（1）真实自我：是自我概念的核心，指个体对身体内外特征及社会状况的真实感知与评价，包括社会自我、精神自我、体像等。

（2）期望自我：即理想自我，我希望我成为一个什么样的人，包括外表和生理、个性及心理素质、人际交往与社会交往，是达到个人目标、获得成就的内在动力。期望自我含有真实与不真实的成分，真实成分含量越高，与真实自我越接近，个体的自我概念越好，否则可产生自我概念紊乱或自尊低下。

（3）表现自我：是真实自我的展示与表露，为 3 种自我中最富于变化的部分。人们在不同场合、不同的环境下所表露的自我不同，如初次见面和求职面试时，个体表露自我的方式和程度会与平时不同。

3. 自我概念的组成　Kim 和 Moritz 认为，护理专业中自我概念这一术语包括人的身体自我（即体像）、社会自我、自我认同和自尊。

（1）体像：是指人们对自己身体外形及身体功能的认识与评价，如高、矮、胖、瘦、柔、弱、雄、悍等，为自我概念的主要组成部分之一。体像又分客观体像和主观体像。前者是人们直接从照片或镜子里所看到的自我形象，后者则指人们通过分析和判断他人对自己的反应而感知到的自我形象。

（2）社会认同：是指个体对自己的社会人口特征，如年龄、性别、职业、政治学术团体会员资格及社会名誉、地位的认识与评价。

（3）自我认同：是指个体对智慧、能力、性格、道德水平等的认识与判断，如我觉得我比别人能干,我感到我没有别人高尚,我有点内向等。

（4）自尊:是指人们尊重自己、维护自己的尊严和人格,不容他人任意歧视、侮辱的一种心理意识和情感体验。

4. 自我概念的形成和变化　个体的自我概念并非与生俱来,而是个体与他人相互作用的"社会化产物"。它萌芽于婴儿时期,随年龄的增长,与周围人交往的增多,逐渐将自己观察和感知到的自我和他人对自己的态度与反应内化到自己的判断中形成自我概念,并因自身认知、周围环境改变等因素影响发生变化。

5. 自我概念的影响因素　自我概念的形成与变化受诸多因素的影响,如早期生活经历、生长发育过程中的正常生理变化、个人健康状况、社会环境等。尤其临床上,患者健康状况的改变通常影响个体对自我概念的感知,如疾病或外伤所致身体某一部分丧失、生理功能障碍、特殊治疗(如化疗引起脱发、激素疗法引起向心性肥胖等)、精神因素等。

（二）评估

1. 问诊　通过询问了解评估对象对自身身体的满意度、希望自身身体所要达到的要求、对自身身体所存在的缺陷造成的影响或威胁等;了解所从事的职业、家庭和工作情况、社会认可度;目前有无让评估对象感到忧虑、痛苦、焦虑、恐惧等事情。

2. 观察　观察评估对象外表是否整洁、衣着是否得体;与人交谈是否有目光交流,面部表情如何;是否与其主诉一致;是否有不愿见人、不愿照镜子、不愿与他人交往、不愿看身体形象有改变的部位、不愿与别人讨论伤残或不愿听到这方面的谈论等行为表现;是否有惊慌、气紧、哭泣、睡眠障碍、食欲减退等表现。

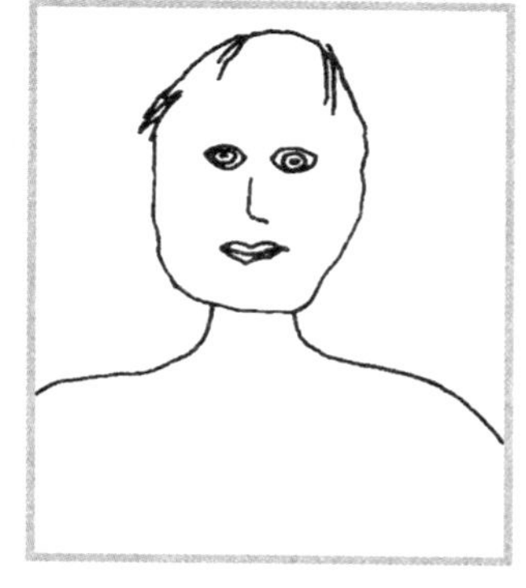

图7-1　14岁白血病女孩的自画像

3. 投射法　由于儿童不能很好地理解和回答问题,宜使用投射法反映他们对自己体像的理解与认识。可以让小儿画自画像并对其进行解释,从中识别小儿对其体像改变内心体验。图7-1为一位化疗后白血病患儿的自画像,严重脱发是其感知到的化疗后的主要身体意象改变。

4. 量表测评　有些量表可直接测定个体的自我概念,也可通过测定焦虑、抑郁等情绪改变间接地评估个体的自我概念水平,如Rosenberg自尊量表(表7-5)对自我概念进行评估。

表7-5　Rosenberg自尊量表

项目	非常符合	符合	不符合	很不符合
1. 我感到我是一个有价值的人,至少与其他人在同一水平上	4	3	2	1
2. 我感到我有许多好的品质	4	3	2	1
3. 归根结底,我倾向于觉得自己是一个失败者	1	2	3	4
4. 我能像大多数人一样把事情做好	4	3	2	1
5. 我感到自己值得自豪的地方不多	1	2	3	4
6. 我对自己持肯定态度	4	3	2	1
7. 总的来说,我对自己是满意的	4	3	2	1
8. 我希望我能为自己赢得更多尊重	4	3	2	1
9. 我确实时常感到自己毫无用处	1	2	3	4
10. 我时常认为自己一无是处	1	2	3	4

评估标准:分数越高,表明自尊越高

(三) 相关护理诊断

1. 自我形象紊乱 与体像改变有关。

2. 自尊紊乱 与外形改变、生活和工作能力下降有关。

案例 7-3 分析

患者右侧乳房切除，身体的缺陷导致患者产生自我概念中体像的紊乱，表现为失眠、换药时不让其丈夫在场、不愿进行术后功能锻炼等。

四、情绪与情感评估

案例 7-4

患者，张某，因病住院，爱人在外地出差，家中 5 岁女儿暂由邻居看管。多日来，患者失眠，愁闷，整日挂念女儿，对其他事漫不经心，时感心悸。

问题：该患者出现了何种情绪问题？表现为何？

(一) 基础知识

情绪与情感直接反映人们的需求是否得到满足，是身心健康的重要标志，是健康评估不可缺少的内容之一。

1. 情绪与情感的定义 情绪与情感是个体对客观事物的态度体验及相应的行为反应，是人的需求是否获得满足的反映。凡是能直接或间接满足人的需要或符合人的愿望的事物，会引起愉快、喜欢、热爱等积极性质的情绪与情感；凡是与人的需要相抵触或违背人意愿的事物，则引起厌恶、愤怒、悲哀等消极性质的情绪与情感。而与人的需要无关的事物，往往只引起微弱的体验或不引起人的情绪与情感。

2. 情绪与情感的区别与联系 情绪与情感既有区别，又有联系。情绪是情感的表达形式，具有较强的情境性、激动性和暂时性，与生理需求满足与否有关。情感是在情绪稳定的基础上建立发展起来的，具有较强的稳定性、深刻性和持久性，是与社会性需求满足与否相联系的、人类特有的心理活动。情感的深度决定着情绪表现的强度，情感的性质决定在一定情境下情绪的表现形式。

3. 情绪与情感的种类 情绪与情感的分类方法有很多种，按性质主要分为正性情绪情感和负性情绪情感。凡能提高人的工作效能，增强人的体力和精力的积极情绪与情感为正性情绪情感，如满意、喜悦、快乐、惊奇、兴趣、自信、友爱等；凡是抑制人的活动效能，削弱人的体力和精力的消极情绪与情感为负性情绪情感，如抑郁、痛苦、悲哀、绝望、轻蔑、厌恶、自卑等。

4. 常见情绪 焦虑和抑郁是临床患者最常见也是最需要护理干预的情绪状态。

(1) 焦虑：由危险或对威胁的预料或预感而诱发。生存需求得不到保证如疾病困扰、担忧手术、治疗疾病造成的经济负担、家庭和社会责任无法履行等情境因素，只要使人预感到无力避免或应对而感受到严重、无法摆脱的威胁，就可产生焦虑情绪。焦虑主要表现为生理和心理两方面的变化。生理方面主要有心悸、食欲下降、睡眠障碍等；心理方面则表现为注意力不集中、易激惹等。人们常以语言和非语言两种形式表达内心的焦虑。前者为直接诉说忧虑事件和原因及一些自觉症状，如心慌、出汗、头痛、胃痛、注意力无法集中等；后者有心跳、呼吸加快，姿势与面部表情紧张，神经质动作如凝视墙壁或天花板、肢端颤抖、快语、无法平静等。由于引起焦虑的原因和严重性不同以及个体承受能力的差异，人们可表现出不同程度的焦虑。

案例 7-4 分析

该患者因病住院不能承担照顾女儿的家庭责任，产生焦虑情绪。生理上表现为失眠、心悸等，心理上表现为愁闷、对其他漫不经心等症状。

（2）抑郁：是在个体失去某种重视或追求的东西时产生的情绪体验。处于抑郁状态者可有情感、认知、动机及生理等多方面的改变，具体可表现为：①情感方面，主要表现为情绪低落、心境悲观、自我感觉低沉、生活枯燥无味、哭泣、无助感；②认知方面，表现为注意力不集中、思维缓慢、不能做出决定；③动机方面，表现为过分依赖、生活懒散、逃避现实，甚至产生自杀念头；④生理方面，表现为易疲劳、食欲减退、体重下降、睡眠障碍、运动迟缓及机体其他功能减退。

考点：临床患者常见的不良情绪

（二）评估

对情绪情感的评估可综合运用会谈、观察、量表评定等多种方法进行。

1. 会谈　是评估情绪情感最常用的方法，用于收集有关情绪情感的主观资料，可通过询问评估对象一些情绪方面的问题来进行评估。评估时应注意评估对象内在的感受与外在的表达是否一致，语言性表达与非语言性表达有无矛盾，并应与评估对象有重要意义人（如父母、配偶、同事、朋友等）核实。

2. 观察与测量　呼吸频率、心率、血压、皮肤颜色和温度、食欲及睡眠状况等可随情绪改变而变化。例如，紧张时皮肤苍白，焦虑和恐惧时多汗，情绪抑郁时食欲减退、睡眠障碍等。评估者应在熟悉常见情绪表现的基础上，就以上各项目对评估对象进行观察和测量，以获得情绪情感的客观资料，并对会谈所收集的主观资料进行验证。

3. 量表评定法　是评估情绪情感较为客观的方法。常用的有 Zung 的焦虑自评量表（表7-6）和 Zung 的抑郁自评量表（表7-7）。

表7-6　Zung 焦虑自评量表（SAS）

评定项目	偶尔	有时	经常	持续
1. 我感到比往常更加神经过敏和焦虑	1	2	3	4
2. 我无缘无故感到担心	1	2	3	4
3. 我容易心烦意乱或感到恐慌	1	2	3	4
4. 我感到我的身体好像被分成几块，支离破碎	1	2	3	4
*5. 我感到事事都很顺利，不会有倒霉的事情发生	4	3	2	1
6. 我的四肢抖动和震颤	1	2	3	4
7. 我因头痛、颈痛、背痛而烦恼	1	2	3	4
8. 我感到无力且容易疲劳	1	2	3	4
*9. 我感到很平静，能安静坐下来	4	3	2	1
10. 我感到我的心跳较快	1	2	3	4
11. 我因阵阵的眩晕而不舒服	1	2	3	4
12. 我有阵阵要昏倒的感觉	1	2	3	4
*13. 我呼吸时进气和出气都不费力	4	3	2	1
14. 我的手指和脚趾感到麻木和刺痛	1	2	3	4
15. 我因胃痛和消化不良而苦恼	1	2	3	4
16. 我必须时常排尿	1	2	3	4
*17. 我的手总是很温暖而干燥	4	3	2	1
18. 我觉得脸发热、发红	1	2	3	4
*19. 我容易入睡，晚上休息很好	4	3	2	1
20. 我做噩梦	1	2	3	4

使用说明：评估对象根据最近1周的实际情况在相应栏内打"√"。如文化程度太低以致看不懂问题内容，可由评估者逐项念给评估对象听，然后由评估对象自己做出评定。每一项目按1、2、3、4四级评分。注*号者，是用正性词陈述的，按4～1顺序反向计分。评定完后将20项评分相加，得总分，然后乘以1.25，取其整数部分，即得到标准总分。正常总分值为50分以下。50～59分，轻度焦虑；60～69分，中度焦虑；70～79分，重度焦虑

表 7-7 Zung 抑郁自评量表(SDS)

评定项目	偶尔	有时	经常	持续
1. 我觉得闷闷不乐,情绪低沉	1	2	3	4
*2. 我觉得一天之中早晨最好	4	3	2	1
3. 我一阵阵地哭出来或是想哭	1	2	3	4
4. 我晚上睡眠不好	1	2	3	4
*5. 我的胃口跟以前一样	4	3	2	1
*6. 我跟异性交往时像以前一样开心	4	3	2	1
7. 我发现自己体重下降	1	2	3	4
8. 我有便秘的烦恼	1	2	3	4
9. 我的心跳比平时快	1	2	3	4
10. 我无缘无故感到疲劳	1	2	3	4
*11. 我的头脑像往常一样清楚	4	3	2	1
*12. 我觉得经常做的事情并没有困难	4	3	2	1
13. 我感到不安,心情难以平静	1	2	3	4
*14. 我对未来抱有希望	4	3	2	1
15. 我比以前更容易生气激动	1	2	3	4
*16. 我觉得决定什么事很容易	4	3	2	1
*17. 我觉得自己是个有用的人,有人需要我	4	3	2	1
*18. 我的生活过得很有意思	4	3	2	1
19. 假如我死了别人会过得更好	1	2	3	4
*20. 平常感兴趣的事情我照样感兴趣	4	3	2	1

使用说明:同焦虑自评量表。正常总分值为 50 分以下。50 ~ 59 分,轻度抑郁;60 ~ 69 分,中度抑郁;70 ~ 79 分,重度抑郁

(三) 相关护理诊断

1. 焦虑　与担心医疗费用、病情及预后或牵挂家庭与工作有关。
2. 抑郁　与对自己的病情及预后不合理认知有关。
3. 恐惧　与对疾病认识不足有关。
4. 悲伤　与对疾病的治疗缺乏信心有关。

五、个性评估

(一) 基础知识

个性,有时也称人格,是指具有一定倾向性的各种心理特征的总和。它包括:①个性心理特征,包括能力、气质和性格;②个性心理倾向,包括需要、动机、理想、信念、兴趣及个体的世界观。其中,性格是个性的核心成分。性格是指个体对客观现实稳定的态度和习惯化了的行为方式中所表现出的个性心理特征。性格可分为以下几种。

1. 内向型与外向型　①外向型:活泼、开朗、情感外露、办事果断、善于社交、反应快,但较轻率,难以接受批评与进行自我批评;②内向型:感情深藏、待人接物谨慎、不善交际,但是一旦下决心,就能锲而不舍,善于自我分析与自我批评。

2. 功能类型　即以理智、情绪和意志三种心理功能中哪一种占优势来确定其性格类型。

①理智型:处事稳重,明事理、讲道理,能理智地看待一切并以此支配自己的行为;②情绪型:情绪体验深刻,较冲动、脆弱,言行举止易受情绪左右;③意志型:顽强执着,行为活动有较强的目的性、主动性、持久性和坚定性。

3. 场独立型与场依存型 ①场独立型:能主动适应环境和应对生活中负性事件,善于克制冲动;②场依存型:被动接受环境,自控力差,易产生自卑、抑郁等不良心理及依赖行为。

链接 A-B型人格

A型人格是指个体具有争强好胜、追求成就、攻击性强、缺乏耐心、常感时间紧迫、醉心于工作、时常感到有压力及急于求成等一组行为特征。1959年,美国学者弗里德曼和罗森曼发现具有A型人格特征的男性成年人冠心病高发。进一步研究发现,A型行为者的胆固醇、三酰甘油、去甲肾上腺素、促肾上腺皮质激素等水平均偏高,因而易引起冠状动脉粥样硬化,导致冠心病的发生。B型人格表现为安于现状、缺乏主见、心境平和、随遇而安、不争强好胜、做事不慌不忙、不常看手表,其冠心病发生率显著低于A型人格者。

(二)评估

评估是指通过观察、会谈、量表检测等方法进行综合评估,从中找出评估对象的性格特征和类型。①观察个体的言行、情感、意志、态度的外部表现,如开朗或活泼、感情外露或内隐、意志脆弱或坚强、做决定时依赖别人或独立完成;②与评估对象交谈以了解其在各种情况下的态度和行为表现,如询问评估对象"通常情况下,面对困难,您采取什么态度和行为?""到不愉快或伤心的事,您是尽量说出来还是习惯闷在心里?"等;③收集评估对象的书信、日记等,分析其对各种事物所持的观点、态度;④询问与评估对象有重要关系的他人,了解他们对评估对象性格特征的看法;⑤通过明尼苏达多相人格问卷(MMPI)、艾森克个性问卷(EPQ)、卡特尔16因素个性问卷(16PF)和Y-G性格检测表等进行测评。

链接 主题统觉测验

主题统觉测验是H. A. 默里于1935年为性格研究而编制的一种测量工具,简称TAT。其方法属于投射技术。全套测验共有30张比较模糊的人物图片,其中有些是分别用于成年男性、成年女性、男孩和女孩的,有些是共用的。测验时让被测验者根据图片内容按一定要求讲一个故事。被测验者在讲故事时会将自己的思想感情投射到图画中的主人公身上。默里提出的方法是要从故事中分析一系列的"需要"和"压力"。他认为,需要可派生出压力,而且正是由于需要与压力控制着人的行为,影响了人格的形成和发展。因此,通过主题统觉测验,可以反映一个人的人格特点。后来在此基础上衍生出了投射技术中的结构技法。临床医学家还用这种测验结果进行病理分析。

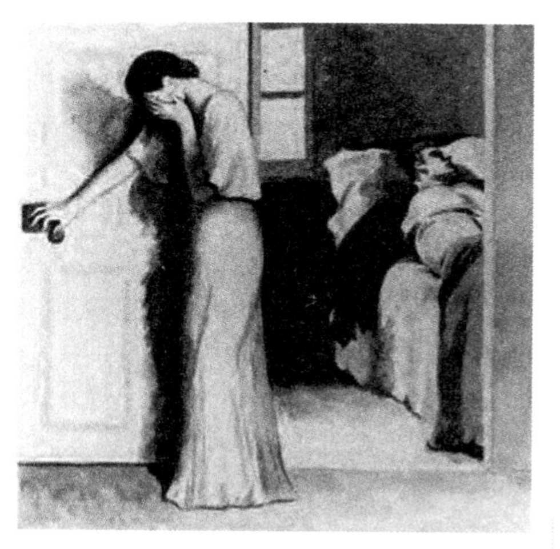

图7-2 主题统觉测验

例如,图7-2中的女人为何掩面?她的情绪是怎样的?

A:悲伤,女人发现丈夫的婚外情。

B:忧虑,丈夫酒醉在床上。

C:关心,丈夫病重躺在床上,可能即将死去。

六、压力与压力应对评估

案例 7-5

患者，男性，44 岁，2 年前升任公司副总经理。自升职以来，工作时间长、压力大、常感自己难以胜任职务，缺乏自信，产生越来越强烈的紧张、焦虑和无助感，导致不能很好地处理日常事务。因心情不好，常吸烟、饮酒，工作中的困扰很少与家属或朋友沟通。近来经常感到胃部不适。

问题：该患者出现了何种心理问题？具体的原因和表现为何？

（一）基础知识

1. 压力　是指内外环境中的各种刺激作用于机体时所产生的非特异性反应，如心率、呼吸、血压的变化等。压力的产生必须具备两个条件，即压力源和压力反应。

2. 压力源　是指能使机体产生压力反应的所有因素，如理化刺激因素、环境污染、疾病、应激性生活事件等。常见压力源分类见表 7-8。

表 7-8　常见的压力源

压力源	因素
躯体性压力源	各种物理的、化学的、生物学的因素，如寒冷、炎热、噪声、射线、空气污染、饥饿、疾病、外伤、感染、衰老等
心理性压力源	各种心理冲突和心理挫折所导致的焦虑、恐惧、抑郁等
社会性压力源	自然灾害、社会环境改变、家庭及工作中的困扰和变动等
文化性压力源	由于迁移所致的生活方式、语言、饮食、风俗习惯等文化因素的改变，如迁居异地

3. 压力反应　是指由压力源导致的机体的非特异性反应，包括生理、认知、情绪和行为等方面的反应（表 7-9）。

表 7-9　压力反应

反应	表现
生理反应	心率、收缩压、尿量、肌张力等增加，头痛、食欲减退或多食、疲乏、睡眠障碍等，继而致身心疾病，甚至死亡
认知反应	中度以上压力可致感知能力下降、注意力不集中、记忆力下降、思维迟钝、解决问题能力下降等
情绪反应	紧张、焦虑、恐惧、抑郁、无助、自怜、愤怒及过度依赖等
行为反应	来回走动、坐立不安、抽烟、酗酒、活动频次改变、无意识动作等

4. 压力应对　是指个体解决压力和减轻压力对自身影响的过程。常用的压力应对方式有两种：①情感式应对，指向压力反应，倾向于采用心理防御，如否认机制或过度进食、用药、饮酒、远离压力源等行为，回避和忽视压力源，用于处理压力所致的情感问题；②问题式应对，指向压力源，倾向于通过有计划地采取行动，寻求排除或改变压力源所致影响的方法，把握压力情境中的积极特征，用于处理导致压力的情境本身（表 7-10）。

表 7-10　应对方式表

情感式应对	问题式应对
希望事情会变好	努力控制局面
进食、吸烟、嚼口香糖	进一步分析研究所面临的问题
祈祷	寻求处理问题的其他方法
紧张	客观的看待问题

续表

情感式应对	问题式应对
担心	尝试并寻找解决问题的最好办法
向朋友或家属寻求安慰和帮助	回想以往解决问题的办法
独处	试图从情境中发现新的意义
一笑了之	将问题化解
置之不理	设立解决问题的具体目标
幻想	接受现实
作最坏的打算	和相同处境的人商议解决问题的办法
疯狂,大喊大叫	努力改变当前情形
睡一觉,认为第二天事情就会变好	能做什么就做些什么
不担心,任何事到头来终会有好结果	让他人来处理这件事
回避	
干些体力活	
将注意力转移至他人或他处	
饮酒	
认为事情已经无望而听之任之	
认为自己命该如此而顺从	
埋怨他人	
沉思	
用药	

（二）评估

1. 问诊　重点在于了解评估对象面临的压力源、压力感知、压力应对方式及压力缓解情况。

（1）压力源：通过询问了解评估对象近期经历的重大生活事件、日常生活困扰及过去经历中的重大事件，也可按压力来源逐条询问，以获得较全面的资料。询问时，除了解评估对象所面临的压力源和数量外，还应了解这些压力源对个体影响的主要顺序，以指导干预措施的制订。

（2）压力感知：通过询问评估对象对压力事件应对的态度及能否应对，了解评估对象对其所面临的压力源的认知和评价。例如，询问患者："您如何看待你所患的疾病？""对您有什么影响？""您认为自己能否战胜它？"。个体对压力源的认知和评价直接影响其压力反应和应对。如果压力源被个体认为是无关或良性刺激，则不会引起压力反应。如果压力源被视为一种挑战，自己有能力应对，比被视为威胁所引起的负性压力反应小，且个体多能采取更为积极有效的应对策略。

（3）应对方式：通过询问评估对象采取怎样的方式缓解紧张与压力，了解评估对象缓解压力的方式。个体的社会支持度可影响其压力应对方式和应对的有效性，因此应同时询问评估对象在遇到困难时，其家属、亲友和同事中谁能给予帮助，评估其社会支持系统情况。

（4）压力缓解情况：通过询问评估对象能否有效处理目前所面临的压力，了解其应对压力的有效性。

2. 观察　观察有无压力所致的一般性生理反应、认知反应、情绪反应和行为反应，还应注意评估对象所采取的压力应对方式。

3. 体格检查 评估心率、心律、血压、呼吸频率与深度、皮肤的温湿度和完整性、肠鸣音、肌张力和身体活动情况。在压力状态下,可有皮肤的颜色、温度和湿度改变,心率增加、收缩压升高,呼吸加快或过度通气,肠鸣音增加,全身肌肉紧张伴颤抖等。

4. 量表测评 以定量和定性的方法来衡量压力对个体健康影响的常用量表有社会再适应评定量表和住院患者压力评定量表(表7-11)。社会再适应评定量表用于测评近1年不同类型的生活事件对个体的影响,预测个体出现健康问题的可能性。住院患者压力评定量表用于测评患者住院期间可能经历的压力。这两个量表主要用于压力源评估,累积分值越高,压力越大。用于评估应对方式的常用量表为Jaloviee应对方式量表。

表7-11 住院患者压力评定量表

事件	权重	事件	权重
1. 和陌生人同居一室	13.9	26. 担心给医务人员增添麻烦	24.5
2. 不得不改变饮食习惯	15.4	27. 想到住院后收入会减少	25.9
3. 不得不睡在陌生床上	15.9	28. 对药物不能忍受	26.0
4. 不得不穿患者衣服	16.0	29. 听不懂医护人员的话	26.4
5. 四周有陌生机器	16.0	30. 想到将长期用药	26.4
6. 夜里被护士叫醒	16.9	31. 家人没来探视	26.5
7. 生活上不得不依赖他人帮助	17.0	32. 不得不手术	26.9
8. 不能在需要时读报、看电视、听收音机	17.7	33. 因住院而不得不离家	27.1
9. 同室病友探访者太多	18.1	34. 毫无预测而突然住院	27.2
10. 四周气味难闻	19.1	35. 按呼叫器无人应答	27.3
11. 不得不整天睡在床上	19.4	36. 不能支付医疗费用	27.4
12. 同室患者病情严重	21.2	37. 有问题得不到解答	27.6
13. 排便排尿需他人帮助	21.5	38. 思念家人	28.4
14. 同室患者不友好	21.6	39. 靠鼻饲进食	29.2
15. 没有亲友探视	21.7	40. 用止痛药无效	31.2
16. 病房色彩太鲜艳、太刺眼	21.7	41. 不清楚治疗目的和效果	31.9
17. 想到外貌会改变	22.7	42. 疼痛时未用止痛药	32.4
18. 节日或家庭纪念日	22.3	43. 对疾病缺乏认识	34.0
19. 想到手术或其他治疗可能带来的痛苦	22.4	44. 不清楚自己的诊断	34.1
20. 担心配偶疏远	22.7	45. 想到自己可能再也不能说话	34.5
21. 只能吃不对胃口的食物	23.1	46. 想到可能失去听力	34.5
22. 不能与家人、朋友联系	23.4	47. 想到自己患了严重疾病	34.6
23. 对医生护士不熟悉	23.4	48. 想到会失去肾或其他器官	39.2
24. 因事故住院	23.6	49. 想到自己可能得了癌症	39.2
25. 不知接受治疗护理的时间	24.2	50. 想到自己可能失去视力	40.6

(三)相关护理诊断

1. 焦虑 与压力过大、压力适应不良有关。
2. 恐惧 与疾病或陌生环境造成的心理压力有关。

3. 创伤后反应综合征 与生活中的应激性事件有关。
4. 强暴创伤综合征 与遭受强暴有关。
5. 迁居应激综合征 与迁居改变环境有关。
6. 个人应对无效 与疾病等造成生活不能自理有关。

案例 7-5 分析

该评估对象自升职以来,长期工作时间长、职业压力大。面对压力,虽然采用吸烟、饮酒等情感式应对方式以缓解紧张、焦虑情绪,但由于其缺乏自信与沟通,也未能很好地利用家庭和社会资源以增强应对能力,所以产生了较明显的压力反应:①生理上突出地表现为胃肠功能紊乱;②情绪上表现为紧张、焦虑和无助感;③认知上表现为解决问题的能力下降;④行为上表现为吸烟、饮酒等。因此,该评估对象可能发生了压力与应对型态不良健康问题。该评估对象应围绕压力感知、应对方式及可利用的家庭和社会资源为重点进行问诊、观察、体格检查、量表测评对其进一步评估。

七、健康行为评估

案例 7-6

患者,女性,60 岁。多饮、多食、多尿、体重减轻 3 个月,患者平素爱吃甜食,很少运动。体格检查:血压 150/100mmHg,空腹血糖 14.8mmoL/L,诊断为 2 型糖尿病。由于患者不能严格遵守控制饮食原则致口服降糖药无效。

问题:请提出该患者的主要护理诊断。

(一)基础知识

1. 健康行为的概念 健康行为是指人们为了增强体质、维持与促进身心健康和避免疾病而进行的各种活动,如充足的睡眠、合理的营养、适当的运动等。健康行为不仅在于能不断增强体质,维持良好的心身健康和预防各种疾病,而且也在于它能帮助人们养成健康习惯。

2. 常见的健康行为 世界卫生组织提供的四大健康行为是不吸烟、饮酒不过量、锻炼身体和平衡膳食。世界卫生组织专家指出,只要做到这几点,目前的死亡人数可以减少一半以上,人们的平均寿命可以延长 10 年。

链接 七项健康保护行为助你长寿

美国加利福尼亚州公共卫生局人口研究室的科研人员经过 15 年研究总结出七项健康保护行为,分别是:①从不吸烟;②有规律地锻炼身体;③适当的睡眠(每晚 7~8 小时);④保持正常体重;⑤适度饮酒或不饮酒;⑥每天吃早餐;⑦两餐之间少吃零食。对 6928 人的随访结果表明,于 45 岁男性,拥有 6~7 项健康行为者比拥有 0~3 项者的预期寿命多 11 岁。

3. 健康损害行为 是指偏离个人、团体甚至社会健康期望方向的一组相对明显和确定的对健康有不良影响的行为,又称行为病因,如吸烟、高脂饮食或酗酒等。它主要包括:①不良生活方式和习惯,包括不良饮食习惯和缺乏运动等,如饮食过度、高脂饮食、高糖饮食、高盐饮食、挑食、偏食,以及过快、过热、过硬饮食、长期缺乏运动等;②日常健康危害行为,如吸烟、酗酒、滥用药物和不良性行为等;③不良病感行为,病感行为指个体从感知到自身有病到疾病康复全过程所表现出来的一系列行为,包括疑病行为、恐惧、讳疾忌医、不及时就诊、不遵从医嘱、迷信或放弃治疗等;④致病行为模式,致病行为模式为导致特异性疾病发生的行为模式,也称危害健康的人格类型,如 A 型行为模式(见前文链接部分)和 C 型行为模式。

链接 C型行为模式

C是引文cancer（癌）的首字母。所谓C型行为就是容易使人患癌症的心理行为模式，主要表现为过度压抑情绪，尤其是不良的情绪，如愤怒、悲伤等，不让它们得到合理的舒泄。现在的科学家已经从多个方面研究了C型行为与癌症的关系：C型行为是一种容易发生癌症的行为模式。C型行为的特征是在气质上好压抑自己的情绪，特别是压抑愤怒，怒而不发，也不善于发泄自己的情绪；在性格上好克服自己，忍让，过分谦虚，过分依从社会，回避矛盾，好调和矛盾。研究发现，C型行为的人肿瘤发生率比一般人高3倍以上，并可促进癌的转移，使癌症病情恶化。

(二) 评估

通过会谈、观察和评定量表测评等方法对评估对象的健康行为进行评估。

1. 会谈　通过询问下列问题了解患者是否存在健康损害行为。

(1) 生活方式与习惯

您的饮食是否规律？

您是否有饮食过度的习惯？

您是否喜欢高脂、高糖或高盐饮食？

您是否喜欢油炸食品？

您每天进食多少蔬菜和水果？

您经常运动吗？每周多少次？每次多少时间？

(2) 日常健康危害行为

您是否吸烟？若是，每天的量是多少？

您是否饮酒？若是，每天的量是多少？

您是否有吸毒行为？若是，何时开始？

您有过不洁性行为吗？何时？频度如何？

(3) 病感行为

您是否经常怀疑自己患有疾病？

您是否害怕到医院看病？

您身体不舒服时是否及时就医？

您是否遵从医生的治疗方案？

您是否想放弃治疗？

(4) 致病行为模式

您做事是否有耐心？

您喜欢做富有竞争性的事情吗？

您是否经常觉得时间紧张？

您是否觉得压力较大？

2. 观察　内容包括患者的健康行为或损害健康行为发生的频率、强度和持续时间等，如饮食的量、种类，有无节食或过度饮食行为；日常活动类型、频次；就诊过程中出现的行为；有无吸烟、酗酒、吸毒行为或皮肤注射痕迹、瘢痕；是否存在致病行为模式等。

3. 评定量表测评　健康促进生活方式问卷(HPLP)由Walker等编制(1987)和修订(1995)，用于测量健康促进行为。本量表共有52个条目，包括健康责任、自我实现、营养、人际关系、压力应对和运动6个方面内容。采用1～4级评分，量表总分为52～208分。得分越高表示健康促进生活水平越高；得分在52～126分表示生活方式不健康；得分在126分以上表示生活方式健康(表7-12)。

表7-12 健康促进生活方式问卷(HPLP)

指导语:这份问卷的内容是关于你目前的日常生活情况。请尽可能回答所有问题,并勾出你所选择的答案。

项目	从来不会	有时会	通常会	一定会
1. 你会不会与亲密好友谈及自己的问题,同时也关心他们	□	□	□	□
2. 你会不会选择低脂肪、低饱和脂肪酸和低胆固醇的食物	□	□	□	□
3. 当你出现任何不寻常的症状时,你会告诉医生、护士等专业人士吗	□	□	□	□
4. 你会不会实行已定好的运动计划	□	□	□	□
5. 你有充足的睡眠吗	□	□	□	□
6. 你是不是觉得自己仍然持续好的成长及向好的改变	□	□	□	□
7. 你是不是乐于称赞其他人的成就	□	□	□	□
8. 你会不会刻意减少吸取糖分及糖类食物,如甜食	□	□	□	□
9. 你会不会阅读或收看关于促进健康的书籍或电视节目	□	□	□	□
10. 你会不会积极从事运动,每星期至少3次,每次至少20分钟,如快步走、骑单车、爬楼梯等	□	□	□	□
11. 你会不会每天都安排好时间,给自己休息	□	□	□	□
12. 你有没有生活目标	□	□	□	□
13. 你会不会令你的人际关系持续和更美好	□	□	□	□
14. 你会不会每天都吃足够的淀粉类食物,如6~11块面包、3~5碗麦片、半碗到3碗饭或3~5碗面条等	□	□	□	□
15. 你会不会详细询问医护人员给你的意见、以求明白	□	□	□	□
16. 你会不会从事轻度至中度体力运动(如每星期运动5次以上、每次持续步行30~40分钟)	□	□	□	□
17. 你会不会勇于面对自己无法改变的事实	□	□	□	□
18. 你会不会对未来的日子有所期待	□	□	□	□
19. 你会不会拨出时间,与亲朋好友相处	□	□	□	□
20. 你会不会每天都吃水果?如2~3个苹果或1~2条香蕉等	□	□	□	□
21. 当你对医护人员的建议有疑问时,你会不会寻求第二位专家的意见	□	□	□	□
22. 你会不会参加休闲性或娱乐性的运动(如游泳、跳舞、骑脚踏车等)	□	□	□	□
23. 每晚睡觉前,你会不会回想一些令你开心的事情	□	□	□	□
24. 你会不会常常感觉到内心的满足及平和	□	□	□	□
25. 你会不会很容易地表达出你对他人的关怀爱心	□	□	□	□
26. 你会不会每天都吃蔬菜?如1~3碗生菜或1~3碗茄子等	□	□	□	□
27. 你会不会和医护人员讨论自己的健康问题	□	□	□	□
28. 你会不会每星期至少做3次伸展运动?如拉筋、压腿等	□	□	□	□
29. 你会不会找方法来舒缓自己的压力	□	□	□	□
30. 你会不会为追求人生的长远目标而努力	□	□	□	□
31. 你会不会与你所关心的人保持紧密的联系	□	□	□	□
32. 你会不会每天都饮用1~2盒鲜奶(240ml)	□	□	□	□
33. 你会不会每个月自我检查身体一次,留意身体有没有变化或发生危险征兆	□	□	□	□
34. 在日常生活中,你会不会找机会做运动(如舍电梯而用楼梯、少搭巴士而多步行等)	□	□	□	□

续表

项目	从来不会	有时会	通常会	一定会
35. 你会不会设法在工作和娱乐之间取得平衡	□	□	□	□
36. 你会不会感到：每天的生活都是充满趣味及具挑战性	□	□	□	□
37. 你会不会找方法，去满足自己精神和性的需要	□	□	□	□
38. 你会不会每天都吃2～3个鸡蛋、豆类或坚果类	□	□	□	□
39. 你会不会向专业的医护人员，请教如何自我照顾的方法	□	□	□	□
40. 你会不会在运动时，测量自己的脉搏	□	□	□	□
41. 你会不会每天用15～20分钟的时间，去练习放松或冥想	□	□	□	□
42. 你会不会思考在自己的生命中，什么是最重要的	□	□	□	□
43. 你会不会从关怀你的亲朋好友中，得到支持	□	□	□	□
44. 你会不会留意食品包装上，有关营养的成分、脂肪和钠含量的卷标	□	□	□	□
45. 你会不会参加促进个人健康的教育课程	□	□	□	□
46. 运动时，你会不会达到自己的目标心率	□	□	□	□
47. 你会不会自我调节，以免过分疲劳	□	□	□	□
48. 你会不会感觉到有某种超过自我的力量在身旁	□	□	□	□
49. 你会不会用讨论和折中的办法，来解决和别人的冲突	□	□	□	□
50. 你会不会每天都吃早餐	□	□	□	□
51. 你会不会在有需要时，寻求辅导、咨询或协助	□	□	□	□
52. 你会不会乐于接受新的体验、及新的挑战(如做一些从未做过的事、到一个陌生的地方等)	□	□	□	□

(三)相关护理诊断

1. 危险倾向的健康行为　与吸烟、酗酒、滥用药物、过度饮食等不健康生活习惯有关。

2. 不依从行为　与个体缺乏健康管理方面的知识有关。

案例7-6分析

"患者不能严格遵守饮食控制原则"说明患者缺乏糖尿病管理方面的知识，"爱吃甜食，很少运动"体现出患者平素有不良的生活习惯。评估时应着重询问、观察和检查患者的健康感知与健康管理能力。

主要护理诊断：不依从行为　与个体缺乏健康管理方面的知识有关。

案例7-1分析

该患者经常向同病房患者叙述家中经济困难，自己住院花费太多，将影响子女上学，并为此长吁短叹，食欲下降，说明其存在"焦虑"问题；患者反复询问护士腹壁造口怎么解大便，以后能否正常走路及劳动，并对护士的解答将信将疑，说明其存在"知识缺乏"问题；患者消瘦，体重较2个月前下降10kg，说明其存在"营养失调：低于机体需要量"问题。对本患者可用交谈、观察和测量、量表评定法进行心理评估。

目标检测

A_1/A_2 型题

1. 心理评估的方法不包括(　　)
   A. 会谈法　B. 观察法
   C. 社会调查法　D. 量表评定法
   E. 医学检查法
2. 人的个性特征的核心成分是(　　)
   A. 能力　B. 气质
   C. 智力　D. 性格
   E. 理想
3. 抑郁症患者在自杀前的典型心理特点是(　　)
   A. 孤独　B. 焦虑
   C. 恐惧　D. 冲动性
   E. 紧张性
4. 护士应有的心理和行为中不包括(　　)
   A. 具有同情心和爱心
   B. 语言应用简练,具有鼓励性
   C. 满足患者的一切需要
   D. 善于控制自己的情感
   E. 具有协调各种人际关系的能力
5. 患者,男性,39岁。家住公寓第28层,每当其到阳台晾衣服时,即感觉头晕、恶心、心悸、手足颤抖、出汗、呼吸加快,半年前曾因此而突然晕倒。此人存在的护理问题是(　　)
   A. 恐惧　B. 抑郁
   C. 焦虑　D. 悲哀
   E. 愤怒
6. 患者,女性,49岁。因患乳腺癌于2年前切除了左侧乳腺,最近又发现右侧乳腺癌,需行右侧乳腺切除术,患者得知这一真相后号啕大哭。该患者主要的护理问题是(　　)
   A. 愤怒　B. 抑郁
   C. 焦虑　D. 悲哀
   E. 恐惧

(李秀丽)

第2节　社会评估

一、概　　述

现代护理理论强调人是心理、社会、身体各层面的结合体,人不仅是自然存在物,而且是社会存在物,人的属性包含有更重要的社会属性。要全面认识和衡量个体的健康水平,除身体评估及心理评估外,还应进行社会评估。

(一)社会评估的目的

疾病发生发展过程中,社会因素对个体健康造成的积极或消极影响越来越明显。确定社会对个体健康的影响,以便于采取相应的护理干预,降低和解除消极影响,提高个体的社会支持力度,促进其社会适应能力,维系健康成为人身心健康的重要内容。因此,全面的社会评估已成为人体健康状况评价的重要内容之一。

1. 评估个体的角色功能　主要了解评估对象有无角色功能紊乱、角色适应不良。
2. 评估个体的家庭　找出影响评估对象健康的家庭因素,制订出相应的家庭护理计划。
3. 评估个体的文化背景　以便提供符合评估对象文化需求的护理。
4. 评估个体的环境　明确现存的或潜在的环境危险因素,制订指导性环境干预措施。

(二)社会评估的方法

社会评估的方法与心理评估相似,可通过交谈法、观察法、量表评定法等方法进行。在进行环境评估时还需实地观察和抽样调查,前者主要观察评估对象的居住环境、家庭安全、工作场所和病室状况等与个体健康的关系;后者可对评估对象所处的环境影响因素进行抽样检查，如做空气取样检查、空气有害物质浓度的检测等。

（三）社会评估的内容

社会评估的内容包括角色与角色适应评估、家庭评估、文化评估、环境评估等。

二、角色与角色适应的评估

案例 7-7

患者，女性，38 岁，重点中学高三英语教师。因高热，胸痛 1 天以肺炎球菌肺炎入院。一入院她就拉住责任护士问："我什么时候能上课，我学生还有 50 天就高考了，我没有时间生病啊！我输液后先回学校布置点作业再回来，行吗？"

问题：该患者有无患者角色失调？是哪一种？

（一）基础知识

1. 角色的定义　角色是指社会所规定的一系列与社会地位相对应的行为模式。角色规定一个人活动的特定范围和与人的地位相适应的权利义务与行为规范。不同职业、不同地位、不同行为特征都有与之相对应的角色，如护士、医生、父母、子女、照顾者、被照顾者等。人在一生中，往往先后或同时扮演多种角色。例如，一个人在医院里是护士，回到家中又是妻子、母亲和女儿，当她自己生病住院时，又成了患者。

2. 角色分类

（1）第一角色：又称基本角色，由年龄和性别决定的角色，如男人、儿童等。

（2）第二角色：又称一般角色，为完成生长阶段、特定任务，由所处的社会情形和职业所确定的角色，如母亲、学生、护士等。

（3）第三角色：又称独立角色，完成某些暂时性任务所承担的角色，如护理学会会员、班长，大多是可选择的角色。

三种角色在不同情况下可相互转换，如患者角色，因疾病是暂时的，可视为第三角色。当疾病演变成慢性疾病时，患者角色就变为个体的第二角色。

链接　角色期望

角色期望是指社会、他人或是自我对某一社会角色所应具有的一组心理与行为特征的期望，是角色理论中的核心问题。角色期望是认知、情感和态度的总和。当出现与角色期望不一致时表现为：①不同人们在扮演同一角色时，其行为表现不一样，即个别差异；②某些个体在扮演角色时出现无所适从的困难。

3. 患者角色　当个体患病时就进入患者角色，脱离或部分脱离日常生活中的其他角色，免除或部分免除相应的社会责任与义务。个体对自己的病情没有直接责任，处于一种需要被照顾的状态。

（1）患者角色的心理需要

1）安全的需要：希望得到及时治疗护理，健康和生命得到保证，有的还有保密的要求。这是患者最普遍、最重要的心理需要。

2）接纳和关心的需要：要熟悉环境，熟悉病友，被新的群体接纳。

3）信息的需要：有知情同意的需要，要了解自身疾病的信息，了解医院环境的各种信息，了解家庭、社会有关的信息。

4）尊重的需要：希望得到他人的尊重和理解，得到医护人员的关心和重视。

5）和谐环境的需要：有良好、和谐、能进行适度活动的休养环境。

（2）患者角色失调

1）患者角色冲突：指个体在适应患者角色过程中与其常态的各种角色发生心理冲突和行为矛盾。例如，一位母亲住院期间担心孩子没有人照顾，希望将孩子带到病房，但是这样又会影响其休息、睡眠等。

2）患者角色缺如：无法进入患者角色，尤其是像癌症等对生命有严重威胁的疾病。

3）患者角色强化：指当需要患者角色向日常角色转化时仍沉溺于患者角色，对自己能力怀疑、失望，对原承担的角色恐惧。

4）患者角色消退：对原有角色行为的退化，多见于长期或重大疾病恢复后，如母亲的角色、领导的角色等原有的角色行为退化或消失。

（3）患者角色的影响因素：患者角色的影响因素很多，不同年龄、性别、家庭背景、经济状况、环境、人际关系、护患关系等都对其有重要的影响。年轻人因身体素质好、疾病恢复快而对患者角色比较淡漠；而老年人则因器官功能衰退、疾病恢复缓慢易表现为角色强化；女性患者相对男性患者而言更容易产生角色失调；经济贫困的患者容易产生患者角色消退或缺如；良好的家庭关系、和谐医（护）患关系也易让患者很快进入角色，从而处于接受治疗和护理的最佳状态。

考点：患者角色

（二）评估

1. 交谈　了解评估对象的职业、职务；家庭组成与结构，家庭关系；社会支持资源；对角色的满意程度；角色期望程度；对现角色的认知程度、影响等；对疾病恢复、配合治疗护理的信心等。应注意判断有无角色适应不良和类型，如“我的时间不够用”“感到很疲劳”提示角色负荷过重；“我因为工作而没有很好地照料患病的孩子”，提示角色冲突。

2. 观察和体检　主要是个体沟通能力、家庭沟通过程、有无角色紧张和受虐待的体征等观察和了解。

3. 量表测评　在评估角色与关系型态时，还可采用量表对评估对象家庭功能、家庭支持进行测评。常用的有 Smilkstein 的家庭功能量表（表7-13）和 Procidano 与 Heller 的家庭支持量表（表7-14）。

表7-13　Smilkstein 的家庭功能量表

内容	总是	经常	有时	很少	从不
1. 当我遇到困难时，可从家人处得到满意的帮助 补充说明：	4	3	2	1	0
2. 我很满意家人与我讨论与分担问题的方式 补充说明：	4	3	2	1	0
3. 当我从事新活动或希望发展时，家人能接受并给我支持 补充说明：	4	3	2	1	0
4. 我很满意家人对我表达感情的方式以及对我情绪（如愤怒、悲伤、爱）的反应 补充说明：	4	3	2	1	0
5. 我很满意家人与我共度时光的方式 补充说明：	4	3	2	1	0

评价标准：总分为0～20分；总分越高，表示家庭功能越好。15～20分，表示家庭功能良好；9～14分表示家庭功能轻度障碍；0～8分表示家庭功能严重障碍

表 7-14 Procidano 与 Heller 的家庭支持量表

	是	否
1. 我的家人给予我所需的精神支持		
2. 遇到棘手的事时,我的家人帮我出主意		
3. 我的家人愿意倾听我的想法		
4. 我的家人给予我情感支持		
5. 我与我的家人能开诚布公地交谈		
6. 我的家人分享我的爱好与兴趣		
7. 我的家人能时时察觉到我的需求		
8. 我的家人善于帮助我解决问题		
9. 我与家人感情深厚		

评分方法:是=1 分,否=0 分。总得分越高,家庭支持度越高

案例 7-7 分析

该患者为重点中学高三英语教师,责任心强,起病急,不能适应角色转换,有患者角色失调,属于患者角色冲突。

三、家庭评估

案例 7-8

患者,男性,61 岁,刚退休,患有糖尿病 6 年。其妻 58 岁,育有一子,30 岁,在外地工作。

问题:1. 该家庭属何种类型?

2. 请评估该家庭的生活周期为哪一阶段?

(一) 基础知识

家庭是人类生活中最基本、最重要的一种社会组织,是个体生活的主要环境,是满足人们个人需求的最佳场所。家庭与个体健康、成长、发展及疾病康复等有着密切的联系。对家庭进行评估,有助于护士更全面地衡量个体的健康状况,找出影响其健康的家庭因素,从而制订有针对性的家庭护理计划。

1. 家庭的定义　家庭是由婚姻、血缘或收养关系为基础的基本社会单位。

2. 家庭的特征　①家庭是群体的,应包括 2 个或 2 个以上的成员;②婚姻是家庭的基础,是建立家庭的依据;③组成家庭的成员应以共同生活,有较密切的经济和情感交往为条件。个体在家庭中孕育和成长,健康知识、信念及行为等方面均受到家庭成员的影响,因此家庭中许多问题都直接或间接地影响到个体的健康。

(二) 评估

家庭评估包括家庭成员基本资料、家庭结构、家庭生活周期、家庭功能、家庭资源及家庭压力等方面的评估。进行家庭评估时,应根据家庭的实际情况选择适当的家庭评估模式和相应评估表。

1. 家庭成员基本资料　包括家庭成员的姓名、性别、年龄、民族、职业、文化程度、健康史、宗教信仰、家族遗传病史等,可通过与评估对象及其家属交谈及阅读有关的健康记录如医疗病历等获取资料。

2. 家庭结构　包括人口结构、权利结构、角色结构、沟通类型和价值观。

(1) 人口结构:即家庭类型,由家庭人口结构决定。评估家庭时应首先明确评估对象的

家庭类型。各种家庭的人口特征见表7-15。

表7-15 各种类型家庭人口特征表

类型	人口特征
核心家庭	夫妻及其婚生或领养子女
主干家庭	核心家庭成员加上夫妻任何一方的直系亲属,如祖父母、外祖父母等
单亲家庭	夫或妻单独一方和子女
重组家庭	再婚夫妻与前夫(妻)的子女以及其婚生或领养子女
无子女家庭	仅夫妻两人,无子女
同居家庭	无婚姻关系而长期居住在一起的夫妻及其子女

(2) 权利结构:是指家庭中夫妻间、父母与子女间在影响力、控制权和支配权力方面的相互关系,主要了解谁是家庭的主要决策者。

(3) 角色结构:是指家庭对每个占有特定位置的家庭成员所期待的行为和规定的家庭权利、责任与义务。评估时,应记录每个家庭成员的角色情况,注意有无角色冲突、角色负荷不足或过重、角色匹配不当、角色模糊等。

(4) 沟通类型:沟通是人与人之间、人与群体之间思想与感情的传递和反馈的过程。沟通形式最能反映家庭成员间的相互作用与关系,也是家庭和睦和家庭功能正常的保证。评估时注意家庭成员间的沟通方式,是否存在沟通不良。

(5) 价值观:指家庭成员对周围的客观事物(包括人、事、物)的意义、重要性的总评价和总看法。价值观决定着每个家庭成员的行为方式和对外界干预的感受与反应。评估的重点为家庭成员在健康、健康保健、生活方式及家庭支持等方面的价值观,可通过询问评估对象及其家庭成员来进行。

3. 家庭生活周期　是指家庭经历从结婚、生产、养育儿女到老年的各个阶段连续的过程。家庭是一个发展变化的系统,可以分成不同的发展阶段。Duvall认为家庭生活周期主要分为8个阶段(表7-16)。家庭在每个阶段都有其特有的角色、责任及需求。

表7-16 Duvall家庭生活周期模式

发展阶段	定义	主要任务
新婚期	从结婚到第一个孩子出生	双方相互沟通、适应,协调性生活及计划生育
生产期	最大孩子0~30个月	适应父母角色,应对经济和照顾孩子的压力
学龄前期	最大孩子30个月至6岁	抚育孩子
学龄期	最大孩子6~13岁	教育孩子,确保孩子的身心健康发育
青少年期	最大孩子13~20岁	增进对孩子的了解、沟通
青年期	最大孩子至最小孩子离家	继续为孩子提供支持,同时逐步调整自己,以适应环境的改变
空巢期	所有孩子离家至退休	巩固婚姻关系,计划退休生活
老年期	退休至死亡	应对疾病的来临及配偶、朋友的丧失

4. 家庭功能　主要功能是满足家庭成员衣、食、住、行、育、乐等方面的基本生活需求;维护家庭成员的健康,为家庭健康状态不佳的成员提供良好的支持与照料等,可通过交谈、观察、量表测定来进行评估。

(1) 交谈:可通过询问评估对象家庭收入能否满足基本生活需求?家庭是否和睦、家庭生活是否快乐？对孩子的培养与成长是否满意？是否对患病的家庭成员进行照顾？

(2) 观察：内容包括家庭居住条件、家庭成员的衣着、家庭气氛、家庭成员间的亲密程度、是否彼此关心照顾等。

(3) 量表评定：国外有不少用于评估家庭功能的量表，其中以 Smilkstein 的家庭功能量表以及 Procidano 与 Heller 的家庭支持量表较常用(表 7-13、表 7-14)，其优点是简单、快捷，且有良好的信度和效度，因此在临床上，特别是在全科及家庭医疗中广为应用。它也存在着一些缺陷，主要是该问卷只能较多地反映个体对家庭功能的主观感受，并不能完全客观地反映整个家庭的功能，且为西方人设计，东西方文化有很大差异，此处仅供参考。要全面评价各项家庭功能，尚需结合交谈法与观察法所收集到的资料综合分析。

5. 家庭资源　是指家庭为维持其基本功能、应对压力事件和危机状态所需的物质、精神与信息等方面的支持。它分为内部资源和外部资源。内部资源包括精神与情感支持、经济支持、信息支持和结构支持。外部资源如社会资源、文化资源、医疗资源、宗教资源、经济资源等。评估时可询问评估对象及其家属是否具备家庭资源及程度如何。

考点：家庭生活周期

6. 家庭压力　是指家庭生活发生重大事件改变、造成家庭功能失衡的所有刺激性事件。每个家庭在其成长周期中或多或少、或早或迟都会遇到各种压力。

家庭压力的评估主要是通过与评估对象或家庭成员交谈明确家庭近期有无压力事件发生，家庭成员对这些压力事件的感知如何，对家庭成员的身心影响如何，所采用的应对方式有哪些，可用于应对压力的家庭资源又有哪些。

案例 7-8 分析

1. 该家庭人口特征为夫妻及其婚生子女，属于核心家庭。
2. 据 Duvall 家庭生活周期模式评估该家庭为孩子离家至退休阶段，为空巢期。

四、文化评估

(一) 基础知识

护士在护理实践中常需面对各种不同文化背景的人。由于每个人其价值观、信念、习俗等文化背景的不同，对健康和保健的认识也不一样，因此护士必须了解患者的文化背景，才可能客观、正确地对患者进行健康评估，在制订治疗护理计划时更能符合患者的需求。

1. 文化的定义　文化是一个社会及其成员所特有的物质和精神财富的总和，即特定人群为适应社会环境和物质环境而共有的行为和价值模式，包括语言、科学、文学、技术、教育、道德、习俗、生活方式等。

2. 文化的特征　具有民族性、获得性、共享性、继承性和累积性的特点。

(1) 民族性：文化总是根植于民族之中，与民族的发展相伴相生。民族文化是民族的表现形式之一，是各民族在长期历史发展过程中自然创造和发展起来的，具有民族特色的文化。对民族文化而言，民族的社会生产力水平愈高，历史愈长，其文化内涵就愈丰富，文化精神就愈强烈，因而其民族性就愈突出、愈鲜明。人类生理的满足方式是由文化决定的。每个患者都有营养、交往和健康等的需要，但满足这些需要的方式因不同文化的影响而不同，如每个民族有不同饮食习惯、沟通方式、健康行为等，具有鲜明的民族特性，并且世代相传。

(2) 获得性：文化不是与生俱来的，在后天到生活环境及社会过程中逐渐养成，如人的观念、知识、技能、习惯、情操等都是后天学来的，是社会化产物。凡文化都是通过学习得到的，而不是通过遗传而天生具有的，如人分男人和女人，这是先天的，不是文化，而如何做男人和女人，如何扮演好性别角色，则需要后天学习才能知道，所以男性文化和女性文化就有不同。

（3）共享性：文化是一个群体或社会全体成员共同享有的，主宰者个体的价值观、态度、信念和行为。一个社会的人在共同生活中创造出来并共同遵守和使用的才成为这个社会的文化，如语言、风俗习惯、规范、制度、社会价值观念等。虽然文化不能决定群体中全部个体的所有行为，但文化对个体行为影响仍然是不可避免的，并且是可以观察到的。个别人的特殊习惯和行为模式，不被社会承认的不能成为这个社会的文化。

（4）继承性和累积性：文化是一份社会遗产，是一个连续不断的动态过程。随着人类的繁衍，文化也代代相传。任何社会的文化都是同这个社会一样长久的，是长期积累而成的，并且还在不断地积累下去，是一个无止境的过程。这个过程的任何一个阶段、任何一个时期的文化都是从前一个阶段或时期继承下来并增加了新的内容。继承的并不是以往文化的全部，而继承一部分，舍弃一部分，再增加一部分，就成为一定时期的文化。因此，文化是一个不断继承和更新的过程，不能用孤立和静止的观点去看待文化。因循守旧、故步自封是不对的，完全否定传统文化也是不对，并且是不可能的。

（二）评估

进行文化评估时，护士可通过与患者交谈和观察，评估其人生观、价值观、健康信念与信仰、文化程度、习俗等要素。

1. 交谈

（1）价值观：是指一个人对周围的客观事物（包括人、事、物）的意义、重要性的总评价和总看法。价值观存在于个人的潜意识中，很难表达，又不能直接观察。价值观与健康保健有着密切的关系，它可以影响人们对健康的认识及对疾病与治疗的态度，并左右人们对解决健康问题轻重急缓的决策。对于价值观的评估目前尚无现成的评估工具，评估者一般可通过提问来获取评估对象的价值观资料。常询问下列问题：您觉得自己健康吗？您的生活信念有哪些？您认为生活的意义是什么？您怎样看待自己所患的疾病？患病后您对自己的价值观实现有什么影响？

（2）健康信念与信仰：信念是自己认为可以确信的看法。信仰则是人们对某种事物或思想的极度尊崇与信服，并把它作为自己的精神寄托和行为准则。个体对健康与疾病所特有的信念、信仰可直接影响其健康行为和就医行为。不同的信仰又与人的精神健康有密切相关。

1）健康信念：包括个体对健康的认识程度和健康管理型态、对疾病的认识程度、康复的信心及对医疗服务的期望等。目前最常用的方法为 Kleinman 的“健康信念注解模式”评估方法。通过询问，可以了解患者对健康问题的认识和看法，以及所处的文化对其健康信念的影响。

链接 Kleinman 评估

Kleinman 等人将提问内容概括为下列 10 个问题：①对您来说，健康指什么？ 不健康又指什么？ ②通常您在什么情况下才认为自己有病并就医？ ③您认为导致您健康问题的原因是什么？ ④您怎样、何时发现您有此健康问题的？ ⑤您的健康问题对您的身心造成了哪些影响？ ⑥严重程度如何？ 发作时持续时间长还是短？ ⑦您认为您该接受何种治疗？ ⑧您希望通过治疗达到哪些效果？ ⑨您的病给您带来的主要问题有哪些？ ⑩对这种病您最害怕什么？

2）宗教信仰：可以通过询问以下问题进行评估：①您有宗教信仰吗？何种类型的宗教信仰？②平日参加哪些宗教活动？③住院对您在以上宗教活动参与方面有何影响？内心感受如何？有无恰当人选替您完成？需要我们为您做些什么？④您的宗教信仰对您在住院、检查、治疗、饮食等方面有否特殊限制？

（3）习俗：又称风俗，是指一个群体或民族在生产、居住、饮食、沟通、婚姻与家庭、医药、丧葬、节日、庆典、礼仪等物质文化生活上的共同喜好、习尚和禁忌，世代相沿，并在一定程度上体现各民族的生活方式、历史传统和心理感情，是民族特点的一个重要方面。与健康相关的习俗主要有饮食、沟通、传统医药、居住、婚姻与家庭等。对习俗的评估主要是评估与健康有关的习俗：①饮食习俗，具体表现在饮食戒规、主食差别和烹调方式的不同。评估时可通过下列问题询问评估对象：您平时喜欢吃哪些食物？主食为哪些？有何食物禁忌？您常用哪种方式烹调食物？常用哪些调味品？您认为哪些食物对健康有利？哪些食物对健康有害？哪些情况会增加您的食欲？哪些情况会使您的食欲下降？②沟通，是人与人之间动态、持续的相互作用过程。沟通包括语言沟通和非语言沟通。评估者可通过交谈与观察的方法了解。对于语言沟通中的文化差异及评估，主要了解评估对象的语言沟通，包括讲哪种语言、喜欢的称谓、有无语言上的禁忌等；对于非语言沟通中的文化差异及评估，可通过观察评估对象与他人交流时的声音、表情、眼神、手势和坐姿等身体语言来进行评估。③传统医药，主要通过患者与亲属交谈，了解其常采用的民间疗法有哪些和效果如何等。

考点：文化要素评估内容

2. 患者文化休克的评估

（1）文化休克的定义：是指人们从熟悉的文化环境中迁移到陌生的文化环境中，所产生的生理上的不适和心理上的迷惑与失落的状态。对于住院患者来说，医院就是一个陌生的环境，与家人分离、缺乏沟通，日常生活的改变，以及对疾病和治疗的恐惧等均可导致住院患者发生文化休克。

（2）文化休克的分期与表现：①陌生期，是指患者刚入院阶段，对医生、护士、环境、自己将要接受有关检查与治疗都很陌生，还可能接触许多新名词，如磁共振、介入治疗等；②觉醒期，是指患者入院后开始意识到自己将在医院住院一段时间，此时患者对疾病和治疗转为担忧，因思念家人和不得不改变生活习惯而焦虑、烦恼，从而出现失眠、食欲下降、恐惧等反应；③适应期，随入院时间的推移，患者开始从生理、心理和精神上适应医院环境。

（3）文化休克的评估：可通过与患者交谈，询问其住院感受，结合观察有无文化休克的表现进行评估。

五、环境评估

（一）基础知识

1. 环境的定义　环境是指人类生存或生活的空间，狭义的环境指环绕个体的区域，如病房、居室；广义的环境则指人类赖以生存、发展的社会与物质条件的总和。环境又可以进一步分为自然环境和社会环境。环境包括影响个体和社会的各种条件、境况和因素。对于护理专业而言，环境被定义为影响人们生存与发展的所有外在情况和影响，并将其分为外环境与内环境。人体的外环境包括物理环境、社会环境、文化环境和政治环境。人体的内环境又称生理、心理环境，包括人体所有组织和系统，如呼吸系统、消化系统、循环系统、内分泌系统、神经系统等，也包括人的内心世界。

2. 环境的组成

（1）物理环境：又称自然环境，是一切存在于机体外环境的物理因素总和。它可分为两类，一类是天然形成的原生环境，如空气、水和土壤等；另一类是由于工业生产和人类居住等对自然施加额外影响，引起人类生存条件的，又称次环境，如耕地、种植园、鱼塘、人工湖、牧场、工业区、城市、集镇等。次环境是危害人类健康的主要环境因素。以上环境因素必须控制在一定方位内，否则可威胁到人类的健康和安全，引起各种疾病。

（2）社会环境：是指人类生存及活动范围内的社会物质和精神条件的总和。广义包括整个社会经济、文化体系，狭义仅指人类生活的直接环境。社会是个庞大的系统，包括社会政治制度、法律、社会经济、社会文化系统、教育、人口、民族、职业、生活方式、社会关系与社会支持等诸多方面。其中尤以社会政治制度、经济、文化、教育、生活方式、社会关系、社会支持与健康直接相关，是社会环境评估的重点。

（二）评估

通过采用会谈、实地考察和量表评定等方法对环境进行评估。

1. 会谈

（1）物理环境

1）生活与居住环境评估：包括生活及居住环境中是否存在影响评估对象目前健康状况的因素，如水污染、噪声污染、室内空气污染等。

2）职业与工作环境评估：工作环境是否整洁，有无污染源，是否存在噪声、高温、高压电等危害因素，工作中是否采用防护措施。

（2）社会环境

1）经济状况：在社会环境因素中，对健康影响最大的是经济，因为经济是保障人们衣、食、住、行基本需要，以及享受健康服务的物质基础。如经济状况好，则有条件来改善生活、居住和卫生条件，满足健康需求；经济状况低下时，生活只能求温饱，健康需求难以满足，患病得不到及时应有的治疗；缺乏医疗费用的住院患者易发生患者角色适应不良。

评估时可通过询问以下问题来了解评估对象的经济状况："您的经济来源有哪些？您觉得您的收入够不够用？""您的家庭经济来源有哪些？家里是否有失业、待业人员？""您的医疗费用支付的形式是什么？有何困难？"。

2）受教育情况：良好的教育有助于人们认识疾病、获取健康保健信息、改变不良传统习惯以及提高卫生服务的有效利用。评估时通过交谈了解评估对象及其主要家庭成员受教育程度以及是否具备健康照顾所需的知识与技能。

3）生活方式：指人们长期受一定文化、民族、社会、经济、风俗、规范，特别是受家庭影响而形成一系列生活习惯、生活意识，都会影响个人的健康状态。不同地区、民族、职业、社会阶层的人生活方式可不一样。评估时应了解评估对象或其亲友在饮食、睡眠、活动、娱乐等方面的习惯与爱好及其有无吸烟、酗酒、药物依赖等不良嗜好，如有不良生活方式，应进一步了解其对评估对象的影响。

4）社会关系与社会支持：社会关系指家庭以外的人际关系情况。个体的社会关系网越健全，人际关系越亲密融洽，就越容易得到所需信息和情感及物质方面的社会支持。

评估时可通过交谈和观察评估对象是否有支持性的社会关系网，如家庭关系是否稳定，家庭成员及朋友、同事是否能为评估对象提供帮助和支持；对住院患者，还需要了解评估对象与病友、医护人员关系如何，是否获得及时有效的治疗，各种合理需求能否得到及时满足等。

2. 实地考察 社会大环境有无工业排放的废气污染空气，排放的废渣、废水入水源危害农田，造成农作物的污染；有无农民盲目施用农药、化肥和违禁的化学添加剂，导致食品中农药残留物超标等危害健康的因素等。同时通过实地考察可以了解患者所处工作、家庭或医院环境是否存在健康危险因素，以补充会谈的不足。

3. 量表评定 如通过跌倒危险因素评估表评估环境中有无跌倒的危险因素。摩尔斯（Morse fall scale，MFS）跌倒评估量表（表7-17）是由Janice Morse于1989年研制出来的专门用于测量住院患者跌倒风险的量表。总分为125分，0～24分为跌倒低危人群，25～44分为跌倒中危人群，>45分为跌倒高危人群。

表 7-17 摩尔斯跌倒评估量表

评估内容	评分标准	得分
1. 近3个月内跌倒史	无:0分 有:25分	
2. 超过1个医学诊断	无:0分 有:15分	
3. 使用行走辅助用具	不需要/卧床休息/护士辅助:0分 拐杖/手杖/助行器:15分 依扶家具行走:30分	
4. 静脉输液或有插管	无:0分 有:20分	
5. 步态	正常/卧床休息间/坐轮椅:0分 虚弱乏力:10分 功能障碍/残疾:20分	
6. 认知状态	量力而行:0分 高估自己能力/忘记自己受限制:15分	
总分		

考点:社会环境的评估

目标检测

A_1/A_2 型题

1. 下列回答中提示存在角色冲突的是( )
   A. 我太累了,需要休息
   B. 我太忙了,没能很好照顾年迈的父母
   C. 我没病,你们搞错了吧
   D. 我的病还没有全部好,不能出院
   E. 我太烦了,睡不着觉
2. 角色期望与角色表现之间差距太大可引起( )
   A. 角色冲突 B. 角色模糊
   C. 角色依赖 D. 角色匹配不当
   E. 角色缺如
3. 患者角色缺如最常见于( )
   A. 老年患者 B. 初诊为癌症患者
   C. 预后良好者 D. 慢性病患者
   E. 危重病患者
4. Duvall 将家庭生活周期分为几个阶段( )
   A. 3个阶段 B. 5个阶段
   C. 6个阶段 D. 7个阶段
   E. 8个阶段
5. 评估环境对健康的影响,应从以下哪几个方面进行( )
   A. 经济状况 B. 受教育情况
   C. 生活方式 D. 社会关系与社会支持
   E. 以上均是
6. 文化的特性不包括( )
   A. 民族性 B. 继承性和累积性
   C. 获得性 D. 复合性和单一性
   E. 共享性
7. 下列哪项不属于文化的构成要素( )
   A. 价值 B. 信念
   C. 道德观 D. 习俗
   E. 信仰
8. 导致住院患者发生文化休克原因是( )
   A. 与家人分离 B. 缺乏沟通
   C. 日常活动改变 D. 对疾病和治疗的恐惧
   E. 以上都是

A_3/A_4 型题

(9~10题共用题干)

人们普遍认为肥胖是一种疾病现象,但在南太平洋岛国汤加,肥胖被认为是美和健康的标志。

9. 这种现象是因为受了下列哪一种影响( )
   A. 世界观 B. 价值观
   C. 信仰 D. 习俗

E. 信念

10. 下列哪一种疾病不属于因肥胖引起的(   )
A. 冠心病　B. 高血压　C. 糖尿病　D. 脂肪肝
E. 消化性溃疡

(金　花)

护理技能竞赛模拟训练题

患者,女性,31岁。在一次事故中,头部、面部、胸部及双下肢广泛烧伤。术后第3天,患者清醒,对此难以接受,终日以泪洗面,整夜失眠,拒绝任何人探视,换药时不让家人在场,不愿与医护人员沟通。

问题:(1) 针对上述病例列出3个主要护理问题。
(2) 提出本病例的首优护理问题。
(3) 针对首优护理问题,提出3条主要护理措施。

(李秀丽)

第8章　护理诊断与健康评估记录

第1节　护理诊断

一、护理诊断的概念

案例8-1

患者,男性,65岁。慢性咳嗽、咳痰20多年,近8年来出现活动后气促,5天前受凉后出现发热、咳嗽、咳大量黏液脓痰且不易咳出,气急,口唇发绀。吸烟史30余年。体检:T 38.2℃,P 110次/分,R 26次/分,BP 135/87mmHg。神志清,桶状胸,两侧语颤减弱,叩诊过清音,听诊两肺散在干湿啰音。肝脾未触及。下肢水肿(-)。实验室检查:白细胞计数12×10^9/L,中性粒细胞85%。医疗诊断:慢性支气管炎急性发作期、慢性阻塞性肺气肿。护理诊断:①气体交换功能受损　与肺通气、换气功能障碍有关;②体温过高　与支气管、肺部感染有关;③清理呼吸道无效　与痰量多黏稠不易咳出有关;④知识缺乏:缺乏慢性支气管炎的防治知识。

问题:请分析该患者的医疗诊断与护理诊断的不同点。

(一)护理诊断的发展

护理诊断(nursing diagnosis)的概念最早于20世纪50年代由美国的麦克马纳斯提出。1953年,美国护士弗吉尼亚·福莱提出在护理计划中应包括护理诊断。1973年,美国护士协会正式将护理诊断纳入护理程序,授权在护理实践中使用,这意味着对护理对象做出护理诊断已成为护士的责任和权利。同年,在美国召开了护理诊断的第1次全国性会议,成立了全国护理诊断分类小组。1982年,召开的第5次会议因有加拿大代表参加而更名为北美护理诊断协会(NANDA),并决定每2年召开一次会议,对护理诊断进行确认和分类,发展新的并修订原有的护理诊断,截至2013年,NANDA共收录了217个护理诊断,我国临床广泛使用的就是NANDA认可的护理诊断。

(二)护理诊断的定义

护理诊断是护士针对个体、家庭、社区对现存的或潜在的健康问题或生命过程的反应所作的临床判断。护理诊断为护士在其职责范围内选择护理措施提供了依据,是护士为达到预期的结果选择护理措施的基础。该定义由NANDA在1990年第9次会议上提出并通过。

护理诊断的定义表明,护理的内涵和实质是诊断和处理人类对现存的或潜在的健康问题或生命过程的反应,这里所指的反应包括生理、心理和社会等诸方面的反应。护理的对象不仅是患者,也包括健康人,护理的范围也从个体扩展到家庭和社区。护理诊断不仅关注护理对象现有的问题,同时也关注尚未发生的潜在的问题,反映出护理的预见性。护理诊断是护理程序中最重要的一环,是护士为护理对象确立护理目标、制订护理计划、选择护理措施及进行护理评价的依据。

链接　护理程序

护理程序是指导护理人员以满足护理对象身心需要、恢复或增进健康为目标,科学地确认护理对象的健康问题,有计划地为护理对象提供系统、全面、整体护理的一种护理工作方法。它由护理评估、护理诊断、护理计划、实施和评价五个步骤组成。其分述如图8-1。

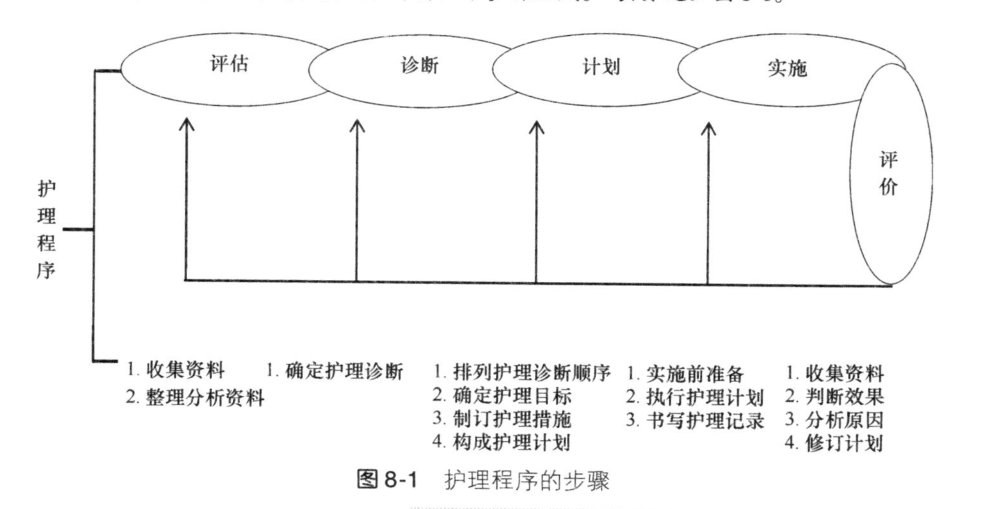

图8-1　护理程序的步骤

（三）护理诊断与医疗诊断的区别

考点：护理诊断的定义

护理诊断与医疗诊断是临床诊断属下的两个不同的子系统。两者分别存在各自的特性，具体表现在以下几个方面。

1. 侧重点不同　医疗诊断是医生使用的名词，侧重于对疾病的本质做出判断，即对疾病做出病因诊断、病理解剖诊断和病理生理诊断，而护理诊断是护士使用的名词，侧重于对护理对象现存的、潜在的健康问题或疾病的反应做出判断。

2. 数量相对不同　医疗诊断的数量较少，而护理诊断的数量相对较多。一个疾病可以产生多个健康问题和反应。

3. 稳定性不同　医疗诊断相对稳定，只要诊断正确无误，就很难有变化；而护理诊断随着护理对象病情发展的不同阶段和不同反应而随时发生变化。

考点：护理诊断与医疗诊断的区别

4. 适用范围不同　医疗诊断仅适用于个体的疾病；而护理诊断适用于个人、家庭或社区对健康问题或生命过程的反应。

5. 服务手段不同　医疗诊断确定以后，医生是通过药物、手术等手段来为患者提供服务；而护理诊断明确以后，护理人员是通过护理手段来为护理对象服务。

案例8-1分析

1. 诊断的侧重点不同　该病例的医疗诊断（慢性支气管炎急性发作期、慢性阻塞性肺气肿）为病理解剖诊断及分期诊断，指出病变的部位、性质、组织结构的改变及疾病的分期。而气体交换功能受损、体温过高等护理诊断侧重于疾病给护理对象带来的反应。

2. 诊断的数量不同　医疗诊断有2个：慢性支气管炎急性发作期、阻塞性肺气肿；而护理诊断有4个：气体交换功能受损、体温过高、清理呼吸道无效及知识缺乏。

3. 稳定性不同　慢性支气管炎、慢性阻塞性肺气肿的诊断在整个住院过程中不会发生改变，而护理诊断可随病情变化发生改变。如患者通过治疗，2天后体温恢复正常，则体温增高的护理诊断就不存在了。

4. 服务手段不同　医生主要采用抗感染、吸氧、改善通气等措施来治疗，而护士则采用做好患者基础护理、取半卧位、保持适宜的病室环境、物理降温、翻身拍背、给氧护理、知识宣教等措施来解决患者的健康问题。

二、护理诊断的分类

(一) 字母顺序分类法

1973 年第 1 次全美护理诊断分类会议上通过的分类方法,是按英文字母顺序排列护理诊断,主要用于护理诊断的索引。

(二) 人类反应型态分类法

1986 年在 NANDA 第 7 次会议上,全体会员一致通过的分类法,称为 NANDA 护理诊断分类Ⅰ。9 种人类反应型态,即交换、沟通、关系、赋予价值、选择、移动、感知、认知和感觉为这一分类系统的框架,每个型态下又有若干护理诊断。

(三) 功能性健康型态分类法

功能性健康型态(function health patterns,FHPs)由马乔里·戈登于 1982 年提出,该分类法以人类健康生命过程的 11 个方面为框架,包括健康感知-健康管理型态、营养-代谢型态、排泄型态、活动-运动型态、睡眠-休息型态、认识-感知型态、自我感知-自我概念型态、角色-关系型态、性-生殖型态、应对-应激耐受型态和价值-信念型态,曾被广泛用于临床指导护士系统地收集、分类和组织资料。

(四) 多轴系健康型态分类法

2000 年,在 NANDA 第 14 次会议上通过的护理诊断分类法,称为 NANDA 护理诊断分类Ⅱ。它是一个多轴系健康形态框架,分 7 个轴系,13 个范畴,每个范畴内划分为 2 个或 2 个以上类别。7 个轴系是:①诊断概念,是护理诊断的主要部分;②时间,包括急性、慢性、间断性和持续性;③护理单位,包括个人、家庭、社区和目标人群;④年龄,从胎儿到老年各个发展时期的人;⑤健康状态,包括现存的、危险的、健康促进的;⑥修饰语,限制或具体说明诊断概念的意思,如改变、减弱、增加、缺陷、紊乱、障碍、有效、无效等;⑦部位,护理诊断所涉及的身体部分或区域。13 个范畴是:健康促进、营养、排泄、活动与休息、感知与认知、自我感知、角色关系、性、应对与应激耐受性、生活准则、安全与防御、舒适、生长与发育。多轴系健康型态分类是在功能性健康型态分类基础上的改进和发展,有取代“人类反应型态”和“功能性健康型态”的趋势。

三、护理诊断的构成

案例 8-2

患者,女性,78 岁。头晕伴乏力 1 周入院。体检:T 36.5℃,P 98 次/分,R 23 次/分,BP 135/64mmHg。神志清,面唇、睑结膜苍白。实验室检查:红细胞计数 3.02×10^{12}/L,血红蛋白 59g/L。护士通过资料收集,得出护理诊断“活动无耐力 与贫血导致机体组织缺氧有关”。

问题:1. 上述护理诊断属于哪一类型?

2. 其相关因素属于哪个方面?

3. 其诊断依据有哪些?

1994 年,NANDA 将护理诊断分为现存的护理诊断、有危险的护理诊断、健康的护理诊断、综合的护理诊断和可能的护理诊断五种类型,其中前两种最为常用。护理诊断基本由名称、定义、诊断依据及相关因素四部分组成,但不同类型的护理诊断其构成也有所不同。

(一) 名称

名称是有关评估对象对健康状态或疾病的反应的概括性描述。

1. 现存的护理诊断　是护士对个体、家庭或社区目前正存在的健康问题或生命过程的反应所作的描述,如“活动无耐力”“疼痛”“焦虑”等。现存的护理诊断由名称、定义、诊断依据和相关因素四部分构成。

2. 有危险的护理诊断　是护士对易感的个体、家庭或社区对健康状况或生命过程可能出现的反应的描述。评估对象此时虽然还没有发生问题,但如果不采取有效的护理措施预防则很有可能出现问题,如长期卧床患者,存在"有皮肤完整性受损的危险"。此类护理诊断要求护士具有预见性。有危险的护理诊断由名称、定义和危险因素三部分组成。

3. 健康的护理诊断　是护士对个体、家庭或社区从特定的健康水平向更高层次健康水平发展的动机和愿望的护理诊断,如"潜在的精神健康增强""母乳喂养有效"等。健康的护理诊断仅包含名称一个部分而无相关因素。

4. 综合的护理诊断　是指由特定的情景或事件而引起的一组现存的或有危险的护理诊断,如"失用综合征""有失用综合征的危险"。综合的护理诊断与健康的护理诊断一样仅有名称一个部分。

5. 可能的护理诊断　是指已有资料支持这一护理诊断的提出,但能确诊该诊断的资料尚不充分,需进一步收集资料予以排除或确认某一现存的或有危险的护理诊断,如"有自理能力缺陷的可能"。可能的护理诊断由名称及使护士怀疑这一诊断的相关资料两部分组成。

(二) 定义

定义是对护理诊断的一种清晰、精确的描述,并以此与其他护理诊断相区别。NANDA 用定义的方式确定每一个护理诊断的特性,即使有些护理诊断的名称十分相似,但仍可从各自的定义发现彼此的差异。例如"长期自我贬低",其定义是:长期对自我及自我能力的消极评价和感觉。"情境性自我贬低",其定义是:一种消极的自我评价或感觉,是以前自我肯定的人在个人遇到失落或情况变化时出现的反应。虽然两者都是一种消极的自我评价和感觉,但前者是一种长期状态,后者是个人遇到某些情况时出现。

(三) 诊断依据

诊断依据是护士做出护理诊断的临床判断标准,来自经健康评估后所获得的有关评估对象健康状况的主观和客观资料。常常是评估对象所具有的一组症状和体征,以及有关病史、辅助检查结果,也可以是危险因素。在现存的护理诊断中,诊断依据是指一组可表明护理诊断的症状和体征。诊断依据按其重要性分为主要依据和次要依据两种类型。

1. 主要依据　做出某一护理诊断时必须具备的依据。

2. 次要依据　对做出某一护理诊断有支持作用,但不一定每次做出该诊断时都存在的依据。

以腹泻为例。①主要依据:排便次数增加,形状呈水样或松散便,每日在 3 次以上。这是必须要具备的。②次要依据:腹部疼痛、食欲下降、恶心、腹部不适、体重下降等。这对腹泻这一护理诊断具有支持作用,但不是必不可少的条件。

诊断依据的划分并非随意而为,是通过严谨的科研加以证实的。在应用护理程序的过程中,严格依照诊断依据,是做出正确护理诊断的保证。

(四) 相关因素

相关因素是指促成护理诊断成立和维持的原因或情境。现存的护理诊断有相关因素,有危险的护理诊断的相关因素常为危险因素。相关因素可以来自于以下五个方面。

1. 病理生理因素　由疾病引起的病理生理方面的健康影响因素,如"气体交换受损"的相关因素可能是肺部感染所致的呼吸道阻塞、有效呼吸面积减少等。

2. 心理因素　是指与心理状态有关的健康影响因素,如"睡眠型态紊乱"可因心理应激所致;"生活自理缺陷"可能与严重的抑郁、焦虑有关。

3. 治疗因素　是指在治疗过程中的健康影响因素(如用药、检查、手术等),如患者使用镇静催眠药物抑制咳嗽中枢可致“清理呼吸道无效”。

4. 情境因素　是关于环境、有关人员、生活经历、生活习惯、角色等方面的健康影响因素，如“便秘”可能与饮食运动习惯有关，可因食量少、食物中缺乏纤维素、活动量少所致。

5. 成熟因素　是指与年龄有关的健康影响因素，包括认知、生理、心理、社会、情感的发展状况，比单纯年龄因素所包含的内容更广，如“便秘”的成熟发展因素可能是老年人肠蠕动减慢；“睡眠型态紊乱”可因小儿独自睡觉恐惧黑暗引起。

护理诊断的相关因素往往不只来自一个方面，可以涉及多个方面，如“营养失调：低于机体需要量”可由下列任一因素引起：摄入食物困难、消化吸收障碍、慢性消耗性疾病、节食过度等。总之，一个护理诊断可以有很多相关因素，确定相关因素可以为护理措施的制订提供依据。

案例 8-2 分析

1. 护理诊断类型　现存的护理诊断。
2. 相关因素　属于病理生理因素。
3. 诊断依据　主要依据：自诉乏力。次要依据：面唇、睑结膜苍白，眩晕，血红蛋白 59g/L。

四、护理诊断的陈述方式

案例 8-3

患者，男性，62 岁。原有胆囊结石 4 年，因腹痛 2 天入院。体检：T 36.5℃，P 111 次/分，R 22 次/分，BP 180/114mmHg。神志清，痛苦貌，呻吟不止，疼痛评分 9 分，巩膜黄染，腹部膨隆，腹软，上腹部压痛，无反跳痛，墨菲征（+）。实验室检查：血淀粉酶 1790U/L；CT 急性胰腺炎，胆囊结石伴胆囊炎。

问题：1. 该患者首选的护理诊断是什么？
2. 用 PES 公式陈述该项护理诊断。

护理诊断的陈述是对个体或群体健康状态的反应及其相关因素/危险因素的描述，可分为三部分陈述、两部分陈述和一部分陈述。

（一）三部分陈述

三部分陈述即 PES 公式，由 P、E、S 三部分组成。一般用于现存的护理诊断的描述。P（problem）代表问题，即护理诊断的名称；E（etiology）代表原因，即相关因素；S（symptoms and signs）为症状和体征（主诉或观察到），即诊断依据，也包括实验室及其他辅助检查的结果。举例如下。

压迫性尿失禁（P）：在打喷嚏、咳嗽、跑步或提重物时，出现滴尿现象（S）　与老年人骨盆肌肉和支持结构的退行性变化有关（E）。

营养失调：低于机体需要量（P）：消瘦（S）　与口腔疾病不能进食有关（E）。

疼痛（P）：主诉疼痛，表情痛苦及姿势固定（S）　与关节炎症有关（E）。

（二）二部分陈述

二部分陈述即 PE 公式，只包含护理诊断名称和相关因素。它一般适用于有危险的护理诊断和可能的护理诊断的描述。因危险目前尚未发生，没有症状和体征。举例如下。

考点：护理诊断的二部分陈述方式

有体液不足的危险（P）　与频繁腹泻有关（E）。

有皮肤完整性受损的危险（P）　与皮肤瘙痒有关（E）。

（三）一部分陈述

一部分陈述只包含护理诊断的名称（P），这种陈述方式一般用于健康的护理诊断和综合的护理诊断的描述。例如，“寻求健康行为”“失用综合征”等。

（四）陈述护理诊断的注意事项

1. 诊断名称要规范　尽量使用 NANDA 认可的护理诊断名称，不要随意创造护理诊断，以免带来混乱,妨碍评估者之间交流。还应避免将医疗诊断、药物不良反应、评估对象需要等作为护理诊断名称。

2. 相关因素的陈述要具体 应使用“与……有关”的方式并尽量具体。相关因素是造成问题最直接的原因,也是制订护理措施的关键,同一护理诊断可因相关因素的不同而具有不同的护理措施。例如,“有皮肤完整性受损的危险 与皮肤瘙痒有关”和“有皮肤完整性受损的危险 与长期卧床有关”这两个护理诊断虽然均为“有皮肤完整性受损的危险”,但前者的护理措施是遵医嘱给予止痒处理,嘱患者勿用手抓等,后者是保持床铺平整、清洁,定时翻身,骨隆突部位垫气圈或海绵垫,按摩及温水擦浴促进局部血液循环等。由此可见,相关因素越直接、具体,护理措施就越有针对性。不可将医疗诊断作为相关因素提出来。例如“活动无耐力 与肺炎有关”应改成“活动无耐力 与缺氧和呼吸困难所致的能量消耗增加有关”。也应避免将临床表现误认为相关因素提出,如“营养失调:低于机体需要量 与消瘦有关”应改成“营养失调:低于机体需要量(消瘦) 与高热所致的机体代谢率增高有关”。

3. “知识缺乏”的陈述要有针对性 “知识缺乏”的陈述方式是“知识缺乏:缺乏……方面的知识”,在陈述所缺乏的相关知识时要有针对性,应明确具体到缺乏哪一部分知识。如“知识缺乏:缺乏糖尿病的知识”这一护理诊断就不妥,我们不可能也没必要让患者掌握所有糖尿病的知识。可以根据具体情况这样陈述“知识缺乏:缺乏胰岛素自我注射方面的知识”。

4. 注意与医疗诊断的区别 如“电解质紊乱 与呕吐有关”,正确的护理诊断应为:“活动无耐力 与呕吐引起的电解质紊乱有关”。电解质紊乱是医疗诊断,是需要采取医疗措施干预的问题,超过了护士的职责范围。

案例 8-3 分析

1. 首选的护理诊断为疼痛。

2. PES 公式陈述为疼痛(P):主诉腹痛,痛苦貌,呻吟不止,疼痛评分 9 分(S) 与胰腺及其周围组织炎症、胆道梗阻有关(E)。

五、合作性问题

(一) 合作性问题的概念

合作性问题又称潜在并发症(potential complication,PC),是指不能通过护理的手段独立解决,需要医护共同处理的由疾病、治疗、检查所引起的某些并发症。但并非所有的并发症都是合作性问题,有些可以通过护理措施预防和处理的,属于护理诊断,如偏瘫患者,长期卧床导致皮肤受压“有皮肤完整性受损的危险”,护士可以通过采取定时帮助患者翻身,保持患者皮肤和床单位的清洁干燥,局部皮肤按摩,增进患者营养等措施来预防此并发症的发生。只有那些护士不能预防和独立处理的才是合作性问题,如急性心肌梗死患者,在发病的 24 小时内最易出现心律失常,这一并发症的出现多因疾病本身导致,护理无法预防,只能通过连续心电监测及时发现严重心律失常的发生。该问题属于合作性问题,即“潜在并发症:心律失常”。对于合作性问题,护理措施的重点在于监测。

(二) 合作性问题的陈述方式

合作性问题有固定的陈述方式,即“潜在并发症:××××”或“PC:××××”,如潜在并发症:自发性气胸;潜在并发症:低钾血症。其也可写成:PC:自发性气胸;PC:低钾血症。

在书写合作性问题时,应注意不要漏掉“潜在并发症”,否则就无法与医疗诊断相区别。一旦诊断为潜在并发症,就意味着评估对象可能发生或者正在发生这种并发症,护士应将病情监测作为护理的重点,以及时发现并发症,及早配合医生共同处理。

考点:合作性问题的概念

六、诊断性思维与步骤

护理诊断的过程一般需要经过四个步骤:收集资料、整理资料、分析资料和选择适宜的护理诊断。

(一) 收集资料

收集资料是评估者通过观察、交谈、体格检查及各种辅助检查,获得评估对象健康状况的过程,是做出护理诊断的基础。收集到的资料是否全面、正确将直接影响护理诊断的准确性。收集资料的方法有以下几种。

1. 观察　在整个护理过程中,评估者要对评估对象进行连续观察,有意识地收集一些支持或否定护理诊断的表现,以及观察执行护理措施后的效果等内容。

2. 交谈　通过与评估对象或其他相关人员的交谈来了解其相关的健康情况。交谈有正式交谈和非正式交谈两种形式。正式交谈是事先通知评估对象做好准备,护士有目的、有计划地交谈。例如,入院后病史的采集。非正式交谈是护士在日常查房时或进行护理过程中与评估对象随便而自然的交谈。

3. 体格检查　通过视、触、叩、听、嗅等方法,对评估对象进行系统检查,收集评估对象身体状态的客观资料。

4. 查阅　包括查阅病历、实验室检查及有关辅助检查结果等。

(二) 整理资料

1. 资料的核实　在完成收集资料的过程后首先要做的就是对资料进行核实。

(1) 资料的全面性:根据收集资料的不同组织形式要求逐项检查有无遗漏。对于缺漏的资料一定要及时补充。

(2) 资料的真实性和准确性:在收集资料的过程中,可能因各种因素而影响所收集资料的真实性和准确性。

1) 主观资料:造成主观资料不真实、不准确的可能原因有:①评估对象的理解力或语言表达能力差;②评估对象有意夸大病情,以期引起重视,或因某种原因而隐瞒病情;③代述者不完全了解病情;④评估者在收集主观资料时采取主观臆断及先入为主的态度。

2) 客观资料:造成客观资料不真实、不准确的可能原因有:①评估者未能为评估对象进行全面、细致的评估;②身体评估的方法不正确,未能发现异常体征;③医学知识及临床经验不足,对异常体征视而不见;④辅助检查结果存在误差。

由于以上原因,评估者应根据具体情况对资料的真实性和准确性做出判断,确认有无资料的相互矛盾或不真实,核实并予以纠正。

2. 资料的分类　收集到的资料涉及各个方面,需要评估者采取适当的方法进行分类,以便于评估者较顺利的从中发现问题。常用的分类方法有以下几种。

(1) 按马斯洛(Maslow)的需要层次理论分类

1) 生理需要:如体温、脉搏、呼吸、饮食、大小便等情况。

2) 安全需要:如对医院环境不熟悉、对手术的恐惧等。

3) 爱与归属的需要:如害怕孤独、想家等。

4) 尊重与被尊重的需要:怕因患病被人看不起等。

5) 自我实现的需要:如担心住院影响工作和学习等。

这种分类方法可以提醒评估者从评估对象生理、心理、社会的不同角度去收集资料。

(2) 按人类反应型态分类:该分类法是将资料按交换、沟通、关系、赋予价值、选择、移动、感知、认识和感觉9种型态进行分类。人类反应型态也是护理诊断的一种分类系统,因此可以从某种型态中有异常的资料直接导出护理诊断。但这9种型态较为抽象,使用起来不够方便,临床少用。

(3)按功能性健康型态分类

1)健康感知-健康管理型态:涉及个体对健康水平的认定及其维持健康的行为和能力水平,如个体对健康的理解及健康行为方式。

2)营养-代谢型态:涉及个体的新陈代谢和营养过程,包括营养、液体平衡、组织完整性和体温调节四个在功能上相互联系的方面。

3)排泄型态:主要涉及个体排尿和排便的功能和形式,如个体的排便排尿情况。

4)活动-运动型态:主要涉及个体日常生活活动与进行这些活动所需的能力、耐力和身体的调适反应,如个体的活动与运动形式、个体的活动耐力情况。

5)睡眠-休息型态:涉及个体睡眠、休息和放松的模式。

6)认知-感知型态:主要包括感觉器官的功能和认知能力,如对疾病的认识。

7)自我感知-自我概念型态:主要指个体对自我的态度,涉及其身份、身体形象和对自身的认识和评价,如个体对体象、社会认同、自我认同方面的认识。

8)角色-关系型态:涉及个体在生活中角色行为及与他人关系的性质,如家庭关系、同事间关系的状态。

9)性-生殖型态:包括性别的认同、性角色行为、性功能和生育功能。

10)应对-应激耐受型态:指个体对压力的感知及其处理方式,如个体对压力、变故的反应及应对方式。

11)价值-信念型态:涉及个体的价值观、信仰、理想、目标等方面。

(4)按多轴系健康型态分类

1)促进健康:对健康和功能状态的认识和利用信息获得健康的生活方式和最佳的健康状况的能力。

2)营养:维持摄入并应用营养素和液体以满足生理需要和健康的能力。

3)排泄:排除体内废物的能力。

4)活动与休息:进行必要的生活活动及获得充分的睡眠与休息的能力。

5)感知与认知:对来自内部和外部的信息感觉、整合和反应的能力。

6)自我感知:对自我的认识和整合、调整自我的能力。

7)角色关系:建立和维持人际关系的方式和能力。

8)性:满足性别角色需求与特点的能力。

9)应对与应激耐受性:处理环境变化和生活事件的方式和能力。

10)生活准则:面对社会、生活中发生的事件的个人观点、行为方式和所遵循的原则。

11)安全与防御:避免危险、寻求安全、促进生长环境的能力。

12)舒适:控制内部与外部环境以使身心、社会安适的能力。

13)生长与发育:机体和器官的生长和功能系统的发展完善。

(三)分析综合资料,形成诊断假设

资料的分析过程即对资料进行综合、分析和推理的过程,以判断评估对象可能存在的或潜在的对健康问题的反应及可能的原因,从而产生护理诊断。

1. 找出异常　首先将收集的资料与正常值比较,以发现异常。这要求评估者不仅要熟练掌握各种健康指标的正常范围,还要充分考虑到评估对象的个体差异。

2. 找出可能的护理诊断及其相关因素　根据所找到的异常资料及其相互关系,做出可能的合理解释,形成假设,经过进一步分析和推理,提出可能的护理诊断及相关因素;然后再根据所提出的护理诊断及相关因素,寻找其他可能支持或否定的资料与线索。

(四) 验证和修订诊断

经过反复综合、分析、推理,对所提出的护理诊断进行评价和筛选,最后对照相应的护理诊断依据做出恰当的护理诊断,找出明确的相关因素。

已确立的护理诊断是否正确,应在临床实践中进一步验证。评估者需要认真、细致地观察病情变化,随时发现问题、提出问题、查阅资料寻找证据,进一步验证和修订护理诊断。另外,随评估对象健康状况的改变,其对健康问题的反应也随之改变,因此只有通过动态的评估才能维持护理诊断的有效性。

(五) 护理诊断排序

评估对象常同时存在多个护理诊断和合作性问题,在实际工作中需要确定解决问题的优先顺序,因而需要对护理诊断及合作性问题进行排序,然后根据问题的轻、重、缓、急合理安排护理工作,做到有条不紊。

1. 排列优先次序

(1) 首优问题:是指直接威胁患者生命并需要立即采取行动去解决的问题,如休克患者"组织灌注不足"、左心衰竭患者"心输出量减少"等问题,如果不及时采取措施,将直接威胁患者生命。急危重症患者在紧急状态下,常可能存在多个首优问题。

(2) 中优问题:是指不直接威胁患者生命,但能影响患者身心健康,需要护士及早采取措施处理的问题,如"有皮肤完整性受损的危险""腹泻"等。

(3) 次优问题:是指与本次发病无直接关系,但对患者的健康仍有影响的问题。这些问题在安排护理工作时可以稍后考虑。如急性脑血管病的患者,伴有肥胖,存在"营养失调:高于机体需要量",属于与此次发病没有直接联系的护理问题,在急性期护士会把这一问题列为次优问题,待患者进入到恢复期后再进行处理。

2. 排列原则及注意事项

(1) 按照 Maslow 需要层次论排序:生理需要是最低层次的需要,也是最重要的需要,只有在生理需要得到满足后,才会考虑其他层次的需要。因此,对生理功能的平衡状态威胁最大,或影响生理需要满足的那些问题常需优先解决。

(2) 按评估对象合理需求排序:在考虑基本需要层次论的同时,也应考虑评估对象的迫切需求。评估对象最了解自己的需求,因此在与治疗、护理方案不冲突的情况下,尽可能考虑评估对象的意见,使双方对护理诊断的排列顺序达成共识。

(3) 护理诊断顺序的可变性:护理诊断的先后顺序并不是固定不变的,是随着疾病的进展、病情、评估对象反应的变化而发生变化,因此护士应该充分运用评判性思维的方法,根据评估对象的具体情况及时调整护理诊断的顺序。

(4) 按护理诊断类型排序:护理诊断的排序一般先为现存的护理诊断,其次是有危险的护理诊断,最后是潜在并发症。但这并不是一成不变的,应根据评估对象的不同情况分别对待。某些情况下,"有危险的护理诊断"和"潜在并发症"也被列为首优问题而立即采取措施或严密监测,如急性心肌梗死患者"潜在并发症:心律失常",大咯血患者"有窒息的危险"等。

考点:首优问题的判断

(5) 其他:在临床实际工作中,护士可以安排同时解决几个护理问题,但其护理重点及主要精力还应放在需要优先解决的问题上。

目标检测

A_1/A_2 型题

1. 下述护理诊断采用了哪种陈述公式:体温过高:T 39℃,面色潮红,皮肤发热 与肺部感染有关 ( )

A. PES公式　　B. PE公式
C. ES公式　　D. PS公式
E. P公式

2. 下列属于合作性问题的是(　　)
A. 气体交换受损　与阻塞性肺气肿有关
B. 便秘　与饮食中纤维素摄入量过少有关
C. 潜在并发症:出血
D. 有皮肤完整性受损的危险:与长期卧床有关
E. 知识缺乏:缺乏有关糖尿病足护理的知识

3. 关于收集资料,下列哪项是错误的(　　)
A. 收集资料要准确、全面
B. 收集资料在患者刚入院时进行
C. 收集资料的方法有观察、交谈、体格检查及查阅资料
D. 收集资料是护理评估的第一步
E. 收集资料为做出护理诊断提供依据

4. 关于护理诊断下列描述错误的是(　　)
A. 护理诊断是描述个体或群体对健康问题的反应
B. 护理诊断以收集的资料为诊断依据
C. 护理诊断必须通过护理措施解决
D. 一项护理诊断可针对多个问题
E. 护理诊断随病情变化而变化

5. 下列哪项不属于护理诊断的相关因素(　　)
A. 治疗因素　　B. 心理因素
C. 成熟因素　　D. 病理生理因素
E. 医疗诊断

6. 患者,女性,85岁。突发胸痛1小时入院,T 37.0℃,P 128次/分,R 35次/分,BP 183/107mmHg,心律齐,急诊心电图示:急性前间壁心肌梗死,生化检查心肌酶谱升高。患者有濒死感,对疾病很担心。护士通过收集资料确认目前存在以下护理问题,你认为应该首先解决的是(　　)
A. 胸痛　与心肌缺血、缺氧、坏死有关
B. 恐惧　与胸痛、濒死感有关
C. 进食、如厕、卫生自理缺陷　与心肌梗死后绝对卧床休息有关
D. 潜在并发症:心源性休克
E. 知识缺乏:缺乏冠心病控制诱发因素相关知识

A_3/A_4 型题

(7~9题共用题干)

患者,男性,48岁。腹痛伴发热、恶心、呕吐2天,拟急性胃肠炎入院。入院时精神萎靡,呈急性面容,腹部阵发性绞痛伴解水样便,每日数十次。体温38.5℃,皮肤干燥,弹性差,上腹及脐周有压痛,无肌紧张及反跳痛,肠鸣音亢进。

7. 该患者护理诊断“腹泻”的主要诊断依据是(　　)
A. 水样粪便　　B. 腹痛、恶心、呕吐
C. 体温38.5℃　　D. 皮肤干燥
E. 肠鸣音亢进

8. 以下哪项不属于该患者的护理诊断(　　)
A. 体温过高　与胃肠道炎症有关
B. 体液不足与腹泻引起失水有关
C. 活动无耐力　与频繁呕吐、腹泻导致水电解质丢失有关
D. 疼痛:腹痛　与胃肠黏膜炎性病变有关
E. 急性胃肠炎

9. 对该患者首先应解决的护理问题是(　　)
A. 精神委靡　　B. 体液不足
C. 活动无耐力　　D. 发热:体温38.5℃
E. 疼痛

(黄小斐)

第2节　健康评估记录

健康评估记录是护士将问诊、体格检查、实验室及其他辅助检查获得的资料经归纳、分析和整理后形成的书面记录或电子记录。它包括入院时的首次评估记录和住院期间的护理记录。

健康评估记录是护理病历的重要组成部分,通过它可以对评估对象的健康状况进行动态观察和比较,是护理人员进行护理服务的重要依据,也是涉及医疗保险、医疗纠纷及法律诉讼的重要资料。近年来,随着医院信息化建设工作的不断推进,国内已有不少医院开发和研制了适合本院需要的护理电子病历系统。因护理电子病历尚有许多需不断完善的地方,本节不作详述。

链接　电子病历

电子病历是指医务人员在医疗活动过程中,使用医疗机构信息系统生成的文字、符号、图表、图形、数据、影像等数字化信息,并能实现存储、管理、传输和重现的医疗记录,是病历的一

种记录形式。护理电子病历是电子病历的重要组成部分。电子病历在临床应用中因具有存储、查阅方便，时效性强，共享性好等优点而得到较快的发展，但同时也存在一些问题，如法律效力问题、网络信息安全性等问题均有待进一步完善。

一、健康评估记录的基本书写要求

健康评估记录要确切地反映评估对象健康状态、病情变化，为及时、准确做出护理诊断提供有价值的信息。健康评估记录不仅是临床护理人员为评估对象提供护理的重要依据，也是开展护理教学与护理研究的基本资料。因此，护士必须严格按要求书写健康评估记录。基本要求有以下几点。

1. 健康评估记录应客观、真实、准确、及时、完整、规范。

2. 健康评估记录使用蓝黑墨水、碳素墨水，需复写的资料可以使用蓝色或黑色油水的圆珠笔。计算机打印的健康评估记录应当符合病历保存的要求。

3. 健康评估记录应使用中文，通用的外文缩写和无正式中文译名的症状、体征、疾病名称等可以使用外文。

4. 健康评估记录应规范使用医学术语，文字工整，字迹清晰，表述准确，语句通顺，标点正确。

5. 健康评估记录过程中出现错字时，应用双线划在错字上，保留原记录清楚、可辨，并注明修改时间，修改人签名。不得采用刮、粘、涂等方法掩盖或去除原来的字迹。上级护理人员有审查修改下级护理人员书写的健康评估记录的责任。

6. 健康评估记录应当按照规定的内容书写，并由相应护理人员签名。实习护士、未注册护士书写的健康评估记录，应经过本医疗机构注册的护士审阅、修改并签名。进修护士由医疗机构根据其胜任本专业工作实际情况认定后书写健康评估记录。

7. 健康评估记录一律使用阿拉伯数字书写日期和时间，采用 24 小时制记录。

8. 健康评估记录纸张规格与医疗记录纸张规格相一致，页码用阿拉伯数字表示。

9. 因抢救急危重患者而未能及时书写的健康评估记录，护理人员应在抢救结束后 6 小时内及时据实补记。

二、健康评估记录的格式与内容

2010 年，卫生部(现国家卫生和计划生育委员会)为切实减轻临床护士书写护理文书的负担，使护士有更多时间和精力为患者提供直接护理服务，密切护患关系，提高护理质量，下发了《卫生部办公厅关于在医疗机构推行表格式护理文书的通知》，决定在医疗机构推行表格式护理文书，简化护理文书书写。根据其要求，健康评估记录也进行相应调整，对入院时首次评估记录，医院可根据具体情况确定是否需要书写，对住院期间的护理记录也仅针对病重、病危及病情发生变化、需要监护的患者。

目前，我国健康评估资料记录尚未形成统一的格式和内容，其中较为常用的是各医疗机构参照卫生部护理记录单，结合本院专科护理特点设计并书写，以简化、实用为原则。

(一) 首次入院健康评估表

评估对象入院后首次进行的、系统的健康评估记录。首次入院健康评估表内容包括以下几个方面。

1. 一般资料　包括姓名、性别、年龄、民族、婚姻状况、文化程度、入院医疗诊断、入院方式、资料来源等。

2. 健康史　首先是主诉、现病史、既往史、婚育史、外伤/手术史、过敏史、家族史、日常生活状况等，然后是心理、社会评估或11个功能性健康型态的问诊内容。

3. 体格检查　是较为全面的检查，按一般检查、全身状况、皮肤黏膜、淋巴结、头面部、颈部、胸部、腹部、肛门直肠、生殖器、脊柱四肢、神经系统逐项检查。重点检查与护理工作有关的、有助于发现护理问题方面的内容。

4. 辅助检查　包括对护理诊断有支持意义的各种实验室检查及器械检查结果。

5. 提出初步的护理诊断　通过交谈、观察、体格检查及查阅记录等方法收集资料并记录，提出初步护理诊断，为制订护理措施及开展护理活动提供依据。

链 接　床边系统评估20步

床边系统评估是指通过对患者从头到脚系统的评估，准确把握患者的整体状况，识别现存或潜在的健康问题并及时进行干预。

步骤：核对患者→自我介绍→安置舒适体位，询问是否需要如厕，拉起床帘→了解夜间睡眠情况→检查眼结膜、巩膜及瞳孔对光反射情况→评估口腔黏膜是否完整→触摸有无淋巴结肿大→如有颈部留置针，注意查看并询问患者有无不适→观察呼吸频率、深度，询问咳嗽、咳痰情况，听诊肺部呼吸音→听诊心率→通过视诊、听诊、触诊、叩诊评估腹部情况，询问患者进食和大小便情况→如有引流管，检查各引流管是否固定、通畅及引流物性状等→检查背部及骶部皮肤情况→检查双下肢有无明显水肿→检查足背动脉搏动情况→检查四肢肌力、肌张力→评估结束，整理床单位→总结主要存在的问题，让患者进行补充→宣教：药物、活动、饮食、伤口、引流管等相关知识→记录系统评估相关内容。

（二）护理记录

护理记录是指患者在整个住院期间的健康状况及护理过程的全面记录。它包括患者所住科别、姓名、床号、住院病历号（或病案号）、医疗诊断、记录日期和时间，以及根据专科特点需要观察与监测的项目、采取的治疗、护理措施和效果、护士签名、页码等。记录时间应当具体到分钟，采用时点记录法，记录频次视病情需要而定。

1. 记录对象　病重、病危患者，以及病情发生变化、需要监护的患者（包括特级/I级护理患者、新入院患者、有病情变化的患者、有特殊治疗或处理的患者、出院患者等需要护理记录）。

2. 记录内容

（1）意识：根据患者实际意识状态选择填写（清醒、嗜睡、意识模糊、昏睡、浅昏迷、深昏迷、谵妄状态）。

（2）体温、脉搏、呼吸和血压：体温单位为℃，脉搏、呼吸单位为次/分，血压单位为毫米汞柱（mmHg），均直接在相应栏内填入测得数值，不需要填写数据单位。

（3）血氧饱和度：根据实际填写数值。

（4）吸氧：单位为升/分（L/min），可根据实际情况在相应栏内填入数值，不需要填写数据单位，并记录吸氧方式，如鼻导管、面罩等。

（5）出入量

1）入量：单位为毫升（ml），入量项目包括使用静脉输注的各种药物、口服的各种食物和饮料，以及经鼻胃管、肠管输注的营养液等。

2）出量：单位为毫升（ml），出量项目包括尿、便、呕吐物、引流物等，需要时写明颜色、性状。

（6）皮肤情况：根据患者皮肤出现的异常情况选择填写，如压疮、出血点、破损、水肿、黄染等。

（7）管路护理：根据患者置管情况填写，如静脉置管、导尿管、引流管等。

（8）病情观察及措施：简要记录护士观察患者病情的情况，以及根据医嘱或者患者病情变化采取的措施及效果评价。

考点：护理记录的内容

3. 格式　见表8-1、表8-2、表8-3。

表 8-1　护理记录单(原卫生部样式)

科别　　　　姓名　　　　年龄　　　　性别　　　　床号　　　　住院病历号　　　　入院日期　　　　诊断

日期/时间	意识	体温	脉搏	呼吸	血压	血氧饱和度	吸氧	入量		出量			皮肤情况	管路护理			病情观察及措施	护士签名
		℃	次/分	次/分	mmHg	%	L/min	名称	ml	名称	ml	颜色性状						

第　　页

本表为参考表,医院应当根据本院各专科特点设定记录项目。

表 8-2　护理记录单(××省卫生厅样式—首页)

科别　　　　姓名　　　　床号　　　　住院病历号　　　　入院日期　　　　诊断

<table>
<tr><td rowspan="4">首次
评估
记录</td><td>过敏史及表现：</td><td rowspan="4">简要病史：

护士签名：　　　　记录日期：</td></tr>
<tr><td>皮肤情况：</td></tr>
<tr><td>跌倒评估分值：</td></tr>
<tr><td>其他需要说明的情况：</td></tr>
</table>

日期 时间	意识	体温	脉搏	呼吸	血压	入量		出量							病情观察及护理	护士签名
		℃	次/分	次/分	mmHg	名称	ml	名称	ml	颜色性状						

表 8-3 护理记录单(××省卫生厅样式—续页)

科别　　　　姓名　　　　床号　　　　住院病历号　　　　入院日期　　　　诊断

日期 时间	意识	体温	脉搏	呼吸	血压	入量		出量							病情观察及护理	护士签名
		℃	次/分	次/分	mmHg	名称	ml	名称	ml	颜色性状						

本表为参考表,医院应当根据本院各专科特点设定记录项目。

目标检测

A$_1$/A$_2$ 型题

1. 因抢救急危重患者而未能及时书写的健康评估记录,护理人员应在抢救结束后几小时内据实补记( )
   A. 0.5 小时 B. 1 小时
   C. 6 小时 D. 12 小时
   E. 24 小时
2. 关于护理记录的叙述错误的是( )
   A. 采用24 小时制记录,记录时间具体到分钟
   B. 书写过程中出现错字时,应用双线划在错字上,并注明修改时间,修改人签名
   C. 记录应当根据相应专科的护理特点书写
   D. 如需记录出入量,每12 小时总结一次
   E. 根据患者病情决定记录频次,病情变化随时记录
3. 健康评估记录的基本书写要求不包括( )
   A. 客观 B. 详细
   C. 准确 D. 及时
   E. 真实
4. 护理记录单适用于( )
   A. 病重患者 B. 有病情变化的患者
   C. 新入院患者 D. Ⅰ级护理患者
   E. 以上都是

护理技能竞赛模拟训练题

1. 患者,男性,58 岁。因呕血、解黑便1 天,加重1 时入院。原有乙型肝炎、肝硬化病史5年。患者1 天前无明显诱因突发呕血,暗红色,量约150ml,伴有心悸、口干,随后解黑便2 次,成形,每次量约250g,无腹痛、头昏,未予以重视及诊治。1 小时前进食流质后再次突发呕血,量约500ml,暗红色,伴头晕、面色苍白,无晕厥、大汗淋漓、腹胀、腹痛。入院体格检查:T 36.8℃,P 94 次/分,R 20 次/分,BP 105/70mmHg。神志清,贫血貌,皮肤巩膜黄染,眼结膜苍白,胸壁可见散在蜘蛛痣,未见肝掌,腹平软,未见腹壁扩张浅静脉,全腹无压痛及反跳痛,肝剑突下未及,脾肋下3cm、质中,移动性浊音(-),肠鸣音5~6 次/分,双下肢无水肿。初步诊断:乙型肝炎,肝硬化失代偿期,上消化道出血,失血性贫血。

问题:(1) 分析该患者病情,列出护理诊断,并按照首优、中优和次优次序为护理诊断排序。

(2) 该患者入院后第2 天出现意识模糊、时有乱语、小便失禁,请问新增护理诊断有哪些?

2. 患者,男性,69 岁。原有胃穿孔修补术病史12 年,因腹痛、腹胀、肛门停止排便、排气半天,以肠梗阻入院。在全身麻醉下行剖腹探查、肠粘连松解术、部分小肠切除吻合术,术后诊断肠梗阻、小肠坏死。术后留置胃肠减压管、脾窝引流管、右侧盆腔引流管、留置导尿管。术后第1 天,医嘱禁食,静脉补液3750ml,至次日早上7:00 余150ml 液体未输注,各引流管早上7:00 倾倒后至次日早上7:00 液量:胃肠减压液80ml,脾窝引流液90ml,右侧盆腔引流液180ml,尿液2000ml。

问题:(1) 请阐述术毕返回病房的首次护理记录内容。

(2) 术后第1 天的24 小时入量多少? 出量多少?

(黄小斐)

实训指导

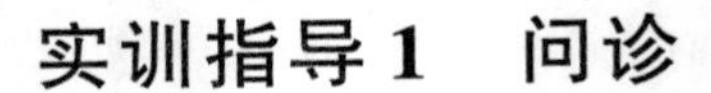

实训指导1　问诊

【目的】

1. 掌握问诊的内容、基本方法和技巧,使所收集的主观资料基本完整且逻辑性强。
2. 通过问诊能够与评估对象建立良好的关系。
3. 能较系统地整理问诊内容。

【实验/实训器材】　评估表。

【内容】

1. 问诊的方法与技巧。
2. 收集评估对象的一般资料、主诉、现病史、既往史、成长发展史、家庭健康史等。

【方法】

1. 教师示范问诊。
2. 2~3 人 1 组,学生间进行相互问诊。
3. 整理问诊内容,按正确格式书写评估表。

【注意事项】

1. 保持室内安静,听从教师指导,遵守实验室规则,实践完毕保持实验室整齐清洁。
2. 注意衣帽整洁,不穿戴工作衣帽者不能进实验室实验。

（王绍锋）

实验/实训指导2　一般状态、皮肤、浅表淋巴结检查及头颈部检查

【目的】

1. 掌握一般状态检查的判断标准。
2. 掌握皮肤检查内容及方法。
3. 掌握浅表淋巴的检查方法与顺序。
4. 掌握头颈部检查的顺序、内容及方法。

【实验/实训器材】　手电筒、压舌板、体温表、血压计、听诊器、皮尺。

【内容】

1. 生命体征　①体温:互测口温,读数,记录;②呼吸:视诊观察胸部、腹部运动的频率和节律 1 分钟;③脉搏:触诊桡动脉,记录 1 分钟频率和节律的结果;④血压测量:互测血压 2 次,记录结果。

2. 一般状态　①发育:通过身高、体重、年龄与智力之间的关系判断正常或不正常;②营养:根据皮肤、毛发、皮下脂肪、肌肉发育情况综合判断为良好、中等或不良;③意识状态:清

晰、嗜睡、模糊、谵妄、昏睡、昏迷、谵妄;④面容与表情:正常、淡漠、烦躁不安、痛苦、忧郁表情;急性病容、慢性病容、贫血面容、二尖瓣面容、甲亢面容、黏液性水肿面容、伤寒面容;⑤体位:自动、被动、强迫体位;⑥步态:正常、异常步态(蹒跚、醉酒、共济失调步态)。

3. 皮肤　①颜色:苍白、发红、发绀、黄染、色素沉着;②湿度、温度、弹性:温度正常、增高、冰冷;湿度正常、湿润、干燥;弹性正常、减弱;③皮疹:斑疹、玫瑰疹、丘疹、斑丘疹、荨麻疹;④压疮:无、有,Braden 评分、分期;⑤出血:瘀点、紫癜、瘀斑、血肿;⑥蜘蛛痣:无、有,部位;⑦水肿:轻度、中度、重度。

4. 浅表淋巴结　①检查顺序及部位:耳前、耳后、乳突区、枕骨下区、颈后三角、颈前三角、锁骨上窝、腋窝、滑车上、腹股沟、腘窝;②检查内容:肿大淋巴结的部位、大小、数目、硬度、红肿、压痛、移动度、有无瘢痕及瘘管;③检查方法:用手指由浅入深进行滑行触摸。

5. 头部　①头颅:头发(量、色泽)、形状(正常、方颅)、大小(正常、小颅、巨颅)、压痛、血肿;②眼:眼眉(有无脱落)、眼睑(下垂、水肿)、结膜[充血、出血、沙眼(滤泡)]、巩膜(黄染)、角膜(透明、白斑)、瞳孔(形状、大小、对光反射、调节反应)、眼球(突出或凹陷、运动自如或受限);③耳:耳郭外形、外耳道分泌物、乳突压痛、听力测定;④鼻:外形(正常、蛙鼻、鞍鼻)、鼻翼扇动、鼻出血、鼻窦(额窦、筛窦、上颌窦)压痛;⑤口:唇(颜色、溃疡、疱疹)、口腔黏膜(颜色、溃疡、出血点、色素沉着)、牙齿(色泽、形状、缺齿、义齿、龋齿)、牙龈(出血、齿槽溢脓、色素沉着)、舌(伸出位置、震颤、舌苔)、咽部(有无充血、出血点、分泌物)、扁桃体(大小、颜色、分泌物)、腮腺(正常,肿大)。

6. 颈部　①血管:正常、颈静脉怒张;②甲状腺:视诊(有无肿大),触诊(双手、单手触诊法),听诊血管杂音,肿大分度;③气管:正中、偏移。

【方法】

1. 教师讲解及示范性检查,指出各部位检查的要点和操作技巧。

2. 学生 2～3 人 1 组,互相练习。每 2～3 组由 1 名教师带教,教师巡回查看,随时纠正学生在检查过程中出现的各种错误。

3. 教师小结。

4. 按正确格式书写实验报告。

【注意事项】

1. 测口表前注意消毒,将汞柱甩到 36℃以下,测时舌下放置 5 分钟。

2. 评估淋巴结时,要放松评估部位,以利于触诊。

3. 评估鼻窦和乳突压痛时,用力要适度。

(刘旭东)

实验/实训指导 3　胸廓及肺部体格检查

【目的】

1. 掌握胸廓、肺部视诊、触诊、叩诊、听诊的评估内容及评估方法。

2. 掌握各种叩击音的音响特点。

3. 掌握听诊器的使用方法及注意事项。

4. 掌握正常呼吸音的听诊特点及听诊部位。

【实验/实训器材】　多媒体教室、听诊器、心肺模拟听诊仪。

【内容】

1. 胸部的体表标志 ①骨骼标志:辨认胸骨、胸骨角、脊柱棘突、第7颈椎棘突、腹上角和肋脊角;②自然陷窝和解剖区域:辨认胸骨上窝、锁骨上窝、锁骨下窝、腋窝、肩胛上区、肩胛下区和肩胛间区;③人工划线:前正中线、锁骨中线、腋前线、腋中线、腋后线、后正中线和肩胛下角线。

2. 胸壁和胸廓 观察胸壁静脉、检查胸壁有无压痛、肋间隙、胸廓外形。

3. 乳房 观察对称性,表面情况、乳头位置、大小;触诊检查弹性、有无压痛、包块、腋窝及锁骨上窝淋巴结。

4. 肺脏 ①视诊:呼吸运动、呼吸频率、深度及节律;②触诊:胸廓扩张度、语言震颤;③叩诊:正常叩诊音、肺上界、肺下界、肺下界移动范围;④听诊:正常呼吸音、语言震颤。

【方法】

1. 教师讲解及示范。
2. 学生2人为1组,互相练习,其间教师根据学生操作情况做指导。
3. 通过观看相应的教学片、心肺模拟听诊仪练习掌握呼吸系统常见体征。
4. 教师总结。
5. 按正确格式书写评估表。

【注意事项】

1. 触诊乳房时,注意手指和手掌平置在乳房上,旋转或滑动触诊,从外上象限开始按顺序进行。

2. 叩前胸、两侧胸时,板指应与肋间平行;叩肩胛间区时,板指应与脊柱平行;叩肩胛下角水平以下的部位时,板指仍保持与肋间隙平行,并注意两侧对比。

(金 花)

实验/实训指导4 心脏与血管评估

【目的】

1. 掌握心脏视诊、触诊、叩诊、听诊的内容和评估方法。
2. 要求准确叩出心相对浊音界。
3. 掌握5个瓣膜听诊区的部位及听诊顺序。
4. 正确识别第一心音、第二心音的特点。
5. 了解心率、心律、心音异常的特点及临床意义。
6. 掌握血压的测量方法,熟悉其正常值及临床意义。

【实验/实训器材】 多媒体教室、听诊器、心脏模型、心肺模拟听诊仪、直尺、标记笔、血压计。

【内容】

1. 视诊 心尖搏动的位置、范围、强弱、节律、频率,颈动脉搏动情况。
2. 触诊 心尖搏动。
3. 叩诊 叩诊方法、心脏相对浊音界。
4. 听诊 瓣膜听诊区及听诊顺序、心律、节律、正常心音(注意区别第一心音和第二心音)。
5. 血压测量 血压测量方法、血压读数及记录方法。

【方法】

1. 教师讲解及示范。

2. 学生2人为1组,互相练习,其间教师根据学生操作情况做指导。

3. 观看相应的教学片、借助心肺模拟仪听诊心音、异常心音和杂音、心包摩擦音。

4. 教师小结,同学按正确格式填写实验报告。

【注意事项】

1. 触诊心脏时手要温暖,先用右手全手掌置于心前区开始检查,然后逐渐缩小到手掌尺侧(小鱼际)或示指、中指和环指指腹并拢进行触诊。

2. 听诊心脏时环境应安静,并采取适当的体位。

(金　花)

实验/实训指导5　腹部检查

【目的】

1. 掌握腹部检查的内容与方法、临床意义。

2. 通过腹部检查熟悉腹部各脏器正常征象极其正常值。

3. 了解腹部的体表标志与分区。

【实验/实训器材】　皮尺、听诊器。

【内容】

1. 腹部的体表标志与分区

2. 腹部评估方法

(1) 视诊:①腹部外形异常的意义;②呼吸运动;③腹壁静脉曲张的类型及原因;④胃肠蠕动波。

(2) 触诊:①腹部紧张度增加和减低的意义;②常见的压痛点、反跳痛的临床意义;③肝触诊的方法、注意事项、常见疾病肝触诊的特征;④脾触诊的方法、脾大的测量方法、脾大的分度及临床意义;⑤胆囊触诊的方法,胆囊压痛点的触诊;⑥膀胱触诊。

(3) 叩诊:①腹部叩诊音;②肝叩诊、肝区叩击痛;③移动性浊音的检查方法及临床意义;④肋脊角叩击痛;⑤膀胱叩诊。

(4) 听诊:①肠鸣音异常的意义;②振水音。

【方法】

1. 教师示范。

2. 学生2人1组,学生间进行相互检查。

3. 教师巡回指导,纠正其不足。

【注意事项】

1. 评估对象要充分暴露全腹,进行全面和细致的观察。最好保持视线与患者腹部在同一平面上进行察看,从前方和侧面采取几个不同的角度仔细观察。

2. 评估对象一般采取仰卧位,头垫低枕,两手平放于躯干两侧,两膝屈起并稍分开,张口缓缓作腹式呼吸,保持腹肌松弛。评估者站在患者右侧,检查时,动作轻柔,由浅入深,从健康部位开始,逐渐移向病变区域,一般先从左下腹部开始,循逆时针方向,由下而上,先左后右,对腹部各区进行细致触诊。

(张晓辉)

实验/实训指导6　神经系统评估

【目的】

1. 掌握神经系统运动功能及神经反射评估的正确方法、重要阳性体征的临床特点及意义。

2. 理解神经系统评估各项内容的正常状态、其他阳性体征的临床特点及其意义。

3. 了解脑神经、感觉功能评估及自主神经功能评估的内容。

【实验/实训器材】　棉签、叩诊锤、弯盘、手电筒、压舌板等。

【内容】

1. 神经系统评估的方法。

2. 神经系统评估病例讨论。

【方法】

1. 教师讲解神经系统评估的要点、注意事项及操作规范。

2. 以学生代表模拟患者,教师示范系统、规范的神经系统评估流程,包括12对颅神经、运动系统、感觉系统、反射、自主神经系统及脑膜刺激征等。

3. 观看神经系统评估的教学录像。

4. 学生2人1组,分组互相练习神经系统评估的方法。

5. 教师集中学生对所练习的操作进行回示,先由学生自行点评,最后由教师进行总结。

6. 在教师的带领下进行神经系统病例讨论。

【注意事项】　评估神经反射时,有的反射难以引出,应转移评估对象的注意力后,再行评估。

(吴俊丽)

实验/实训指导7　心电图检查

【目的】

1. 掌握心电图的描记方法。

2. 熟悉心电图的图形特点和正常值范围。

3. 了解心电图的阅读顺序、分析方法和心电图报告的书写格式。

【实验/实训器材】　心电图机、心电图记录纸、导电膏、分规。

【内容】

1. 常规12导联心电图连接方法,包括3个标准导联(双极肢体导联)、3个加压单极肢体导联和6个胸导联连接方法。

2. 心电图测量,包括心率、心律、心电轴,以及各个波段的形态、时间、电压测量。

3. 心电图阅读顺序和分析方法。

【方法】

1. 教师示教心电图描记的步骤。

2. 学生5人为1组,相互进行心电图描记,并心电图分析,教师巡回指导。

3. 教师对部分典型心电图和存在问题进行分析、归纳、总结。

【注意事项】

1. 操作前准备 ①环境温度适宜;②检查心电图机性能,安装心电图纸;③受检者平静呼吸、放松、不能移动肢体、脱下手表、拿开手机、床旁不要摆放其他电器等;④核对受检者信息;⑤使用交流电源的心电图机接专用可靠的地线。

2. 操作中 注意保护受检者隐私;女性乳房下垂者应将其托起,而不应该放置在乳房上。

3. 操作后 及时标记姓名、导联、操作日期等内容。

(刘文慧)

实验/实训指导 8 普通 X 线、DR、CT 工作原理及 X 线的防护

【目的】 通过观察普通 X 线、DR、CT 的成像过程,以加深对普通 X 线、DR、CT 工作原理的了解及 X 线检查中的有关防护方法、措施的了解。了解并比较不同成像技术和检查方法的各自优势和局限性,明确它们的适应范围、诊断能力和价值。熟悉 X 线检查前准备。

【实验/实训器材】 普通 X 线机、DR 机、CT 机。

【内容】

1. 观察普通 X 线机摄片过程、了解 X 线机的工作原理。
2. 观察 DR 检查过程,了解其成像基本原理。
3. 观察 CT 检查过程,了解 CT 工作原理。
4. 了解造影剂使用和造影剂反应的处理方法。
5. 观察有关 X 线检查中的防护方法、措施及检查前准备。

【方法】

1. 将学生分成 3 个小组,分别进入 X 线室、DR 室及 CT 室。
2. 3 个小组定时轮换。
3. 各组分别由带教老师予以演示或带领学生观看操作过程。说出 X 线检查前准备。
4. 带教老师总结点评。

【注意事项】

1. 注意不同成像技术和方法的比较。
2. 注意 X 线的防护。

(孙永超)

实验/实训指导 9 血液、尿液检查

【目的】

1. 掌握血液标本的采集方法。
2. 了解血液和尿液分析仪的检验原理,熟悉血液、尿液的检验程序。
3. 了解血生化仪、细菌培养箱等检验科的设备。

【实验/实训器材】 血液和尿液分析仪、显微镜、离心机、载玻片、试管、注射器等。

【内容】

1. 血液检验 血液自动化分析仪开机预热后,测定评估对象标本,示教操作流程,讲解操

作注意事项，然后指导学生分析与评价检验结果。

2. 尿液检验　尿液分析仪预热后，测定评估对象标本，示教操作流程，讲解操作注意事项，然后指导学生分析与评价检验结果。

3. 显微镜观察评估对象血液、尿液标本。

【方法】

1. 学生6～10人组。

2. 教师示教自动化仪器操作流程。

3. 记录、分析实验结果。

【注意事项】

1. 自动化分析仪要提前开机预热。

2. 正确采集标本，采血部位注意消毒。

3. 检验后的标本要妥善处理，不能乱扔，或随便倒入下水道内。

（刘　永）

实验/实训指导10　脏器病变实验室检查

【目的】

1. 掌握心、肝、肾功能检查指标的参考值和标本收集的方法。

2. 熟悉心、肝、肾功能检查前的准备工作。

3. 了解心、肝、肾功能检查的临床意义。

【实验/实训器材】　化验报告单、实验评估表、容器。

【内容】

1. 心肌酶　血清肌酸激酶测定、乳酸脱氢酶测定。

2. 肝功能检查　蛋白质代谢功能检查、胆红素代谢检查、血清酶学检查、乙型病毒性肝炎标志物检测。

3. 肾功能检查　内生肌酐清除率测定、血清肌酐和尿素氮测定、尿浓缩稀释试验。

【方法】

1. 参观医院检验科，了解标本采集的方法。

2. 教师讲解、示教。

3. 学生分组讨论心、肝、肾功能检查的化验报告单。

4. 整理讨论内容，按正确格式书写实验评估表。

【注意事项】

1. 保持室内安静，听从教师指导，遵守实验规则。

2. 注意衣帽整洁，不穿戴工作衣帽者不能进实验室。

3. 实验完毕打扫实验室的清洁，并认真洗手。

（杨泽刚）

实验/实训指导11　心理、社会评估

【目的】　初步学会用交谈、观察和量表的方法对评估对象进行心理、社会评估。

【实验/实训器材】 焦虑、抑郁量表,情绪情感形容词量表,Smilkstein 家庭功能量表,Procidano 与 Heller 的家庭支持量表。

【内容】

1. 心理评估内容 情绪和情感评估、个性评估。

2. 社会评估的内容 家庭评估、文化评估、环境评估、角色与角色适应评估。

【方法】

1. 由带教老师示教心理、社会评估的方法。

2. 学生 5~6 人 1 组,由 1 位同学扮演评估对象,通过交谈法、观察法、量表评定法,进行心理、社会评估。

3. 学生讨论分析。

4. 整理讨论内容,书写评估报告,交教师审阅、修改。

【注意事项】

1. 保持室内安静,听从教师指导。遵守实践规则,保持实验室整齐清洁。

2. 心理、社会评估和身体评估同样重要,不可偏颇。

3. 评估者应尽可能理解并准确评估评估对象的行为,不可将自己的态度、看法、观点带到评估中去而影响评估结果。

4. 遵守保护性医疗制度,保护评估对象的隐私。

(李秀丽)

实验/实训指导 12 护理诊断

【目的】

1. 理解护理诊断的分类、构成、陈述方式及护理诊断步骤。

2. 掌握护理诊断的书写。

【实验器材】 病案、护理诊断手册。

【内容】

1. 分组讨论病案,按护理诊断的步骤分析出护理诊断。

2. 针对病案书写护理诊断。

【方法】

1. 教师提供典型病案,学生分组讨论分析病案,对照护理诊断手册筛选出护理诊断。

2. 学生根据所提供病案中的病情及进展情况分别列出护理诊断,并按照首优、中优和次优原则排序。

3. 学生按正规陈述方式书写护理诊断。

4. 教师总结、讲评。

【注意事项】

1. 按护理诊断的步骤产生护理诊断:收集资料,整理分析资料,找出异常及相关因素,对照护理诊断手册选择护理诊断,对护理诊断排序。

2. 按正规陈述方式书写护理诊断。

(黄小斐)

实验/实训指导13　健康评估记录

【目的】

1. 掌握健康评估记录的基本书写要求。
2. 熟悉住院期间的护理记录的内容及格式。
3. 熟悉评估病情的方法,并能在收集资料时与评估对象建立良好的关系。
4. 掌握健康评估记录的书写方法。

【实验/实训器材】　相关护理评估表格。

【内容】

1. 收集评估对象资料。
2. 讨论评估对象现存的或潜在的问题。
3. 书写健康评估记录。

【方法】

1. 教师到医院选择典型评估对象,并准备好相关护理评估表格。
2. 学生到医院,分组评估。
3. 学生分组讨论病案,每人书写一份健康评估记录。
4. 教师总结、讲评。

【注意事项】

1. 按健康评估记录的基本书写要求记录。
2. 收集评估对象资料时要取得评估对象的同意,并注意保护评估对象的隐私。

（黄小斐）

附　　录

一、一次真空采血管种类及用途

管帽颜色	采血量(ml)	标本类型	添加剂种类	临床应用	检测项目	备注
红色	3.0 ~4.0	血清	不含添加剂	常规血清生化，血库和血清学相关检验	肝功能、血糖、血脂、无机离子、血清蛋白，各种酶类测定。血清学试验：免疫球蛋白、补体、免疫复合物、C反应蛋白、自身抗体、肿瘤免疫、各种病毒检测	血糖试验应立即送检，不可在室温放置时间过长
黄色	3.5 ~5.0	血清	惰性分离胶和促凝剂	快速血清生化	肝功能、血糖、血脂、无机离子、血清蛋白，各种酶类测定；血清学试验；免疫球蛋白、补体、免疫复合物、C反应蛋白、自身抗体、肿瘤免疫、各种病毒检测	血糖试验应立即送检，不可在室温放置时间过长。凝固时间10 ~30分钟。相对离心力1100 ~500g
蓝色	1.8 ~2.7	血浆	3.2%或3.8%枸橼酸钠	凝血试验	高铁血红蛋白还原试验、凝血因子纠正试验、凝血四项、D-二聚体测定等血液凝固试验	抗凝剂与采血量要准确。比例是1：9
绿色	3.0 ~4.0	血浆	肝素钠/锂抗凝剂	电解质检测最佳选择，常规和急诊血浆生化	血气分析、血细胞比容试验、红细胞沉降率及普通生化测定及血液流变学试验	会引起白细胞的聚集，不能用于白细胞计数。其可使血片染色后背景呈淡蓝色，不适于白细胞分类
紫色	2.0 ~5.0	全血	EDTA及其盐	血液常规	红/白细胞、血小板、嗜酸粒细胞、网织红细胞计数、白细胞分类计数，血红蛋白、血、出血时间、凝血时间测定	不适用于凝血试验、血小板功能检查、钙离子、钾离子、钠离子、铁离子、碱性磷酸酶、肌酸激酶、亮氨酸氨基肽酶的测定及PCR试验
灰色	2.0 ~5.0	血清	草酸钾与氟化钠3：1	血糖	血糖、葡萄糖耐量试验	在4℃葡萄糖分子可保存48小时。不能用于尿素酶法测定尿素、碱性磷酸酶和淀粉酶的测定
黑色	1.8 ~2.4	全血	3.2%枸橼酸钠	红细胞沉降率	红细胞沉降率试验	抗凝剂与采血量比例是1：4

（张晓辉）

二、乙肝两对半检测结果及临床意义

表面抗原 HBsAg	表面抗体 抗 HBs、HBsAb	e 抗原 HBeAg	e 抗体 抗 HBe、HBeAb	核心抗原 HBcAg	核心抗体 抗 HBc、HBcAb	临床意义
+	-	-	-	/	-	①急性病毒感染的潜伏期后期。②HBv 携带者
-	+	-	-	/	-	①曾经接种过乙肝疫苗，且有免疫。②既往曾感染过乙肝病毒，但已出现免疫性抗体
-	-	-	-	/	-	过去和现在未感染过 HBV
-	-	-	-	/	+	既往感染过乙肝病毒，现处于恢复期
+	-	-	-	/	+	俗称“小二阳”。①急性 HBV 感染。②HBV 携带者。③传染性弱
-	+	-	-	/	+	表明既往感染过乙肝病毒，现已康复且已有免疫力
-	-	-	+	/	+	①既往感染过 HBV。②急性 HBV 感染恢复期，乙肝表面抗体出现前的窗口期
+	-	+	-	/	+	俗称“大三阳”。①急性或慢性乙型肝炎感染。②病毒处于活动和复制期。③传染性强
-	+	-	+	/	+	急性 HBV 感后康复期，已具有一定的免疫力
+	-	+	-	/	-	俗称“大二阳”。①急性 HBV 感染。②HBV 携带者。③传染性比较强
+	-	-	+	/	+	俗称“小三阳”。提示急性或慢性乙型肝炎，体内病毒复制，为乙型肝炎病毒复制状态
+	+	+	-	/	+	不同亚型 HBV 再感染
<0.5ng/ml	≤10mIU/ml	≤0.5PEI U/ml	≤0.2PEI U/ml	/	≤0.9PEI U/ml	
为已经感染病毒的标志，但并不反映病毒有无复制、复制程度、传染性强弱	为中和性抗体，是康复或有抵抗力的主要标志	为病毒复制标志，持续阳性3个月以上则有慢性化倾向	为病毒复制停止标志。病毒复制减少，传染性较弱，但并非完全没有传染性	核心抗原一般不检测，只测两对半抗原抗体，既“乙肝两对半”或“乙肝五项”检查	为曾经感染过或正在感染的标志	

（杨泽刚）

三、NANDA 认可的护理诊断一览表

领域 1:健康促进(health Promotion)

类别 1:健康察觉(health awareness)

娱乐活动缺失(deficient diversional activity)

静态生活方式(sedentary lifestyle)

类别 2:健康管理(health management)

社区健康缺失(deficient community health)

危险倾向的健康行为(risk-prone health behavior)

无效性健康维护(ineffective health maintenance)

有免疫状态改善的趋势(readiness for enhanced immunization status)

无效性保护能力(ineffective protection)

无效性自我健康管理(ineffective self-health management)

有自我健康管理改善的趋势(readiness for enhanced self-health management)

家庭治疗计划处置失当(ineffective family therapeutic regimen management)

领域 2:营养(nutrition)

类别 1:摄食(ingestion)

母乳不足(insufficient breast milk)

无效性婴儿哺喂方式(ineffective infant feeding pattern)

营养失调:低于机体需要量(imbalanced nutrition:less than body requirements)

营养失调:高于机体需要量(imbalanced nutrition:more than body requirements)

有增进营养的趋势(readiness for enhanced nutrition)

有营养失调的危险:高于机体需要量(risk for imbalanced nutrition:more than body requirements)

吞咽障碍(impaired swallowing)

类别 2:消化(digestion)

目前没有

类别 3:吸收(absorption)

目前没有

类别 4:代谢(metabolism)

有血糖不稳定的危险(risk for unstable blood glucose level)

新生儿黄疸(neonatal jaundice)

有新生儿黄疸的危险(risk for neonatal jaundice)

有肝功能受损的危险(risk for impaired liver function)

类别 5:水化(hydration)

有电解质紊乱的危险(risk for electrolyte imbalance)

有体液平衡改善的趋势(readiness for enhanced fluid balance)

体液不足(deficient fluid volume)

体液过多(excess fluid volume)

有体液不足的危险(risk for deficient fluid volume)

有体液失衡的危险(risk for imbalance fluid volume)

续表

领域3:排泄(elimination and exchange)

类别1:泌尿功能(urinary function)

功能性尿失禁(functional urinary incontinence)

溢出性尿失禁(overflow urinary incontinence)

反射性尿失禁(reflex urinary incontinence)

压力性尿失禁(stress urinary incontinence)

急迫性尿失禁(urge urinary incontinence)

有急迫性尿失禁的危险(risk for urge urinary incontinence)

排尿型态障碍(impaired urinary elimination)

有排尿功能改善的趋势(readiness for enhanced urinary elimination)

尿潴留(urinary retention)

类别2:胃肠功能(gastrointestinal function)

便秘(constipation)

感知性便秘(perceived constipation)

有便秘的危险(risk for constipation)

腹泻(diarrhea)

胃肠动力失调(dysfunctional gastrointestinal motility)

有胃肠动力失调的危险(risk for dysfunctional gastrointestinal motility)

排便失禁(bowel incontinence)

类别3:皮肤功能(integumentary function)

目前没有

类别4:呼吸功能(respiratory function)

气体交换障碍(impaired gas exchange)

领域4:活动/休息(activity/rest)

类别1:睡眠/休息(sleep/rest)

失眠(insomnia)

睡眠剥夺(sleep deprivation)

有睡眠改善的趋势(readiness for enhanced sleep)

睡眠型态紊乱(disturbed sleep pattern)

类别2:活动/运动(activity/exercise)

有失用综合征的危险(risk for disuse syndrome)

床上活动障碍(impaired bed mobility)

躯体活动障碍(impaired physical mobility)

借助轮椅活动障碍(impaired wheelchair mobility)

移动能力障碍(impaired transfer ability)

行走障碍(impaired walking)

类别3:能量平衡(energy balance)

能量场紊乱(disturbed energy field)

疲乏(fatigue)

漫游状态(wandering)

类别4:心血管/肺部反应(cardiovascular/pulmonary responses)

续表

领域4:活动/休息(activity/rest)
活动无耐力(activity intolerance)
有活动无耐力的危险(risk for activity intolerance)
低效性呼吸型态(ineffective breathing pattern)
心输出量减少(decreased cardiac output)
有胃肠道灌注无效的危险(risk for ineffective gastrointestinal perfusion)
有肾灌注无效的危险(risk for ineffective renal perfusion)
自主性呼吸障碍(impaired spontaneous ventilation)
外周组织灌注无效(ineffective peripheral tissue perfusion)
有心脏组织灌注不足的危险(risk for decreased cardiac tissue perfusion)
有脑组织灌注无效的危险(risk for ineffective cerebral tissue perfusion)
有外周组织灌注无效的危险(risk for ineffective peripheral tissue perfusion)
呼吸机依赖(dysfunctional ventilatory weaning response)
类别5:自我照顾(self-care)
持家能力障碍(impaired home maintenance)
有自理能力增强的趋势(readiness for enhanced self-care)
沐浴自理能力缺陷(bathing self-care deficit)
穿着自理能力缺陷(dressing self-care deficit)
进食自理能力缺陷(feeding self-care deficit)
如厕自理能力缺陷(toileting self-care deficit)
忽视自我健康管理(self neglect)
领域5:感知/认知(perception/cognition)
类别1:注意力(attention)
单侧身体忽视(unilateral neglect)
类别2:定向力(orientation)
环境认知障碍综合征(impaired environmental interpretation syndrome)
类别3:感觉/知觉(sensation/perception)
目前没有
类别4:认知(cognition)
急性意识障碍(acute confusion)
慢性意识障碍(chronic confusion)
有急性意识障碍的危险(risk for acute confusion)
冲动控制无效(ineffective impulse control)
知识缺乏(deficient knowledge)
有知识增进的趋势(readiness for enhanced knowledge)
记忆功能障碍(impaired memory)
类别5:沟通(communication)
有沟通增进的趋势(readiness for enhanced communication)
语言沟通障碍(impaired verbal communication)
领域6:自我感知(self-perception)
类别1:自我概念(self-concept)
无望感(hopelessness)

续表

领域6:自我感知(self-perception)
有个人尊严受损的危险(risk for compromised human dignity)
有孤独的危险(risk for loneliness)
自我认同紊乱(disturbed personal identity)
有自我认同紊乱的危险(risk for disturbed personal identity)
有自我概念改善的趋势(readiness for enhanced self-concept)
类别2:自尊(self-esteem)
长期性低自尊(chronic low self-esteem)
情境性低自尊(situational low self-esteem)
有长期性低自尊的危险(risk for chronic low self-esteem)
有情境性低自尊的危险(risk for situational low self-esteem)
类别3:身体形象(image)
体像紊乱(disturbed body image)
领域7:角色关系(role relationships)
类别1:照顾者角色(caregiving roles)
母乳喂养无效(ineffective breastfeeding)
母乳喂养中断(interrupted breastfeeding)
有增进母乳喂养的趋势(readiness for enhanced breastfeeding)
照顾者角色紧张(caregiver role strain)
有照顾者角色紧张的危险(risk for caregiver role strain)
养育功能障碍(impaired parenting)
有养育功能改善的趋势(readiness for enhanced parenting)
有养育功能障碍的危险(risk for impaired parenting)
类别2:家庭关系(family relationship)
有依附关系受损的危险(risk for impaired parent/infant/child attachment)
家庭运作过程失常(dysfunctional family processes)
家庭运作过程改变(interrupted family processes)
有家庭运作过程改善的趋势(readiness for enhanced family processes)
类别3:角色扮演(role performance)
人际关系失常(ineffective relationship)
有关系改善的趋势(readiness for enhanced relationship)
有人际关系失常的危险(risk for ineffective relationship)
父母角色冲突(parental role conflict)
无效性角色行为(ineffective role performance)
社交交往障碍(impaired social interaction)
领域8:性(sexuality)
类别1:性认同(sexual identity)
目前没有
类别2:性功能(sexual function)
性功能障碍(sexual dysfunction)
性生活型态无效(ineffective sexuality pattern)
类别3:生殖(reproduction)

续表

领域8:性(sexuality)
分娩过程不当(ineffective childbearing process)
有生育进程改善的趋势(readiness for enhanced childbearing process)
有分娩过程不当的危险(risk for ineffective childbearing process)
有母体与胎儿双方受干扰的危险(risk for disturbed maternal/fetal dyad)
领域9:应对/应激耐受性(coping/stress tolerance)
类别1:创伤后反应(post-trauma responses)
创伤后综合征(post-trauma syndrome)
有创伤后综合征的危险(risk for post-trauma syndrome)
强暴创伤综合征(rape-trauma syndrome)
迁移应激综合征(relocation stress syndrome)
有迁移应激综合征的危险(risk for relocation stress syndrome)
类别2:调适反应(coping responses)
无效性活动计划(ineffective activity planning)
有无效性活动计划的危险(risk for ineffective activity planning)
焦虑(anxiety)
防卫性应对(defensive coping)
应对无效(ineffective coping)
有应对增强的趋势(readiness for enhanced coping)
社区应对无效(ineffective community coping)
有社区应对增强的趋势(readiness for enhanced community coping)
妥协性家庭应对(compromised family coping)
无能性家庭应对(disabled family coping)
有家庭应对增强的趋势(readiness for enhanced family coping)
对死亡的焦虑(death anxiety)
无效性否认(ineffective denial)
成人生存功能衰竭(adult failure to thrive)
恐惧(fear)
悲伤(grieving)
复杂性悲伤(complicated grieving)
有复杂性悲伤的危险(risk for complicated grieving)
有恢复能力增强的趋势(readiness for enhanced power)
无能为力感(powerlessness)
有无能为力感的危险(risk for powerlessness)
个人恢复能力障碍(impaired individual resilience)
有恢复能力增强的趋势(readiness for enhanced resilience)
有恢复能力受损的危险(risk for compromised resilience)
持续性悲伤(chronic sorrow)
压力负荷过重(stress overload)
类别3:神经行为压力(neurobehavioral stress)
自主性反射失调(autonomic dysreflexia)
有自主性反射失调的危险(risk for autonomic dysreflexia)

续表

领域9:应对/应激耐受性(coping/stress tolerance)
婴儿行为紊乱(disorganized infant behavior)
有婴儿行为紊乱的危险(risk for disorganized infant behavior)
有婴儿行为调节改善的趋势(readiness for enhanced organized infant behavior)
颅内调适能力降低(decreased intracranial adaptive capacity)
领域10:生活准则(life principles)
类别1:价值(value)
有希望增强的趋势(readiness for enhanced hope)
类别2:信念(beliefs)
有精神安适增进的趋势(readiness for enhanced spiritual well-being)
类别3:价值/信念/行为一致(value/belief/action congruence)
有决定能力增进的趋势(readiness for enhanced decision-making)
抉择冲突(decisional conflict)
道德困扰(moral distress)
不依从(noncompliance)
宗教信仰减弱(impaired religiosity)
有宗教信仰增强的趋势(readiness for enhanced religiosity)
有宗教信仰减弱的危险(risk for impaired religiosity)
精神困扰(spiritual distress)
有精神困扰的危险(risk for spiritual distress)
领域11:安全/防御(safety/protection)
类别1:感染(infection)
有感染的危险(risk for infection)
类别2:身体伤害(physical injury)
清理呼吸道无效(ineffective airway clearance)
有误吸的危险(risk for aspiration)
有出血的危险(risk for bleeding)
牙齿受损(impaired dentition)
有干眼症的危险(risk for dry eye)
有跌倒的危险(risk for falls)
有受伤害的危险(risk for injury)
口腔黏膜受损(impaired oral mucous membrane)
有手术期体位性损伤的危险(risk for perioperative positioning injury)
有外周神经血管功能障碍的危险(risk for peripheral neurovascular dysfunction)
有休克的危险(risk for shock)
皮肤完整性受损(impaired skin integrity)
有皮肤完整性受损的危险(risk for impaired skin integrity)
有婴儿猝死综合征的危险(risk for sudden infant death syndrome)
有窒息的危险(risk for suffocation)
术后康复迟缓(delayed surgical recovery)
有热损伤的危险(risk for thermal injury)
组织完整性受损(impaired tissue integrity)

续表

领域11:安全/防御(safety/protection)
有外伤的危险(risk for trauma)
有血管损伤的危险(risk for vascular trauma)
类别3:暴力(violence)
有对他人施行暴力的危险(risk for other-directed violence)
有对自己施行暴力的危险(risk for self-directed violence)
自伤(self-mutilation)
有自伤的危险(risk for self-mutilation)
有自杀的危险(risk for suicide)
类别4:环境危害(environmental hazards)
受污染(contamination)
有受污染的危险(risk for Contamination)
有中毒的危险(risk for poisoning)
类别5:防卫过程(defensive processes)
有碘照影剂不良反应的危险(risk for adverse reaction to iodinated contrast media)
乳胶过敏反应(latex allergy response)
有过敏反应的危险(risk for allergy response)
有乳胶过敏反应的危险(risk for latex allergy response)
类别6:体温调节(thermoregulation)
有体温失调的危险(risk for imbalance body temperature)
体温过高(hyperthermia)
体温过低(hypothermia)
体温调节无效(ineffective thermoregulation)
领域12:舒适(comfort)
类别1:身体舒适(physical comfort)
舒适度减弱(impaired comfort)
有舒适增进的趋势(readiness for enhanced comfort)
恶心(nausea)
急性疼痛(acute pain)
慢性疼痛(chronic pain)
类别2:环境舒适(environmental comfort)
舒适度减弱(impaired comfort)
类别3:社会舒适(social comfort)
社交孤立(social isolation)
领域13:生长/发育(growth/development)
类别1:生长(growth)
有生长比例失调的危险(risk for disproportionate growth)
类别2:发育(development)
生长发展迟缓(delayed growth and development)
有发展迟缓的危险(risk for delayed development)

(黄小斐)

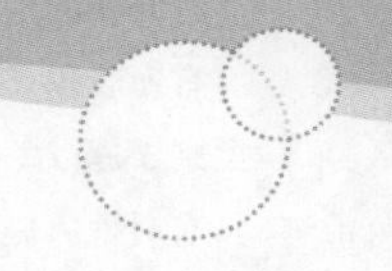

健康评估教学大纲

一、课程性质和任务

健康评估(health assessment)是研究个体、家庭或社区对现存的或潜在的健康问题或生命过程反应的基本理论、基本技能和临床思维的学科。它既论述疾病的临床表现、心理社会因素与疾病间的相互作用和相互影响,又阐述各种显示健康问题的基本身体评估方法和技能,以及如何运用科学的临床思维去识别健康问题及其人们对它的反应,为做出适当的护理诊断或护理问题,制订相应的护理措施提供依据。健康评估是护理程序中的首要环节。健康评估能力是护理人员的关键技术能力,是实施整体护理的基础。

健康评估这门课的主要任务是通过教学使学生在已有的医学基础课及护理课程有关护理程序基本概念的基础上,掌握以患者为中心的,包括身体、心理和社会文化在内的健康评估的原理和方法,学会收集、综合分析资料,对服务对象进行正确的评估,分析服务对象现存的或潜在的健康问题及相关因素,提出护理诊断。着重培养学生的理解、观察、分析、归纳及解决问题的能力。

二、课程教学目标

(一) 知识教学目标

1. 掌握问诊的目的、主要内容,理解问诊的方法与技巧,了解问诊的概念和系统问诊要点。

2. 掌握各种常见症状的概念、病因、临床特点与护理评估要点,理解各种常见症状的发生机制,了解各种常见症状的相关护理诊断。

3. 掌握体格检查的正确方法、重要阳性体征的临床特点及意义。理解体格检查各项内容的正常状态、其他阳性体征的临床特点及其意义。

4. 掌握实验室检查常见检查项目的参考值及标本采集的方法,理解常见检查项目异常改变的临床意义。

5. 掌握 X 线检查、超声检查的临床应用,理解各项检查前准备,了解 X 线检查的基本原理和超声检查的基本原理。

6. 掌握心电图描记的操作方法和心电图的测量方法、心电图的常用导联及心电图检查的临床应用,理解正常心电图的特点,了解心电图产生的原理、常见异常心电图及其他常用心电学检查。

7. 掌握心理及社会评估的内容、方法和注意点;熟悉心理及社会评估的目的;了解心理及社会评估在健康评估的重要性。

8. 掌握护理诊断的构成、陈述方式、思维方式及步骤等,理解护理诊断的分类方法,了解护理诊断的历史背景与发展、定义及其与医疗诊断的区别。

9. 掌握护理病历书写的内容与格式、护理诊断的概念、分类方法及护理诊断的构成,理解护理病历书写的基本要求,了解病历的重要意义。

（二）能力培养目标

1. 能够通过对常见症状及伴随症状等资料进行归纳和分析，识别健康问题及其患者对它的反应。

2. 能够独立对患者进行系统性及针对性的询问。

3. 能够正确运用体格检查的基本操作方法对患者进行全身性及针对性的身体状态的评估。

4. 能够恰当选择使用实验室、X线、心电图、B型超声等辅助检查项目，初步判断其检查结果（尤其是实验室检查结果）的临床意义，提示患者检查前应做的准备和注意事项。

5. 能够对临床资料进行综合分析，正确做出护理诊断，并能够书写规范的病历。

6. 具有接受新理论、新知识和新技能并使之为实际工作服务的能力。

（三）素质教育目标

1. 表现出“一切以服务对象为中心”的职业意识，有尊重、关爱患者的良好品德。

2. 有严谨缜密、实事求是、认真细致的科学作风。

3. 有主动学习、勤学苦练、团结协作的学习精神，在合作学习中获得成功的喜悦，激发健康评估的学习兴趣。

4. 有爱岗、慎独的职业情感和全心全意为人民服务的医德情操。

三、教学内容和要求

教学内容	教学要求			教学活动参考
	了解	理解	掌握	
一、绪论				理论讲授
（一）健康评估的内容	√			多媒体演示
（二）健康评估的学习方法和要求		√		
二、问诊				理论讲授
（一）概述				多媒体演示
1. 问诊的内容			√	案例分析讨论
2. 问诊的方法与技巧		√		
（二）常见症状问诊				
1. 发热			√	
2. 疼痛			√	
3. 水肿		√		
4. 咳嗽与咳痰			√	
5. 咯血			√	
6. 呼吸困难			√	
7. 发绀			√	
8. 心悸		√		
9. 恶心与呕吐		√		
10. 呕血与黑便			√	
11. 便血			√	
12. 腹泻		√		
13. 便秘	√			
14. 黄疸			√	
15. 抽搐与惊厥			√	
16. 意识障碍			√	
三、体格检查				理论讲授
（一）概述				多媒体演示
1. 体格检查的基本方法		√		实物演示
2. 体格检查的注意事项	√			标本、模型观察
（二）一般状态检查	√			同学互检
（三）皮肤、浅表淋巴结检查			√	案例分析讨论
（四）头部、面部和颈部检查		√		
（五）胸部检查				
1. 胸部的体表标志		√		
2. 胸壁、胸廓与乳房			√	
3. 肺和胸膜			√	

续表

教学内容	教学要求			教学活动参考
	了解	理解	掌握	
4. 心脏			√	
(六) 周围血管检查		√		
(七) 腹部检查				
1. 腹部的体表标志与分区			√	
2. 腹部检查的方法及内容				
(1) 视诊		√		
(2) 听诊		√		
(3) 触诊			√	
(4) 叩诊		√		
(八) 肛门、直肠和生殖器检查	√			
(九) 脊柱与四肢检查		√		
(十) 神经系统检查			√	
四、心电图检查				理论讲授
(一) 心电图基本知识				多媒体演示
1. 心电图产生原理	√			人体心电图检查
2. 心电图各波段的组成和命名		√		案例分析讨论
3. 心电图的导联体系		√		
4. 心电图描记		√		
(二) 正常心电图				
1. 心电图的测量	√			
2. 正常心电图波形特点和正常值		√		
(三) 常见异常心电图				
1. 心房与心室肥大		√		
2. 心肌缺血			√	
3. 心肌梗死			√	
4. 常见心律失常	√			
(四) 心电图检查及心电监护的应用与操作		√		
五、影像学检查				理论讲授
(一) 放射学检查				多媒体演示
1. X线检查		√		实物演示
2. 电子计算机X线体层摄影检查	√			案例分析讨论
3. 磁共振成像检查	√			
(二) 超声检查				
1. 概述	√			
2. 超声检查的临床应用			√	
3. 超声检查前的准备	√			
(三) 核医学检查概述	√			
六、常用实验室检查				理论讲授
(一) 标本的采集和处理			√	多媒体演示
(二) 血液检查				标本检查
1. 血液一般检查			√	案例分析讨论
2. 止血与血栓常用筛选检查	√			
3. 血型鉴定与交叉配血试验			√	
4. 常用血液生化检查		√		
(三) 尿液检查				
1. 尿常规检查			√	
2. 尿沉渣细胞计数		√		
3. 尿液自动化检查	√			
4. 尿液特殊检查	√			
(四) 粪便检查		√		
(五) 痰液、脑脊液及浆膜腔积液检查	√			
(六) 脏器病变检查				
1. 肝脏疾病常用的实验室检查			√	
2. 肾功能检查			√	
3. 心肌病变检查		√		
七、心理及社会评估				理论讲授

续表

教学内容	教学要求			教学活动参考
	了解	理解	掌握	
（一）心理评估				多媒体演示
1. 概述	√			同学互评
2. 认知功能评估		√		案例分析讨论
3. 自我概念评估		√		
4. 情绪与情感评估			√	
5. 个性评估		√		
6. 压力与压力应对评估			√	
7. 健康行为评估			√	
（二）社会评估				
1. 概述	√			
2. 角色与角色适应的评估			√	
3. 家庭评估			√	
4. 文化评估		√		
5. 环境评估		√		
八、护理诊断与健康评估记录				理论讲授
（一）护理诊断				多媒体演示
1. 护理诊断的概念			√	临床实践
2. 护理诊断的分类	√			案例分析讨论
3. 护理诊断的构成			√	
4. 护理诊断的陈述方式			√	
5. 合作性问题		√		
6. 诊断性思维与步骤	√			
（二）健康评估记录				
1. 健康评估记录的基本书写要求			√	
2. 健康评估记录的格式与内容		√		

四、教学大纲说明

（一）适用对象与参考学时

本教学大纲可供高职高专护理、助产等相关专业使用。总学时为70学时，其中理论教学52学时，实践教学18学时。

（二）教学要求

健康评估教学的目的在于使学生通过学习，掌握询问、身体评估、心理及社会评估的方法，并能运用诊断性推理，以护理评估模式为主导，从护理的角度分析、综合问诊、体格检查、心理及社会评估、实验室及其他辅助检查的结果，识别患者的护理需要，做出初步护理诊断，同时具备监测患者病情变化，预测疾病发展的能力。健康评估是临床护理教学的桥梁，需要经反复实践才能为临床实践打下坚实的基础。因此，实践是健康评估教学中必须实施的环节。对于教学内容，本大纲按“掌握”“理解”“了解”三个层次要求。

（三）教学建议

1. 健康评估是实践性极强的一门课程，教学过程中以理实一体化的教学模式为指导，在教学过程中要积极采用现代化教学手段，加强直观教学，充分发挥教师的主导作用和学生的主体作用。注重理论联系实际，并积极组织学生开展临床案例分析讨论，以培养学生认真、细致、一丝不苟、实事求是的科学态度和团结协作的团队精神。

2. 实践教学要充分利用同学互问互检，并结合模型、多媒体等，采用情景模拟、角色扮演、网络自主学习、临床见习等多种教学形式，强调学生自主学习能力、实践能力、团结协作精神的培养。采用自主合作学习、研究性学习、基于问题的学习、教学做合一等方法，开展探究性自主学习，老师在做中教、学生在做中学，在学到健康评估的知识和技能的同时，学会学习的方法，为终身学习打下坚实的基础。

3. 教学评价应通过课前预习、课堂反馈、单元目标测试、案例分析讨论、练习表现、实践考核、期末考试等多种形式,对学生进行学习能力、实践能力和应用新知识能力的综合考核,不仅要关注学生知识的积累,还要注重学习过程、技能和情感态度评价,关注其过程中的努力,形成性评价与终结性评价相结合,注意评价手段的多元化。

(四) 学时分配建议

学时分配建议 70 学时,各校可根据实际情况调整,具体见下表。

学时分配建议

教学内容	讲授	实验/实践	合计
第 1 章 绪论	1	0	1
第 2 章 问诊	12	2	14
第 3 章 体格检查	12	10	22
第 4 章 心电图检查	8	2	10
第 5 章 影像学检查	6	0	6
第 6 章 常用实验室检查	9	0	9
第 7 章 心理及社会评估	2	2	4
第 8 章 护理诊断与健康评估记录	2	2	4
合计	52	18	70

目标检测选择题参考答案

第1章　绪论

1. A　2. B　3. D

第2章　问诊

第1节

1. B　2. C　3. A　4. E　5. C

第2节

1. A　2. C　3. C　4. B　5. C　6. D　7. C
8. D　9. D　10. D　11. C　12. C　13. C
14. B　15. D　16. B　17. A　18. B　19. C
20. A　21. E　22. B　23. E　24. C　25. E
26. D　27. A　28. D　29. D　30. B　31. B
32. D　33. E　34. C　35. D　36. D　37. D
38. E　39. B　40. B　41. D　42. B　43. E
44. E　45. E　46. C　47. A　48. D　49. E
50. D　51. A　52. C　53. D

第3章　体格检查

第1节

1. E　2. B　3. B　4. D　5. E　6. B　7. E
8. D　9. D　10. E　11. D

第2节

1. C　2. E　3. A　4. E　5. B　6. A

第3节

1. C　2. C　3. C　4. B　5. E　6. E　7. D

第4节

1. D　2. D　3. C　4. E　5. C　6. E　7. B
8. B　9. C　10. E　11. A　12. D　13. E
14. D　15. B

第5节

1. C　2. C　3. A　4. C　5. C　6. C　7. B
8. E　9. B　10. A　11. C　12. E　13. B
14. B　15. C　16. B　17. D　18. A　19. E
20. C　21. D　22. B　23. C　24. C　25. C
26. E　27. A　28. C　29. C　30. A　31. B
32. E　33. A　34. C　35. A　36. B

第6节

1. B　2. B　3. D　4. C　5. C　6. D

第7节

1. C　2. D　3. A　4. C　5. E　6. C　7. C
8. D　9. B　10. D　11. B　12. B　13. E
14. E　15. E　16. A　17. E　18. E　19. B
20. B

第8节

1. A　2. C　3. A　4. B

第9节

1. B　2. B　3. E　4. D　5. C

第10节

1. E　2. C　3. D　4. E　5. E　6. E　7. E
8. E　9. C　10. E　11. E　12. C　13. C
14. D　15. C

第4章　心电图检查

第1节

1. A　2. B　3. E　4. A　5. C　6. D　7. E
8. C　9. C　10. B　11. A

第2节

1. A　2. C　3. A　4. C　5. A　6. D　7. E
8. D

第3节

1. B　2. D　3. E　4. C　5. D　6. B　7. E
8. A　9. E　10. B　11. B　12. B　13. D
14. E　15. D　16. E　17. A　18. E

第4节

1. B　2. C　3. D　4. B

第5章　影像学检查

第1节

1. E　2. E　3. C　4. C　5. E　6. A　7. D
8. A　9. A　10. D　11. C　12. A　13. C
14. C　15. B　16. B　17. E　18. B　19. D
20. C　21. D　22. D　23. A　24. D　25. B
26. A　27. C　28. E　29. B　30. A

第2节

1. C　2. D　3. E　4. B　5. A　6. D　7. A
8. E　9. C　10. C　11. D　12. A　13. C

第3节

1. B 2. C 3. A 4. A 5. B 6. D 7. A

第6章 常用实验室检查

第1节

1. D 2. A 3. D 4. A 5. B 6. D

第2节

1. C 2. C 3. D 4. C 5. A 6. A 7. D
8. E 9. C 10. E 11. A 12. D 13. C
14. D 15. A 16. C 17. A 18. E 19. C
20. A 21. B 22. D 23. C

第3节

1. E 2. A 3. D 4. D 5. A 6. A 7. B
8. D 9. D 10. B

第4节

1. B 2. D 3. A 4. E 5. C 6. E 7. C
8. C 9. C 10. E

第5节

1. B 2. B 3. D 4. B 5. D 6. C 7. A
8. D

第6节

1. B 2. A 3. E 4. D 5. C 6. C 7. A
8. D 9. D 10. A 11. E 12. B 13. D

第7章 心理及社会评估

第1节

1. C 2. D 3. D 4. C 5. A 6. D

第2节

1. B 2. A 3. B 4. E 5. E 6. D 7. D
8. E 9. D 10. E

第8章 护理诊断与健康评估记录

第1节

1. A 2. C 3. B 4. D 5. E 6. A 7. A
8. E 9. B

第2节

1. C 2. D 3. B 4. E